临床耳鼻喉头颈外科疾病诊治要点

主 编 王文红 邵泽民 陈 灼 等

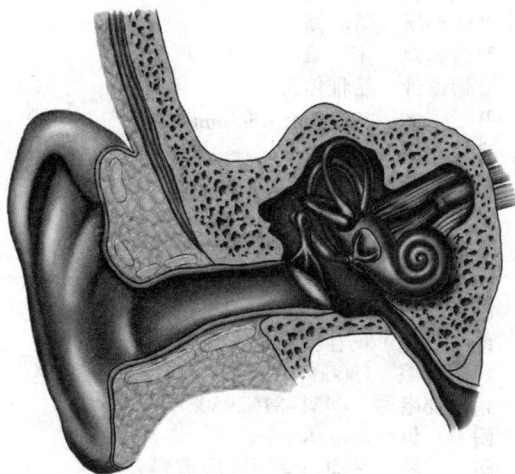

吉林科学技术出版社

图书在版编目（CIP）数据

临床耳鼻喉头颈外科疾病诊治要点 / 王文红等主编.
长春：吉林科学技术出版社, 2024. 6. -- ISBN 978-7
-5744-1543-0

Ⅰ. R762; R65

中国国家版本馆CIP数据核字第2024T3B343号

临床耳鼻喉头颈外科疾病诊治要点

主　　编	王文红　邵泽民　陈　灼　马建鹏　祁继霞　刘翔毅
副 主 编	林思秀　耿　洁　汪文妮　段兆涛　王　薇
	闫志华　陈　凯　谢彦民　杜　锐　赵晓峰
出 版 人	宛　霞
责任编辑	蒋红涛
助理编辑	张　卓
装帧设计	品雅传媒
开　　本	787mm×1092mm　1/16
字　　数	705千字
印　　张	28.25
版　　次	2024年12月第1版
印　　次	2024年12月第1次印刷

出　　版	吉林科学技术出版社
地　　址	长春市福祉大路5788号
邮　　编	130000
编辑部电话	0431-81629508
网　　址	www.jlstp.cn
印　　刷	三河市嵩川印刷有限公司

书　　号	ISBN 978-7-5744-1543-0
定　　价	98.00元

如有印装质量问题可寄出版社调换

编 委 会

前　言

　　近年来，医学科学的发展日新月异，多种诊断方法和治疗手段相继应用到临床工作中来，极大地丰富了耳鼻喉科学的内容。与此同时，随着我国医疗卫生事业的改革以及人们物质生活、精神生活质量的逐步提高，明显加深了对耳鼻咽喉科疾病和健康的关注，也就对就医环境、诊断、治疗等方面提出了更高的要求。本书正是在这样的背景下编写的。

　　本书首先介绍了耳鼻喉疾病的常规检查、治疗技术以及耳鼻喉常见症状，然后重点介绍了耳鼻喉常见疾病的诊断和治疗等内容，针对头颈外科也作了简单的阐述。参与编写的各位编者全部工作在临床、教学及科研第一线，理论知识及临床经验丰富，在编写过程中立足临床实践，结合自身经验并参考了国内外文献，力求体现本书编写的实用性。本书所提供的内容准确、规范、实用、通俗易懂，既便于高等医学院校临床实习、进修医生和耳鼻喉临床医生在临床工作中学习和掌握，同时也可作为基层医院各专业医务人员的参考书。

　　在编写过程中，由于作者较多，写作方式和文笔风格不一，再加上时间有限，难免存在疏漏和不足之处，望广大读者提出宝贵的意见和建议，谢谢。

编　者

2024 年 2 月

目 录

第一章

耳部检查

第一节　耳部一般检查法

耳及耳周检查对于耳部疾患的诊断与治疗，起着至关重要的作用。

一、耳郭、外耳道口及耳周检查法

1. 视诊　视诊首先应观察耳郭的形状、大小及位置，注意两侧是否对称，有无畸形、缺损、局限性隆起、增厚及皮肤红肿、触痛、瘘管等。如耳郭向前外方推移，应注意耳后有无肿块。耳后血肿（Battle 征）的患者，如果有头部外伤史，需要排除颞骨损伤的存在。其次应注意耳周有无红、肿、瘘口、瘢痕、赘生物，有无副耳及邻近腮腺肿大。最后观察外耳道口，有无闭锁、狭窄、新生物、瘘口，外耳道皮肤有无红、肿、水疱、糜烂及异常分泌物。如有异常分泌物则要观察其性状及颜色，无色水样黏液性、脓性、脓血性、咖啡色或酱油色、有无黑色或白色孢子菌丝。

2. 触诊　触诊检查者用两手拇指以相等压力触诊两侧乳突尖及鼓窦区，注意有无压痛及耳周淋巴结肿大。指压耳屏或牵拉耳郭时出现疼痛或疼痛加重者，示外耳道炎或疖肿。如耳后肿胀，应注意有无波动感、压痛及瘘口。如有瘘口，应以探针探查其深度及瘘管走向。

3. 嗅诊　某些疾病的分泌物有特殊臭味，有助于鉴别诊断。如慢性化脓性中耳炎的脓液有特殊的腐臭，中耳癌等恶性肿瘤及中耳结核伴死骨形成者的分泌物常有恶臭。

4. 听诊　根据患者言语的清晰度及语声的高低有助于判断耳聋的程度及性质。感音神经性聋患者常高声谈话，而传导性聋患者常轻声细语。

二、外耳道及鼓膜检查法

受检者侧坐，受检耳朝向检查者。检查者坐定后调整光源及额镜，使额镜的反光焦点投照于受检耳之外耳道口。对于小儿，嘱其家长正坐于检查椅上，将小儿抱坐于家长之一侧大腿上，使其受检耳朝向检查者，家长以两侧大腿固定住小儿之两腿，一手固定其头，另一手固定小儿肩部及手臂，如此即可进行检查。

（一）检查方法

1. 徒手检查法

（1）双手检查法：检查者一手将耳郭向后、上、外方轻轻牵拉，使外耳道变直；另一

— 1 —

手食指将耳屏向前推压，使外耳道口扩大，以便观察外耳道及鼓膜，检查右耳时，以左手牵拉耳郭，检查左耳时则反之（图1-1）。婴幼儿外耳道呈裂隙状，检查时应向下牵拉耳郭，并将耳屏向前推移，方可使外耳道变直，外耳道口扩大。

（2）单手检查法：如检查者右手需进行拭洗、钳取等操作（如拭洗脓液，钳取耵聍、异物等），则可用单手（左手）检查法。检查左耳时，左手从耳郭下方以拇指和中指夹持并牵拉耳郭，食指向前推压耳屏；检查右耳时，左手则从耳郭上方以同法牵拉耳郭、推压耳屏（图1-2）。

2. 耳镜检查法　耳镜形如漏斗，口径大小不一。检查时，应根据外耳道的宽窄选用口径适当的耳镜。

（1）双手检查法：检查右耳时，检查者左手按徒手检查法牵拉耳郭使外耳道变直，右手将耳镜轻轻沿外耳道长轴置入外耳道内，使耳镜前端抵达软骨部即可，并可使耳镜在耳道内稍稍向各个方向移动，以便观察鼓膜及外耳道全貌。检查左耳时则反之。注意耳镜的放置勿超过软骨部和骨部交界处，以免引起疼痛（图1-3）。

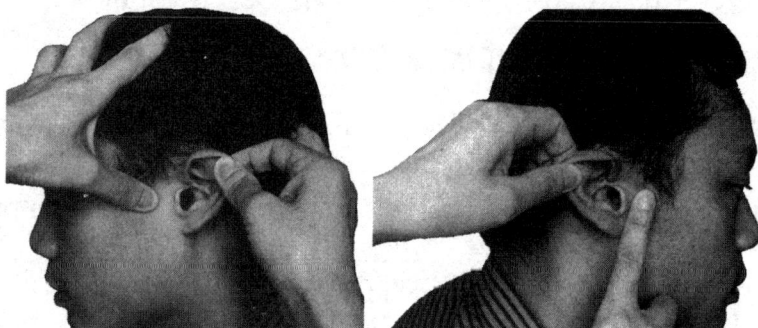

图1-1　双手检查法

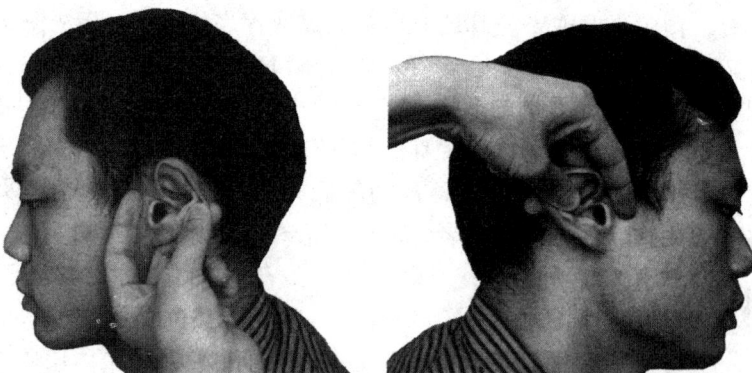

图1-2　单手检查法

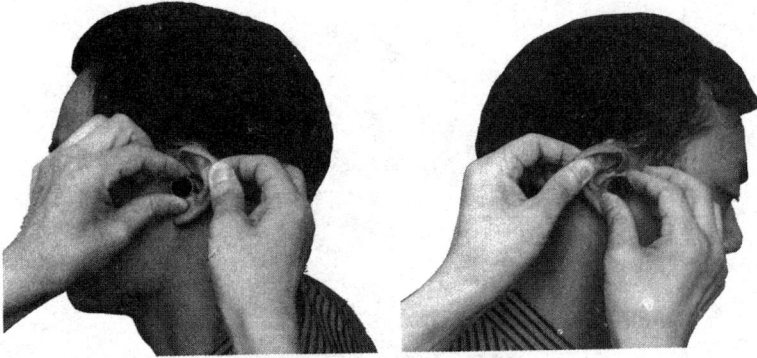

图 1-3　双手耳镜检查法

（2）单手检查法：检查左耳时，左手拇指及食指持耳镜，先以中指从耳甲艇处将耳郭向后、上方推移，随后即将耳镜置于外耳道内。检查右耳时，仍以左手拇指及食指持耳镜，中指及无名指牵拉耳郭，外耳道变直后随即将耳镜置入（图 1-4）。此法可空出右手，便于操作，但要求检查者有娴熟的技巧。

3. 电耳镜检查法　电耳镜是自带光源和放大镜的耳镜，借此可仔细地观察鼓膜，发现肉眼不能察觉的较细微的病变，有些电耳镜所带放大镜的焦距可在一定程度内调节，放大倍数较高。由于电耳镜便于携带，无须其他光源，尤其适用于卧床患者、婴幼儿的检查。

4. 鼓气耳镜检查法　鼓气耳镜是在耳镜的一侧开一小孔，通过一细橡皮管使小孔与一橡皮球连接；耳镜底部安装一放大镜，借此将底部密封（图 1-5）。检查时，将适当大小的鼓气耳镜口置于外耳道内，注意使耳镜与外耳道皮肤贴紧，然后通过反复挤压—放松橡皮球，在外耳道内交替产生正、负压，同时观察鼓膜的活动度。鼓室积液或鼓膜穿孔时鼓膜活动度降低或消失，咽鼓管异常开放时鼓膜活动度可增强。鼓气耳镜检查有助于发现细小的、一般耳镜下不能发现的穿孔，通过负压吸引作用还可使潜藏的脓液经极小的穿孔向外流出。此外，鼓气耳镜还能进行瘘管试验、Hennebert 试验和鼓膜按摩等。

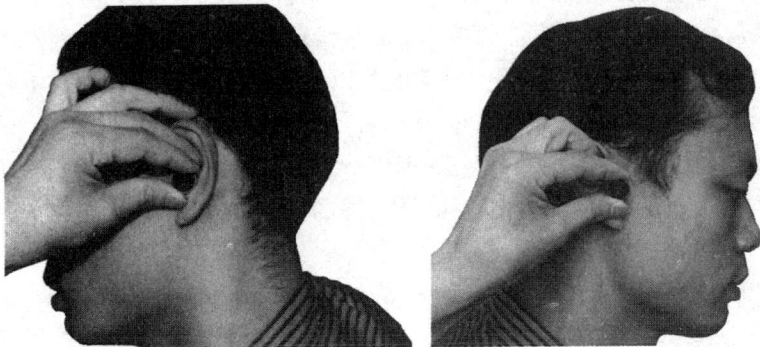

图 1-4　单手耳镜检查法

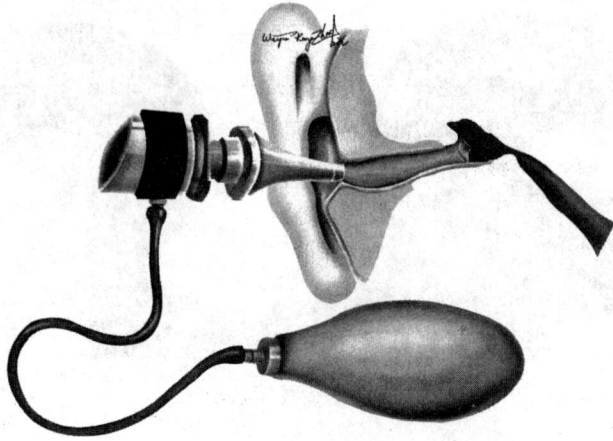

图 1-5　鼓气耳镜检查法

5. 耳内镜检查法　耳内镜为冷光源硬管内镜，直径有 2.7mm、3mm、4mm 等不同规格，角度分 0°、30° 和 70°，镜身长 6cm 或 11cm。可配备电视监视系统和照相设备，在观察细微病变的同时，可进行治疗操作。

6. 手术显微镜　手术显微镜焦距 225～300mm，有助于精细地观察鼓膜的各种细微变化，并可双手进行治疗操作。

（二）检查操作注意事项

检查外耳道和鼓膜时，首先应注意外耳道内有无耵聍栓塞、异物，外耳道皮肤是否红肿，有无疖肿、新生物、瘘口、狭窄、骨段后上壁塌陷等。如耵聍遮挡视线，应清除之。外耳道有脓液时，须观察其性状和气味，做脓液细菌培养及药敏试验，并将脓液彻底洗净、拭干，以便窥清鼓膜。

若检查时不易窥及鼓膜的全貌，可稍稍变换受检者的头位，或将耳镜的方向向上、下、前、后轻轻移动，以便看到鼓膜的各个部分。在鼓膜各标志中，以光锥最易辨识，初学者可先找到光锥，然后相继观察锤骨柄、短突及前、后皱襞，区分鼓膜的松弛部和紧张部。除鼓膜的各标志外，还应注意鼓膜的色泽、活动度，以及有无穿孔等。鼓膜或中耳病变时，鼓膜皆可出现不同程度的变化，急性炎症时鼓膜充血、肿胀；鼓室内有积液时，鼓膜色泽呈黄、琥珀、灰蓝色，透过鼓膜可见液面或气泡。鼓室硬化症时鼓膜增厚，萎缩变薄，出现钙斑。若鼓膜有穿孔，应注意穿孔的位置和大小，鼓室黏膜是否充血、水肿，鼓室内有无肉芽、息肉或胆脂瘤等。

（王文红）

第二节　咽鼓管功能检查法

咽鼓管功能与许多中耳疾病的发生、发展及预后有关，因此咽鼓管功能检查是耳科检查方法中的重要内容之一。检查咽鼓管功能的方法很多，繁简不一，且因鼓膜是否穿孔而异。常用的方法如下。

一、鼓膜完整者咽鼓管功能检查法

（一）吞咽试验法

1. 听诊法　将听诊器前端的体件换为橄榄头，置于受试者外耳道口，然后请受试者做吞咽动作。咽鼓管功能正常时，检查者经听诊管可听到轻柔的"嘘嘘"声。

2. 鼓膜观察法　请受试者做吞咽动作，此时观察其鼓膜，若鼓膜可随吞咽动作而向外运动，示功能正常。

此法简单易行，无须特殊设备，但缺点是存在较强的主观性，受检查者经验技术的影响。

（二）咽鼓管吹张法

本法可粗略估计咽鼓管是否通畅，亦可用做治疗。

1. 瓦尔萨尔法　瓦尔萨尔法又称捏鼻闭口呼气法。受试者以手指将两鼻翼向内压紧、闭口，同时用力呼气。咽鼓管通畅者，此时呼出的气体经鼻咽部循两侧咽鼓管咽口冲入鼓室，检查者或可通过听诊管听到鼓膜的振动声，或可看到鼓膜向外运动。

1704 年 Valsalva（1666—1723）发现一块使咽鼓管开放的肌肉，他相信这块肌肉只有在听觉过程中才能活动。Valsalva 最早将咽鼓管称为欧氏管，他还描述了一种可以使鼓室脓液排入外耳道的方法：让受试者用手指压紧两侧鼻翼，闭嘴用力呼气，空气经咽鼓管进入鼓室，此时受试者感觉鼓膜突然向外膨出。这就是我们现在还采用的 Valsalva 咽鼓管吹张法。

2. 波利策法　波利策法适用于小儿。嘱受试者含一口水，检查者将波氏球前端的橄榄头塞于受试者一侧前鼻孔，另一侧前鼻孔以手指紧压之。嘱受试者将水吞下，于吞咽之时，检查者迅速紧压橡皮球。咽鼓管功能正常者，软腭上举、鼻咽腔关闭、咽鼓管开放的同时，从球内压入鼻腔的空气即可逸入鼓室，检查者通过听诊管可听到鼓膜振动声。

3. 导管吹张法　导管吹张法的原理：通过一根插入咽鼓管咽口的导管向咽鼓管吹气，借助连接于受试者耳和检查者耳的听诊管，以是否听到空气通过咽鼓管时的吹风声，来判断咽鼓管是否通畅。咽鼓管导管前端略弯曲，头端开口呈喇叭状；其尾端开口外侧有一小环，位置恰与导管前端的弯曲方向相反，可指示前端的方向。操作前先清除受试者鼻腔及鼻咽部的分泌物，以 1%麻黄碱收缩鼻腔和 1%丁卡因行鼻黏膜表面麻醉。此法会给患者带来一定的痛苦，儿童患者较难配合。

（1）圆枕法：操作时检查者手持导管尾端，前端弯曲部朝下，插入前鼻孔，沿鼻底缓缓伸入鼻咽部。当导管前端抵达鼻咽后壁时（图 1-6A），将导管向受检侧旋转 90°（图 1-6B），并向外缓缓退出少许，此时导管前端越过咽鼓管圆枕，落入咽鼓管咽口处（图 1-6C），再将导管向外上方旋转约 45°，并以左手固定导管，右手将橡皮球对准导管尾端开口吹气数次，同时经听诊管听诊。咽鼓管通畅时，可闻轻柔的吹风样"嘘嘘"声及鼓膜振动声。咽鼓管狭窄时，则发出断续的"吱吱"声或尖锐的吹风声，无鼓膜振动声，或虽有振动声但甚轻微。咽鼓管完全阻塞或闭锁，或导管未插入咽鼓管咽口，则无声音可闻及。鼓室如有积液，可听到水泡声。鼓膜穿孔时，检查者有"空气吹入自己耳内"之感。吹张完毕，将导管前端朝下方旋转，顺势缓缓退出。此法最常用。

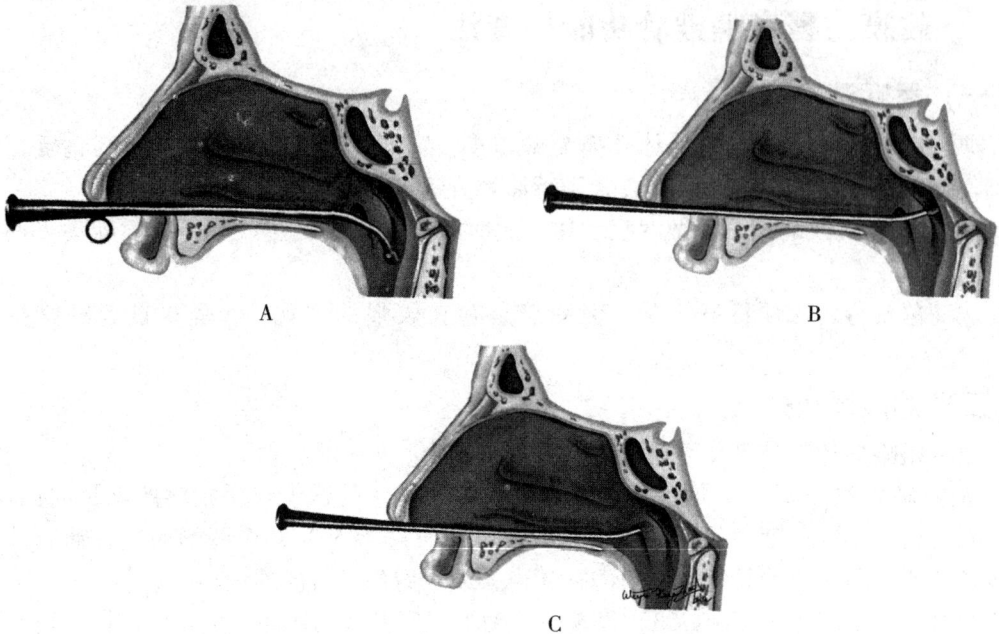

图 1-6　咽鼓管吹张导管法

（2）鼻中隔法：①同侧法，经受试耳同侧鼻腔插入导管，导管前端抵达鼻咽后壁后，将导管向对侧旋转 90°，缓缓退出至有阻力感时，示已抵达鼻中隔后缘。此时再将导管向下、向受检侧旋转 180°，其前端即进入咽鼓管咽口。②对侧法，若受检侧因鼻甲肥大或鼻中隔偏曲而导管不易通过时，可从对侧鼻腔插入导管，抵达鼻咽后壁后，向受检侧旋转 90°，退出至鼻中隔后缘，再向上旋转 45°，同时使前端尽量伸抵受检侧，亦可进入咽鼓管咽口。

注意事项：①导管插入和退出时，动作要轻柔，顺势送进或退出，切忌使用暴力，以免损伤鼻腔或咽鼓管口的黏膜。②吹气时用力要适当，用力过猛可致鼓膜穿孔，特别当鼓膜有萎缩性瘢痕时，更应小心。③鼻腔或鼻咽部有脓液、痂皮时，吹张前应清除之。

咽鼓管吹张法的禁忌证：①急性上呼吸道感染。②鼻腔或鼻咽部有脓性分泌物、脓痂而未清除者。③鼻出血。④鼻腔或鼻咽部有肿瘤、异物或溃疡者。

（三）声导抗仪检查法

1. 负压检测法　负压检测法是用声导抗的气泵压力系统检测吞咽对外耳道压力的影响。检查时将探头置于外耳道内，密封、固定。把压力调节到 $-200 mmH_2O$，嘱受检者吞咽数次。正常者吞咽数次后压力即趋于正常（约 $0 mmH_2O$）。若吞咽数次后不能使负压下降到 $-150 mmH_2O$ 者，提示咽鼓管功能不良；若吞咽一次压力即达 $0 mmH_2O$ 者示咽鼓管异常开放。

2. 鼓室导纳曲线峰压点动态观察法　比较捏鼻鼓气法或捏鼻吞咽法前后的鼓室导抗图，若峰压点有明显的移动，说明咽鼓管功能正常，否则为功能不良。

3. 226Hz 和 1 000Hz 探测音鼓室声导抗测试　目前普遍认为成人及 2 岁以上儿童推荐使用 226Hz 低频探测音进行中耳功能测定，在英国、美国发布的听力诊断指南均推荐 0~6 个月的婴幼儿使用 1 000Hz 高频探测音进行中耳功能检测。这可能与婴幼儿中耳腔内存在羊水和间叶细胞，因此总质量较高，气腔容积相对较小，中耳共振频率较低，1 000Hz 高频探测音声导纳对中耳质量系统改变较敏感，而 226Hz 低频探测音无法体现质量占优势的传音系统导纳改变有关。对于 7~24 个月的幼儿究竟是低频还是高频探测音来评价中耳功能准确性更高，国内外研究尚存在争议。1 000Hz 高频探测音鼓室导抗图在中耳功能正常婴幼儿中主要表现为单峰型，而 226Hz 低频探测音鼓室导抗图主要表现为双峰型。

（四）咽鼓管纤维内镜检查法

咽鼓管纤维内镜直径为 0.8mm，可自咽鼓管咽口插入通过向咽鼓管吹气而使其软骨段扩张，观察咽鼓管黏膜情况。

二、鼓膜穿孔者咽鼓管功能检查法

（一）鼓室滴药法

通过向鼓室内滴（注）入有味、有色或荧光素类药液，以检查咽鼓管是否通畅。本法尚能了解其排液、自洁能力。检查时受试者仰卧、患耳朝上。滴药种类有两种。

1. 有味药液　向外耳道内滴入 0.25% 氯霉素水溶液等有味液体，鼓膜小穿孔者需按压耳屏数次，然后请受试者做吞咽动作，并注意是否尝到药味并记录其出现的时间。

2. 显色药液　向外耳道内滴入如亚甲蓝等有色无菌药液，用电子鼻咽镜观察咽鼓管咽口，记录药液从滴入到咽口开始显露药液所经历时间。

（二）荧光素试验法

将 0.05% 荧光素生理盐水 1~3mL 滴入外耳道内，请受试者做吞咽动作 10 次，然后坐起，用加滤光器的紫外线灯照射咽部，记录荧光在咽部出现的时间，10 分钟内出现者示咽鼓管通畅。

（三）咽鼓管造影法

将 35% 碘造影剂滴入外耳道，经鼓膜穿孔流入鼓室。然后在外耳道口经橡皮球打气加压、或让碘液自然流动，通过咽鼓管进入鼻咽部。同时作 X 线拍片或 X 线电影录像，可了解咽鼓管的解剖形态、有无狭窄或梗阻及其位置，以及自然排液功能等。

（四）鼓室内镜检查法

用直径 2.7mm 30°或 70°斜视角的硬管鼓室内镜可观察咽鼓管鼓室口的病变。

（五）声导抗仪检查法

用声导抗仪的气泵压力系统检查咽鼓管平衡正负压的功能，又称正、负压平衡试验法。

1. 正压试验　检查时将探头置于外耳道内，密封、固定，向外耳道内持续加压，当正压升至某值而不再上升反开始骤降时，此压力值称开放压，示鼓室内的空气突然冲开咽鼓管软骨段向鼻咽部逸出。当压力降至某值而不再继续下降时，此压力值称关闭压，示咽鼓管软骨已由其弹性作用而自行关闭。然后请受试者做吞咽动作数次，直至压力降至"0"或不再下降时，记录压力最低点。

2. 负压试验　向外耳道内减压，一般达 -200mmH$_2$O（即 -1.96kPa，注：1mmH$_2$O = 9.8 ×10^{-3}kPa）时，请受试者做吞咽动作。咽鼓管功能正常者，于每次吞咽时软骨段开放，空气从鼻咽部进入鼓室，负压逐渐变小，直至压力不再因吞咽而改变时。记录所作吞咽动作的次数及最后的压力。

（六）咽鼓管声测法

利用吞咽时咽鼓管开放瞬间在管腔内通过空气传导声音的原理，对咽鼓管的开闭功能进行检测。声测法是在生理状态下进行的无创检查，无论鼓膜穿孔与否均可进行，对咽鼓管异常开放的诊断尤具价值，此法还能记录到吞咽动作发生后咽鼓管开放的潜伏期和开放的持续时间。

此外还有咽鼓管光测法，压力舱检查法等。

（王文红）

第三节　听功能检查法

临床听功能检查法分为主观测听法和客观测听法两大类。主观测听法要依靠受试者对刺激声信号进行主观判断，并作出某种行为反应，故又称行为测听。由于主观测听法可受到受试者主观意识及行为配合的影响，故在某些情况下（如伪聋、弱智、婴幼儿等）其结果不能完全反映受试者的实际听功能水平。主观测听法包括语音检查法、表试验、音叉试验、纯音听阈及阈上功能测试、Bekesy自描测听、言语测听等。与主观测听法相反，客观测听法无须受试者的行为配合，不受其主观意识的影响，故其结果客观、可靠。临床上常用的客观测听法有声导抗测试，听诱发电位以及耳声发射测试等。

一、音叉试验

音叉试验是门诊最常用的听力检查法之一，每套音叉由5个不同频率的音叉组，即 C_{128}，C_{256}，C_{512}，$C_{1\,024}$，$C_{2\,048}$，其中最常用的是 C_{256} 及 C_{512}。

检查时，检查者手持叉柄，将叉臂向另手的第一掌骨外缘或肘关节处轻轻敲击，使其振动，然后将振动的叉臂置于距受试耳外耳道口1cm处，两叉臂末端应与外耳道口在一平面（图1-7），检查气导（AC）听力。注意敲击音叉时用力要适当，如用力过猛，可产生泛音而影响检查结果。检查骨导（BC）时，应将叉柄末端的底部压置于颅面中线上或鼓窦区。采用以下试验可初步鉴别耳聋为传导性或感音神经性，但不能准确判断听力损失的程度，无法进行前后比较。

（一）Rinne试验

Rinne试验（RT）旨在比较受试耳气导和骨导的长短。方法：先测试骨导听力，一旦受试耳听不到音叉声时，立即测同侧气导听力（图1-7），受试耳此时若又能听及，说明气导>骨导（AC>BC）为RT阳性（+）。若不能听及，应再敲击音叉，先测气导听力，当不再听及时，立即测同耳骨导听力，若此时又能听及，可证实为骨导>气导（BC>AC），为RT阴性（-）。若气导与骨导相等（AC=BC），以"（±）"表示之。

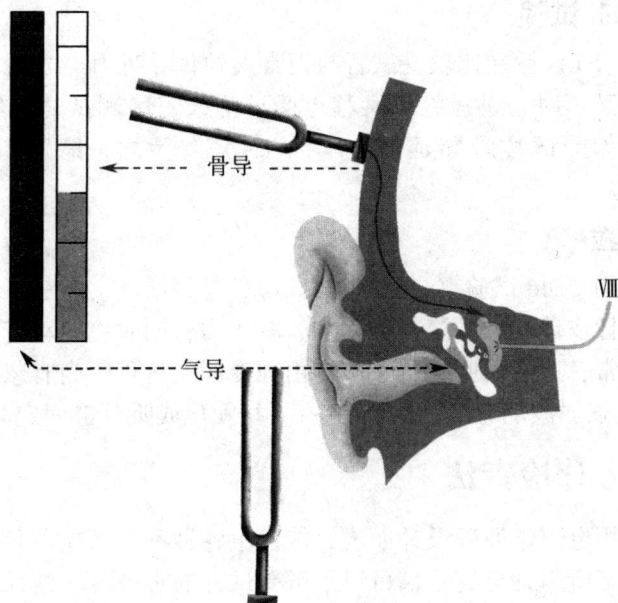

图 1-7　Rinne 试验阳性

（二）Weber 试验

Weber 试验（WT）用于比较受试者两耳的骨导听力。方法：取 C_{256} 或 C_{512} 音叉，敲击后将叉柄底部紧压于颅面中线上任何一点（多为前额或额部，亦可置于两第一上切牙之间），同时请受试者仔细辨别音叉声偏向何侧，并以手指示之。记录时以"→"示所偏向的侧别，"="示两侧相等（图 1-8）。

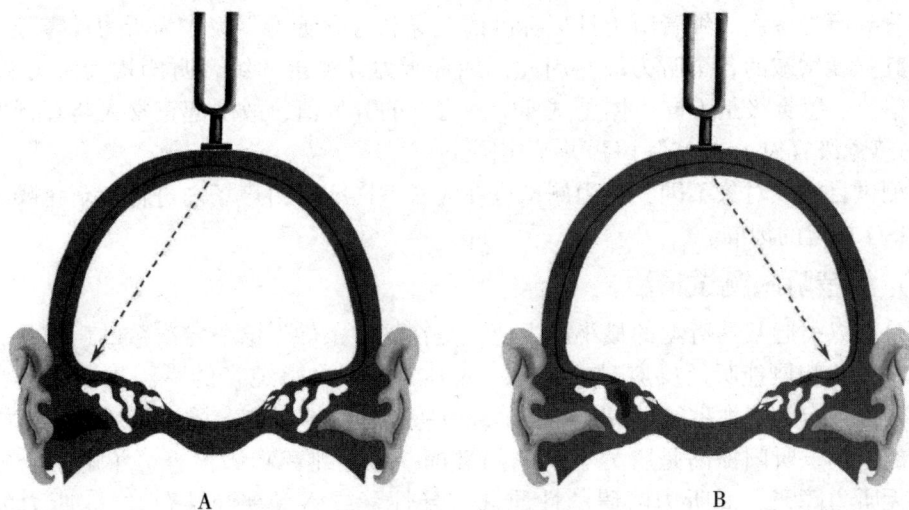

图 1-8　Weber 试验

A. 示骨导偏向试验偏患侧；B. 示骨导偏向试验偏健侧

（三）Schwabach 试验

Schwabach 试验（ST）旨在比较受试者与正常人的骨导听力。方法：先试正常人骨导听力，当其不再听及音叉声时，迅速将音叉移至受试耳鼓窦区测试之。然后按同法先测受试耳，后移至正常人。如受试耳骨导延长，以"（+）"示之，缩短则以"（-）"表示，"（±）"示两者相似。

（四）Gelle 试验

鼓膜完整者，可用 Gelle 试验（GT）检查其镫骨是否活动。方法：将鼓气耳镜口置于外耳道内，密闭之。用橡皮球向外耳道内交替加、减压力，同时将振动音叉的叉柄底部置于鼓窦区。若镫骨活动正常，患者所听之音叉声在由强变弱的过程中尚有忽强忽弱的不断波动变化，为阳性（+）；无强弱波动感者为阴性（-）。耳硬化或听骨链固定时，本试验为阴性。

二、纯音听力计检查法

纯音听力计系利用电声学原理设计而成，能发生各种不同频率的纯音，其强度（声级）可加以调节，通过纯音听力计检查不仅可以了解受试耳的听敏度，估计听觉损害的程度，并可初步判断耳聋的类型和病变部位。

普通纯音听力计能发生频率范围为 125~8 000Hz 的纯音，可将其分为低、中、高三个频段：250Hz 以下为低频段，500~2 000Hz 为中频段，又称语频段，4 000Hz 以上为高频段。超高频纯音听力的频率范围为 8~16kHz。声强以分贝（dB）为单位。在听力学中，以 dB 为单位的声强级有数种，如声压级（SPL）、听力级（HL）、感觉级（SL）等。声压级是拟计量声音的声压（P）与参考声压（P_0，规定 $P_0 = 20\mu Pa$ RMS）两者比值的对数，单位为 dB（SPL）：声压级（dB SPL）$= 20\lg P/P_0$。听力级是参照听力零级计算出的声级：听力零级是以一组听力正常青年受试者平均听阈的声压级为基准，将之规定为 0dB HL，包括气导听力零级和骨导听力零级。纯音听力计以标准的气导和骨导听力零级作为听力计零级，在此基础上计算其强度增减的各个听力级。因此，纯音听力计测出的纯音听阈均为听力级，以 dB（HL）为单位。感觉级是不同个体受试耳听阈之上的分贝值，故引起正常人与耳聋患者相同 dB 数值的感觉级（SL）之实际声强并不相同。

根据测试目的或对象不同，听力测试应在隔音室内或自由声场内进行，环境噪声不得超过 GB 和 ISO 规定的标准。

（一）纯音听阈测试

听阈是足以引起某耳听觉的最小声强值，是在规定条件下给一定次数的声信号，受试者对其中 50% 能作出刚能听及反应时的声级。人耳对不同频率纯音的听阈不同，但在纯音听力计上已转换设定为听力零级（0dB HL）。纯音听阈测试即是测定受试耳对一定范围内不同频率纯音的听阈。听阈提高是听力下降的同义词。通过纯音听阈检查可了解三个方面的问题：①有无听力障碍。②听力障碍的性质（传导性聋或感音神经性聋）。③听力障碍的程度。由于纯音测听是一种主观测听法，其结果可受多种因素影响，故分析结果时应结合其他检查结果综合考虑。

1. 纯音听力测试法　纯音听阈测试包括气导听阈及骨导听阈测试两种，常规测试准备如下：①一般先测试气导，然后测骨导。②测试前先向受试者说明检查方法，描述或示范低频音与高频音的声音特征，请受试者在听到测试声时，无论其强弱，立即以规定的动作表示之。③检查从 1 000Hz 开始，以后按 2 000Hz，3 000Hz，4 000Hz，6 000Hz，8 000Hz，250Hz，500Hz 顺序进行，最后再对 1 000Hz 复查一次。④正式测试前先择听力正常或听力较好之耳做熟悉试验。

（1）纯音气导听阈测试：纯音气导听阈测试有经气导耳机和自由声场测听两种方式，标准手法有上升法和升降法两种。

①上升法：上升法具体为：最初测试声听力级应比上述"熟悉试验"中受试耳刚能听及的听力级降低 10dB，以"降 10（dB）升 5（dB）"规则反复测试 5 次。如在此 5 次测试中受试者有 3 次在同一听力级作出反应，即可确定该听力级为受试耳之听阈，将此记录于纯音听阈图上。

②升降法：升降法与上升法基本相同，但以升 5（dB）降 5（dB）法反复测试 3 次，3 次所测听力级之均值为听阈。

（2）纯音骨导听阈测试：纯音骨导听阈测试时，将骨导耳机置于受试耳鼓窦区，对侧耳戴气导耳机，被测试耳之气导耳机置于额颞部，以免产生堵耳效应。测试步骤和方法与气导者相同。

当测试耳的刺激声强度过大时，应注意避免产生交叉听力。交叉听力指在测试聋耳或听力较差耳时，如刺激声达到一定强度但尚未达受试耳听阈，却已以被对侧耳听及的现象，交叉听力又称影子听力，由此描绘的听力曲线与对侧耳之听力曲线极为相似，称为"音影曲线"。"音影曲线"可出现于骨导和气导测试中，为了避免"音影曲线"的产生，在测试纯音听阈时，应注意采用掩蔽法。由于测试声经受试耳传入颅骨后，两耳间的声衰减仅为 0~10dB，故测试骨导时，对侧耳一般均予掩蔽。气导测试声绕过或通过颅骨传至对侧耳，其间衰减 30~40dB，故当两耳气导听阈差值≥40dB，测试较差耳气导时，对侧耳亦应予以掩蔽。用做掩蔽的噪声有白噪声和窄频带噪声两种，目前一般倾向于采用以测试声频率为中心的窄频带噪声。

2. 纯音听阈图的分析 纯音听阈图以横坐标示频率（Hz），纵坐标示声强级（dB），用表 1-1 中所列的相应符号，将受试耳的听阈记录于图中。再将各相邻音频的气导听阈符号连线，骨导符号不连线，如此即可绘出纯音听阈图（或称听力曲线）。注意"↗""↘"与相邻频率的气导符号不能连线。根据纯音听阈图的不同特点，可对耳聋作出初步诊断。

表 1-1 纯音听阈图记录符号

	右（红色）	左（蓝色）
气导，未掩蔽	○	×
气导，掩蔽	△	□
骨导，未掩蔽	<	>
骨导，掩蔽	[	]
气导，未反应	↙	↘
骨导，未反应		

（1）传导性聋：骨导正常或接近正常，气导听阈提高；气骨导间有间距，此间距称气-

骨导差，此气-骨导差一般不大于60dB（HL）；气导曲线平坦、或低频听力损失较重而曲线呈上升型（图1-9）。

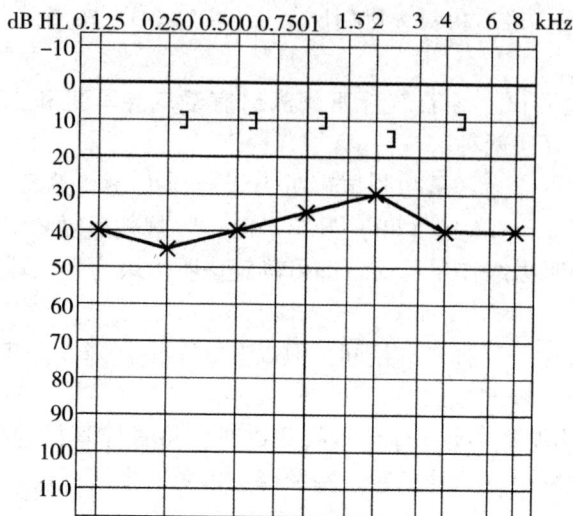

图1-9　传导性聋（左耳）

（2）感音神经性聋：气、骨导曲线呈一致性下降，无气骨导差（允许3～5dB误差），一般高频听力损失较重，故听力曲线呈渐降型或陡降型（图1-10）。严重的感音神经性聋其曲线呈岛状。少数感音神经性聋亦可以低频听力损失为主。

（3）混合性聋：兼有传导性聋与感音神经性聋的听力曲线特点。气、骨导曲线皆下降，但存在一定气骨导差值（图1-11）。

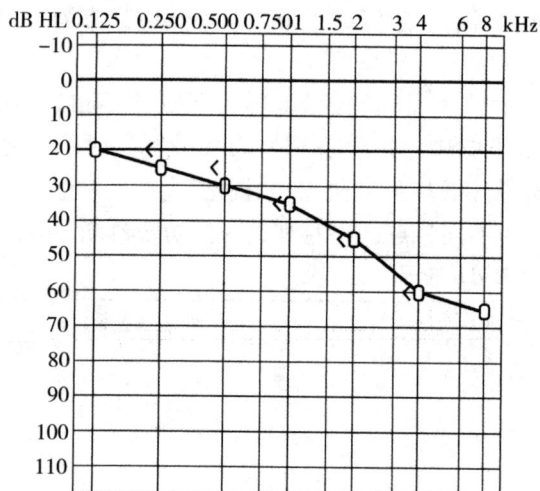

图1-10　感音神经性聋（右耳）

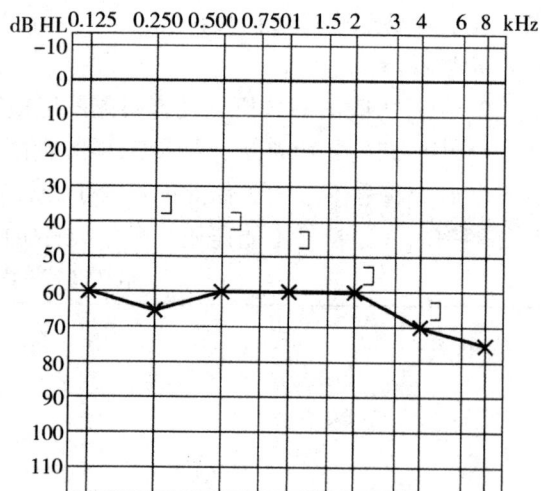

图1-11　混合性聋（左耳）

（二）纯音阈上听功能测试

阈上听功能测试是用声强大于受试耳听阈的声信号进行的一系列测试，对于鉴别耳蜗性聋与神经性聋具有一定的参考价值。阈上听功能测试主要包括响度重振现象测试和病理性听觉适应现象测试。

1. 响度重振试验 声音的强度和响度是两个不同的概念。声音的强度是一种物理量，可进行客观测量。响度则是人耳对声强的主观感觉，它不仅与声音的物理强度有关，而且与频率有关。正常情况下，强度和响度之间按一定的比值关系增减，声强增加，人耳所感到的响度亦随之增大，声强减弱，响度变小。耳蜗病变时，声强在某一强度值之上的进一步增加却能引起响度的异常增大，称为响度重振现象，简称重振现象。通过对重振现象的测试，有助于耳蜗性聋与蜗后性聋的鉴别诊断。重振试验的方法有多种，如双耳交替响度平衡试验法、单耳响度平衡试验法、短增量敏感指数试验法、Metz 重振试验法、Bekesy 自描听力计测试法等。

（1）双耳交替响度平衡试验法：双耳交替响度平衡试验法（ABLB）适用于一侧耳聋，或两侧耳聋但一耳较轻者。方法：在纯音听阈测试的基础上，选一中频音、其两耳气导听阈差值大于 20dB（HL）者进行测试，仅测试气导听力。先在健耳或听力较佳耳增加听力级，以 10~20dB 为一档，每增加一档后，随即调节病耳或听力较差耳的阈上听力级，至感到两耳响度相等为止。如此逐次提高两耳测试声强，于听力表上分别记录两耳响度感一致时的听力级，并画线连接。当两耳最终在同一听力级感到响度一致时，示有重振（图 1-12）。若虽经调试，两耳始终不能在一听力级上达到相同的响度感，表示无重振。

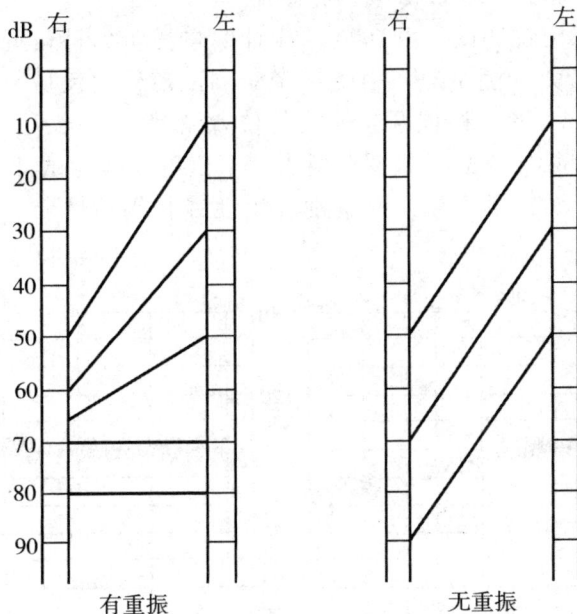

图 1-12 响度平衡试验

（2）Metz 重振试验法：Metz 重振试验法是在纯音听阈和声导抗声反射测试的基础上，通过计算同一频率纯音听阈和镫骨肌声反射阈之间的差值来评定重振现象的有无。正常人差值为 75~95dB，≤60dB 示有重振，为耳蜗性聋的表现；≥100dB 示蜗后性聋。但应注意，该阈值差可因耳蜗性聋严重程度的不同而有差异，重度者阈值差可甚小，而轻度耳蜗生聋阈值差可大于 60dB。

（3）短增量敏感指数试验法：短增量敏感指数试验法（SISI）是测试受试耳对阈上 20dB 连续声信号中出现的微弱强度变化（1dB）的敏感性，以每 5 秒出现一次，共计 20 次声强微增变化中的正确辨别率，即敏感指数来表示。耳蜗病变时，敏感指数可高达 80%~100%，正常耳及其他耳聋一般为 0~20%。

2. 病理性听觉适应现象测试　在持续声刺激的过程中，听神经的神经冲动排放率轻度下降，表现为在声刺激的持续过程中产生的短暂而轻微的听力减退，即响度感随声刺激时间的延长而下降的现象，则称为听觉适应，感音神经性聋、特别是神经性聋时，听觉疲劳现象较正常明显，听觉适应现象在程度及速度上均超出正常范围，后者称病理性听觉适应，简称病理性适应。测试病理性适应现象的方法有音衰变试验、Bekesy 自描听力计测试等。

（1）音衰变试验：用纯音听力计测试音衰变试验，选 1~2 个中频纯音作为测试声。测试时先以听阈的声级连续刺激受试耳 1 分钟，若在此时间内受试耳始终均能听及刺激声，此测试声试验即告结束。若受试耳在不到 1 分钟的时间内即已不能听及，则应在不中断刺激声的条件下，立即将声级提高 5dB，再连续刺激 1 分钟。若受试耳能听及刺激声的时间又不满 1 分钟，应依上法再次提高刺激声声级，直至在 1 分钟内始终均能听及刺激声为止，计算测试结束时刺激声的声级和听阈之间的差值。正常耳及传导性聋为 0~5dB，耳蜗性聋差值增大，一般为 10~25dB，30dB 或>30dB 属神经性聋。

（2）Bekesy 自描听力计测试：由 Bekesy 设计的自描听力计可同时发放连续性和脉冲性纯音。Bekesy 自描听力计测试时，由受试者对测试声作出反应，仪器可自动描绘出具有两条锯齿形曲线的听力图。根据两条曲线的位置及其相互关系，以及波幅的大小，可将此听力图分为 4 型（图 1-13）。根据此听力图不仅可了解受试耳的听敏度及耳聋程度，还可提示有无重振及听觉疲劳现象，以鉴别耳蜗性聋和蜗后性聋。但近年来临床上已很少使用该方法。

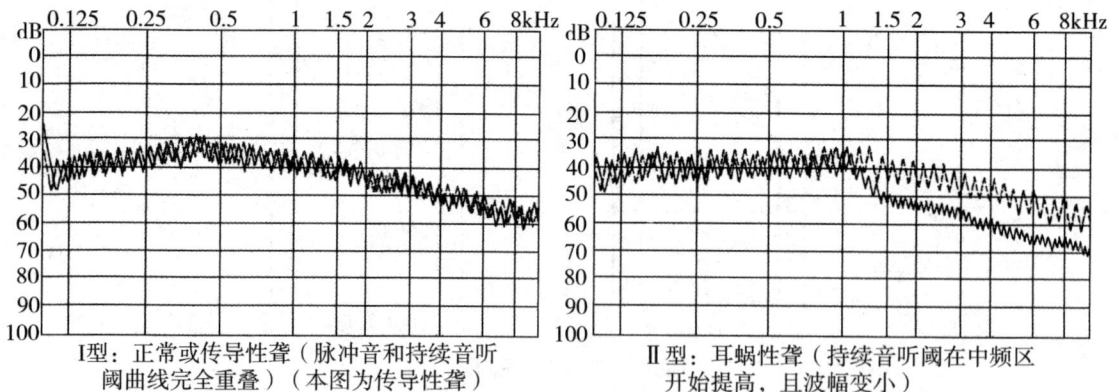

I 型：正常或传导性聋（脉冲音和持续音听阈曲线完全重叠）（本图为传导性聋）

II 型：耳蜗性聋（持续音听阈在中频区开始提高，且波幅变小）

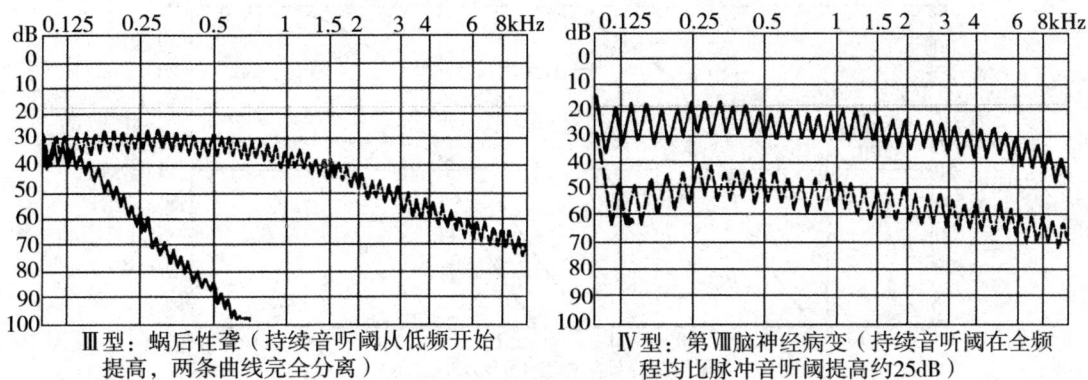

Ⅲ型：蜗后性聋（持续音听阈从低频开始提高，两条曲线完全分离） Ⅳ型：第Ⅷ脑神经病变（持续音听阈在全频程均比脉冲音听阈提高约25dB）

图 1-13 Bekesy 听力图

（3）镫骨肌声反射衰减试验：镫骨肌声反射衰减试验是通过所谓声反射半衰期评定，即在镫骨肌声反射测试中，计算镫骨肌反射性收缩幅度衰变到为其收缩初期的一半所经历的时间。耳蜗性聋或正常人偶有轻度衰减现象，但蜗后病变（如听神经瘤）者有严重衰减现象，半衰期可为 3 秒（不超过 5 秒）。本检查不属纯音听力计范畴，其方法和原理参见本节声导抗检查有关内容。

三、言语测听法

纯音听阈只说明受试耳对各种频率纯音的听敏度，不能全面反映其听功能状况，例如感音神经性聋患者多有"只闻其声，不明其意"的现象。言语测听法作为听功能检查法的组成部分，不仅可弥补纯音测听法的不足，而且有助于耳聋病变位置的诊断。

言语测听法是将标准词汇录入声磁带或 CD 光盘上，检测时将言语信号通过收录机或 CD 机传入听力计并输送至耳机进行测试。由于注意到方言对测试结果的影响，目前除普通话词汇外，还有广东方言等标准词汇。主要测试项目有言语接受阈（SRT）和言语识别率（SDS）。言语接受阈以声级（dB）表示，在此声级上，正常受试耳能够听懂50%的测试词汇。言语识别率是指受试耳能够听懂所测词汇中的百分率。将不同声级的言语识别率绘成曲线，即成言语听力图（图1-14）。根据言语听力图的特征，可鉴别耳聋的种类。

用敏化（或称畸变）言语测听法，有助于诊断中枢听觉神经系统的疾病，如噪声干扰下的言语测听、滤波言语测听、竞争语句试验、交错扬扬歌词试验、凑合语句试验等。

言语测听法尚可用于评价耳蜗植入术后听觉康复训练效果，评估助听器的效能等。

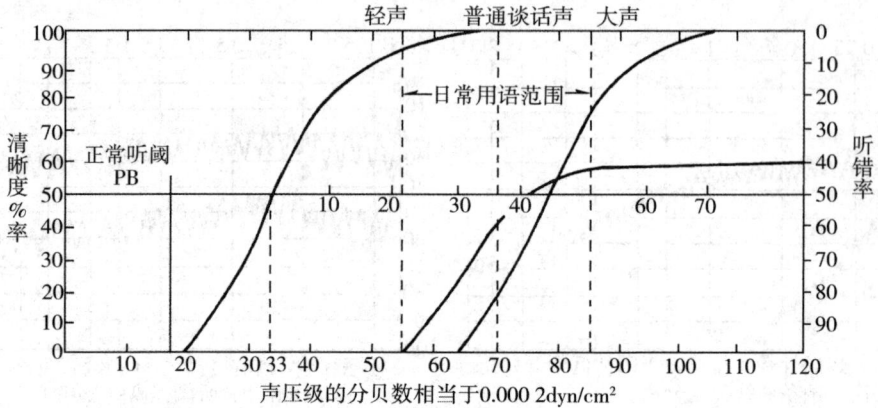

图 1-14　言语听力图

四、声导抗检测法

声导抗检测是客观测试中耳传音系统、内耳功能、听神经以及脑干听觉通路功能的方法。声波在介质中传播需要克服介质分子位移所遇到的阻力称声阻抗，被介质接纳传递的声能叫声导纳，合称声导抗。声强不变，介质的声阻抗越大，声导纳就越小，两者呈倒数关系。介质的声导抗取决于它的摩擦（阻力），质量（惯性）和劲度（弹性）。质量对传导高频音的影响较大，而劲度对传递低频音的影响最大，就中耳传音系统讲，它的质量主要由鼓膜及听骨的重量所决定，比较恒定。听骨链被肌肉韧带悬挂，摩擦阻力甚小；劲度主要由鼓膜、韧带、中耳肌张力及中耳空气的压力所产生，易受各种因素影响，变化较大，是决定中耳导抗的主要部分，故声导抗测试用低频探测音检测中耳的声顺（劲度的倒数）。测量此部分就可基本反映出整个中耳传音系统的声导抗。

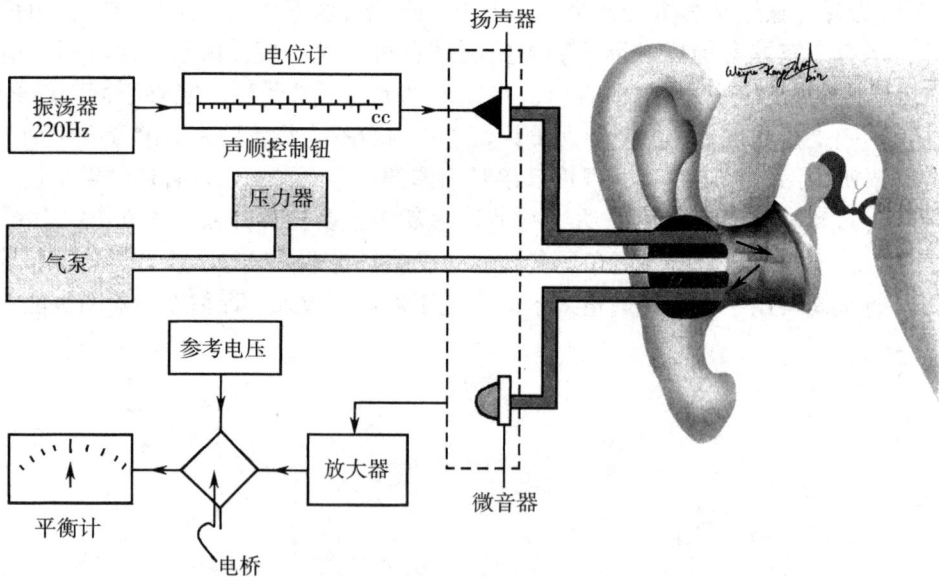

图 1-15　声导抗测试仪模式图

— 16 —

目前常用于测量中耳声导抗的仪器多是根据等效容积原理设计的，由刺激信号、导抗桥和气泵三大部分组成，经探头内的 3 个小管引入被耳塞密封的外耳道内（图 1-15）；经上管发出 220Hz 或 226Hz 85dB 的探测音，鼓膜返回到外耳道的声能经下管引入微音器，转换成电讯号，放大后输入电桥并由平衡计显示。经气泵中管调整外耳道气压由 +200mmH$_2$O 连续向 -400mmH$_2$O 变化，以观察鼓膜在被压入或拉出状态时导抗的动态变化。刺激声强度为 40~125dB 的 250Hz、500Hz、1 000Hz、2 000Hz、4 000Hz 纯音，白噪声及窄频噪声，可经耳机向另一耳或经小管向同侧耳发送，以供检测镫骨肌声反射。

1. 鼓室导抗测量　鼓室导抗测量乃测量外耳道压力变化过程中的声导抗值，是声导抗检测的重要组成部分。

（1）静态声顺：鼓膜在自然状态和被正压压紧时的等效容积毫升数，即声顺值。两者之差为鼓膜平面的静态声顺值，代表中耳传音系统的活动度；正常人因个体差异此值变化较大，且与各种中耳疾病重叠较多，不宜单独作诊断指征，应结合镫骨肌声反射与纯音测听综合分析。

（2）鼓室导抗图：在 +200mmH$_2$O ~ -200mmH$_2$O 范围连续逐渐调节外耳道气压，鼓膜连续由内向外移动所产生的声顺动态变化，可用荧光屏或平衡计显示，用记录仪以压力声顺函数曲线形式记录下来，称之为鼓室导抗图或声顺图、鼓室功能曲线（图 1-16）。上述检查多采用 226KHz 探测音，根据曲线形状，声顺峰与压力轴的对应位置（峰压点），峰的高度（曲线幅度）以及曲线的坡度、光滑度等，可较客观地反映鼓室内各种病变的情况。一般讲，凡中耳功能正常者曲线呈 A 型；As 型常见于耳硬化、听骨固定或鼓膜明显增厚等中耳传音系统活动度受限时；若其活动度增高，如听骨链中断、鼓膜萎缩、愈合性穿孔以及咽鼓管异常开放时，则曲线可呈 Ad 型；B 型曲线多见于鼓室积液和中耳明显粘连者；C 型曲线表示着咽鼓管功能障碍、鼓室负压。由于中耳疾病错综复杂，但上述图形与中耳疾病并无一对一之关系，特别是在鼓膜与听骨链复合病变时，曲线可以不典型，应结合其他检查综合分析。近年来，在英国、美国发布的听力诊断指南均推荐 0~6 个月的婴幼儿使用 1 000Hz 高频探测音进行中耳功能检测。这可能与婴幼儿中耳腔内存在羊水和间叶细胞，因此总质量较高，气腔容积相对较小，中耳共振频率较低，1 000Hz 高频探测音声导纳对中耳质量系统改变较敏感，而 226Hz 低频探测音无法体现质量占优势的传音系统导纳改变有关。对于 7~24 个月的幼儿究竟是低频还是高频探测音来评价中耳功能准确性更高，国内外研究尚存在争议。1 000Hz 高频探测音鼓室导抗图在中耳功能正常婴幼儿中主要表现为单峰型，而 226Hz 低频探测音鼓室导抗图主要表现为双峰型。

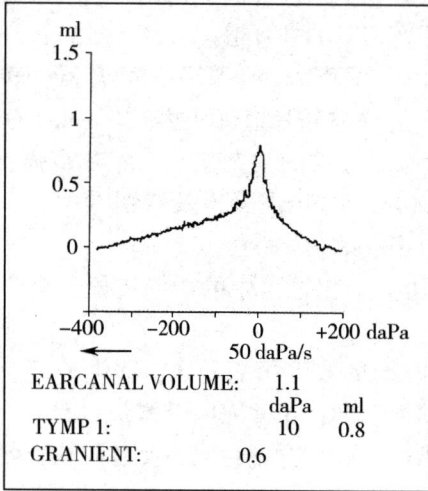

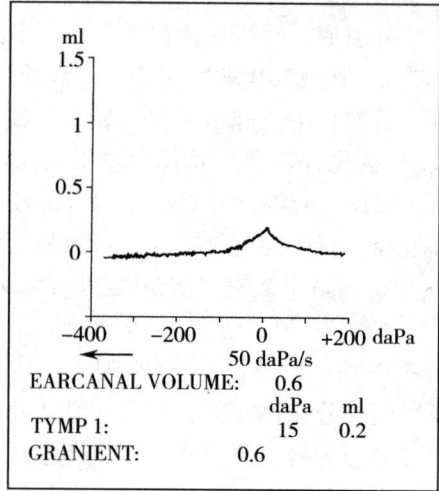

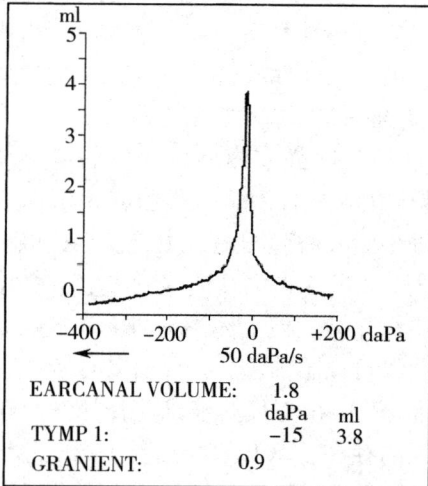

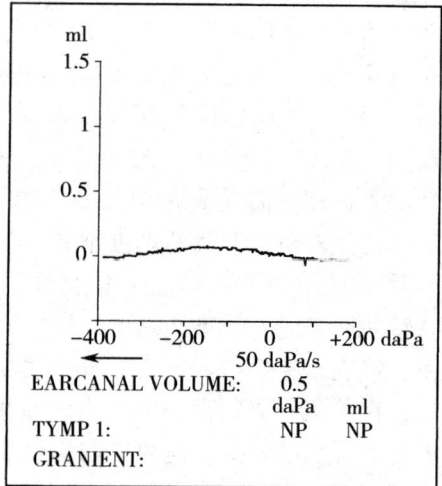

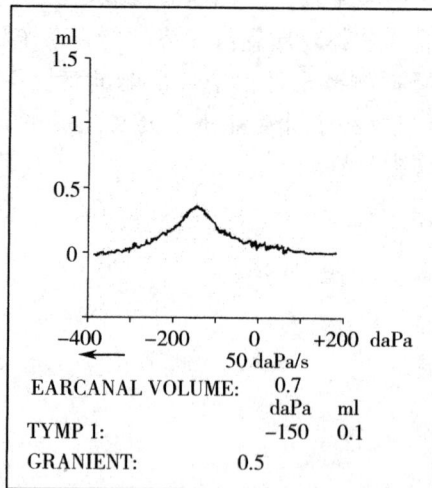

图 1-16　鼓室导抗图各常见型

2. 镫骨肌声反射　镫骨肌声反射的原理在听觉生理学中已做了介绍，正常耳诱发镫骨肌声反射的声音强度为 70~100dB（SL）。正常人左右耳分别可引出交叉（对侧）与不交叉（同侧）两种反射（图 1-17）。

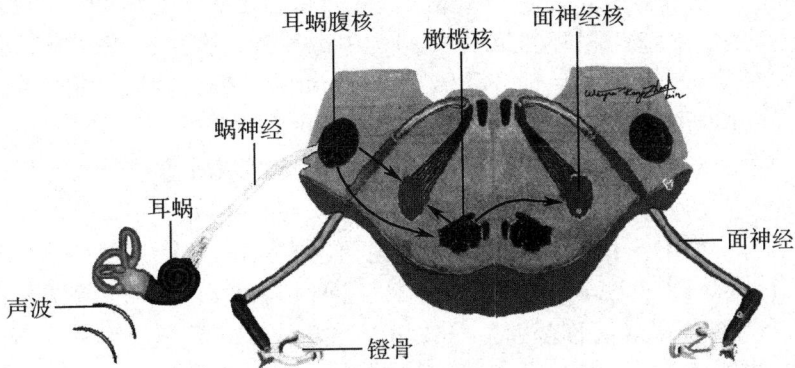

图 1-17　镫骨肌反射示意图

（1）镫骨肌声反射检测内容包括：①反射阈。②振幅。③潜伏期。④衰减。⑤图形等（图 1-18）镫骨肌声反射弧中任何一个环节受累，轻者影响它的阈值、潜伏期、幅度、衰减度等，重者可使其消失。因此，根据反射的有无和变异，对比交叉与非交叉反射，就可为许多疾病的诊断提供客观依据。

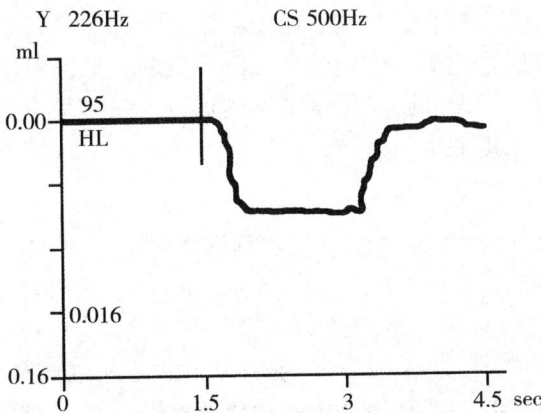

图 1-18　镫骨肌反射正常图例

（2）镫骨肌声反射检测的临床意义：镫骨肌声反射的应用较广，目前主要用于：①估计听敏度。②鉴别传导性与感音性聋。③确定响度重振与病理性适应。④识别非器质性聋。⑤为蜗后听觉通路及脑干疾病提供诊断参考。⑥可对某些周围性面瘫做定位诊断和预后预测，以及对重症肌无力作辅助诊断及疗效评估等。

五、耳声发射检测法

研究表明，耳声发射可在一定意义上反映耳蜗尤其是外毛细胞的功能状态。诱发性耳声发射阈值与主观听阈呈正相关，尤其是畸变产物耳声发射具有较强的频率特性。听力正常人的瞬态诱发性耳声发射和 $2f_1-f_2$ 畸变产物耳声发射的出现率为100%。耳蜗性聋且听力损失 >20~30dB（HL）时，诱发性耳声发射消失。中耳传音结构破坏时，在外耳道内亦不能记录到耳声发射。蜗后病变未损及耳蜗正常功能时，诱发性耳声发射正常。由于诱发性耳声发射的检测具有客观、简便、省时、无创、灵敏等优点，目前在临床上耳声发射已用于：①婴幼儿的听力筛选方法之一。②对耳蜗性聋（如药物中毒性聋，噪声性聋，梅尼埃病等）的早期定量诊断。③对耳蜗性聋及蜗后性聋的鉴别诊断。此外，通过测试对侧耳受到声刺激时对受试耳耳声发射的抑制效应，还有助于蜗后听觉通路病变的分析。

1. 瞬态诱发性耳声发射（TEOAE）　是由单个瞬态声刺激信号诱发的耳声发射。临床上常用短声（click）作为刺激声。

2. 畸变产物耳声发射（DPOAE）　是由两个不同频率的纯音（f_1 和 f_2，且 $f_1>f_2$），以一定的频比值（一般 f_2 : f_1 = 1 : 1.1~1.2），同时持续刺激耳蜗所诱发的耳声发射，DPOAE 与该两个刺激频率（又称基频）呈数学表达关系，如 $2f_1-f_2$，f_2-f_1，$3f_2-f_1$ 等，入耳记录到的畸变产物耳声发射中，$2f_1-f_2$ DPOAE 的振幅最高，故临床常检测 $2f_1-f_2$ DPOAE。

六、听性诱发电位检测法

声波在耳蜗内通过毛细胞转导、传入神经冲动，并沿听觉通路传到大脑，在此过程中产生的各种生物电位，称为听性诱发电位（AEP）。用这些电位作为指标来判断听觉通路各个部分功能的方法，称电反应测听法（ERA），它是一种不需要受试者作主观判断与反应的客观测听法。

听性诱发的生物电位种类较多，目前应用于临床测听者主要有耳蜗电图、听性脑干诱发电位、中潜伏期反应及皮层电位等，它们的信号都极微弱，易被人体的许多自发电位、本底噪声及交流电场等所掩盖，需要在隔音电屏蔽室内进行检测，受检者在保持安静状态下，利用电子计算机平均叠加技术提取电信号。

（一）耳蜗电图

耳蜗电图（ECochG）包括3种诱发电位：耳蜗微音电位（CM）和电位（SP）以及听神经复合动作电位（CAP，常简作 AP）。

1. 检测方法　临床上用短声、短音或短纯音作刺激声，刺激重复率10次/秒，记录电极用针状电极经鼓膜刺到鼓岬部近圆窗处，或用极小的银球电极紧放在鼓膜后下缘近鼓环处；参考电极置同侧耳垂或头顶；鼻根部或前额接地电极。滤波带宽3~3 000Hz，分析窗宽10毫秒，平均叠加500次。

2. 耳蜗电图检查内容

（1）CM：系用单相位刺激声通过两种相位相减，可获 CM，常用短纯音作刺激声。CM电位为交流电位，几乎没有潜伏期，波形与刺激声的波形相同，持续的时间相同或略比声刺激为长，振幅随声强增加。

（2）SP 和 AP：正常人在外耳道或鼓膜表面经无创电极记录到的 SP 为负直流电位，同样无潜伏期和不应期。AP 主要由一组负波（N_1~N_3）组成，其潜伏期随刺激强度的增加而缩短，振幅随之相应增大。AP 是反映听觉末梢功能最敏感的电位，是耳蜗电图中的主要观察对象。因为 CM 对 AP 的干扰严重，临床上常用相位交替变换的短声刺激将 CM 消除，这样记录出的图形为 SP 与 AP 的综合波（图1-19、图1-20）。

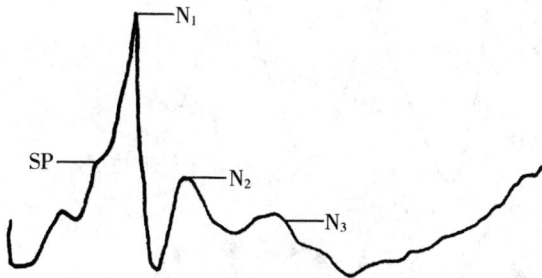

图 1-19　耳蜗电图

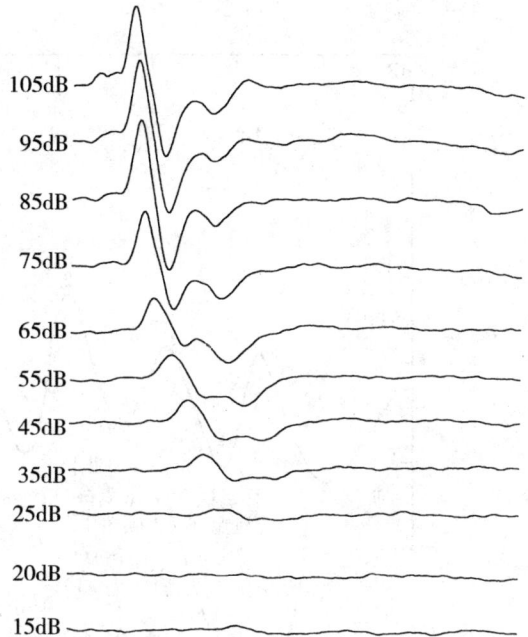

图 1-20　不同刺激强度 ECochG 正常波形

对各波的潜伏期、振幅和宽度（时程）、-SP/AP 振幅的比值，以及刺激强度与 AP 振幅的函数曲线和刺激强度与潜伏期函数曲线等指标进行分析，可助对听神经及其外周听觉传导通路上各种耳聋进行鉴别、客观评定治疗效果。

（二）听性脑干反应测听

听性脑干反应测听（ABR）是检测声刺激诱发的脑干生物电反应，由数个波组成，又称听性脑干诱发电位。

1. 检测方法　刺激声为短声、滤波短声或短纯音，刺激重复率 20 次/秒。记录电极为银-氯化银圆盘电极，置颅顶正中或前额发际皮肤上，参考电极置同侧或对侧耳垂内侧面或乳突部；前额接地电极。带通滤波 100~3 000Hz，平均叠加 1 000~2 000 次，分析窗宽 10 毫秒。

2. 听性脑干诱发反应　听性脑干诱发反应由潜伏期在 10 毫秒以内的 7 个正波组成，它们被依次用罗马数字命名。各波的主要来源与正常人的平均潜伏期见图 1-21。ABR 中 Ⅰ、Ⅲ、Ⅴ 波最稳定，而Ⅵ、Ⅶ两波最差（图 1-22）。临床上分析指标包括：①Ⅰ、Ⅲ、Ⅴ 波的峰潜伏期及振幅。②Ⅰ~Ⅲ、Ⅲ~Ⅴ、Ⅰ~Ⅴ 波的峰间期。③两耳Ⅴ波峰潜伏期和 Ⅰ~Ⅴ 波峰间期差。④各波的重复性等。听性脑干诱发反应可用于判定高频听阈、新生儿和婴幼儿听力筛查、鉴别器质性与功能性聋、诊断桥小脑角占位性病变等；对听神经病、多发性硬化症、脑干胶质瘤，脑外伤、昏迷、脑瘫痪、脑死亡等中枢神经系统疾病的诊断、定位与治疗选择、结果判断等，可提供有价值的客观资料。

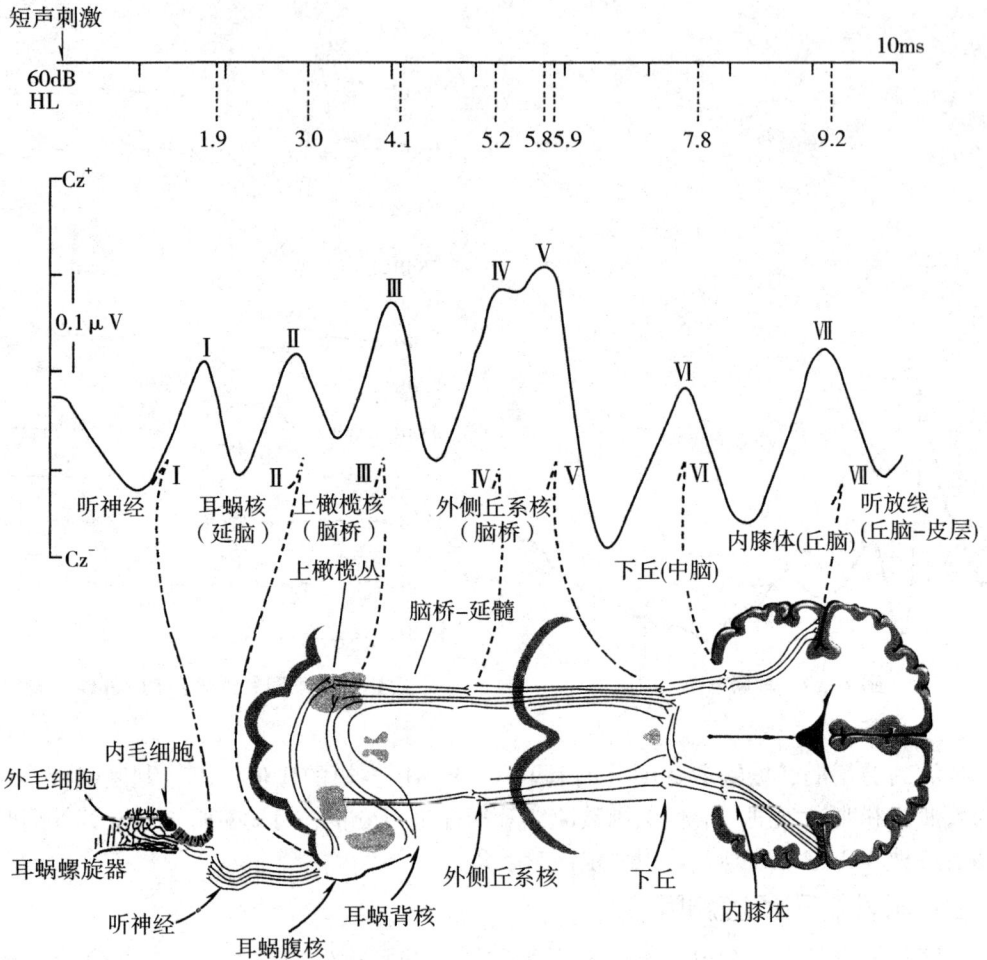

图 1-21　听性脑干反应 7 个典型波形及其来源示意图

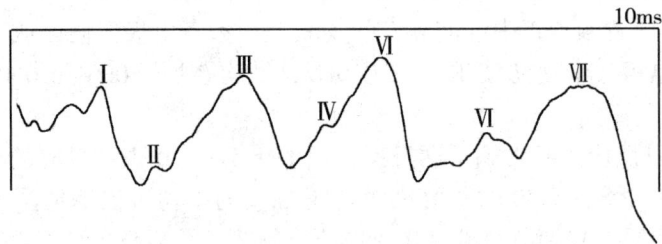

图 1-22　正常 ABR 波形

（三）中潜伏期听诱发电位与 40Hz 听相关电位

中潜伏期听诱发电位（MLAEP）是在给声后 12~50 毫秒记录到的诱发电位。其意义尚未阐明，但对客观评估听阈有价值。

40Hz 听相关电位（40Hz AERP）是指以频率为 40Hz 的刺激声所诱发、类似 40Hz 的正弦波电位。为听稳态诱发电位，属于中潜伏期反应的一种。主要用于对听阈阈值的客观评估，尤其是对1 000Hz以下频率的听阈确定更有价值。40Hz AERP 在 500Hz、1KHz、2KHz的平均反应阈为 10dB nHL（图 1-23）。

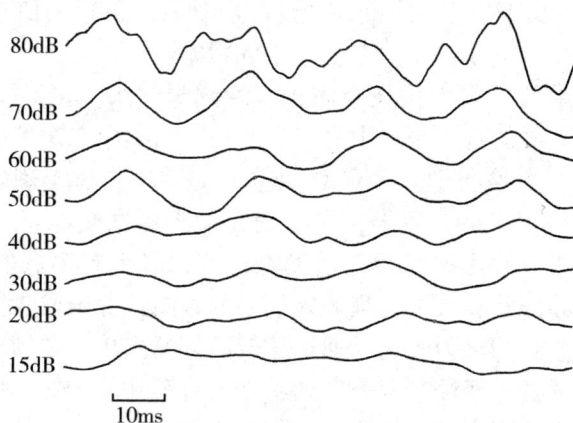

图 1-23　40Hz 相关电位正常波形

（四）皮层听诱发电位

皮层听诱发电位（CAEP）产生于声刺激后 30～100 毫秒以内，属于慢反应，可由短纯音诱发。记录电极置头顶，参考电极置乳突或颏部。虽然在清醒状态与睡眠状态所记录的 CAEP 不同，但因 CAEP 可用纯音诱发，故可客观检测不同频率的听阈。成人 CAEP 的反应阈 10dB nHL，儿童 20dB nHL。

（五）多频稳态诱发电位

多频稳态诱发电位（ASSR）技术是近年来才发展起来的一种新的客观听力检测技术，它首先由澳大利亚墨尔本大学耳鼻咽喉科系 Richard 等人（1983）报道。因为其测试结果频率特异性高，客观性强，可适用于重度和极重度耳聋患者，因而受到越来越多的重视。

1. 基本原理　调频（FM）和调幅（AM）处理后的不同频率声波（载频 CF），刺激耳蜗基底膜上相应部位听觉末梢感受器，其听神经发出神经冲动，沿听觉通路传至听觉中枢，并引起头皮表面电位变化，这种电位变化通过放大技术，可由计算机记录下来。计算机再对反应信号振幅和相位等进行复杂的统计学处理，系统自动判断是否有反应出现。

2. 检测方法　采用双通道模式。患者平躺在床上。刺激声为经 FM 和 AM 处理的不同频率的声波，两耳载频为 0.5kHz、1.0kHz、2.0kHz、4.0kHz，左耳调频为 77Hz、85Hz、93Hz、101Hz，右耳调频为 79Hz、87Hz、95Hz、103Hz。电极为纽扣式电极，记录电极位于前额发际皮肤处，接地电极位于眉间，两侧乳突部作为参考电极。增益为 100K，带通滤波为 30～300Hz，平均叠加 400 次，伪迹拒绝水平为 31%，耳塞为 ER3A 插入式。

3. 检查方法和参数设置　ASSR 测试时，患者平躺在床上。电极为纽扣式电极，记录电极位于前额发际皮肤处，接地电极位于眉间，参考电极位于两侧乳突或者耳垂。不同的 ASSR 测试仪具有不用的调制声信号、不同的系统参数、不同的计量单位和不同的单位换算法。

4. 结果判断　电脑根据所采集的信号，对其进行复杂的统计学分析，自动判断结果，得到客观听力图、相位图、频阈图和详细的原始数据。

通过与其他一些听力测试方法如纯音测听、ABR、40Hz AERP 等相比较，证明 ASSR 有很好的临床应用价值。据报道，ASSR 与 Click ABR 结果的相关性高达 0.90 以上，ASSR 与纯音阈值也有良好的相关性，500Hz、1KHz、2KHz、4KHz 的相关性均在 0.75～0.89 间，听力损失越重，差值越小，并且在听力图结构上也很相似；ASSR 阈值与 40Hz AERP 相比较，500Hz 时差值在 15dB 以内，1 000Hz 时差值在 10dB 以内。

5. 临床应用　多频稳态诱发电位技术属于客观测听方法，在不能进行行为测听或行为测听不能得到满意结果人群的听力测量中是很重要的。多频稳态诱发电位可以用于新生儿听力筛查；它还是婴幼儿听力检测中一种可靠而重要的手段，对于确定婴幼儿（尤其<6 个月）各个频率的听力损失程度极为重要，是婴幼儿助听器选配不可缺少的检测手段；在人工耳蜗植入的术前评估中，利用多频稳态诱发电位获得各个频率点的听力状况是非常重要的，它还可以用于助听器佩戴和人工耳蜗植入效果的判断；对于成年人可以通过测定多频稳态诱发电位来间接推算患者的行为听阈；通过比较波幅的变化，多频稳态诱发电位还可以用于麻醉深度的监测；在感音神经性耳聋患者的听功能评价中，ASSR 不但可以获得与行为测听相关性很高的结果，而且听力图的结构也与行为听力图相似。

由于多频稳态诱发电位在临床运用的时间尚不长，有很多问题还需要进一步研究。

七、婴幼儿听力检测法

婴幼儿听力检测曾经是临床听力检测中的一个挑战。随着现代科技的发展，已能对婴幼儿听力进行准确的评估。可用于婴幼儿听力检测的方法包括上述各项客观检查方法。此外，常用于婴幼儿听力检测的行为测听方法如下。

1. 行为观察测听　行为观察测听（BOA）是对正在玩弄玩具的受试儿童发出刺激声，并观察受试儿童对刺激声的行为反应，如中止吮吸、眨眼等。行为观察测听适用于 0～6 个月的婴幼儿，和还不能主动控制头部运动的婴幼儿。

2. 条件定向反应测听　条件定向反应测听（COR）是观察受试儿童听到刺激声后，转头寻找声源方向的行为反应。适合 1～3 岁幼儿。

3. 视觉强化测听　视觉强化测听（VRA）与条件定向反应测听的测听设计基本类似，但 VRA 的视觉强化玩具位于受试儿童正前方，与刺激声源呈 90°直角。

4. 可触奖品条件强化操作测听　可触奖品条件强化操作测听（TROCA）是通过吸引受试儿童听到刺激声后，自己按某一装置的按钮而获得奖品的方法，进行条件反射测听。适合 2～4 岁幼儿。

5. 游戏测听　游戏测听（CPA）是用刺激声结合各种游戏建立条件反射来进行测听。适合≥3 岁的儿童。

（王文红）

第四节　前庭功能检查法

前庭系统疾病可导致平衡功能障碍，而与前庭系统相关的系统疾病亦可直接或间接影响前庭系统功能，故前庭功能检查有助于前庭系统疾病的诊断和鉴别诊断。前庭功能检查是通过系列的测试方法观察前庭自发性或诱发性体征，并根据检查结果和患者病史相结合诊断眩晕疾病。

前庭功能检查的主要目的在于了解前庭功能状况，并为定位诊断提供依据。由于前庭神经系统和小脑、脊髓、眼、自主神经等具有广泛的联系，因此，前庭功能检查不仅与耳科疾病有关，而且和神经内、外科、眼科、内科、创伤科等亦有密切关系。了解中枢神经系统在维持平衡功能和视觉稳定方面的整合机制，对评价前庭功能检查结果亦非常重要。前庭功能检查主要可分为平衡及协调功能检查、眼动检查两个方面。

一、平衡及协调功能检查

检查平衡功能的方法很多，可将其大致分为静平衡和动平衡功能检查两大类。现择其中常用者简述如下。

（一）静态平衡功能检查法

1. 闭目直立检查法　做闭目直立检查法时请受试者直立，两脚并拢，两手手指互扣于胸前并向两侧拉紧，观察受试者睁眼及闭目时躯干有无倾倒。平衡功能正常者无倾倒，判为阴性。迷路或小脑病变者出现自发性倾倒。

2. Mann 试验法　Mann 试验法又称强化 Romberg 试验。被检者一脚在前，另一脚在后，前脚跟与后脚趾相触（蹈趾足位），其他同 Romberg 试验。此外，还有单足直立试验。

3. 静态姿势描记法　上述静态平衡功能检查法均凭主观判断，结果不够精确。静态姿势描记法（又称静态平衡仪检查法）则可取得客观而精确的检查结果（图 1-24）。

4. 感觉整合和平衡的临床试验（CTSIB）　或改良 CTSIB 被检者分别站立于坚硬平板和海绵垫，及分别在睁眼和闭眼条件下，评估其维持平衡的功能。如与姿势描记平板结合使用，又称为海绵垫姿势描记，可定量评价不同站立面条件下的姿势稳定性。

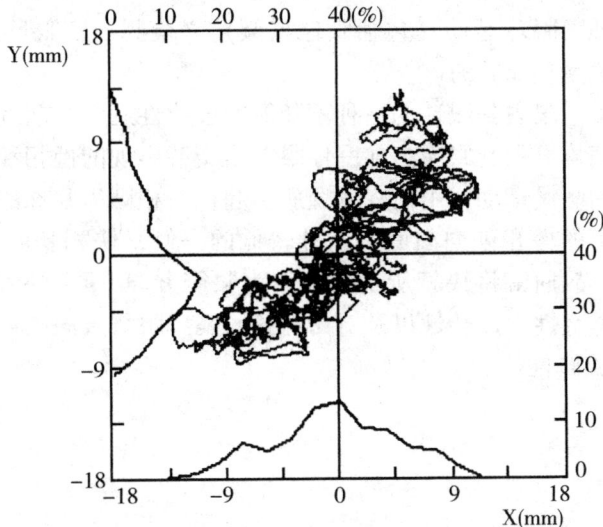

图 1-24　静态平衡仪检查法结果图

（二）动态平衡功能检查法

1. 星形足迹行走试验　行星形足迹行走试验时，受试者蒙眼，向正前方行走 5 步，继之后退 5 步，依法如此行走 5 次。观察其步态，并计算起点与终点之间的偏差角。偏差角大于 90°者，示两侧前庭功能有显著差异。

2. 动态姿势描记法　动态姿势描记法有两种类型，一种测试受检者在跨步运动中的重心平衡状态；另一种通过改变受检者视觉条件（睁眼、闭眼及视野罩随动）以及站立面条件（固定、随动），来检测受检者在不同感觉条件下维持平衡的功能。

（三）肢体试验

1. 过指试验　行过指试验时，检查者与受试者相对端坐，检查者双手置于前下方，伸出双食指。请受试者抬高双手，然后以检查者之两食指为目标，用两手食指同时分别碰触之，测试时睁眼、闭目各作数次，再判断结果，常人双手均能准确接触目标，迷路及小脑病变时出现过指现象。

2. 书写试验　又称闭眼垂直写字试验。受试者正坐于桌前，身体各处不得与桌接触，左手抚膝，右手握笔，悬腕，自上而下书写一行文字或画简单符号，约 15～20cm。先睁眼后闭眼各书写一次，两行并列。观察两行文字的偏离程度和偏离方向。偏斜不超过 5°为正常，超过 10°示两侧前庭功能有差异。

（四）协调功能检查

小脑功能障碍主要表现为协调障碍及辨距不良，故协调功能检查用于检测小脑功能。常用方法包括指鼻试验、指–鼻–指试验、跟–膝–胫试验、轮替运动及对指运动等。

二、眼动检查

眼动检查法通过观察眼球运动（包括眼球震颤）来检测前庭眼反射（VOR）径路、视眼反射径路和视前庭联系功能状态。

眼球震颤简称眼震。眼震是眼球的一种不随意的节律性运动。前庭系的周围性病变、中枢性病变以及某些眼病均可引起眼震。前庭性眼震由交替出现的慢相和快相运动组成。慢相为眼球转向某一方向的缓慢运动，由前庭刺激所引起；快相则为眼球的快速回位运动，为中枢矫正性运动。眼震中的慢相朝向前庭兴奋性较低的一侧，快相朝向前庭兴奋性较高的一侧。因快相便于观察，故通常将快相所指方向作为眼震方向（图 1–25）。按眼震方向的不同，可分为水平性、垂直性、旋转性以及对角性等眼震。眼震方向尚可以联合形式出现，如水平–旋转性，垂直–旋转性等。

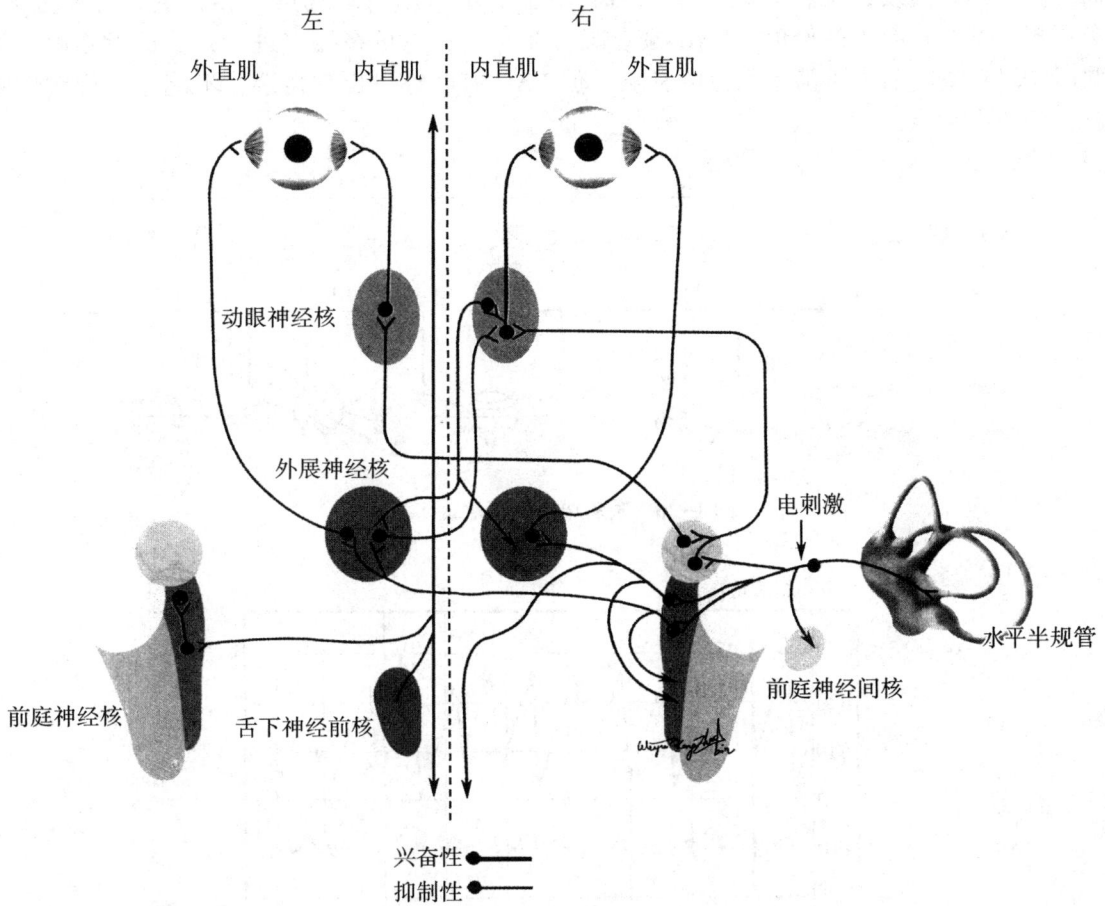

左　　　　　　　　右

外直肌　　内直肌　　内直肌　　外直肌

动眼神经核

外展神经核

电刺激

前庭神经核　　舌下神经前核

水平半规管

前庭神经间核

兴奋性 ●━━
抑制性 ●━

图 1-25　眼震原理示意图

（一）眼震观察方式

1. 裸眼检查法　检查者用肉眼观察受试者裸眼，注意有无眼震及眼震的方向、强度等，用裸眼及 Frenzel 眼镜检查时，眼震强度可分为 3 度，Ⅰ 度——眼震仅出现于向快相侧注视时；Ⅱ 度——向快相侧及向前正视时均有眼震；Ⅲ 度——向前及向快、慢相侧方向注视时皆出现眼震。

2. Frenzel 眼镜检查法　Frenzel 眼镜为一屈光度为+15D～+20D 的凸透镜，镜旁装有小灯泡；受试者戴此镜检查时，可避免裸眼检查时因受到固视的影响而使眼震减弱或消失的缺点。此外，由于凸透镜的放大作用及灯泡的照明，还可使眼震更容易被察觉。

3. 眼震电图描记法　眼震电图描记仪（ENG）是一种记录眶周电极间电位差的仪器。从生物电的角度来看，可将眼球视为一带电的偶极子，角膜具正电荷，视网膜具负电荷。当眼球运动时，由角膜和视网膜间电位差形成的电场在空间的相位发生改变，眶周电极区的电位亦发生变化；眼震电图描记仪将此电位变化放大，并通过描绘笔记录之（图 1-26、图1-27）。用眼震电图描记仪记录眼震比肉眼观察时更为精确，可检出肉眼下不能察觉的微弱眼震，并提供振幅、频率及慢相角速度等各种参数；通过计算机分析，尚可对快相角速度，旋转后眼震及视动后眼震等难以用肉眼观察的参数进行分析处理，更可提高其在诊断中的价值。ENG 检查既可在暗室，也可在亮室进行；受试者睁眼、闭眼时均可检查，后者可消除固视的影响。但 ENG 有时亦可出现伪迹，不能记录旋转性眼震，应予以注意。

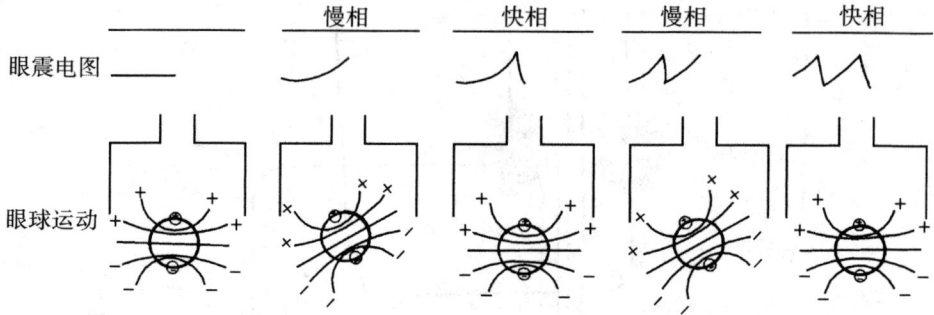

图 1-26　眼震电图描记原理示意图

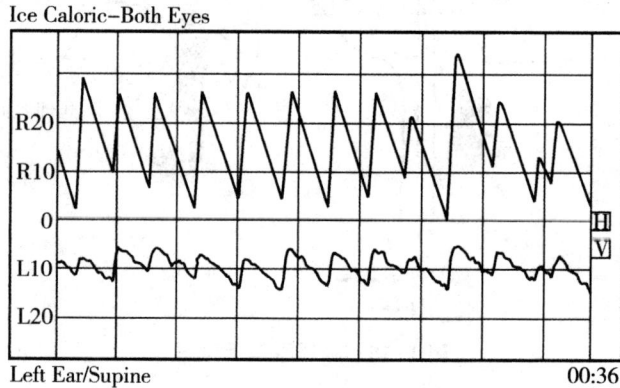

图 1-27　眼震电图（快相向右）

4. 红外视频眼震图仪描记法　红外视频眼震图仪描记法（VNG）是近年来应用于临床检测眼球震颤的仪器，受检者佩戴特制的眼罩，该眼罩上有红外摄像头而将眼动情况记录、传送至显示器及计算机。观察眼震直观。

（二）眼动检测方法

1. 自发性眼震检查法　自发性眼震是一种无须通过任何诱发措施即已存在的眼震。裸眼检查时，检查者立于距受试者 40~60cm 的正前方。请受试者按检查者手指所示方向，向左、右、上、下及正前方 5 个基本方向注视，观察其眼球运动。注意，检查者手指向两侧移动时，偏离中线的角度不得超过 $20° \sim 30°$，以免引起生理性终极性眼震。若用眼震图仪记录，受试者仅向前正视即可。

按自发性眼震的不同，可初步鉴别眼震属周围性、中枢性或眼性（表 1-2）。

表 1-2　自发性眼震鉴别表

	周围性	中枢性	眼性
眼震性质	水平性，略带旋转	可为垂直性，旋转性或对角线性	钟摆性或张力性
方向	一般不变换	可变换	无快慢性
强度	随疾病发展过程而变化	多变	不稳定
眩晕感及恶心、呕吐等自主神经症状	有，严重程度与眼震强度一致	可无，若有，其严重程度与眼震强度不一致	无

2. 视眼动系统检查法　视眼动系统检查法是检测视眼动反射及视前庭联系功能状态的方法。

（1）扫视试验：扫视试验又称视辨距不良试验或称定标试验。请受试者注视并随视跟踪仪之灯标亮点移动，其速度为 350°～600°/秒。以眼震图仪记录眼球运动的速度和精确度。脑干或小脑病变时结果异常。

（2）平稳跟踪试验：平稳跟踪试验又称平稳跟随试验。受试者头部固定于正中位，注视距眼前50～100cm处的视标，该视标通常作水平向匀速的正弦波摆动，速度为40°/秒。视线跟随视标运动而移动，并以电眼震描绘仪记录眼动曲线（图1-28），临床眼动曲线分四型，正常曲线光滑（Ⅰ型、Ⅱ型），曲线异常（Ⅲ型、Ⅳ型）主要见于脑干或小脑病变。

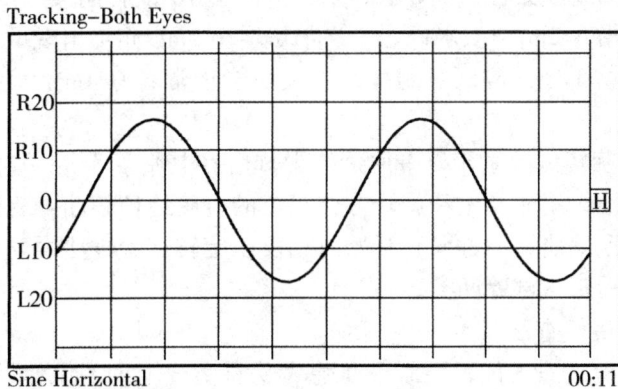

图 1-28　平稳跟踪图片

（3）视动性眼震检查法：视动性眼震（OKN）是当注视眼前不断向同一方向移动而过的物体时出现的一种眼震。检查时请受试者注视眼前作等速运动或等加、减速度运动的、黑白条纹相间的转鼓或光条屏幕，记录当转鼓（或光条屏幕）正转和逆转时出现之眼震。正常人可引出水平性视动性眼震，其方向与转鼓运动的方向相反，两侧对称，速度随转鼓运动速度而改变。眼震不对称、眼震减弱或消失，或方向逆反，主要提示中枢病变。自发性眼震或某些眼病可影响结果。

（4）凝视试验：当眼球向一侧偏移时方出现的眼震称注视性眼震（又称凝视性眼震）。注视性眼震的快相与眼球偏转的方向一致，强度随偏转角度增大而加强，眼球向前直视时眼震消失，多示中枢性病变。

3. 前庭眼动检查法　主要指半规管功能检查。

（1）冷热试验：冷热试验是通过将冷、温水或空气注入外耳道内诱发前庭反应。根据眼震的各参数，其中主要是慢相角速度来分析反应的强弱，评价半规管的功能。

①双耳变温冷热试验：双耳变温冷热试验，又称 Fitzgerald-Hallpike caloric test。受试者仰卧，头前倾30°，使外半规管呈垂直位。先后向外耳道内分别注入44℃和30℃水（或空气），每次注水（空气）持续40秒，记录眼震。一般先注温水（空气），后注冷水（空气），先检测右耳，后检测左耳，每次检测间隔5分钟。有自发性眼震者先刺激眼震慢相侧之耳。

一般以慢相角速度作为参数来评价一侧半规管轻瘫（UW；或CP）和优势偏向（DP），Jongkees 计算公式为：

$$CP = \left\{ \left[(RW+RC) - (LW+LC) \right] / (RW+RC+LW+LC) \right\} \times 100\% \ (\pm 20\% 以内为正常)$$

$$DP = \left\{ \left[(RW+LC) - (LW+RC) \right] / (RW+RC+LW+LC) \right\} \times 100\% \ (> \pm 30\% 为异常)$$

RW＝右侧44℃，RC＝右侧30℃，LW＝左侧44℃，LC＝左侧30℃

此外，用冷热刺激尚可研究前庭重振与减振、固视抑制失败等，以区别周围性和中枢性前庭系病变。

②微量冰水试验：受试者体位同双耳变温冷热试验，或正坐、头后仰60°、使外半规管呈垂直位。从外耳道向鼓膜处注入4℃水0.2mL，保留10秒后偏头，使水外流，记录眼震。若无眼震，则每次递增0.2mL 4℃水试之，当水量增至2mL亦不出现反应时，示该侧前庭无反应，试毕一耳后休息5分钟再试对侧耳。前庭功能正常者0.4mL可引出水平性眼震，方向向对侧。

（2）旋转试验：旋转试验基于以下原理：半规管在其平面上沿一定方向旋转，开始时，管内的淋巴液由于惰性作用而产生和旋转方向相反的壶腹终顶偏曲；旋转骤停时，淋巴液又因惰性作用使壶腹终顶偏曲，但方向和开始时相反。旋转试验方法主要分为两类：①正弦脉冲式旋转试验。②摆动旋转试验两类。

4. 其他激发性眼震检查法

（1）位置性眼震检查法：位置性眼震是患者头部处于某种位置时方才出现的眼震。检查时取如下头位：①坐位，头向左、右歪斜，前俯、后仰，向左、右各扭转60°。②仰卧位，头向左、右扭转。③仰卧悬头位，头向左、右扭转。每次变换位置时均应缓慢进行，在每一头位至少观察记录30秒。观察诱发眼震的特征如潜伏期、持续时间、疲劳性、眼震方向及伴发眩晕的有无等。

（2）变位性眼震检查法：变位性眼震是在头位迅速改变过程中或其后短时间内出现的眼震。变位性眼震主要用于诊断良性阵发性位置性眩晕。常用的变位性眼震检查法，如Dix-Hallpike变位试验方法如下：受试者先坐于检查台上，头平直。检查者立于受试者右侧，双手扶其头，按以下步骤进行：坐位-头向右转45°-仰卧右侧45°悬头-坐位-头向左转45°-仰卧左侧45°悬头-坐位，每次变位应在3秒内完成，每次变位后观察、记录20~30秒，注意潜伏期、眼震性质、方向、振幅、慢相角速度及持续时间等，记录有无眩晕感、恶心、呕吐等。如有眼震，应连续观察、记录1分钟，眼震消失后方可变换至下一体位。若在重复的检查中，原有的眼震不再出现或强度减弱，称疲劳性眼震。

无论是周围性或中枢性前庭系病变，均可引起这两种眼震。

（3）瘘管征：将鼓气耳镜置于外耳道内，不留缝隙。向外耳道内交替加、减压力，同时观察受试者的眼球运动及自主神经系统症状，询问有无眩晕感。当骨迷路由于各种病变而形成瘘管时，则会出现眼球偏斜或眼震，伴眩晕感，为瘘管征阳性；仅感眩晕而无眼球偏斜或眼震者为弱阳性，示有可疑瘘管；无任何反应为阴性。由于瘘管可被肉芽、胆脂瘤等病变组织堵塞，或为机化物所局限而不与外淋巴隙相通，以及在死迷路时，瘘管虽然存在却不激发阳性反应，故瘘管试验阴性者不能排除瘘管存在之可能，应结合病史及临床检查结果判断。

（4）Hennebert 征和 Tullio 现象：①向外耳道加减压力引起眩晕者，称 Hennebert 征阳性，可见于膜迷路积水，球囊与镫骨足板有粘连时。②强声刺激可引起头晕或眩晕，称 Tullio 现象，可见于外淋巴瘘患者、前半规管裂隙综合征或正常人。

（5）摇头眼震（HSN）是通过头部的主动水平方向上的摇头，记录摇头后的眼震。可引出单相或双相眼震，该眼震反映了水平半规管的功能。

三、耳石器功能检查

前庭诱发肌源性电位（VEMP）是由高强度的短声或短纯音诱发的同侧颈肌（胸锁乳突肌）或对侧眼外肌的短潜伏期肌电图，胸锁乳突肌记录的为颈性前庭诱发肌源性电位（cVEMP），眼肌记录的为眼性前庭诱发肌源性电位（oVEMP）。肌肉的反应起源于前庭系统，该电位的可能起源为 cVEMP 和 oVEMP。cVEMP 反映的是同侧的球囊和前庭下神经通路的功能，而 oVEMP 反映的是对侧的椭圆囊和前庭上神经通路的功能。测试参数包括引出率、反应阈、两侧对称性、反应电位潜伏期等。此外，主观水平视觉（SHV）和主观垂直视觉是近年来发展的新型耳石检查方法，该检查主要用于测试椭圆囊功能。

（王文红）

第五节　耳部影像学检查法

一、人工耳蜗植入术后耳部 X 线检查法

颞骨岩乳突部的 X 线拍片可对耳部某些疾病的诊断提供参考，但近年来，由于颞骨 CT 在临床的应用，岩乳突部的 X 线拍片已逐渐被取代。但 X 线拍片对于人工耳蜗植入术后电极植入状态的评估仍有重要的应用价值，通过不同投照位置的应用，可用于评估电极植入的部位及深度。

人工耳蜗植入术后耳部 X 线拍片的常用投照位置如下。

1. 后前位　成人坐位，儿童俯卧位。头颅正中面对台面中线并垂直于台面，前额和鼻紧靠台面，使听眶线（眶下缘与外耳道上缘间连线）与台面垂直。X 光投射中心线对准枕外隆凸下方 3cm 处，与暗盒垂直（图 1-29）。

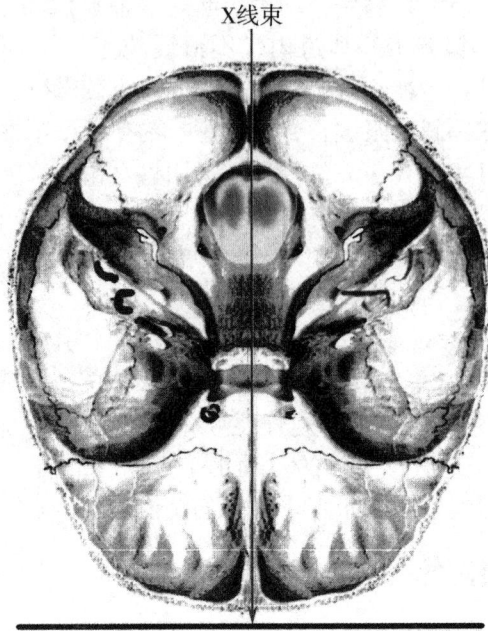

图 1-29　后前位

2. 斯氏位　成人坐位，儿童俯卧位。头颅矢状面与暗盒成 45°角，听眶线与暗盒垂直。X 光投射中心线向头侧倾斜 12°角，对准被检侧的枕外隆凸与外耳孔联线的中内 1/3 交点，射入暗盒中心。

3. 耳蜗位　体位同斯氏位。头颅矢状面与暗盒成 52°角，听眶线与暗盒垂直（图 1-30）。

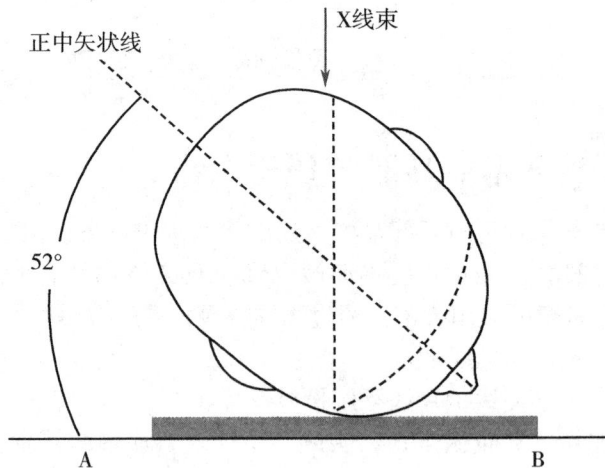

图 1-30　耳蜗位

4. 改良斯氏位　体位同斯氏位。头颅矢状面与暗盒间角度可在 40°至 54°间变换，以取得最好的显示效果。

二、颞骨 CT 扫描

颞骨 CT 扫描可采用轴位和冠状位。轴位扫描常规采用听眦线为基线,即外耳道口上缘与眼眶上缘顶点的连线;从此基线向上逐层扫描。冠状位可取与听眦线呈 105° 或 70° 的基线(图 1-31)。

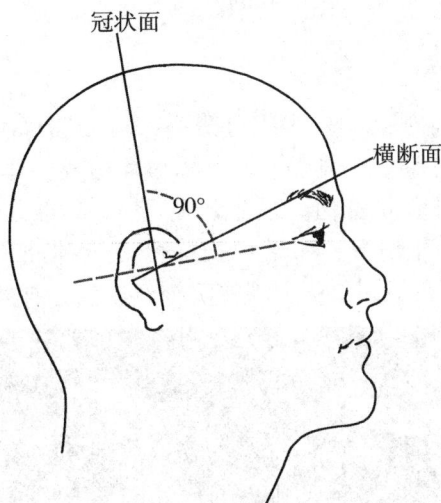

图 1-31 颞骨 CT 扫描的轴位和冠状位

从外耳道口前缘开始,自前向后逐层扫描。两种位置的扫描层厚均为 1~2mm,层间距 1~2mm。轴位扫描一般有 6~8 个重要层面,由下而上分别可显示咽鼓管骨段、骨性外耳道、锤骨、耳蜗、颈静脉球窝、圆窗、砧骨、镫骨、锤砧关节、面神经管水平段和迷路段、内耳道、前庭、鼓窦、水平半规管、前半规管、后半规管、乙状窦板、乳突和鼓室天盖等(图 1-32)。冠状位一般取 6~7 个层面,从前至后可分别显示锤骨,耳蜗,颈动脉管升部,前半规管,内耳道,后半规管,外耳道,水平半规管,中鼓室,下鼓室,鼓窦,鼓室天盖,前庭等。

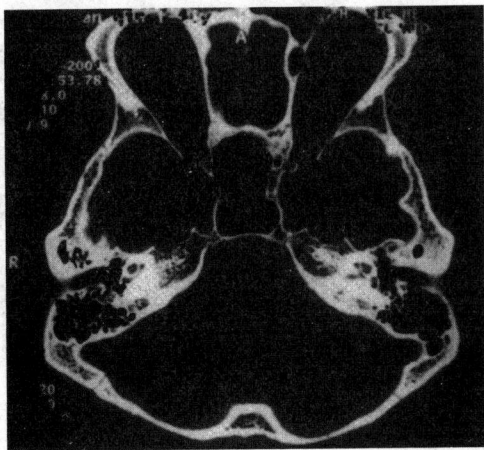

图 1-32 正常颞骨 CT

由于高分辨率 CT 扫描能清晰地显示耳部及其邻近组织的精细解剖结构，对耳部的先天畸形、外伤，各种中耳炎症及某些耳源性颅内并发症（如硬脑膜外脓肿，乙状窦周围脓肿，脑脓肿等），肿瘤等具有较高的诊断价值，在临床上得到了广泛的应用。颞骨 CT 薄层扫描及膜迷路实时三维重建亦可观察内耳发育状况及人工耳蜗植入术后电极植入状态。但是 CT 对中耳内软组织阴影的性质尚不能作出准确的判断。

三、颞骨的 MRI 检查

磁共振成像（MRI）具有很高的软组织分辨率，可为明确耳部病变组织的性质提供参考，如听神经瘤、颈静脉球体瘤、中耳癌、乙状窦血栓形成、耳源性脑脓肿等，其中，特别是对听神经瘤，具有重要的诊断价值。通过膜迷路水成像方法可观察膜迷路发育状态（图 1-33）、有无纤维化或骨化情况；头轴位扫描可沿听神经长轴方向观察听神的完整性（图 1-34），斜矢状位扫描可在不同层面上观察听神经、前庭神经及面神经截面（图 1-35）。

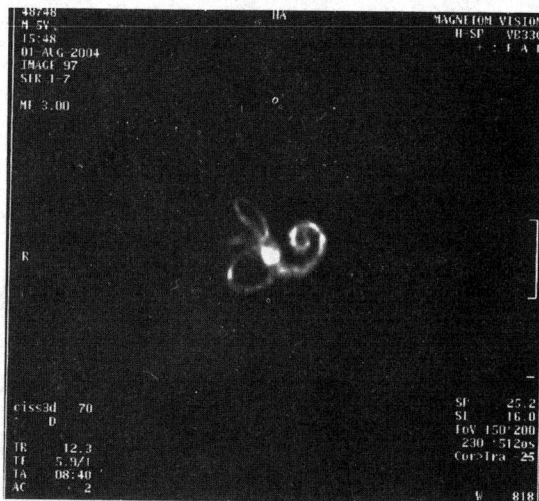

图 1-33　膜迷路水成像 MRI

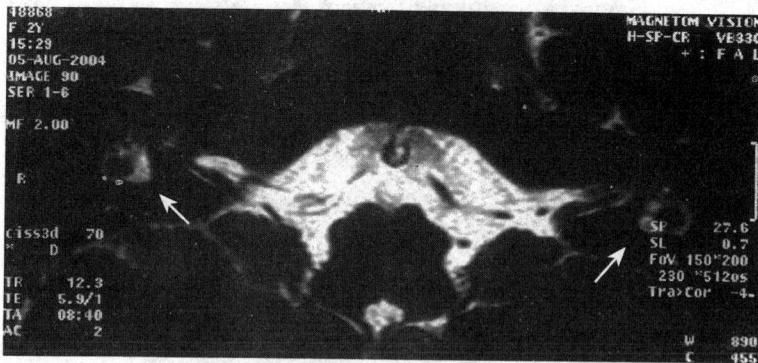

图 1-34　头轴位 MRI

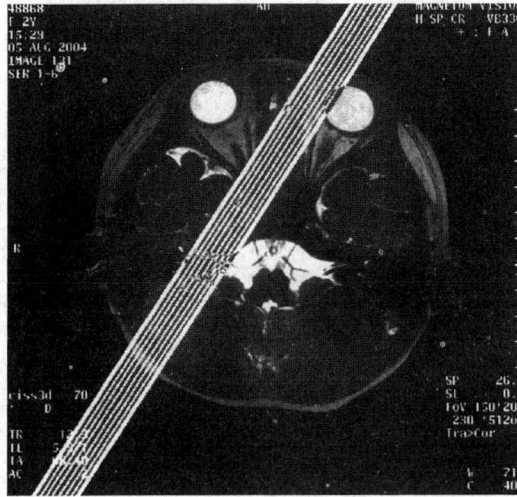

图 1-35 听神经轴位 MRI

四、其他

数字减影血管造影（DSA）对耳部血管瘤，如耳郭血管瘤，颈静脉球体瘤，动-静脉瘘等有较高的诊断价值，并可在此基础上对供血血管作栓塞术。

（王文红）

第二章

鼻部检查

第一节　鼻及鼻窦检查

一、外鼻及鼻腔的一般检查法

（一）视诊

1. **鼻梁的形状**　鼻梁有凹陷、歪斜者，除发育异常外，应想到外伤、萎缩性鼻炎及梅毒的后遗症；高度鼻中隔偏曲者，鼻梁也可能显著歪斜。鼻梁对称性增宽、变饱满，常常是鼻息肉的体征，被称为"蛙鼻"。若整个外鼻肥大，则可能是鼻赘或某些全身性疾病如肢端肥大症、黏液性水肿等的表现。

2. **鼻翼**　检查鼻翼有无塌陷性畸形和缺损。鼻翼缺损多为外伤或梅毒后遗症；在儿童出现呼吸困难时，吸气期鼻翼可向外异常扩张，若吸气时鼻翼异常凹陷，则可能是鼻翼萎陷症。

3. **皮肤**　注意外鼻、面颊及上唇等处皮肤有无红肿、破溃及新生物，鼻梁上有无瘘管开口。患有酒渣鼻者，其鼻尖及鼻翼处皮肤弥漫性充血、发亮或有片状红斑，可伴有痤疮形成。鼻疖者除出现红肿外，可伴有显著疼痛，红肿中心还可出现脓点。患急性上颌窦炎时，有时可出现面颊部皮肤红肿；患急性筛窦炎时，眼眶内角近内眦部皮肤可能红肿；急性额窦炎可引起同侧眉根部及眶内上角皮肤红肿。鼻唇间皮肤皲裂或糜烂多为长期流涕或变应性鼻炎所致。外鼻的皮肤癌可呈斑样隆起或赘疣状小硬结节，常伴有溃疡形成。

4. **前鼻孔的形状**　患腺样体肥大的儿童，前鼻孔常呈窄隙状；鼻烫伤或鼻硬结病可引起前鼻孔完全或不完全闭锁。

5. **外鼻周围**　注意检查面颊部左右是否对称，表面有无局限性隆起；眼球有无移位以及眼球运动有无异常等。

（二）触诊

患鼻疖或鼻前庭炎时，鼻翼变硬，触痛明显；患鼻硬结病时，鼻翼变硬而无触痛；鼻中隔脓肿者，鼻尖可有触痛或按压痛；鼻骨骨折错位时，鼻梁有触痛，并可感觉到下陷、鼻骨移位等畸形；如果形成了皮下气肿，触之有捻发感。急性额窦炎在眶内上角可有触痛或按压痛；急性上颌窦炎时在面颊部可有触痛或按压痛。鼻窦囊肿有颜面部隆起者，按压时有如按压乒乓球之感。

（三）叩诊

可用单指直接叩击或双指间接叩击患处，以了解有无疼痛。急性上颌窦炎在面颊部可有叩痛；急性额窦炎时，额窦前壁可有叩痛，并且叩痛区常与额窦本身大小相当。

（四）听诊

注意听患者发声或小儿哭声，可推知其鼻腔有无阻塞性病变。鼻腔阻塞时，可出现闭塞性鼻音；而患腭裂或软腭麻痹者，可出现开放性鼻音。

（五）嗅诊

患臭鼻症或牙源性上颌窦炎，可嗅到特殊腥臭味；恶性肿瘤患者则可出现特有的"癌肿气味"。

二、鼻窦的一般检查法

前述之视、触、叩、听、嗅及前、后鼻镜检查亦为鼻窦检查法之重要组成部分。而今，CT，MRI及鼻内镜等的广泛应用，已使鼻窦疾病的诊断变得容易，但下述方法仍常被用于鼻窦的检查。

（一）头位引流法

头位引流法为先将鼻腔脓液拭净，用1%麻黄碱棉片收缩中鼻道及嗅裂黏膜，以利窦口畅通。然后嘱受检者将头部倾倒在一定位置上约15分钟，以便脓液流出，再行前、后鼻镜检查，判断脓液的来源。检查一侧上颌窦时，将头向对侧偏倒而使受检侧上颌窦居于上方，如果发现中鼻道内又有脓流出，表示由上颌窦而来；若未见脓液，尚须作后鼻镜检查，因由上颌窦流出的脓液也可流入鼻腔后部。如果前、后鼻孔均未见脓液，但受检者闻到有臭味，说明上颌窦中可能积脓，但量少不够流出。检查前组筛窦则头需稍向后仰；检查后组筛窦则应稍向前俯；检查额窦，则头直立；检查蝶窦则须低头，面向下将额部或鼻尖抵在桌面上。

（二）上颌窦穿刺冲洗法

上颌窦穿刺冲洗法是临床上诊断和治疗上颌窦疾病，特别是上颌窦炎的常用方法。

1. 操作方法　先用浸有2%丁卡因或4%可卡因溶液的卷棉子置放于下鼻道前段顶部，约10~15分钟后取出（上述麻醉药物中加少许1‰肾上腺素液，可大大减少穿刺时的出血；若术前先行解释，操作熟练，则不施任何麻醉也可顺利进行穿刺，尤其对久经穿刺的患者更易成功）。穿刺时，检查者一手持特制的穿刺针，针尖斜面朝向鼻中隔，由前鼻孔伸入下鼻道，针尖落于距下鼻甲前端约1.5cm处（因该处骨壁最薄，易于刺破），并使其紧靠下鼻甲根部，方向指向上、外，并稍向后，即斜对患者同侧眼外眦。另一手固定患者枕部，以防头向后移动，然后用拇指和示指固定针管的后2/3处，掌心抵住针柄，将针慢慢紧压刺穿骨壁以进入窦腔。穿刺时用力不可过猛，并以其余手指抵住患者唇部，有落空感觉时立即停止前进，以防刺入过深。倘若位置准确，只因骨壁过厚不能刺透，可使患者头后仰，术者站立，用臂力将针慢慢压入。如仍不成功，则可用小锤轻敲针尾刺入。若针已进入窦内，骨壁薄者，则轻摇针柄，可觉针尖在窦腔内自由活动。穿刺成功后，拔出针芯，抽吸无回血时，再以温热无菌生理盐水冲洗，此时应嘱患者低头并张口自然呼吸，观察有无脓液、脓块随水流出，有时脓液混于冲洗液中可使水变得混浊。必要时须收集洗出液离心后作脱落细胞检查。

如事先拟收集脓液作特殊检验，可先用注射器将窦内脓液抽出送检。洗出液澄清后，确定针尖全部位于窦内者，可缓缓注入空气，将窦内剩余盐水冲出。

2. 并发症及注意事项　上颌窦穿刺冲洗若操作不当，可出现较多并发症。

（1）晕厥：多因患者精神紧张、疼痛或空腹之故。一般在平卧片刻后即可恢复，但应注意观察有无其他意外情况，如麻醉药物中毒、反射性休克、气栓形成等。

（2）刺入鼻黏膜下造成黏膜撕裂：因针刺方向与骨壁过于平行，因此刺入黏膜后向后滑行于下鼻道外侧骨壁与黏膜之间，造成黏膜撕裂伤。故操作时，针尖应对准同侧眼外眦，针柄尽量压向鼻小柱，穿刺针也不可过钝。

（3）刺入面部软组织：乃因针未进入下鼻道即行穿刺或因上颌窦小而深居骨面深处所致。刺入上颌窦前软组织下时如贸然注水，面部会立即肿起，患者也感胀痛，此时应立即拔针，重行穿刺。

（4）刺破眶下壁：为针尖方向过高或穿刺时患者头部偏斜或摆动所致。注水时，下睑立即肿起或眼球突出而不能运动，此时应立即拔针停止冲洗，并使用抗生素防止感染，严密观察。

（5）窦内黏膜未穿破：因窦内黏膜过厚或呈息肉样变，窦腔过小，仅仅刺穿骨壁，未穿破窦内黏膜。注水时，患者感觉胀痛，注入的水也不能流出。此时可将针轻轻再往窦内推进，刺破黏膜进入窦腔后再行冲洗。

（6）刺入对侧壁黏膜下层：穿刺时用力过猛，不能控制而误刺入对侧窦壁的黏膜下。注水时觉阻力甚大而无水流出或仅有少许水流出，患者也感胀痛。此时应将针稍向外撤，务使冲洗时不感觉有阻力，水流通畅，且患者不觉疼痛。

（7）刺破上颌窦后外壁：也因穿刺时用力过猛所致。注水时水进入颞下窝，面颊立即肿起，此种意外可引起颞下窝、翼腭窝或其他颈深部感染、脑膜炎等严重后果。若不幸发生，应立即撤针停止冲洗，以大量强效抗生素控制感染，并密切观察病情进展。

（8）窦内有息肉或窦口已封闭：穿刺针刺入窦腔后，觉进入实质组织，注水时阻力甚大，水也无从流出，应将针拔出。如感知针尖确在窦腔内，也可不拔针而在附近加刺一针，冲洗时水即可由另一针管流出。我单位遇此情况曾利用双腔管上颌窦穿刺针进行穿刺，可避免患者多受一针之苦。

（9）气栓形成：冲洗前后，如无必要，一般不可注入空气。若将空气注入血管，空气可循上颌窦的静脉经面静脉、颈内静脉而进入心脏或延髓呼吸中枢血管，引起突然死亡；或气栓进入视网膜中央动脉，发生暂时性盲。这种并发症虽极罕见，但非常危险，应严加防范。

气栓的症状：当空气进入血管时，患者自觉有物或水泡从颈部或咽部下流，迅觉心慌、头昏，继则视气栓所在部位不同，很快发生下述不同症状：呼吸抑制或不规则，偏瘫，癫痫样痉挛，昏迷，视力障碍；刺激性干咳，胸闷，胸痛；皮肤青紫或呈大理石色。检查见血压下降，脉细弱，心脏听诊有磨轮样杂音。迅速发生死亡者约 $15\% \sim 50\%$。患者如能度过开始的 $10 \sim 15$ 分钟，一般可免于死亡。

急救：立即将患者置于头低位，以防气栓进入动脉系统后进入脑血管，同时让患者左侧卧，可以防止空气进入心冠状动脉或阻塞右心室出口（即肺动脉起点）。此外应给氧、用中枢兴奋剂，做好人工呼吸准备。

预防：严格按照正规操作进行上颌窦穿刺术。冲洗前，将注射器中预先盛满冲洗液，不使空气有进入血管的机会；并于注水前先行抽吸，如有回血，立即停止操作。冲洗中，应随时观察患者反应，不可用力注水，如觉有阻力，应立即寻找原因并作调整。冲洗完毕，如非确知针尖全部处于窦腔内，不可注入空气。

（10）急性上颌骨骨髓炎、大出血，也是上颌窦穿刺术的罕见并发症。

（王文红）

第二节　鼻阻力检查法

一、鼻阻力的形成及其生理意义

鼻腔是一结构复杂、曲折多变的管道，正常人经鼻呼吸（也有少数人终生用口呼吸而无不适者）时，通过鼻腔的空气受到鼻内孔的限制和鼻腔内各部的摩擦，这就是鼻阻力。它的产生对于维持正常的呼吸生理具有十分重要的意义。在成人，呼吸道阻力的一半以上来自鼻腔，吸气时，由于鼻阻力的参与才能产生足够的胸腔负压，使得空气进入肺泡和静脉血流入右心。呼气时，因鼻阻力的作用肺泡内气体不致很快被排出，能有足够的时间进行气体交换。鼻腔阻力过低会引起肺功能降低，例如有些萎缩性鼻炎或下鼻甲切除过多的患者常有呼吸不适感；鼻阻力过大，则允许通过鼻腔的气流不足，患者就会感到鼻塞、呼吸困难而不得不改用口腔呼吸。通过口腔呼吸的空气不能得到很好的加温、加湿和清洁过滤，从而增加呼吸系统罹病的机会，在小儿则影响面部的发育。因此，鼻阻力的正常与否是评价鼻呼吸功能的重要指标。

鼻阻力的大小主要取决于鼻咽部与鼻外大气压之间的压差和鼻气道的横截面积。由于胸部的呼吸运动，鼻咽部的气压随呼吸而变化，呼气时，鼻咽部的气压大于外部，使得气流通过鼻腔呼出；吸气时，鼻咽部的气压小于外部，使得气流通过鼻腔吸入。鼻气道的横截面积则由鼻腔的解剖结构和鼻黏膜血管的舒缩变化所决定，是影响鼻阻力最重要的因素。很多鼻腔疾病如鼻中隔偏曲、息肉、肿瘤，鼻腔鼻窦感染、肉芽和粘连等都可以改变鼻气道的横截面积而影响鼻阻力。

二、鼻阻力的检查方法

1. 询问病史　通过病史可初步了解患者有无鼻塞、哪一侧鼻塞、鼻塞次数、持续时间、诱因等；并可用无、轻、中、重分别记录鼻塞的程度。

2. 鼻镜检查　可以了解鼻内的解剖结构有无畸形或异常改变，鼻气道有无占位性病变、鼻甲是否充血、肿胀、黏膜有无干燥、萎缩等。

3. 比较两侧鼻腔的通气程度　嘱患者堵住一侧鼻腔呼吸，再堵住另一侧鼻腔呼吸，然后比较两侧鼻腔的通气程度。也可用标有刻度的铜板或玻璃镜（图2-1）平置于受检者鼻前，告之其用鼻自然呼气，然后对比板上气斑的大小来比较两侧鼻腔的通气程度。

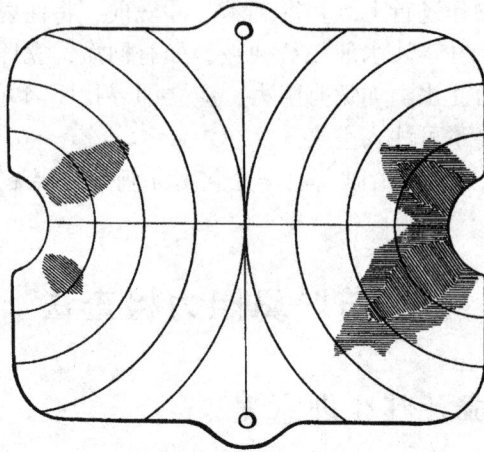

图 2-1　呼气板

4. 测量最大呼气量　嘱患者用力呼气，用最大呼气流量仪测出其最大呼气量，此值被认为与鼻阻力相关。

5. 鼻测压计法　鼻测压计是能同时记录鼻气道压力和流速变化的仪器，用它来测量鼻阻力的方法称为鼻测压法，它可以反映出一定时间内鼻气道内压力、通气量与时间之间的关系，能客观地显示鼻气道的通气状况。

6. 鼻声反射测量法　给鼻腔一个短震动波，然后用鼻声反射测量仪测量其反射声，从而测出鼻腔内某一处的横截面积。Hilberg（1989）认为此法所获结果较鼻测压法取得的结果要稳定、可靠，患者也无需太多的配合，且无损伤、易于操作，是一个很有前途的方法。

7. 其他方法　CT 和 MRI 可以了解鼻气道的横截面积，但很难确定统一的正常参考值，通常是把检查的结果与患者的鼻塞程度结合起来比较分析。也有人用激光多普勒测量鼻黏膜血流的状况以了解下鼻甲的充盈。

在上述所有检查中，鼻压计测压法是目前最为客观和被普遍使用的方法，本节将重点介绍之。

三、鼻压计测量鼻阻力的原理和方法

鼻压计主要由 3 大部分组成，即压力传感装置、呼吸流速描记装置和数据处理装置。由压力传感器测得的压力和呼吸流速描记器测得的流速通过转换器转变成电信号，与一载波放大器连接并以电压值的方式输入数据处理系统进行处理，后者通常由电子计算机或微处理器来完成。

鼻压的测量和呼吸流速的测量实际是同步完成的，但在操作中却有不同的测量方式。

1. 鼻压的测量　须先测出空气经过前鼻孔和后鼻孔的压力以求出经鼻压力差。前鼻孔的压力与大气压相等，故实际上需要测量的是后鼻孔的压力。常用的方法有前鼻测压法、经口后鼻测压法和经鼻后鼻测压法，三者之间的区别在于与测压计连接的压力传导管所放的位置不同。

（1）前鼻测压法（图 2-2）：将压力传导管与非测试侧的前鼻孔连接，周围用胶布密封，这样该前鼻孔内的压力就近似于鼻咽部的压力，压力传导管将此处的压力传至测压计，即可测出大气压与鼻咽部之间的压差，此亦即是对侧鼻腔前后鼻孔之间的压差。本法操作简单，缺点是压力传导管与鼻孔连接时会使鼻翼变形而使检查结果受到一定的影响，传导管的管径和接头的形状也是影响结果的因素。本法一次只能测一侧鼻阻力，鼻腔总阻力需要分别测出两侧鼻腔阻力再以公式计算。

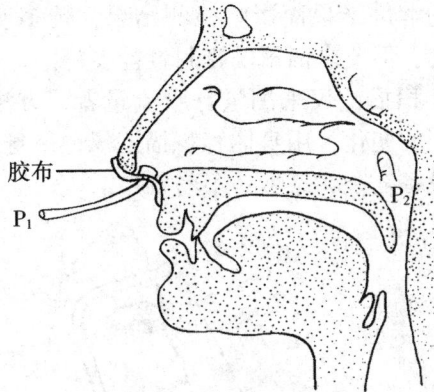

图 2-2 前鼻测压法
P_1，前鼻孔压力；P_2，鼻咽部压力

（2）经口后鼻测压法（图 2-3）：将压力传导管经口腔送至软腭后方近鼻咽处，测量闭口安静呼吸时鼻咽部的压力变化。本法的优点在于可直接测到后鼻孔的压力，不受前鼻测压法时鼻翼可能变形产生的影响，尤其可同时测双侧鼻腔的总阻力（若是测一侧鼻腔的阻力，仍需将对侧鼻孔密封）。缺点是传导管放在口咽部时会使受检者产生恶心等不适，软腭和舌的运动也会对结果有所影响，但若事先对患者进行解释和训练，通常可获满意效果。

（3）经鼻后鼻测压法（图 2-4）：将压力传导管经非检测鼻腔送至鼻咽部，将该侧鼻孔管周用胶布密封，直接测量后鼻孔处的压力。本法测得的结果较以上二法要稍稳定，可避免经口后鼻法对咽部产生的刺激和软腭运动的影响，对鼻翼的牵拉也较小，可测量一侧的鼻阻力，也可用于同时测量鼻腔的总阻力，但测量总阻力时传导管的管径对鼻气道的横截面积会有一定影响。插至鼻腔深处的传导管亦会使受试者（特别是有鼻腔疾患者）感到不适。

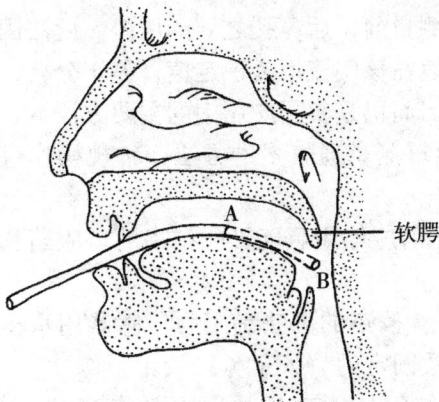

图 2-3 经口后鼻测压法

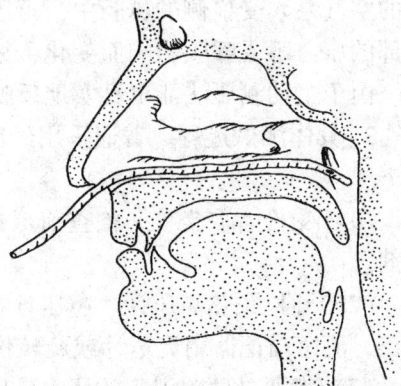

图 2-4 经鼻后鼻测压法

总的说来，以上三法各有优缺点，前鼻测压法因其临床操作简单、易被患者接受而应用广泛，也是国际标准所采纳者，但前鼻法不能用于有鼻中隔穿孔的患者，前鼻法和经鼻后鼻法也不能用于有腺样体肥大的患者。如果鼻腔完全堵塞，则任何鼻测压法都无法进行。

2. 鼻通气量的测量　可将与呼吸流速描记器连接的通气管放在受检鼻腔的鼻孔处直接测得，但通气管可能改变鼻的解剖结果而影响检测结果，现多使用面罩代替之（图2-5），可将整个面部或其一部分罩住，但要求面罩的密封性能良好。

除此以外，也有用身体容积描记仪来测量呼吸流量者，方法是将受检者置于一密闭舱内，根据呼吸运动时胸腔体积的变化，用身体容积描记仪记录身体容积的变化，从而测知呼吸流量。此法测量精确，但设备复杂、昂贵，不易推广。

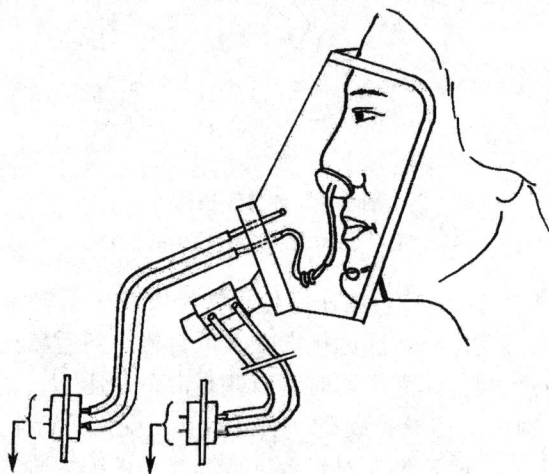

图 2-5　用面罩前鼻测压法

取得了鼻压和鼻通气量的检测结果，即可据此推算鼻腔的阻力。

在正常的呼吸状况下测量鼻阻力的方法称为主动测压法；另有所谓被动测压法，是为了排除肺呼吸的影响而设计的一种方法，就是在测患者鼻压时，嘱患者暂停呼吸，将一已知流速的空气泵入受检侧的鼻腔中，再用前述之鼻测压法测量前、后鼻孔之间的压差。此法因鼻咽部的压力不受呼吸影响而变化，故所测得的鼻阻力值在该气流下为一定值，易于分析、比较。由于主动测压法能更真实地反映鼻的呼吸生理，因而仍是实际应用中的主要方法。

3. 具体测试过程　普遍采用经前鼻测压法和经面罩测鼻通气量的方法，常规操作过程如下。

（1）受检者取坐位，检查前至少休息30分钟，此前应停用可能影响结果的口服药和滴鼻剂。

（2）开机预热鼻压计。鼻压计在使用前应被校正，校正的方法是压力传感器用水压计校正，流速描记器用流速计或旋转仪校正，也可用参数固定的"人工鼻"校正。

（3）将通过面罩引入的压力传感管放在非检查侧鼻孔内固定好，周围用胶布密封。

（4）戴上面罩，嘱受检者如常呼吸，检查面罩及通气管有无漏气，压力传导管有无过分弯折及其他问题。

（5）进行检测，记录检测结果。

（6）测完一侧鼻阻力后，再按同法测对侧。

（7）两侧都测完后，使用血管收缩剂喷鼻，隔5分钟后再喷一次，10分钟后按前法重复测量两侧的鼻阻力。

（8）将记录的结果打印出来，放置病历保存和送交医师评估。

儿童应用较小的面罩，测试方法同成人。对主诉仅躺卧时才感到鼻塞的患者，应检测不同体位的鼻阻力，如坐位、仰卧位、左侧卧、右侧卧，再用血管收缩剂，并重复检测以资比较。对变应性鼻炎患者，可行鼻腔激发试验前后对比检测。

四、鼻阻力的记录与报告方式

1. 鼻阻力的记录方式　测得的鼻压和呼吸流速可以一坐标图表示出来，以 X 轴表示经鼻压差，Y 轴表示呼吸流速，把不同压差下的呼吸流速绘成坐标连接起来。一般情况下，随着压差的增加，呼吸流量也增加，但当压差增至临界点时，呼吸流量不再明显增加，这是由于鼻前庭软骨穹隆部有节制气流的瓣膜作用。故最后将各坐标连接起来的时候，得到的不是一条直线，而是一 S 形或乙状曲线（图2-6），此即压力-流速曲线，是鼻阻力的基本记录形式，在鼻压计上可被自动显示和打印出来。

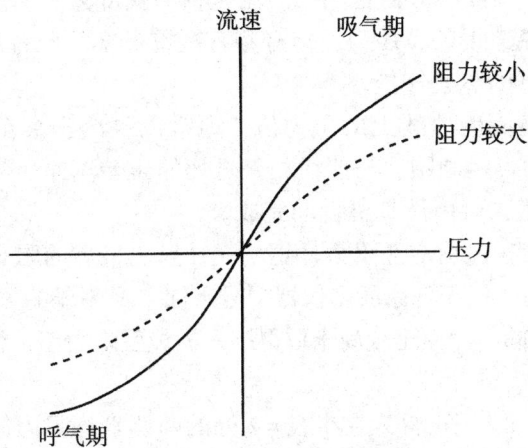

图 2-6　压力-流速曲线

2. 鼻阻力的计算　一侧鼻腔的阻力可由下述公式计算：

$$Rn = \frac{P}{V}$$

Rn 表示鼻腔阻力；P 表示经前后鼻孔的鼻压差；V 表示流速。鼻阻力的单位是 Pa/（cm^3·s）［帕/（立方厘米·秒）］或 cmH$_2$O/（L·s）［厘米水柱/（升·秒）］，国际单位采用前者。

两侧鼻腔的总阻力可由下述公式计算：

$$\frac{1}{Rt} = \frac{1}{R_1} + \frac{1}{Rr}$$

Rt 表示鼻腔总阻力，R$_1$ 表示左侧鼻腔阻力，Rr 表示右侧鼻腔阻力。

3. 鼻阻力的报告方式　通常以压力-流速曲线上吸气期的鼻阻力为报告的基础(如图2-7)。

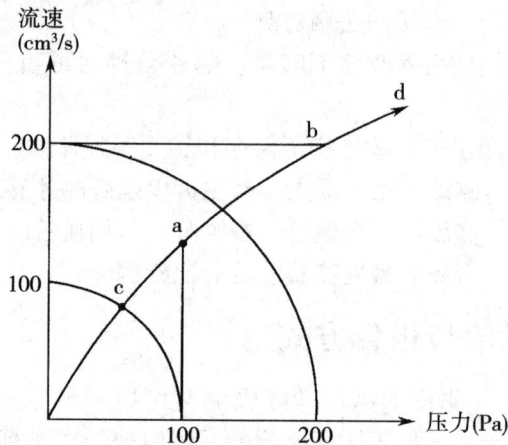

图 2-7 鼻阻力报告法

a. 规定压差下的流速；b. 规定流速下的压差；c. 半径法；d. 最大阻力值

（1）读取某一规定压差下的流速，是目前较普遍的方法，通常采用 150Pa 为规定的压差点，也有用 100Pa 者。用此法只需把两侧的流速相加就可算出两侧鼻腔的总阻力。

（2）读取某一规定流速下的鼻压力，但有些有严重鼻塞的患者难以达到规定的流速值。

（3）读取最大压差下的鼻通气量。

（4）读取一定半径范围内曲线上的阻力值，通常以一个坐标单位（如 100Pa）或两个坐标单位（如 200Pa）为半径画圈，与曲线相交之处的压差流速比值即为鼻阻力值。

（5）报告平均阻力值，可出计算机自动完成。

以上读取的压差和流速值均需经阻力计算公式计算出最后的阻力值。

4. 鼻腔阻力的正常值 由于各家所用仪器型号不同、鼻测压的方法不同、统计方法不同、鼻腔阻力值的获取方法不同，因而至今尚未取得统一的鼻腔阻力正常标准值。现将国内外几家的报告简介如下。

Pallanch 等（1985）：80 例正常人在半径 = 2 处的两侧平均阻力值为 0.33Pa/（$cm^3 \cdot s$）。

Jessen 和 Malm（1988）：100 例健康人在压差为 150Pa 处的两侧平均阻力值为 0.54Pa/（$cm^3 \cdot s$）。

Jones 等（1987）：59 例正常人前鼻测压法在 150Pa 压差处的鼻总阻力值为 0.38Pa/（$cm^3 \cdot s$）。

卜国铉（1994）：421 例正常人双侧总鼻阻力平均为 0.126~0.328kPa·s/L。

五、影响鼻阻力测量的因素

1. 鼻周期 80%的成人及大约 56%的儿童可因双侧鼻黏膜血管交互地发生舒缩而使双侧的鼻腔阻力产生自发性的交替变化，此即鼻周期；持续时间 1~6 小时，平均 2.9 小时。鼻周期的存在可使一侧鼻气道阻力发生改变，但双侧鼻腔的总阻力相对不变。因此有人主张应以鼻腔的总阻力为报告值，以避免报告单侧鼻阻力时由鼻周期产生的误差。

2. 鼻翼扩张和鼻前庭塌陷 Solow（1980）等发现一侧鼻孔堵塞时，对侧鼻翼的肌张力就会增加并引起鼻阻力增加。

Haight（1983）等也发现深吸气时会出现鼻翼扩张和鼻前庭塌陷而使鼻阻力增加，这可能与鼻阈的改变有关，但正常人受此影响不大。

3. 仪器　仪器的型号、仪器是否经过校正、开机后的预热时间、导管的连接不良、通气管和面罩漏气都会使检测结果不准。

4. 鼻分泌物的影响　鼻腔分泌物可增加鼻阻力，检查前应予清除。

5. 温度和空气湿度　冷空气可反射性地引起鼻黏膜血管扩张而增加鼻阻力；空气湿度的影响尚不肯定。

6. 运动　适度的运动对鼻阻力并无影响，但在剧烈运动时，鼻阻力会明显降低并可持续近 20 分钟，这被认为是交感神经兴奋而使鼻腔可勃起组织的充血程度减退所致。

7. 情绪和心理变化　急慢性情绪紊乱可使鼻分泌物增多和鼻黏膜充血而增加鼻阻力；任何引起交感神经血管紧张素增加或是肾上腺髓质分泌肾上腺素过多的紧张刺激可使鼻腔阻力减小。

8. 二氧化碳浓度　缺氧或窒息时，动脉血中的 CO_2 浓度升高可使鼻阻力减小，这可能是由于颈交感神经的反应或 CO_2 刺激中枢或外周化学受体使交感神经紧张性增加、影响鼻腔血管的充盈度所致。过度换气和血 CO_2 浓度下降时可使鼻阻力增加。

9. 体位改变　体位可显著影响鼻腔阻力，仰卧时鼻阻力最大；直立时最小；侧卧时，下一侧的鼻阻力最大，侧卧的时间越长，阻力增加越大，持续时间也越长。这可能是因为颈静脉压力的改变和交感神经反射的缘故。

10. 受检时间　一天内在不同的时间检测鼻阻力可有不同的结果，夜晚的阻力最大，早晨最小，故对同一患者进行比较测量时，应选在每天相同的时间里进行。

11. 药物　用氯化木甲唑啉滴鼻的患者，鼻腔总阻力可减少 20%～50%，其他有些治疗鼻病的普通药物也会影响鼻腔的阻力，例如使用抗组胺药在鼻未受到激发时可以增加鼻的阻力。故检查前患者应暂停口服可影响结果的药物和鼻腔喷雾剂。

12. 物理、化学刺激　空气中的烟雾、二氧化硫等可使鼻阻力增加。

13. 性别、年龄、体重、身高和人种　年龄与鼻阻力有一定的关系，成人随着年龄的增长鼻阻力有下降的趋势；婴儿的鼻阻力要高出成人 6 倍，接近 16 岁时则已显著降低。白色人种鼻阻力较黑色人种大，黄色人种居其中。性别、身高和体重无明显影响。

六、鼻压计测鼻阻法的应用

除评估患者鼻塞的程度外，鼻测压法也可用于其他方面。

1. 鼻腔变应原激发试验　鼻腔变应原激发试验是把特异性变应原引入鼻内观察其引起的病理生理变化。变应性鼻炎患者鼻黏膜受到致敏原刺激后会产生超敏反应，出现水肿和分泌物增多，从而明显增加鼻腔阻力。常用的皮试方法只能提供间接结果，不如观察靶器官的变化来得直接准确。但这一试验要求方法客观，反应激发前后的结果稳定、具可比性并能重复验证，鼻测压法就能满足这些要求。其优点还在于可以计算激发试验前后鼻腔阻力变化的百分比，而询问症状通常是不准确的。用鼻压计进行鼻腔激发试验在方法和结果判定上目前还没有统一标准，有人主张测试鼻腔总阻力的变化，有人主张只测试一侧鼻阻力；有人以鼻阻力增加＞40% 为判断试验阳性的标准，有人用 25%、30% 或 100%。

2. 对阻塞性睡眠呼吸暂停的患者进行监测　有睡眠呼吸暂停的患者，睡眠时鼻腔阻力会出现异常的变化，可用鼻测压计监测。

3. 鼻内疾病手术效果的评价　术前术后分别测量鼻阻力，差值即可作为判断手术效果的客观依据。

4. 评价鼻疾病用药的效果　鼻炎、鼻窦炎等鼻内疾病局部或全身用药的效果皆可借助鼻测压法评价。

5. 研究鼻的生理功能。

6. 用于法医学鉴定和评价环境因素对人产生的影响等等。

（王文红）

第三节　嗅觉检查法

嗅觉的检查受到很多限制，首先，嗅觉的机制不完全明了，加上嗅觉的某些特性，使得嗅觉的检查至今还没有一套客观、完善和易行的标准方法。其次，嗅觉在人们的生活中不如听觉和视觉受到重视，很多伴有嗅觉障碍的疾病通过其他检查手段大多能得到明确诊断，并不一定要进行嗅觉检查，这使得嗅觉的检查没有被普遍和常规地开展起来。但嗅觉的检查是研究嗅觉机制的重要手段，有时也是诊断某些疾病的主要手段，因此嗅觉的检查应该受到重视并得到进一步研究发展。

通常判断嗅觉功能的是嗅阈，包括最小察觉阈和最小识别阈。单位时间内一定数量的某种气味分子随气流到达嗅区，刚能引起嗅细胞兴奋的最小刺激，使大多数正常人产生嗅觉反应，该气体分子的量称为该嗅素的嗅阈。刚能察觉到某气味嗅素的最低浓度，但还不能准确说出闻到的气味的名称，如果降低一档浓度，就闻不出气味，该浓度的刺激强度谓之最小察觉阈。最小识别阈则是指能确切地说出所闻到的某种嗅素名称的最低浓度。

在进行嗅觉检查时必须考虑到下述因素的影响。

1. 嗅适应和嗅疲劳　在嗅素的连续刺激下，久之嗅觉便会减退，以至消失，此称为"嗅适应"。由嗅素刺激开始到嗅适应现象出现的这段时间，称为"嗅适应时间"。嗅适应之后，离开嗅素的刺激，仍嗅不出气味，经过一段时间才恢复嗅觉，这个现象称为"嗅疲劳"。这一段恢复时间，称为"嗅疲劳时间"。

Tucker 与 Beidler（1956）用电生理学方法证实，嗅适应的产生和嗅适应时间的长短，与嗅素刺激的强弱有关。嗅素刺激越强，嗅适应时间越短；嗅素刺激越弱，嗅适应时间越长，甚至不产生嗅适应。某个嗅素引起的嗅适应，只对此嗅素无反应，对其他嗅素仍有正常的嗅觉。但在两个很相似、易混淆的嗅素之间有可能出现交叉嗅适应现象。又用嗅阈测定对嗅疲劳的恢复情况进行观察，嗅疲劳时嗅阈升高，随着嗅疲劳的消除，嗅阈下降，开始较快，以后逐渐缓慢恢复到原来的嗅阈水平。嗅疲劳时间的长短与中枢功能状态有关，功能不好者延长。

2. 嗅神经与其他脑神经的关系　嗅觉的过程中常伴有记忆、情感和其他心理反应等，如某些气味可引起人们喜欢或厌恶的感情；可唤起久远的记忆；可伴有味觉的改变等等，这常常是第 V、IX、X 对脑神经共同参与的结果。这使得嗅觉功能的检查更为复杂，因为这种精神、物理因素远非简单的数字所能表示。

3. 嗅素的选择　嗅素是能散发气味的物质。一般来说，人能鉴别 3 000~10 000 种气味。

— 46 —

Zwaardemaker（1895）将嗅素分为9类，按其由弱至强的顺序排列如下。

（1）酒类或水果类。

（2）芳香类：①樟脑。②草木。③柠檬。④杏仁。⑤茴香。

（3）香胶类：①花。②百合。③香兰。

（4）奇香或麝香类。

（5）葱蒜类。

（6）焦臭类。

（7）羊脂酸类。

（8）恶臭类。

（9）作呕气味类。

许多嗅素不仅能刺激嗅神经，也可同时刺激三叉神经产生冷、热或痛的感觉，如液体氨、冰醋酸、酒精等；或同时刺激舌咽神经和面神经的感觉纤维而产生味觉，如氯仿等。

用来测试嗅觉的嗅素必须气味纯正，易于复制，不能选择在同一名称下有多种混合气味的物质如肥皂用作测嗅物。测嗅素应为人类所熟悉的气味，可以用日常已知的名称来表达，如清凉油常代表薄荷味；测嗅素不应在测试后带来不良反应或留下不舒服的感觉。对三叉神经产生刺激的嗅素如醋酸可用来鉴别伪失嗅。

常用检查嗅觉的方法有以下几种。

一、简单测试法

此法主要用于体检和门诊常规检查。选用日常所用能产生气味的嗅素如醋、玫瑰水、大茴香、樟脑、煤油、酱油、麻油、酒精、柠檬汁等作为测嗅素，以水为对照物，将它们分装小瓶中。装嗅素的小瓶应大小、式样相同，色深而不透明，平常要勤换瓶内试剂，以免日久变味或挥发。检查时，检查者手持小瓶嘱受检者以手指按闭一侧鼻孔，以另侧鼻孔嗅之，并说明瓶中气味（不必说出名称）；然后再以同法试对侧。小瓶不可使受检者自持，也不可在刚试完一侧鼻孔立即以原瓶检查对侧，小瓶置于桌上时应有意使其排列错乱，以免受检者暗记。受检者一次答错，不可立即判断为嗅觉不良，因可能由于精神紧张等原因所致，可换其他试液重试一次。此外，嗅觉容易发生疲劳，在检查中要有适当的间隔时间。

二、稀释法嗅阈测试

选用下述10种气味单纯的嗅素作测试物。

1. 乙苯乙基乙醇——花香。

2. 甲基环戊（醇酮）——焦糊气味。

3. 异缬草酸——腐臭味。

4. 十一烷内酯——水果香。

5. 甲基吲哚——粪臭味。

6. 埃萨内酯——麝香味。

7. 酚——石炭酸味。

8. 消旋樟脑——樟脑味。

9. 硫化二丙烯——蒜臭味。

10. 醋酸——醋味。

临床上通常取前 5 种标准测嗅素进行测试，将上述嗅素按 10 的倍数递减稀释成 10^0、10^{-1}……10^{-7} 共 8 种浓度，装入 5mL 褐色瓶内按顺序排成 5 行共 40 瓶（若取 10 种排成 10 行 80 瓶），放在特制的盒中。

测试时，取 0.7cm×10cm 的无味滤纸浸沾一定量的测试液令受试者嗅闻，每种均从低浓度开始，逐渐增加浓度直至受检者能嗅到气味，该浓度即其最小察觉阈；再逐渐增加浓度至其能说出是某种气味，即其最小识别阈。

正常人对 10 种嗅素的最小察觉阈为 $10^{-3} \sim 10^{-5}$，最小识别阈为 $10^{-5} \sim 10^{-7}$。将上述结果制成图，以横坐标表示嗅素，以纵坐标表示嗅素浓度，可得一类似听力图的嗅觉图。

三、PM 甲醇嗅觉检查法

以苯乙基-甲乙基-甲醇（简称 PM-甲醇）进行嗅觉检查，方法是将不同浓度的 PM-甲醇分装在 9 个小瓶内，代表 9 个阈值，其范围从 -25 ~ 55ds（ds= decismell，嗅觉单位），将瓶内嗅物喷入鼻内，能被嗅到的最低浓度即为嗅阈，正常人的平均阈值为 8.5ds。

四、Zwaardemaker 法

所用测嗅仪（如图 2-8），将测嗅素涂布于测嗅仪的外管内壁上，玻璃内管的一端则与一侧鼻孔连接，安静吸气，逐渐将内管向外拉出，涂有测嗅素的外管中可被从内管吸入的空气的容积便随之扩大，直到被试者能感到嗅素气味，记录内管刻度，即为最小察觉阈。因测试时被试者的吸气流量不尽相同，结果会受到一定影响。

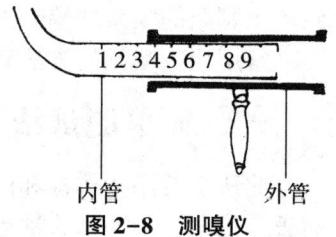

图 2-8　测嗅仪

五、Elsberg 嗅觉检查法

本法用以测试嗅阈及嗅疲劳时间。测试时用煮熟的咖啡气味作为嗅素，用注射器先吸入 0.5mL 混有嗅素的空气，向一瓶内注入并使受试者嗅之，逐渐加量，直至被检者能嗅知为止，记录此时所用气体量，即为最小察觉阈。测试嗅疲劳时间时，按上述嗅阈值的量继续每隔 30 秒钟向瓶内注入一次，直至被检者不能再嗅出气味时为止，所用时间即为其嗅疲劳时间。

六、嗅谱图法

Douek（1967）根据 Amoore 的"立体化学学说"，选择 7 种原嗅素作为测试嗅阈的嗅素，它们是醚类、樟脑、麝香、花香、薄荷、辛辣和腐臭类气味。将 7 种物质分别溶解在 7 只封闭的瓶子里（如图 2-9），穿过瓶塞与瓶内空气连通的两根管子分别与受检查鼻孔和一注射器相连。测试时推动注射器内塞使空气进入受检者鼻腔，引起嗅觉所需的空气体积即可从注射器上读出，此即是受检者的嗅阈。分别测试两侧鼻腔对上述 7 种原嗅素的嗅阈，绘成嗅谱图（O. S. G）（图 2-10）。

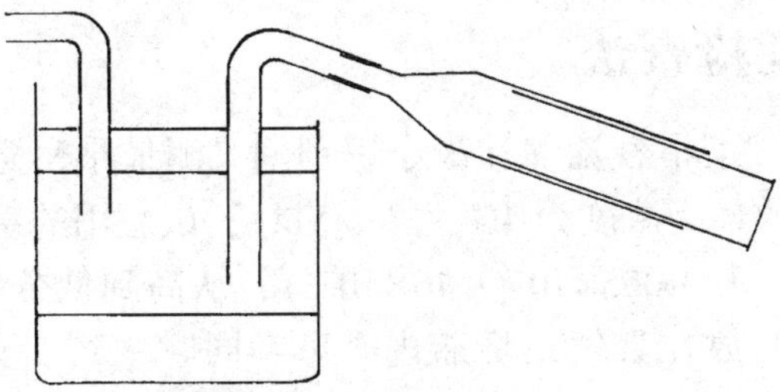

图2-9 Douek 嗅觉检查法

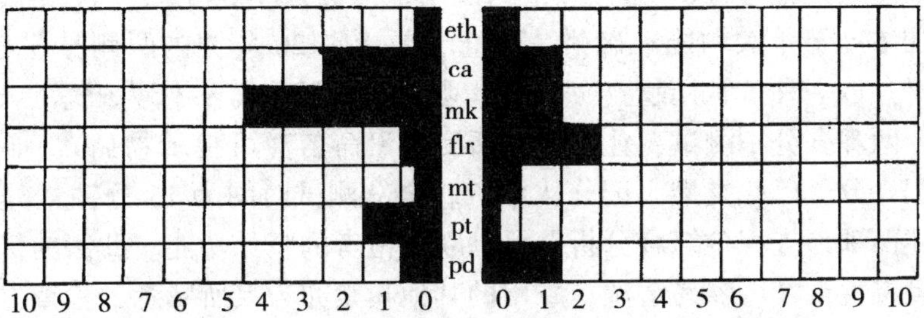

图2-10 嗅谱图

eth，醚类；ca，樟脑；mk，麝香；flr，花香；mt，薄荷；pt，辛辣；pd，腐臭

如对某一种原嗅素嗅觉缺失，在嗅谱图上便可出现一条黑带（如图2-11），称为"失嗅带"。有失嗅带的患者，对含有此原嗅素的某些复合气味会产生嗅觉倒错现象。有嗅黏膜病变者，将嗅素加至7~8个单位（即毫升）浓度注入嗅区，不论何种原嗅素均出现同一的不能分辨的嗅觉，称为"嗅觉同一反应"。

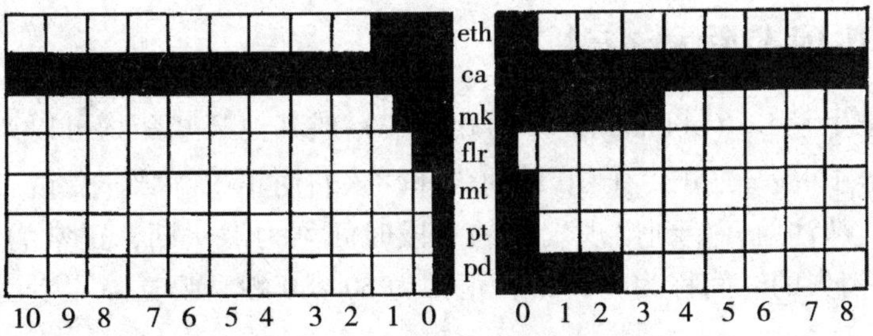

图2-11 嗅谱图上出现失嗅带

七、标准微胶囊嗅功能检查法

标准微胶囊嗅功能检查法（SIT），美国宾州嗅觉研究中心将此法于1984年应用于临床和实验室。取40种嗅素，分装于微胶囊内，按不同气味把它们编排在4本小册子内，在每页上印有4项多选答案，患者可用指甲或铅笔划破胶囊，自行测试，每答对1种气味记1分，根据记分标准，评价嗅觉功能。此法使用简便，不需检查用的空间环境或设备。

八、CCCRC 嗅觉检查法

用不同的嗅素分别测试最小察觉阈和最小识别阈。测最小察觉阈时用正丁醇（1-butanol）。正丁醇在离子水中的最高浓度为 4%（Vol/Vol），试验用的系列稀释浓度从 4%~2.3×10^{-5}%（以气相浓度表示之为 3 055×10^{-6}~46×10^{-9}），从高到低分别以 0~11 共 12 级记之。把每种浓度的正丁醇 60mL 放在聚氯乙烯瓶内，患者同时拿到 2 只瓶，一为嗅素，另为白水，从低浓度（一般从 9）开始测试。如能对同一稀释度经 4 次检查均能辨别出正丁醇，即停止试验，按浓度级别记分（0~11 分），测试结果即为最小察觉阈。若第一次不能正确辨别，则逐步增加浓度至 4 次均能准确辨认为止，要求在 20 分钟内两侧鼻孔分别测试完毕。测最小识别阈时是取 8 种日常用物（如桂皮、咖啡、樟脑丸等）作为嗅素，放入塑料缸内，上面覆以纱布，两鼻孔分别测试，让患者对所测嗅素命名（可提示物品），如 8 种嗅素均不能正确命名，记 0 分，以此类推，记分从 0~7。全部测试时间为 15 分钟，分值即表示最小识别阈。将上述两项检查积分综合分析即可判断受检者的嗅觉功能。此法的优点是正丁醇气味易于辨别，且毒性低，容器易清洗，采用的其他嗅素亦为人所熟悉，检查方法简便。

九、吡啶试验

正常嗅觉者吸入含吡啶的空气时，可出现呼吸暂停数秒的现象，如果嗅觉缺失，便无此反应。受检者蒙住眼睛，戴上面罩，胸腹连接记纹鼓以记录呼吸曲线。经面罩呼吸一段时间，自然形成缺氧状态，使呼吸运动增强而规律。此时，当吸气时，注入面罩内 20mL 饱和的吡啶空气。如呼吸运动曲线无改变，即为嗅觉缺失，如现呼吸暂停反应，表明有嗅觉。此法尤宜于检查伪失嗅者。

十、静脉注射药物检查法

静脉注入新维生素 B_1（alinamin，即丙硫硫胺）或其他某些药物可以产生嗅觉反应。方法是将新维生素 B_1 10mg（2mL）于 20 秒内匀速注入右肘正中静脉，受试者平静呼吸，稍后即可嗅到蒜臭味。从注射开始到出现气味的一段时间称为潜伏期，正常为 8~9 秒；以后到新维生素 B_1 臭味消失的时间称为持续期，正常为 60~80 秒。嗅觉障碍者潜伏期延长，持续期缩短。

Bocca（1965）等已证实，所谓"静脉性"或"血行性"嗅觉，并非静脉或血管内有嗅觉器，而是嗅素注入静脉后随血行至嗅黏膜，并在气流的作用下发生的。如静脉注入物质不能扩散至嗅沟，或无气流到达嗅区，就不能产生这种嗅觉。进一步证实这种嗅觉与嗅素的扩散程度和产生嗅觉的呼吸气流有关。如静脉内注射乙醚，因其扩散率高，仅须少量气流进入嗅区就可产生嗅觉，例如在气管切开术后患者只需作吞咽或颊肌运动也会有嗅觉。所以，气流是绝对不可少的。

由于静脉检查给予的嗅刺激高于正常阈值一万倍，因此阴性结果可以被认为嗅觉完全丧失。此法有时可用于中枢神经性嗅觉障碍的鉴别。

十一、嗅觉诱发电位测定（OEP）

1954 年 Ottoson 记录了动物头皮用嗅素刺激嗅觉上皮时所引起的电位，并命名为电反应嗅觉图（EOG）。1966 年 Finkenzeller 等用气味剂香草醛刺激人类嗅黏膜，在头皮特定部位记录到了 OEP。这是人类第 1 次在人类自身记录到 OEP。其后不久，Allison 等用同样方法记录到了 OEP。但当时所用刺激装置极其简陋，刺激时不能排除刺激气流对鼻腔内的触压觉和温度觉的影响。直到 1978 年，Kobal 等研制了一种嗅觉刺激装置，在刺激嗅区黏膜的同时不会引起呼吸区黏膜的温度和体感变化。目前在一些科技发达的国家已研制开发出了较为完善的嗅觉诱发电位检查装置。1998 年后，北京协和医院等单位也共同研制出了化学刺激诱发嗅性电位的记录装置。

嗅觉诱发电位检查装置包括嗅觉刺激系统、脑电图仪与计算机记录系统等。

在进行 OEP 测试时，①应先了解病史，有无与嗅觉相关的疾患，有无头部外伤史，抽烟、饮酒、特殊用药史。②保持测试环境之温度及湿度的相对恒定、适宜及良好的屏蔽。③作好对受试者的交代工作，清理好受试者的鼻腔分泌物，使受试者处于合适之体位，并避免其出现不必要的动作。④确定正确的刺激参数，在刺激过程中应保持刺激剂的浓度和流量恒定，使刺激具有可重复性。刺激次数取决于背景噪声的振幅大小、OEP 各波的振幅大小以及对信噪比的改善要求。一般认为叠加 16~32 次比较合适。选择好刺激的间隔以减少嗅疲劳和嗅适应现象对记录的影响，一般取 60 秒为宜时。⑤固定好电极与导联，脑电反应的记录部位是根据国际标准的 10~20 法，在头皮上共有 16 个部位装配电极，两侧乳突部的电极接地。⑥处理好伪迹，排除眨眼、皱眉、吞咽、咬牙及四肢活动等生理伪迹的干扰，加白噪声掩蔽排除听觉系统产生的信号，另外，还须注意做到仪器接地良好，远离干扰源，导线有效屏蔽，各插座须有效接触等。

陈兴明（2002）等将 OEP 各波根据其正负极性和出现顺序分别命名为 P_1，N_1，P_2，N_2，P_3。又根据 P_1 和（或）P_3 波出现与否，将 OEP 波曲线分为四型，（图 2-12）。

不同学者得到的 OEP 波形基本相似，但各波的潜伏期和振幅值存在差别，可能主要与所用嗅素的种类和浓度、受检者入选条件及其年龄等有关，另外，应用不同的化学刺激器及记录系统，结果也会存在差异。同时，对各波的来源尚无明确之结论，故嗅觉诱发电位的检查有待于进一步完善。目前认为，嗅觉诱发电位检查至少在以下几方面可用于临床。

1. 嗅觉系统疾病的诊断与鉴别诊断。

2. 临床监测，术中、术后进行电刺激或嗅素刺激诱发的嗅觉电位检查，可判定术中是否损伤了嗅神经，并可对术后并发症的原因进行分析。

3. 对手术疗效进行评价，特别是对术后失嗅患者的评价具有重要的临床意义。

4. 可协助某些临床疾病的诊断。早老性痴呆和帕金森病患者常有嗅球与嗅皮质中枢的损害，多伴有嗅觉功能障碍。Sakuma 等通过临床观察发现，嗅觉诱发电位检查对早老性痴呆和帕金森病的早期诊断有帮助。

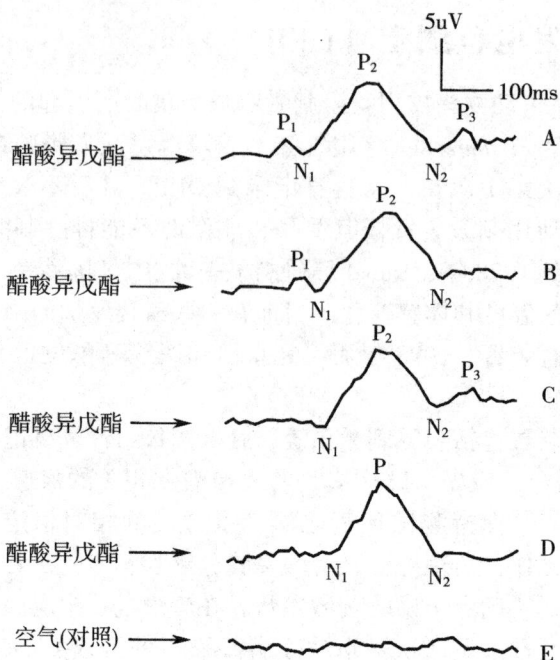

图 2-12 嗅觉诱发电位波形

（王文红）

第四节 鼻腔及鼻窦内镜检查法

鼻腔和鼻窦内的许多疾病借助前、后鼻镜有时难以详查，某些鼻部手术按常规方法亦难获得满意效果或者易给患者带来较大创伤与痛苦。受到内镜在其他方面检查和治疗获得成功的启示，1901 年 Hischmann 成功地试用膀胱镜进行了中鼻道检查和手术，此举开创了鼻内镜应用的先河，但只因当时器械不完善而未能推广。20 世纪 70 年代奥地利学者 Messerklinger 根据 Hopkins 理论制成了体积小，光度强、视野开阔的柱状镜望远型鼻内镜，鼻内镜的临床应用才被广泛开展起来，并得到迅速发展。

一、适应证

1. 鼻腔内镜检查适应证　有鼻部症状或怀疑周围器官病变与鼻有关者，经常规前、后鼻镜检查无满意发现时，均可行鼻腔内镜检查。

（1）有鼻塞、流涕、头痛症状，疑为鼻炎，鼻窦炎或鼻中隔偏曲，但不能明确阻塞之部位或分泌物来源时。

（2）原因不明、部位不详的鼻出血，除了解出血部位和原因外，还可在镜下进行简单的止血操作。

（3）脑脊液鼻漏。

（4）不明原因的嗅觉障碍，可观察嗅区有无损伤、破坏或颅底有无骨折。

（5）鼻腔或鼻咽部的新生物，包括颈部有转移性包块和传导性耳聋怀疑有鼻咽部病灶者，可在镜检下探明原发部位、浸润范围并行活检。

（6）鼻腔异物，可在镜下探取。

（7）配合鼻腔、鼻窦手术及观察手术前后的改变，也可配合眼科的泪囊鼻腔吻合手术等。

（8）任何其他检查如X线、CT等发现鼻腔有异常者。

（9）进行鼻腔生理功能的研究，如观察鼻黏液毯的活动等。

2. 上颌窦内镜检查适应证

（1）有鼻塞、头痛、流脓涕等症状，已行或未行X线检查，拟诊为上颌窦炎，可在镜下检查窦口有无阻塞并指导冲洗治疗。

（2）虽无临床症状，但X线发现上颌窦内有异常阴影或骨壁破坏。

（3）牙源性上颌窦炎了解窦内有无异生牙及瘘管。

（4）鼻出血在鼻腔内未找到出血部位。

（5）上颌窦异物。

（6）上颌窦肿瘤取活检。

（7）相邻部位的肿瘤，了解上颌窦有无受侵犯。

（8）上颌窦骨壁骨折及眶底骨折，探明骨折部位。

（9）鼻窦手术后了解窦口或造口是否通畅，有无粘连。

3. 蝶窦内镜检查适应证

（1）蝶窦阻塞性病变，如化脓性蝶窦炎、蝶窦囊肿，既可在内镜下明确诊断，又可进行引流和手术。

（2）X线拍片或CT检查发现蝶窦有占位性病变者，可了解病灶的部位并行活检。

（3）脑脊液鼻漏在其他部位未找到瘘孔者。

（4）眶尖综合征怀疑为蝶窦病变者。

4. 额窦内镜检查适应证

（1）探查和治疗化脓性额窦炎、额窦囊肿。

（2）额窦肿瘤，了解原发部位、浸润范围并行活检。

（3）额窦骨壁骨折。

（4）脑脊液鼻漏怀疑与额窦病变有关者。

（5）配合额窦手术，术中便于检查死角。

二、检查方法

1. 鼻腔内镜检查　患者取平卧、坐位或半坐卧位皆可，检查前用1%丁卡因棉片麻醉鼻腔黏膜，棉片上可加少许血管收缩剂如1%麻黄碱或1‰肾上腺素，重点检查部位如中鼻道、嗅裂、蝶筛隐窝等处麻醉尤要充分，少数过于紧张的患者检查前可用镇静剂。

检查者站在患者头部右侧，检查时，检查者将左手放在患者鼻翼处固定内镜，右手示指与拇指如执笔状持镜送入鼻腔依序检查各部。

根据各自习惯，检查者可选择中鼻道或下鼻道径路进行检查，也可直接先检查可疑病变部位。由于单一视角的内镜难以完成全面检查，检查中可交替使用不同视角的内镜反复检查。

选择中鼻道进镜时，先找到中鼻甲前端，正常中鼻甲前端略呈球形，黏膜稍厚，色红润，表面光滑，有明显的颈，颈之后是中鼻道。中鼻甲向内凸有如边缘稍厚之薄片状。有时见到隆起的鼻甲泡及其开口。中鼻道入口处外侧壁有一隆起为钩突，发育较好的钩突有时易误认为中鼻甲，大的筛泡有时也会误认为钩突。钩突与筛泡间有一条深沟，即下半月裂，裂之后下部渐深并凹入侧壁中，是为筛漏斗，较浅的漏斗常可直接看到上颌窦开口。钩突在此处变厚即钩突尾。半月裂在筛泡前上方扩大为三角形，即鼻额裂，有时可见到顶部之额窦开口及周围小筛窦开口。筛泡之上沿鼻额裂向后，即筛泡与中鼻甲根部形成的穹隆称为上半月裂，裂内有 1~4 个筛窦开口，或窦口合并为深沟状，沟内再分别开口。上半月裂与鼻额裂间，有一凹窝称侧窦。筛泡与筛漏斗之后，为比较平坦的后囟，上颌窦内病变可在此表现为充血、肥厚和息肉等。后囟和钩突下的下囟均可能有上颌窦副口。

中鼻甲后端较厚，有时稍呈球形肥大。嗅裂外侧有上鼻甲，上鼻甲有时仅为小隆起状，而上鼻道比较宽敞，可见 1~3 个后组筛窦的开口。上鼻甲之上有时见到最上鼻甲及鼻道，均发育很差，最上鼻道和鼻中隔之间为蝶筛隐窝，窝的下方贴近鼻中隔处可见到蝶窦开口。越过中、下鼻甲后端后即进入鼻咽部，以咽鼓管圆枕为标志，其下方是咽鼓管咽口，嘱患者做吞咽动作时可看到咽鼓管咽口的开放并可判断其通畅程度。咽鼓管圆枕之后为咽隐窝，呈深沟状凹陷，鼻咽癌即好发于此区。两侧咽隐窝之间为鼻咽顶及后壁，在鼻咽顶后壁中央常有一凹窝，称为咽囊，腺样体位于其上。稍微退出内镜可见到鼻中隔后端及下鼻甲后端。退镜时可经下鼻道同时检查上颌窦副口和鼻泪管开口。检查毕，退出鼻腔，并按同法检查对侧。

经下鼻道进镜可依序检查下鼻甲前端、下鼻甲全表面、下鼻道、鼻泪管开口、上颌窦副口及鼻中隔。到达鼻咽部后，再经蝶筛隐窝、中鼻道退出。

常见鼻腔疾病的镜下表现如下。

(1) 炎症：鼻腔的急性炎症表现为黏膜充血、肿胀、鼻甲水肿，有时有黏液性或黏液脓性分泌物；慢性炎症时，鼻腔黏膜暗红、增厚；若下鼻甲黏膜苍白、肥厚呈桑葚状或结节状则是肥厚性鼻炎的表现。上颌窦急性炎症时从鼻腔可在其自然开口处见到稀薄脓液，呈搏动性外溢，窦口周围黏膜急性充血水肿；慢性炎症时，可见一条脓柱或脓血柱从窦口直通后鼻孔；慢性蝶窦炎有时也可见到这样的脓柱。

变应性鼻炎发作期表现为鼻腔黏膜苍白水肿，也有充血而暗红者，以下鼻甲为甚，有时伴有息肉或中、下鼻甲呈息肉样变。

萎缩性鼻炎表现为鼻腔宽大，黏膜干燥，鼻甲缩小，下鼻甲尤甚，有时鼻腔有灰绿色脓痂充塞，清除后可见黏膜干燥萎缩，甚至糜烂而易出血。

(2) 息肉：鼻腔息肉多发生于中鼻道附近的区域，以钩突、筛泡和中鼻甲最为常见，早期可表现为黏膜炎症呈水肿、苍白改变，例如中鼻甲息肉样变；久之则形成单个或多个垂出之息肉，有蒂或为广基。息肉较多而引起鼻塞时，常不易确定其根部何在，若压迫或堵塞鼻窦开口影响鼻窦通气和引流，易造成鼻窦炎，可见到脓性分泌物。来自上颌窦的息肉循息肉蒂可找到上颌窦开口或副口，息肉有时向后垂脱可到达后鼻孔，有时息肉蒂粗大被嵌顿于窦口，出现淤血、坏死，可反复引起鼻腔出血。临床有时见到的出血坏死性息肉即因于此。

（3）鼻出血：鼻出血的部位以鼻中隔前下区最为多见，用常规前鼻镜检查即能查明。其次，下鼻道外侧壁后方近鼻咽处的吴氏-鼻咽静脉丛也是易出血的部位，尤其多见于老年人，前鼻镜不易看清，通过内镜即可看到此处血管扩张成团甚至出血。有些出血来自鼻窦或其他隐蔽的地方，特别是反复不明原因的少量出血，更需借助鼻内镜寻找其出血来源，如上颌窦的出血有时可在其开口处见到坏死的息肉或见到血丝从窦口引出。若是小的肿瘤出血，亦可早期发现之。但如遇较多活动性出血时，须先采取止血措施，待出血停止后再予检查。鼻腔浅表出血还可在内镜下用激光、灼烧、冷冻或电凝止血。

（4）肿瘤：常见的有毛细血管瘤、海绵状血管瘤、纤维瘤或纤维血管瘤、内翻性乳头状瘤，恶性肿瘤较少，多来自鼻窦。毛细血管瘤多见于鼻中隔，瘤体小，质软有弹性，易出血。海绵状血管瘤多见于下鼻甲，瘤体较大、基广，质软可压缩，多无包膜，易出血难止住。鼻咽部纤维血管瘤常见到红色或苍白坚韧之新生物堵塞鼻腔后部，表面有时见有假膜，有时极易出血，特别是发生于鼻咽部者，活检应小心。内翻性乳头状瘤多见于中鼻道和鼻中隔，易与鼻息肉相混，极易恶变，有人将其归为恶性肿瘤，宜常规活检确诊之。鼻腔原发恶性肿瘤多见于鼻腔外侧壁，少数发生在鼻中隔、鼻前庭及鼻腔底，肿瘤外观常呈菜花状，易出血，伴有溃烂或坏死。

（5）脑脊液鼻漏：脑脊液鼻漏多系鼻部、头部外伤或手术引起，可在鼻内流出血水样或棕黄色液体。内镜检查之目的主要在于寻找瘘孔，查明原因和为手术提供依据，常在嗅裂顶部之筛板处见到瘘孔，周围黏膜苍白、水肿，孔内有清亮液体外流，并有搏动感。若见到来自嗅裂处的水囊样物，应疑为脑膜膨出。

（6）鼻咽部病变：鼻咽癌好发于咽隐窝和鼻咽顶部，可表现为黏膜粗糙、溃烂，咽隐窝变浅，局部隆起或菜花样肿块。分泌性中耳炎有时可见到咽鼓管咽口受压或肿胀，吞咽开放不畅。咽囊炎者可见到咽囊窝内有脓性分泌物，周围黏膜充血、肥厚，若该处呈半球状隆起，应考虑咽囊囊肿。鼻咽部偶可见到脊索瘤和畸胎瘤。

2. 上颌窦内镜检查　有经下鼻道径路和上颌窦前壁径路两法。

（1）下鼻道径路：即上颌窦穿刺径路，此法的优点是临床医生比较熟悉上颌窦穿刺的部位和方法，应用起来比较习惯；穿刺后可在下鼻道和上颌窦之间形成一个较大直径的通道，利于窦内引流和术后冲洗；缺点是下鼻甲容易妨碍操作，各种上颌窦穿刺的并发症亦可在本法中出现。患者取卧位进行检查，但穿刺时取坐位较易，故可先坐位穿刺再卧位检查。检查前充分收缩和麻醉下鼻甲及下鼻道黏膜，用套管穿刺针在下鼻道前端向内约 1.0cm 处将针尖对准同侧外眦部用力穿透骨壁，进入窦腔后再进针约 5mm 即可拔出针芯，用导尿管将窦内分泌物抽吸干净或用双腔导管将窦腔冲洗干净后，导入内镜进行检查。有时因穿刺针较粗或下鼻道较窄，需将下鼻甲向内上方挤压或骨折、拓宽下鼻道后才能穿刺成功。

（2）尖牙窝径路：患者取卧位，鼻面部进行常规消毒，用 1% 的普鲁卡因（加少许 1‰ 肾上腺素）浸润麻醉同侧眶下神经、唇齿部黏膜及尖牙窝骨膜下。早期的检查方法同上颌窦根治的径路，需先切开尖牙窝黏骨膜，暴露骨壁后，用电钻钻孔再放入套管针。现已普遍改为直接穿刺法，即左手拇指推开上唇并压在眶下孔处，右手握穿刺针在尖牙根后上、眶下孔下方刺破黏骨膜到达骨壁后使针与骨壁垂直，旋转针尖，钻透骨壁进入窦腔，然后拔出针芯，清洗窦腔进行检查。此法的优点是进针部位的解剖结构简单，在直视下操作，视野开阔，且套管针有一定的活动范围，可以转动检查窦内不同部位，尤其是上颌窦的前后径大，进针不易损伤到其他部位从而避免了下鼻道穿刺可能产生的某些并发症，配合上颌窦手术时，可取此径路。

检查上颌窦时，可用70°、0°、120°视角或广角的内镜。利用进退及转动镜面的手法，用70°镜基本可看清窦内各壁和其自然开口，若需观察穿刺孔周围区域，可改用120°镜检查。

正常上颌窦黏膜为淡红色或稍苍白，薄而透明，有许多毛细血管走行，其内侧壁上方有自然开口，有时还可见一副口。

急性上颌窦炎时黏膜水肿，血管扩张并且走行不清，有黏液或脓性分泌物堆积。慢性上颌窦炎时黏膜肥厚，肿胀，表面凹凸不平，呈息肉样变或伴有小脓囊肿，窦内可有积脓，自然开口常被肿胀的黏膜或脓性分泌物堵塞。

上颌窦息肉多发生于窦口，一般息肉基底较宽，位于窦口之后缘，有些息肉的蒂脱出窦口，息肉到达鼻腔甚至后鼻孔形成后鼻孔息肉。如息肉蒂嵌顿、扭转于窦口，易发生缺血坏死而形成出血坏死性息肉。上颌窦外上角和窦底也是息肉好发之部位。

上颌窦囊肿常位于上颌窦的下壁，如无继发感染，囊壁大多较薄，表面光滑，边界也很清楚，内含黄色透明或棕褐色液体，镜检时囊壁易被穿破而使内容物外流。

上颌窦真菌病者，窦腔可见到肉芽坏死样组织和干酪样物，肉芽表面有时可见到成簇的毛细状物即真菌团块，有人形容其状为一个正在喷发的火山口，作真菌培养或病检可确诊之。

牙源性上颌窦炎有时可在窦内找到异生牙或瘘管，瘘口常有肉芽组织或息肉，经常可见到臭脓堆积。

有上颌窦骨壁骨折者，可看到骨折线，若窦顶壁下陷、表面平滑且黏膜完整，触之较硬有骨性感，常是陈旧性眶底爆裂。

作过上颌窦根治术的患者，窦内可见到再生的黏膜和瘢痕组织，有时有黏液挂在窦口；若窦口阻塞，可见到黏膜肥厚或复发之息肉甚至脓囊肿。有些患者尽管在下鼻道作过对孔，内镜下仍可看到脓液柱与窦口相连，这表明鼻窦自然开口仍是主要的引流部位。

利用上颌窦内镜对恶性肿瘤进行早期诊断是其一大优势。如在窦内发现有可疑肿瘤时，应仔细观察其部位，表面是否光滑，有无出血，边界是否清楚，骨壁有无破坏并及时抓取活检，明确诊断。对上颌窦周围的肿瘤，内镜也可察知上颌窦有无受累。

3. 蝶窦内镜检查 蝶窦是所有鼻窦中位置最深、最隐蔽者，临床常规检查难以涉及，CT和MRI为发现蝶窦某些疾病提供了条件，而内镜的开展，使对此区直接进行检查成为可能。

检查方法：患者仰卧，面部消毒，充分收缩和麻醉中鼻甲、中鼻道、蝶筛隐窝及嗅沟等处黏膜。用30°或70°内镜从前鼻孔进到鼻腔后上方找到中鼻甲后端，以此为标志，在鼻中隔与上鼻甲下缘之间寻找蝶筛隐窝，蝶窦口即位于蝶筛隐窝顶部附近。如视野太窄，可先推开或折断中鼻甲后端。蝶窦口大小不一，多呈圆形或椭圆形，找到窦口后可先对窦口及其周围进行观察，如窦口有无水肿、狭窄或阻塞，有无异常分泌物及有无新生物突出。若要了解窦内情况，可用穿刺套管针在蝶窦开口内下方穿刺进入窦腔，吸净分泌物后仔细检查。

正常蝶窦呈多格状态，黏膜较薄，色泽浅淡，如果红润到可见程度，往往已有炎症。鞍底骨壁甚薄，蝶鞍肿瘤极易破坏窦顶骨壁而垂入窦中。窦内息肉并不多见，常见于窦口周围。窦内两侧壁，特别是侧壁的上半部有重要血管神经走行，切勿损伤。

4. 额窦内镜检查 额窦位置表浅，常规X线拍片或CT检查多能察知其中病变。如果行内镜检查，大部分患者需切开皮肤、钻穿骨壁才能进入，易在面部遗留瘢痕，故临床应用不多。检查前应先作X线拍片或CT扫描以了解额窦的大小、前后径距离及窦中隔的位置。检查途径有以下两种。

（1）鼻外眉弓径路：检查前先剃眉备皮，患者仰卧，常规消毒铺巾，眉弓内1/3及眶上神经处作局部浸润麻醉，于眉弓内侧稍上处做一个1.0~2.0cm的横形切口，切透骨膜并稍加分离后，用6mm直径的环钻钻穿额窦前下壁，插入穿刺套管针，再导入内镜；或不用穿刺套管针直接使用4mm×70°或120°内镜进行检查。

（2）鼻内筛窦径路：患者仰卧，常规消毒铺巾，充分收缩，麻醉鼻腔特别是嗅裂和中鼻道黏膜，用70°内镜在中鼻甲前上方寻找额窦开口。少数情况下需作前组筛房切除才能找到窦口，如遇额窦开口被肿胀黏膜或增生组织掩盖时，可借助探针寻找，找到窦口后，用刮匙开放额窦底部，扩大开口即可插入70°内镜进行检查。

正常额窦黏膜光滑，只有一个窦口和几个不完整的小骨隔，结构简单，病变亦少，常见有骨瘤、骨折及脑脊液漏。检查时要注意查看额鼻管有无堵塞，并清除小骨隔以免遗留死角，但操作时应注意勿损伤前颅底。额窦手术常规使用内镜协助观察窦内情况，可使视野更开阔、清楚，从而大大提高手术效果。

三、鼻内镜检查的注意事项

1. 做好检查前准备，完成必要的辅助检查如X线拍片、CT扫描（冠状位及水平位），这些都是内镜检查的重要参考资料，可以了解鼻窦的发育情况，有无异常改变，或者发现病变后增加检查的针对性和避免盲目操作，在患者一般情况欠佳时，可迅速完成镜检，缩短时间。

2. 小儿鼻窦发育不成熟，镜检有较大风险，检查要慎重，尤其不宜作蝶窦镜检。成人蝶窦发育不佳者，也不宜镜检。

3. 熟悉鼻腔、鼻窦的正常解剖结构是顺利镜检的基础。鼻内镜的开展使得原先不被重视的解剖现在受到了强调，尤其是中鼻道及其外侧壁的结构，若不熟悉，容易疏漏。以筛漏斗为中心的附近区域，包括筛漏斗、钩突、中鼻甲及其基板、中鼻道、半月裂、前组和中组筛房、额窦开口、上颌窦自然开口和鼻囟门等一系列结构被合称为"窦口鼻道复合体"，凸显该区的重要性，亦是鼻腔、鼻窦多种疾病发病的关键所在，初学者最好先在实物标本上先认清这些结构，检查时才不致误认、误伤重要解剖结构和耽误检查时间。

蝶窦周围的解剖亦很复杂且重要，蝶窦外侧壁由下至上最重要的结构有颈内动脉、视神经和海绵窦；蝶窦外侧壁较薄，有时甚至缺失，使得上述重要结构裸露于窦腔之内，这常是发生失明、致死性大出血等严重并发症的最危险的解剖变异，镜下操作要格外小心。穿刺窦口的进针部位要选在蝶窦开口下方靠内侧约0.5cm处，针尖不能超过双侧瞳孔的连线水平以上，穿刺时要控制好力量勿使针刺过深，经验不足者最好在内镜下认清窦口，用刮匙刮开窦口前壁，再以咬骨钳咬除窦口内下部分骨壁，扩大窦口后再放入内镜检查；此法危险较小，扩大窦口后且利于引流。但咬除骨壁时要注意不可向外下用力，以免损伤蝶腭动脉的分支而引起大出血。

4. 保持镜面干净和视野清晰，镜检时由于外界温度较鼻腔、鼻窦低，易使镜面生雾，可先在镜面涂防雾硅油或不时在温热的蒸馏水中加温。遇到少量出血或有分泌物时应及时抽吸或冲洗干净；但在冲洗蝶窦时，切勿加血管收缩剂，以免引起暴露在窦内的视神经及血管痉挛而致失明。镜面沾有血污时应用蒸馏水或者75%酒精棉球擦净。

5. 操作要轻柔、细心，进镜时遇鼻腔阻塞如鼻中隔严重偏曲或鼻甲过于肥大时，要避免粗暴推进以免损伤、出血和影响镜像。对新生物的活检更要小心，鼻咽部纤维血管瘤活检可致不易控制的严重出血。蝶窦内的新生物应先仔细辨别其特征、性质、原发部位、范围和有无搏动再决定是否取材活检；蝶窦上壁和外壁取活检时易损伤大血管和重要神经结构，导致致命性出血或失明；蝶窦上壁的肿瘤有时可能系蝶鞍的肿瘤破坏了窦顶壁而垂入窦中，活检时可能会误入颅前窝而造成脑脊液鼻漏或损伤视交叉。遇到搏动性的肿块，切勿活检。

四、并发症及其处理

单纯鼻腔内镜检查并发症少见，作鼻窦内镜检查时常需借助手术获取进路，或是同时配合手术进行操作，可产生一些并发症。

1. 出血　出血不一定都是并发症，特别是在作上颌窦穿刺或蝶窦、额窦造孔时损伤黏膜引起出血在所难免；这种出血量不多，用浸有肾上腺素的棉片轻压即可，一般不妨碍操作。但有些出血可能是严重的，如作上颌窦造口时损伤了下鼻甲或鼻中隔后动脉；鼻内筛窦径路检查额窦时损伤了筛前动脉；检查蝶窦时损伤了蝶腭动脉，这些出血常较凶猛，影响视野，有时甚至忙于止血而无法使镜检继续下去。出血量多时，可采取凡士林纱条填塞、压迫的办法止血。对出血性新生物进行活检时也可引起较多出血，此时应迅速完成活检，用凡士林纱条填塞鼻腔或窦腔。严重而致命的出血见于检查蝶窦时损伤了外侧壁和外上壁的颈内动脉和海绵窦，遇此情况往往来不及抢救，已有因此而死亡的病例见诸报道，故预防是关键。

2. 鼻腔粘连和鼻窦进路粘连　鼻腔镜检、操作时可使黏膜发生反应性水肿而粘连；上颌窦和额窦镜检时常需造口，如果清除病灶时不彻底或术后不及时换药，也可造成粘连甚至闭塞，从而妨碍鼻窦引流。故术后要注意清理和分离粘连带。

3. 感染　在行鼻窦穿刺造口时若操作不当可引发周围组织感染，如面部软组织或翼腭窝在上颌窦穿刺时损伤可引起感染；若损伤眼眶结构或颅脑，也可引起眶内和颅内严重感染。故检查后应常规使用抗生素。

4. 脑脊液鼻漏　是鼻窦内镜检查和手术中较常见而重要的并发症。多发生在经前筛顶、额窦底造孔时损伤了颅前底或对蝶窦和额窦内与颅内相连的肿物活检过深或行蝶窦穿刺时误伤了鞍底。如系造孔所伤，可用磨碎的肌肉压住漏口，再用筋膜盖在肌肉外面，并可使用生物胶粘连，窦腔则用浸有抗生素的吸收性明胶海绵填塞，并用碘仿纱条压紧造口处。检查、处理后，患者宜半卧位卧床休息，并使用有效的抗生素和脱水降颅压药物。如系对肿瘤活检过深引起，局部可先用吸收性明胶海绵填压作简单处理，全身用抗生素，待日后摘除肿瘤时一并治疗。

5. 视觉障碍　在行鼻内镜检开放筛房时损伤眶内壁，或是上颌窦穿刺时刺破眶下壁，或是行额窦造孔时损伤眶上壁，都可直接损伤眶内容物和引起眶内出血、感染，进而使眶内压增高，引起视力减退或复视、视野缺损等。这些症状有时在检查结束几天后才表现出来。处理的办法是及时抽出鼻内填塞物，防止感染，必要时行眶减压术。如果在穿刺蝶窦前壁或检查蝶窦时损伤了视神经管隆突，将造成永久性失明。反射性视网膜中动脉痉挛也是镜检中引起视觉障碍的重要原因。特别是在冲洗蝶窦时直接刺激了裸露于窦内的视神经和血管，或是在窦内止血时使用了血管收缩剂。当血管痉挛时，可造成视网膜缺血、缺氧，完全缺氧如超过 4 分钟即可致永久性视力损害；不完全缺血缺氧超过 60 分钟也可严重损害视力。故在检查中，应将患者的眼睛暴露在消毒巾之外，嘱其及时反映任何视觉异常的变化，随时观察视力，这样将有助于避免和及时处理并发症。一旦发生，应紧急使用扩血管药、糖皮质激素和能量合剂等治疗。如果处理正确、及时，视力还可望恢复，否则将引起患者视力严重下降甚至失明。

（王文红）

第三章

咽部检查

第一节　一般望诊

一、面容与表情

检查患者时，要求患者摆正头位，处于松弛状态。然后观察患者的面容和表情。某些咽部疾病有其特征性的面容与表情，认识这些表现，有助于尽快准确地做出诊断。

1. 面部表情痛苦，颈项僵直，头部倾向患侧，口微张而流涎，张口受阻，常用手托住患侧脸部，语音含糊不清，似口中含物，多为扁桃体周脓肿。

2. 患儿重病面容，头颈僵直，头偏向一侧，说话及哭声含糊不清，烦躁，拒食或吸奶时吐奶或奶汁反流入鼻腔，多为咽后脓肿。

3. 儿童张口呼吸，缺乏表情，上颌骨变长，腭骨高拱，牙列不齐，上切牙突出，说话带闭塞性鼻音，伴阵发性干咳，咽扁桃体肥大（腺样体肥大）可能性大。

4. 进行性消瘦，面色苍白，虚弱，口内有恶臭，呈恶病质，多为咽部或口腔恶性肿瘤。

5. 面色苍白而发青，一般情况衰弱，双侧下颌或颈部淋巴结肿大，声音嘶哑甚至伴有吸气性呼吸困难的儿童，应怀疑咽喉白喉。目前较少见。

6. 口角有瘢痕，切牙呈锯齿状，或有间质性角膜炎者，多为先天性梅毒，极少见。

二、口咽部检查

检查者应按顺序检查口腔及口咽部：先观察牙、牙龈、硬腭、舌及口底有无出血，溃疡及肿块。然后用压舌板轻压患者舌前 2/3 处，使舌背低下，观察咽部的形态变化和黏膜色泽。注意有无充血，肿胀，隆起，干燥，脓痂，溃疡，假膜或异物等病变，并观察以下部位。

1. 软腭　观察软腭有无瘫痪，可嘱患者发"啊"声，一侧瘫痪者，健侧向上运动正常，患侧不能运动或下垂。另外应观察软腭上有无充血，溃疡，缺损，膨隆及新生物等。

2. 悬雍垂　观察有无水肿，过长。前者多为急性咽炎的表现，后者可见于慢性咽炎。

3. 腭扁桃体　观察腭舌弓及腭咽弓有无充血，其间有无瘢痕和粘连，扁桃体是否肿大或萎缩，隐窝口处有无脓液或豆渣样物栓塞，有无溃疡，刺状角化物或新生物。对隐藏在腭舌弓后的扁桃体，需将腭舌弓拉开，检查有无病变，或将压舌板深压舌根部，使其恶心，趁扁桃体被挤出扁桃体窝时进行查看。

4. 后壁 正常咽后壁黏膜呈淡红色，较光滑，湿润，有散在的小淋巴滤泡，若见多个较大淋巴滤泡，或较多淋巴滤泡融合成片状，则为慢性咽炎之体征。若一侧咽后壁肿胀，隆起，应考虑咽后脓肿或咽后间隙肿瘤的可能。体位不正，可使一侧颈椎横突向前突起，造成一侧咽后壁隆起，应注意排除此种假象。若黏膜表面干燥，菲薄，多为干燥性咽炎的表现。咽后壁黏膜上有较多脓液或黏液，多为鼻腔或鼻窦的脓性分泌物流下所致。

（邵泽民）

第二节　间接鼻咽镜检查法

受检者正坐，头微前倾，用鼻轻轻呼吸。检查者左手持压舌板，压舌前2/3，右手持加温而不烫的间接鼻咽镜，镜面向上，由张口之一角送入，置于软腭与咽后壁之间。应避免接触咽后壁或舌根，引起恶心而影响检查，检查时应通过转动镜面，按顺序观察软腭背面、鼻中隔后缘、后鼻孔、各鼻道及鼻甲后端、右侧咽鼓管咽口、圆枕、咽隐窝、鼻咽顶部及腺样体、左侧咽鼓管咽口、圆枕、咽隐窝等结构。观察有无黏膜充血、粗糙、出血、浸润、溃疡、新生物等。咽隐窝是鼻咽癌好发部位，检查时应注意两侧对比，咽隐窝饱满常是鼻咽癌早期特征之一。

咽反射敏感致检查不能合作者，可先行表面麻醉，待数分钟后再检查。如仍不成功，可用细导尿管插入前鼻孔（两侧或一侧均可），其前端由口拉出，后端留于前鼻孔之外，将两端系紧、固定，则软腭被拉向前，可充分显露鼻咽，并可进行活检。

（邵泽民）

第三节　咽部触诊检查法

一、鼻咽指诊

受检者正坐，头稍前倾（如为儿童，应由助手抱好固定）（图3-1）检查者位于小孩的右后方，左手示指紧压小儿颊部，以防止小儿咬伤检查者右手指，并用右手示指经口腔伸入鼻咽，触诊鼻中隔后缘、后鼻孔、下鼻甲后端及鼻咽后壁，注意后鼻孔有无闭锁，腺样体大小，有无肿块及其大小，硬度如何，以及病变与周围的关系。当撤出手指时，注意指端有无脓液或血迹。此项检查对受检者有一定的痛苦，事先应向其家长解释清楚，操作时宜轻柔，迅速而准确。该方法现一般少采用，而改为电子鼻咽镜检查。

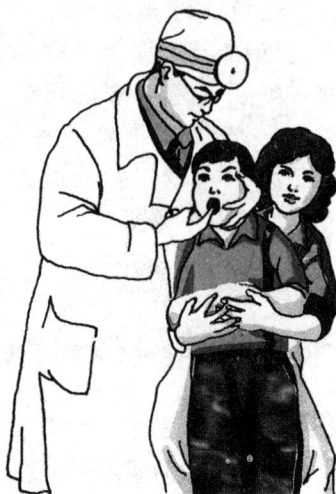

图 3-1　小儿鼻咽指诊的姿势

二、口咽部触诊

口咽部触诊是临床上常用的检查方法，尤其对咽部肿块的触诊较视诊更为重要，通过触诊可对肿块的范围、大小、硬度、活动度获得认识，有利于做出诊断。方法是受检者端坐。检查者立于受检者右侧，右手戴手套或指套，用示指沿右侧口角伸入咽部。对扁桃体窝、舌根及咽侧壁的触诊有助于这些部位肿瘤的诊断。此外咽部触诊对茎突过长症、咽异常感觉的定位均有诊断意义。

（邵泽民）

第四节　颈部扪诊检查法

由于咽部与颈部的关系密切，颈部淋巴结肿大常提示某些咽部疾病的存在，故应仔细检查颈部。

检查时患者正坐，两臂下垂，头略低。检查者立于患者身后，用两手指间按顺序进行触诊，应两侧同时进行，以便对照。先从颏下及颌下区淋巴结开始，然后沿胸锁乳突肌前缘至胸骨处，分别检查颈深淋巴结上群、中群和颈前淋巴结，最后检查颈后三角及锁骨上淋巴结。检查的内容包括有无肿胀和肿块，肿块的大小、硬度、活动度、有否压痛、肿块与深部有否粘连固定、与皮肤有否粘连、是否呈搏动性等。

（邵泽民）

第五节　咽部内镜检查法

鼻咽部内镜检查包括硬管内镜检查和纤维内镜检查两种方法。

一、硬管内镜检查法

分经鼻和经口两种。经鼻腔的内镜镜杆较细，一般用 70°或 90°角镜。鼻腔黏膜经收敛和麻醉后，将内镜管经鼻底放入鼻咽部，边看边转动内镜以观察鼻咽各部。经口的内镜又称咽镜，镜杆较粗，光线亮度高。将镜杆经口腔越过软腭置于口咽部，当镜杆末端窗口向上时，可观察鼻咽部，镜杆末端窗口向下时，可观察喉部和喉咽部。

二、纤维内镜检查法

纤维内镜为一细、软、可弯曲的内镜。检查前先清理鼻腔内分泌物，以1%丁卡因行鼻腔和鼻咽部黏膜表面麻醉。患者取坐位或平卧位。将纤维内镜接于冷光源上。检查者左手握镜体的操纵体，右手将镜体的远端经前鼻孔送入鼻腔底部，缓缓送入鼻咽部。拨动操纵杆，以便使镜体远端弯曲，观察鼻咽的各壁，对有可疑的病变部位，可用活检钳取活检，做病理组织学检查。

（邵泽民）

第四章

喉部检查

第一节　喉镜检查法

一、间接喉镜检查法

间接喉镜检查法是西班牙著名音乐教师 Carcia 于 1851 年发明的，仍是目前最常用的喉部检查方法。施行间接喉镜检查法（indirect laryngoscopy）时，受检者直坐，上身微向前倾，检查者坐其对面，彼此间距离以额镜反光焦点能集中于悬雍垂（uvula）为准。受检者口张大，舌尽量外伸。用无菌纱布块将舌前 1/3 包裹，用左手拇指及中指夹持舌部，示指将上唇推开，无名指和小指托于颏部轻轻加压，轻轻将舌向外牵拉，注意避免下切牙擦伤舌系带。受检者头部徐徐前屈或后仰，直至额镜的反光焦点清楚照射至悬雍垂时为止。若有活动的义齿，应先取出。用右手持镜柄如握铅笔状，镜面与舌背平行放入口腔（图 4-1）。受检者此时应保持安静，呼吸较平时稍加深但勿中断，并发"唉"或"依"音。

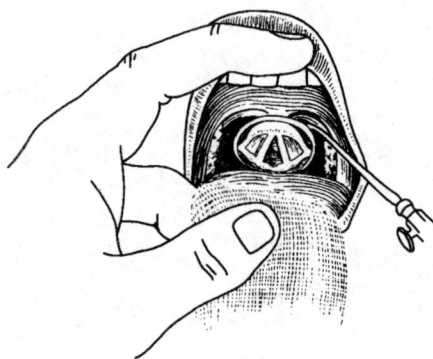

图 4-1　间接喉镜检查法

间接喉镜（indirect laryngoscope）是一个有柄的圆形平面镜，镜面与镜柄相交成 120°。镜面的直径有各种不同大小，国产者直径有 10mm、12mm、14mm、18mm、22mm、26mm 共 6 种，检查儿童，常用 10~12mm 的镜面，成人则用 18~22mm 镜面。放入口腔前，先将镜面加热至镜面上水气消散为止。加热时温度不可过高，以免烧坏镜面。加热后应先自用手背试镜背，须微温不烫方可使用，以免烫伤黏膜。也可将镜子在温水中加温或浸入肥皂液内取出后用纱布擦净，或用酒精擦拭镜面，也可保持镜面清晰，不受水气附着。

在放入间接喉镜时，需将镜面向下，迅速而稳妥地与水平面成45°贴放在软腭部，而不接触舌、硬腭及腭扁桃体处，以免引起恶心反射而妨碍检查。如受检者不能配合，恶心较剧，可喷少许1%丁卡因液于咽部再进行检查。检查时可将喉镜左右转动，以便看到喉全部。用右手持镜者，镜柄偏置于受检者左口角，以免镜柄和右手遮挡镜野。镜背紧贴软腭，将悬雍垂向后轻压。镜面尽量选大号的，不仅观察面积大，且可防检查时喉镜滑到软腭之后，影响观察。

因镜面向前下倾斜45°，故镜内所见的喉部影像与真实的喉部位置乃前后倒置而左右不变。按镜像绘图，则左右侧与实体相反（图4-2）。

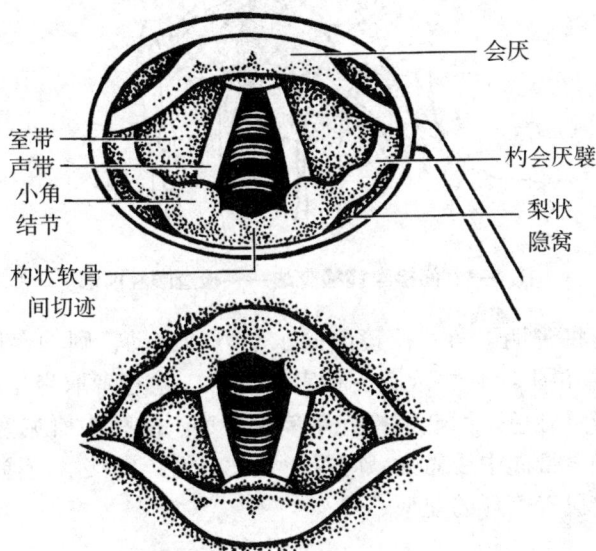

图4-2 上图为间接喉镜检查时镜面所示喉象，下图示喉实体的位置

喉镜因受镜面大小的限制，不能同时看到喉的全部，故应将镜面贴在软腭上缓缓转动，逐区检查，以窥全貌。若欲检查喉腔前部，可将镜柄上抬，使镜面向垂直方向转动，即可看到会厌舌面及根部，但会厌喉面及声带前联合有时仍不易看到。此时可嘱受检者头微后仰，同时发"依"音（图4-3），或嘱受检者取坐位，检查者取立位，以便观察。有时因会厌遮盖喉入口，不能观察到声带前联合，须告受检者做深呼吸数次，待会厌竖起，声门裂开大，方能看清。对较敏感者，可于表面麻醉下将双叉形的会厌牵引钩伸于会厌谷内向前下方轻压，间接施力于会厌，使其竖起；或将牵引钩伸于会厌的喉面，轻轻向前牵开会厌，即可看到声带前联合。

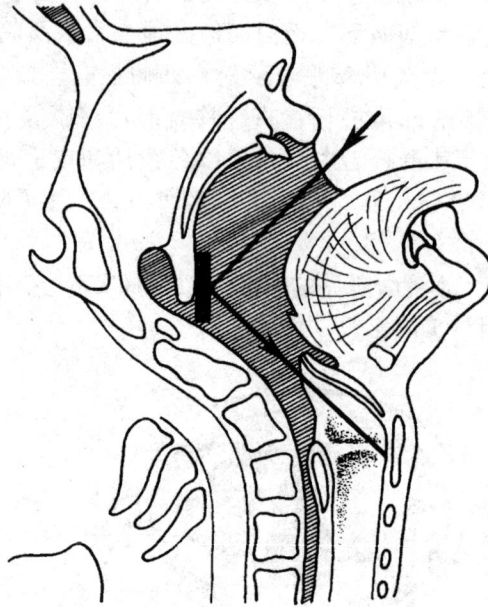

图 4-3   间接喉镜检查法——检查喉腔前部

检查喉的后部，需将镜柄下落，使镜面向水平方向转动，则杓会厌襞、杓状软骨间切迹、梨状隐窝均可窥及（图 4-4）。或嘱受检者取立位，检查者取坐位检查。镜像中声带呈白色，位于其上的室带呈红色。因喉镜检查系单眼观察，故镜中所见室带位于声带的两侧，发声时声带紧张，两侧声带向中线靠拢。呼吸时彼此分开。间接喉镜检查常不能看清声门下腔全部，但有时可见上段气管环的前壁。

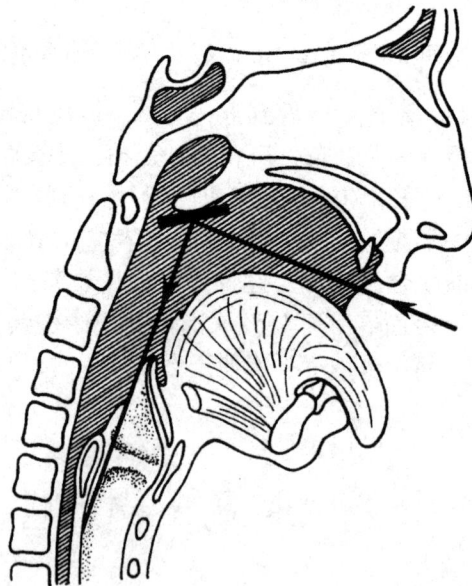

图 4-4   间接喉镜检查法——检查喉腔后部

间接喉镜检查常因受检者精神紧张或咽部敏感而发生困难。故检查前须将检查的目的、操作方法，以及受检者合作方法（如体位、呼吸方法、发声方法等）讲清。对于幼儿此种检查方法常不能成功。局部解剖异常，如舌短而厚、舌系带过短、会厌过长、婴儿型较小的会厌等，也可造成检查上的困难，此时可用会厌牵引钩帮助检查。扁桃体过度肥大者须用较小的镜面。悬雍垂过长者可用较大的镜面。有咽后壁前凸（如咽后脓肿、脊椎前凸、肿瘤等）或口底蜂窝织炎者，间接喉镜检查较难成功。

间接喉镜检查时应注意养成良好的习惯，喉部各处，后、前、左、右、上、下应依次检查，列为常规，方不致有遗漏。须仔细观察喉咽及喉部有无异常，如充血、肿胀、增生、溃疡以及声带运动有无障碍等；某些病变虽不能在镜像中直接看见，但可通过一些不正常迹象，加以推知。例如：声带运动的障碍，可发生于隐蔽在喉室、声门下腔的肿瘤、环杓关节疾病或声带麻痹。梨状隐窝的唾液潴留，可能是环后肿瘤、食管上段异物或咽肌瘫痪所引起。对于疑有喉结核的患者，检查杓状软骨间切迹有无浅表溃疡或肉芽甚为重要。

二、直接喉镜检查法

直接喉镜（direct laryngoscope）按其用途不同，有各种类型，如薄片形喉镜（片形有直、弯两种，一般用于麻醉科）、普通直接喉镜、侧裂直接喉镜、前联合喉镜、支撑喉镜（self-retaining laryngoscope）及悬吊喉镜（suspension laryngoscope）等。按其大小又有婴儿、儿童和成人喉镜之分。此外，新型者尚可附加特殊设备，如显微镜、激光系统、照相机及摄像系统等，更便于检查、手术治疗及教学。

（一）适应证

1. 间接喉检查法不成功，或未能详尽者可行直接喉镜检查法（direct laryngoscopy）。检查前，必须尽量争取做间接喉镜检查，以资对比。

2. 喉部活组织标本采取及直接涂拭喉部分泌物做检查。

3. 喉病的治疗，如良性肿瘤切除术（如声带息肉、小的良性肿瘤切除术）、喉瘢痕性狭窄扩张术、电灼术、局部用药及取出喉、气管、食管上端的异物等手术。

4. 气管内麻醉术或支气管镜检查时不易下管者，可借直接喉镜协助。

5. 气管内插管，用于麻醉插管和抢救喉阻塞患者。

6. 小儿支气管镜检查时，先用侧裂直接喉镜暴露声门，然后导入支气管镜。

（二）禁忌证

凡有颈椎病变，如脱位、结核、外伤等，均不易施行此术。重病、重度衰弱和妊娠晚期。虽非绝对禁忌证，但须十分谨慎。

（三）术前准备

1. 术前详细询问病史，并进行全面体格检查及耳鼻咽喉部检查。

2. 做好患者思想工作，解除恐惧心理，充分说明手术操作步骤及术中的感觉，介绍做平静、有规律的呼吸，对手术意义，解释肌肉放松的意义和避免肌肉紧张的方法。

3. 术前 30 分钟给安定 10mg，阿托品 0.5mg 肌内注射，儿童患者可根据年龄、体重酌量肌内注射安定及阿托品。

4. 按全身麻醉术前准备。

（四）麻醉及体位

全身麻醉或表面麻醉均可，拟做激光或射频等治疗或电凝固术者也可应用静脉复合麻醉。为使肌肉松弛，必要时可应用肌肉松弛剂，检查时采用平卧仰头位或坐位。

（五）检查方法

1. 直接喉镜检查法　一般直接喉镜检查法，手术者左手持镜。放一厚层纱布块保护上列牙齿。以右手示指推开上唇，以免被镜压在牙上受伤，然后将镜沿舌背右侧送入口腔，渐移向中线深入直达舌根（图4-5A）。将舌根轻轻向上压（坐位者则向前压舌根），从喉镜中看到会厌时（图4-5B），右手拇指和示指分别从前后协助握持镜管。使喉镜近端向上倾斜（坐位时向前倾斜），远端指向咽后壁，但勿与之接触。继续深入1cm，越过会厌游离缘，勿使会厌喉面紧贴于喉镜远端上，此时喉镜不可推进太深，以免误入环后隙。看清会厌结节后，左手以平行向上的力量提起喉镜，加压于会厌，使其完全提起，即可暴露喉腔（图4-5C）。此时如发生喉痉挛而声门裂紧闭，两侧小角结节与会厌喉面紧密接触，不能窥见声门裂时，应将喉镜固定原位不动，稍待片刻，喉痉挛解除，即可看到喉内形象。如喉镜过深，触及喉腔黏膜引起反射性痉挛，应撤回喉镜少许，喉痉挛解除后，再进行观察。告受检者发"啊"或"依"声，观察声带运动情况，此时手术者可腾出右手从事各种必要的操作。

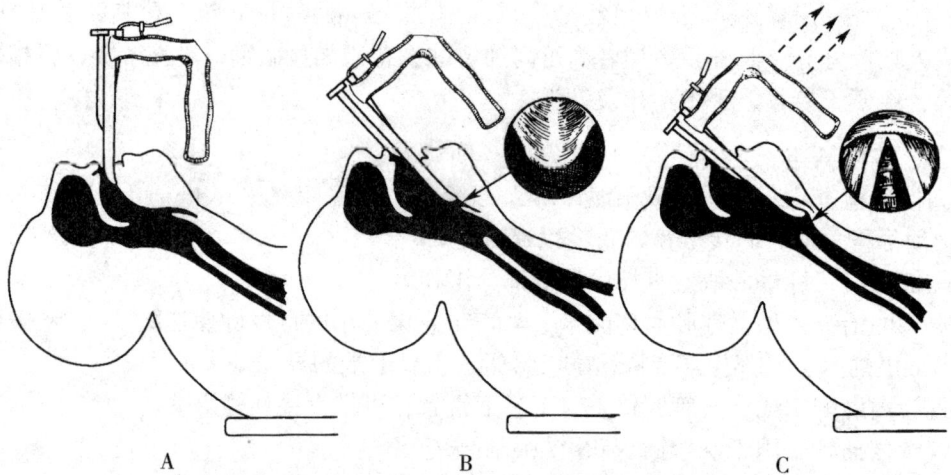

图 4-5　直接喉镜检查法
A. 沿舌背右侧进入口腔；B. 将舌根向上压，看到会厌；
C. 向前提起会厌，暴露声门裂（虚线箭头示正确用力方向）

若受检者颈短而粗，声带前连合不易暴露时，须将其头部稍稍抬高，左手用力向上提起喉镜，右手拇指从喉镜下方向上用力，右手其余各指扣住患者右侧上列牙齿，协同用力托举会厌，绝不可用上列切牙做支点将喉镜向上撬动。如此法不成功，可请助手将甲状软骨向下压迫或改用前联合喉镜检查。前联合喉镜不但可清楚看到声带前连合，并可插入声门裂，检查声门下腔。检查幼儿时，为防止术后发生喉水肿，喉镜尖端也可不压迫会厌，只将舌根向前提起，会厌随之竖立，即可暴露喉腔。

手术并发症　通常很少发生。在幼儿，特别是有痉挛素质（spasmophilia）者，术中可发生严重的、甚至有生命危险的喉痉挛。操作中，动作必须轻柔，不可粗暴，以免损伤咽、喉黏膜，发生血肿、出血或继发感染，导致不良后果。

2. 支撑喉镜和悬吊喉镜检查法

（1）本法优点：可以使检查者腾出双手来使用器械，便于进行喉内检查和手术操作。对喉腔的某些较小的肿瘤从喉内径路进行切除，包括喉咽良性肿瘤的剥离和缝合止血等，均较一般直接喉镜易获成功。

（2）适应证：除颈椎固定或颏下有较大瘢痕以致头部不能后仰的患者外，其他适合于做直接喉镜检查的患者均可应用本检查法。

（3）禁忌证及术前准备：同直接喉镜检查法。

（4）麻醉及体位：全身麻醉或表面麻醉均可，拟做激光或射频等治疗或电凝固术者也可应用静脉复合麻醉。为使肌肉松弛，必要时可应用肌肉松弛剂，检查时采用平卧仰头位。

（5）检查方法

①支撑喉镜：分喉镜、连接部与支架3部分。喉镜与普通直接喉镜（或前联合镜）基本相同。但镜柄上有一小洞，可装配其他附件，如放大镜与照相机等，连接部一端固定于喉镜上，一端与支架相连接。中间有一调节螺丝，检查时可以调节支架与镜柄间的夹角。支架近端可插入连接部中，末端有两脚左右分开，以两个圆盘形的脚支撑于胸前。

检查时先如直接喉镜检查法将喉镜放入喉咽或喉腔（视需要暴露的部位而定），然后将支架近端插入原先已固定于镜柄的连接部中，将支架两脚在胸部固定好，旋动调节螺丝，使支架利用杠杆的力量撑住喉镜，暴露检查部位，即可一人进行操作（图4-6）。

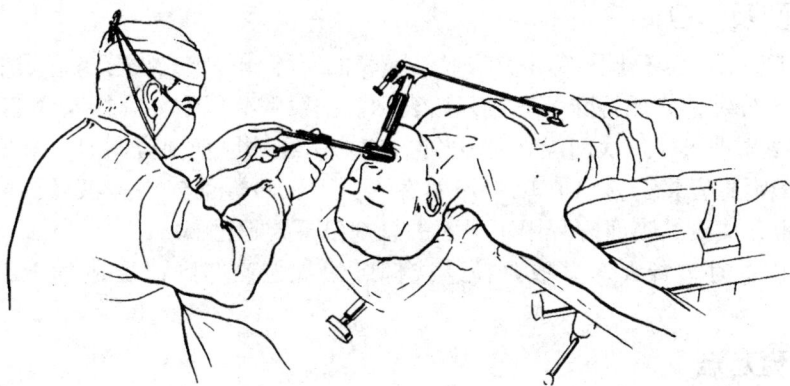

图4-6 在支撑喉镜下施行手术

②悬吊喉镜检查法：由两个主要部件构成，即喉镜与挂架。喉镜包括特殊的开口器及压舌板，两者相连并附长柄，柄上部有挂钩，钩再固定于手术台的挂架上。

本法除具支撑喉镜的优点外，因有尽量开大口腔的作用，对经口腔施行喉咽和喉部操作更为方便，检查时先将压舌板放入口内，沿舌背深入。暴露检查部位，还可深达会厌喉面，将其掀起，再开大开口器，将柄挂在挂架上，便可进行检查与操作。

三、纤维喉镜检查法

纤维喉镜是目前在耳鼻咽喉科应用最广的导光纤维内镜；纤维喉镜系利用透光玻璃纤维的可曲性、纤维光束亮度强和可向任何方向导光的特点，制成镜体细而软的喉镜，光源用卤素灯的冷光源。它由镜体、冷光源和附件三部分所组成，其构造与其他导光纤维内镜基本相同（见内镜检查法）。因它可以经前鼻孔插入而检查鼻咽、口咽、喉咽和喉部，故又称之为纤维鼻咽喉镜。纤维喉镜有不同的种类和规格，其常用的纤维喉镜的镜体长 605~700mm，有效长度为 410mm。Olympus ENFIT 10 的外径为 5mm，视野角 90°，弯曲度 160° 和 90°；而 Olympus ENF-P2 的外径仅 3.4mm。吸引活检管道的管径为 2mm，因此可分别应用于成人和儿童的喉部检查。

（一）适应证

基本上同直接喉镜检查法。因纤维喉镜镜体柔软、可弯曲、光亮度强，能经鼻腔插入进行检查，故对咽部敏感、牙关紧闭、张口困难、颈椎强直、颈短、舌体过高等原因而行间接喉镜检查、直接喉镜检查困难者尤为适宜。由于纤维喉镜能接近检查部位进行观察，故可发现隐蔽的病变和早期微小的病变，并能开展活检以及对较小的声带息肉和声带小结进行手术。配备摄录像系统尚可动态地观察病变的发展过程。

（二）禁忌证

1. 上呼吸道有急性炎症伴有呼吸困难者，心肺有严重病变者为其禁忌证。

2. 对丁卡因过敏者。

3. 不明原因的Ⅲ~Ⅳ度喉阻塞者。

（三）麻醉及体位

1. 麻醉　常选用 1% 丁卡因喷雾做咽喉黏膜表面麻醉。通常先喷雾少许丁卡因于患者的舌下，观察 3~5 分钟，如无特殊不适再开始表麻。一般咽喉部喷雾麻醉 3~4 次，声门喷药、滴药或涂布 1~2 次即可，每次间隔 2~3 分钟。如采用经鼻检查则应同时行鼻腔喷雾表麻药 2~3 次。注意嘱咐患者将药液含在口中切勿吞入，下次喷雾前先将唾液及药液吐出，以免导致丁卡因中毒。成人黏膜面麻醉用丁卡因的总剂量不要超过 60mg。

2. 体位　检查时患者大多采取坐位，或仰卧垫枕位。仰卧位更适宜于年老体弱者和儿童。

（四）检查方法

纤维喉镜可经鼻或经口进行检查。经鼻检查可同时观察鼻腔及鼻咽部的情况，镜体易固定，纤维喉镜远端沿咽后壁插入时咽反射轻，无舌体的干扰，操作方便。但如遇鼻中隔呈 S 形偏曲、下鼻甲肥大、鼻息肉或鼻腔新生物，近期反复鼻出血或多脓涕者则以经口检查为宜。根据患者的体位，检查者可立于其头后部或对面。通常用左手握持镜体的操纵部、右手握持镜体的远端，沿鼻腔底轻轻插入，在中鼻甲下缘行进，可观察到中鼻道的部分结构。对于行功能性鼻内镜手术后的患者，可观察到上颌窦自然窦口及筛窦开放的情况，可作为功能性鼻内镜手术后患者长期随访的复查。镜前端进入鼻咽部后调节操纵杆的方向按钮，向下弯曲，观察舌根部、会厌舌面及会厌谷，将镜前端略弯向上即可抬起会厌，观察会厌喉面、杓会厌襞、室带、喉室和声带，包括前联合和杓间区等，除注意喉黏膜的颜色、形态、有无溃疡、充血及新生物外，还应注意声门裂的大小，声带的活动度和声门下区有无病变。如需观察喉咽部时，则嘱患者将右手示指放入口中，闭紧嘴唇，用力做吹喇叭样鼓气，待食管入口开放的瞬间，即可观察到梨状窝和环后的病变。

四、电子喉镜检查法

电子喉镜是电子内镜家族中的一员，全称电子计算机辅助的光导纤维鼻咽喉镜，它属于软管纤维内镜，具有可弯曲、光亮度强、镜体柔软等特点。近几年广泛用于临床，其外形与纤维喉镜相似。它是采用电子导像系统替代导光纤维束，因此，可以获得高清晰度的图像。电子导像系统包括屏幕显示、录像装置等，与纤维内镜组装成一体。通过与电子喉镜连接的计算机，可以把电子喉镜图像显示在计算机屏幕上，通过计算机可以对图像进行裁剪、标记、保存，使其与病史资料、临床诊断、检查日期、检查者姓名等一起组成一份漂亮的彩色图文报告。这些信息可永久保存，随时调用，也可由打印机将报告打印出来交给患者。总之，电子喉镜检查有以下优点，①图像清晰度高，比现在广泛使用的纤维喉镜的图像要清楚得多。医师可以看清楚咽喉和鼻咽的各个部位。②检查时患者基本上无痛苦。③可在电子喉镜下进行喉部疾病的治疗，如切除声带息肉、小结等。④可以将每次检查的情况备份存档。

（一）适应证

基本上同纤维喉镜检查法。因电子喉镜镜体柔软、可弯曲、光亮度强，能经鼻腔插入进行检查，故对咽部敏感、牙关紧闭、张口困难、颈椎强直、颈短、舌体过高等原因而行间接喉镜检查、直接镜检查困难者尤为适宜。由于纤维喉镜能接近检查全部位进行观察，故可发现隐蔽的病变和早期微小的病变，并能开展活检以及对较小的声带息肉和声带小结进行手术。配备摄录像系统尚可动态地观察病变的发展过程。

（二）禁忌证

1. 上呼吸道有急性炎症伴有呼吸困难者，心肺有严重病变者为其禁忌证。
2. 对丁卡因过敏者。
3. 不明原因的Ⅲ～Ⅳ度喉阻塞。

（三）检查方法

同纤维喉镜检查法。

（邵泽民）

第二节　喉肌电图检查

喉肌电图检查（Laryngeal Electromyography，LEMG）是研究喉肌的生物电活动，借以判断喉神经肌肉系统功能状态，为临床诊断提供科学依据。自从 Gavani 发明了静电计之后，1825 年，Nobili 用电流计证实肌电电流的存在，1843 年 DuBois-ReyMond 用此方法记录出蛙肌电图；Bemstein（1874），Hermann（1877）开始提出了肌肉电活动原理方面的报告，并定名为动作电位（action potential）一词；Braun（1897）制成了阴极射线示波器，随着研究方法的改进，电生理研究取得了迅速的发展。1962 年，Hiroto 发明电极经喉外插入记录喉肌电图获得成功。在国外，直到 1944 年 Weddel 首先开始将肌电图应用于喉部。在国内，牟连才等（1982）、田振明等（1982）及杨式麟等（1984）相继将肌电图检查应用于动物试验及人体的喉内肌肌电检查。目前，此项检查已广泛应用于喉肌电生理研究以及临床工作。

一、仪器与电极

肌电描记仪包括电极系统、放大器、示波器、扬声器等电子系统及计算机系统装置组成。目前电极主要有两种类型：针状电极和钩状电极。与针状电极比较，钩状电极体积小，对患者刺激小，能固定于喉内肌内，可随意发声。而针状电极对患者刺激较大，发声时随着喉内肌的收缩使其位置不易固定，影响检查。

二、检查方法

1. 检查时准备工作　做好解释工作，咽部较敏感、分泌物较多者，于检查前半小时皮下或肌内注射阿托品 0.5mg，有上感、发热、咳嗽等症者应暂缓检查。

2. 体位及麻醉　患者仰卧于诊断床上，肩下垫一扁枕，常规颈部消毒，戴无菌手套，在环甲间隙处注入 2% 利多卡因 0.5ml，再从注入利多卡因处向声门下分 3 次滴入 1% 丁卡因 1.5~2.0ml，每次间隔 1 分钟，3 分钟后即可行甲杓肌及环杓后肌的检查。个别患者喉反射较重致频繁咳嗽时，可酌情向声门下再滴入 1% 丁卡因 0.5~1ml。

3. 检查　喉内肌肌电活动时，电极放置比较困难，电极在喉内各肌的插入方法主要有三种。

（1）直接径路：是通过咽部手术或喉裂开手术直观下直接进针，但这种方式进针非常不便，此法现已不用。

（2）经皮径路：经颈部皮肤途径到达喉内肌的有环甲肌、甲杓肌及环杓侧肌。

①环甲肌检查法：进针位置在颈部中线稍外侧 3mm 处，环状软骨上方将针电极垂直刺入环状软骨弓之软骨膜表面，然后将电极向后、向上、向外的方向进针约 5mm，即达环甲肌。一旦证实电极插入正确位置，即请受检者提高发音的音调，因为音调快速的升高能使环甲肌的活动加强。

②甲杓肌检查法：嘱受检者处于侧卧位并持续、稳定的发音。进针位置在环甲间隙中点，刺破环甲膜并向后、上进针。通过喉镜可监测电极的位置，证实电极在甲杓肌内之后，请受检者持续发低调音。在进行吞咽活动时，甲杓肌亦可有明显的活动。

③环杓侧肌检查法：进针点几乎和环甲肌相同，针尖向外并略向上，穿过环甲膜向前朝甲状软骨下角方向，直至刺入环杓侧肌。通过受检者屏住呼吸可证实电极是否在正确的位置，方法与吞咽活动一样，可导致环杓侧肌的运动，并可与环甲肌相鉴别（图 4-7），另外，环杓侧肌检查法还有结节前法即从下甲状结节的前下方，向后上内刺入，经过皮肤、颈前肌、再经环甲韧带，针尖距皮肤 2.5~3cm 即达该肌；结节后法即当针刺到环甲肌斜部后，再向深部进针，针尖距皮肤 2.5~3cm 后即达该肌。

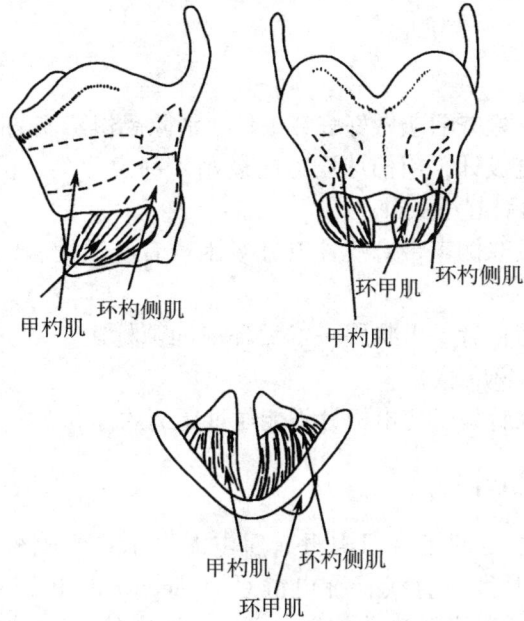

图 4-7　经颈检测环甲肌、甲杓肌、环杓侧肌

④环杓后肌结节前法：刺入侧肌后再向深刺 5mm 即达环杓后肌；结节后法：刺入侧肌将针拔出少许，使针尖的方向稍向外转，再向深刺即达该肌，针尖距皮肤 3~3.5cm。

⑤杓横肌：在正中线进针，经环甲韧带通过喉腔，针与颈部皮肤呈 60°角向后上方进针，达到左右杓状软骨之间，穿过喉头后壁黏膜到达杓横肌。

（3）通过口腔进针：这种方法是在间接喉镜或直接喉镜指引下通过口腔将针电极插入喉内肌。经口内途径可检测环杓后肌和杓间肌。在间接喉镜下，电极的针尖穿破靶肌肉的肌膜进入肌腹内。环杓后肌的进针点在附着于环状软骨板的肌腹内。可通过受检者重复发短元音和在发音中间夹带深而快的吸气而证实，因为环杓后肌在吸气及间歇性发音过程中运动明显。杓间肌的进针点位于两个杓状软骨突之间。可通过受检者发短音而证实（图 4-8）。一般情况下，杓间肌的活动与环杓后肌的活动是互补的。此方法操作较困难，患者不宜合作，电极易移位，而且电极留置口内常影响发声，现已应用较少。

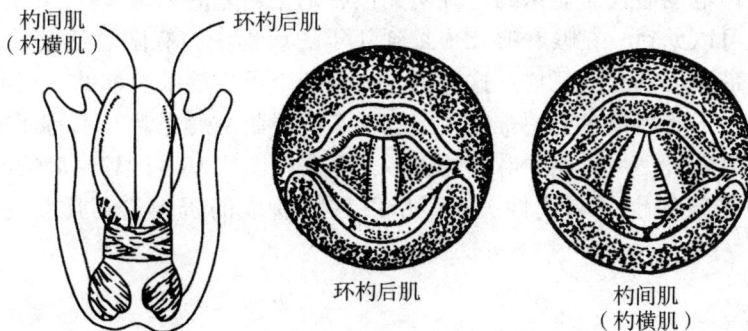

图 4-8　经口检测环杓后肌和杓间肌（杓横肌）

三、注意事项

1. 对有恐惧心理者，检查前应做好解释工作，消除恐惧不安的心理状态。

2. 检查完毕后拔出电极针，用棉球压迫电极刺入部位片刻，检查有无渗血或血肿，因电极针可能刺破小血管而引起小血肿。

3. 对有喉痉挛病史及双侧声带麻痹伴有呼吸困难者应慎用，因应用此检查法较易激发喉痉挛。

4. 患者肥胖、颈部短粗者，甲状腺手术后环甲间隙标志不清、按正常角度进针较困难者，应注意适当调整进针角度。

5. 有时老年人环状软骨板骨化电极针不能通过比例约占 0.2%。

四、正常喉肌电图

一般情况下，完全松弛的正常肌肉没有肌电图显示；当电极插入到肌内，肌纤维无动作电位出现，荧光屏上呈一直线，称电静息（electrical silence），但喉内肌很难在正常情况下出现静息电位。而当肌肉收缩时，神经-肌肉接头活动以动作电位形式可被记录到。在深吸气时，喉外展肌（PCA）的收缩力加强；而在发声、咳嗽或吞咽时，喉内收肌的收缩力提高。正常人的喉部随意活动时，其喉内收肌、外展肌活动是互补的。在正常人发声、吞咽时甲杓肌活动的肌电图，可以看出吞咽活动强于发声，因为前者要求喉肌收缩更强。

五、临床应用

1. 用于声带运动障碍的诊断及预后判断　喉肌电图在区别喉肌麻痹与环甲关节固定时可起重要鉴别作用，同时在评估麻痹程度和治疗效果方面也颇有帮助。

临床应用时，肌电图电极用同心两极针的电极经颈部皮肤插入是很方便的。在进行喉功能检查时，受二支神经支配的喉组织区域（如甲杓肌受喉返神经支配，而环甲肌受喉上神经支配）的检查也是双向的。图4-9显示喉不完全性麻痹患者的肌电图，尽管在喉镜下见其声带不运动，但其随意活动仍被部分保留。图4-10显示完全性喉肌麻痹患者的肌电图，图中可以看出完全没有随意活动显示，但仍有很少量的非随意动作电位出现。这种放电是以肌纤维颤动的动作电位形式而显示的，说明其预后是相当差的。

临床上往往可以见到，在喉麻痹几个月到几年的病程中，有随意活动的肌电图的记录，但却没有任何声带运动恢复的征象。这是由于神经纤维再生混乱引起的。用喉肌电图评估喉功能的不足之处在于使用技术上的难度，特别在某些喉肌麻痹患者，不易证实电极是否插入到正确的位置。另外对一些长期喉麻痹的患者，喉肌电图难以估计其预后情况，而且测试的结果和患者的功能效果也并非线性关系，所以在对获取的资料进行质量评估时往往是困难的。

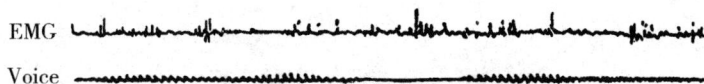

图 4-9　喉不完全性麻痹时肌电图

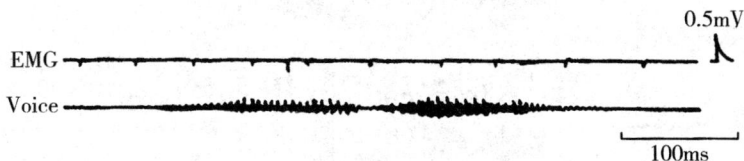

图 4-10　喉完全性麻痹时肌电图

2. 作为功能性发声障碍的辅助诊断　癔症性失声时，喉肌电图正常，咳嗽及吞咽时有放电现象。痉挛性失声时在发声及深呼吸时，甲杓肌出现不规则的肌电活动，喉肌电图作为一种客观检测手段，在痉挛性发声障碍治疗中的应用也越来越为专业人员所重视。肌电图的半定量单个运动单位电位（motor unit potential，MUP）分析及定性（干扰相）评估可作为痉挛性发声障碍重要诊断及鉴别诊断依据。

3. 其他神经疾患的诊断　如运动神经无疾患时，检查声带运动无明显障碍时，可有肌电图的异常表现。

4. 判断喉运动神经损伤部位　喉运动损伤包括中枢性（核性）及周围性损伤，后者又分单纯喉返神经损伤、单纯喉上神经损伤及喉返神经和喉上神经连合损伤（迷走神经损伤）。如为核性损伤则可出现波宽和波幅显著增加的巨电位；单纯喉返神经损伤，环甲肌肌电图多正常，其他喉内肌可出现失神经肌电反应。单纯喉上神经损伤则与上述改变相反；喉返神经和喉上神经连合损伤则环甲肌及其他喉内肌均可出现失神经肌电反应。

5. 指导治疗及疗效评价　如声带麻痹后仅表现为纤颤电位和正尖波，数周后无明显改变，无再生电位或运动单位电位出现，则表明神经无再生可能，自然恢复可能性很小，须考虑手术治疗。如有再生电位或正常运动单位电位出现，则提示神经开始再生，有可能自然恢复，可先行保守治疗。在进行各种神经吻合术或神经肌蒂移植后，如能观察到再生电位或正常运动单位电位出现，则表明手术有一定疗效，神经功能在逐步恢复，反之，则表明神经未再生，手术效果不佳。

（邵泽民）

第五章

耳鼻喉疾病常见症状

第一节　耳部症状

症状是患者机体或精神方面的感觉和表现。耳部症状或其邻近组织器官和全身病变的局部表现，主要有耳痛、耳溢液、耳聋、耳鸣等。分述如下。

一、耳痛

耳痛是临床上常见的症状。耳痛的程度轻重不一，与疾病的性质和患者对疼痛的敏感性有关。按耳痛的病因可分为两类：①属耳部病变，称耳源性耳痛，耳部检查时必有异常发现。②耳部没有病变，称反射性耳痛，是耳部邻近或远处病变所引起的耳痛，耳部检查多无异常发现。据估计有半数的成年人属反射性耳痛，这是因为分布于耳部的感觉神经较多，如三叉神经、舌咽神经、迷走神经和颈神经。

耳痛常被患者描述为烧灼痛、跳痛或阵发性刺痛，持续时间可为短暂性、间歇性或持久性。不同的病因耳痛常有其特点，分述如下。

（一）耳源性耳痛

1. 各种耳外伤　外力使耳郭造成血肿或裂伤；异物进入外耳道引起皮肤损伤或鼓膜穿孔。根据损伤的情况，都会有不同程度的耳痛。中耳损伤，多数仅损伤鼓膜，如直接戳伤、取异物机械伤。外耳道压力突然增高，如打耳光、冲击波、跳水、腐蚀性液体等，都可使鼓膜损伤；如挤伤鼓室可造成颅底骨折可致鼓室积血等。中耳损伤耳痛较重，常伴随耳鸣、头晕。耳痛及耳聋的程度与鼓膜损伤的大小及耳蜗受损有关。

2. 耳带状疱疹　又称为疱疹性膝状神经炎，是病毒感染所致。按病情不同分为3型：耳郭疱疹、耳郭疱疹并发面瘫、耳郭疱疹并发面瘫及听神经症状。发病初期耳部不适、灼热或僵硬感、低热、轻度头疼等。继之耳部出现阵发性疼痛，逐渐加重，有的患者耳痛无法忍受。此时耳郭、外耳道甚至鼓膜可出现红肿，数日后局部皮肤出现疱疹，面瘫多在1个月内恢复。如累及听神经，则可发生耳鸣、耳聋或伴有眩晕、恶心、呕吐等前庭神经症状。

3. 外耳道疖　又称局限性外耳道炎，疖肿发生于外耳道软骨部，因该处有毛囊、皮脂腺、耵聍腺，皮肤损伤后，常为葡萄球菌侵入而发病。主要的症状是跳动性耳痛，张口、咀嚼、打哈欠时耳痛加重，常放射到头部，因痛影响睡眠。婴儿因不会讲话，常表现为哭闹不安，如触动耳部，疼痛更甚。疖肿位于外耳道后壁者，炎症可向耳后扩散而肿胀，使耳后沟消失，或耳后乳突皮肤红肿，可被误诊为急性乳突炎。一般发病 5~6 天后，疖肿溃破，外耳道流出少量血脓，耳痛随之减轻。

4. 化脓性耳郭软骨膜炎　是严重的外耳疾病。常在耳郭外伤后，发生细菌感染，以绿脓杆菌及葡萄球菌居多。早期耳郭灼热感，继而局部肿胀、疼痛，并迅速加剧，呈持续性的耳痛，用一般的止痛药物也难制止。且有全身不适，并有发热。耳郭红肿、增厚、触之坚硬，而缺乏弹性，触之疼痛更甚。脓肿形成时，耳郭表面呈暗红色，或有局限性隆起，或有波动感。脓肿破溃后，疼痛减轻，可形成瘘管长期不愈。

5. 疱性鼓膜炎　是病毒感染引起的鼓膜急性炎症，病变限于鼓膜及外耳道近鼓膜处的皮肤。常发于感冒、流感或麻疹之后。多为突然耳深部疼痛，呈持续性刺痛或胀痛，可有同侧头痛，小儿可有哭闹不安。大疱破裂后，外耳道流出血性或浆液性分泌物后，此时疼痛缓解。

6. 耵聍腺瘤　也称外耳道腺瘤、外耳道圆柱瘤等。该瘤包括良性和恶性肿瘤。恶性变早期，有疼痛是其特点，且局部有触痛。肿瘤发生继发感染时，耳痛加重，并放散到患侧头部。因此，外耳道肿瘤，尤其伴有疼痛者，应引起高度重视。

7. 急性化脓性中耳炎　患者多有上呼吸道感染，细菌经咽鼓管进入中耳。因鼓室积脓或黏膜肿胀，刺激神经末梢而产生剧烈耳疼痛。在鼓膜没有发生穿孔前，耳深部锐痛，或跳动性疼痛，在打喷嚏、咳嗽、吞咽时耳痛加重。其疼痛可放散至患耳同侧颈部、头顶部、牙齿或整个半侧头痛。如为婴儿，可出现哭闹不安、拒食。当鼓膜自行穿孔或切开鼓膜，脓液排出后，耳疼痛骤减，全身的症状也随之改善。

8. 急性化脓性乳突炎　是乳突气房化脓性炎症，主要发生于儿童，现很少见。为急性化脓性中耳炎的并发症，鼓室炎症经鼓窦而致乳突气房积脓。耳痛的特点为急性中耳炎后，耳痛持续不减，并呈跳动性疼痛。有明显的耳后（乳突区）红肿、压痛。

9. 中耳癌　一般早期耳胀痛，可能为肿瘤的压迫，或骨质破坏所致。主要是跳动性疼痛，可向面、颞、乳突、枕部放散性疼痛，有时剧烈疼痛使患者难忍受，夜间更甚。耳痛的程度与局部检查所见不相称，是本病的特点。

（二）反射性耳痛

耳部有丰富的感觉神经末梢，如三叉神经第 3 支的耳颞支分布在耳屏、外耳道前、上壁外部分的耳轮皮肤；迷走神经耳支和舌咽神经、面神经分支相接，并共同分布于耳甲腔、外耳道后壁、耳郭后、内方及附近的乳突皮肤；耳大神经后支分布在耳郭的前后部，并有枕小神经分布在耳郭皮肤；鼓膜外层的神经分布与外耳道相应的区域相同，鼓膜内层和鼓室的感觉均受鼓室神经丛支配。由于耳部有丰富神经的分布，而这些神经同时支配其他部位的感觉，所以远处的病变可引起反射性耳痛。

1. 鼻与口腔疾病　如鼻窦炎、高位鼻中隔偏曲、上颌窦肿瘤、急性鼻咽部炎症、龋牙、阻生牙、牙周病、口腔溃疡、牙根脓肿、口腔肿瘤及下颌关节病等，均可通过三叉神经引起反射性耳痛。

2. 咽部疾病　如急性咽炎、急性扁桃体炎、扁桃体周围脓肿、咽旁及咽后脓肿、扁桃体手术后、茎突过长、咽部溃疡或咽部肿瘤等，因舌咽神经受累，传至鼓室神经丛引起反射性耳痛。

3. 喉部疾病　如急性会厌炎、喉软骨膜炎、喉脓肿、喉结核、喉癌、下咽癌等，通过喉上神经迷走神经耳支引起反射性耳痛。甚至肺、支气管疾病经迷走神经分支的反射，也可引起耳痛。

4. 颈部疾病　如颈关节盘病、颈椎关节炎、胸锁乳突肌纤维组织炎，通过第2和第3颈神经，引起反射性耳痛。

再者耳部的感觉神经的炎症、神经痛等，均可引起耳部疼痛。

临床上，若患者主诉耳痛，而耳部正常，应仔细检查咽、喉、口腔等处，寻找病因。

二、耳溢液

耳溢液又称耳漏，是指外耳道有异常的液体存积或外流，其液体可来自外耳道、耳部周围组织、中耳、迷路或颅内，这是耳病常见的症状。应分清楚耳溢液性质、色泽、气味。

正常的外耳道有少量的皮脂腺、耵聍腺分泌出一些物质及上皮脱屑，而有些人的耵聍生物化学成分有变异，分泌出黄色的油状物，这也属于正常。单纯外耳道病变引起耳溢液是没有黏液成分的，任何黏液或混杂有黏液成分的分泌物必然来自中耳，这是因为外耳道只有复层鳞状上皮，而无分泌上皮。

(一) 耳溢液的性质

耳溢液的性质有浆液性、黏液性、脓性、血性、混合性或脑脊液性。实际上，大多数患者耳溢液有2种以上的性质，或在某些病变发展过程中，由一种变为另一种。

1. 浆液性　为淡黄色，微混浊，含有蛋白质、少量的白细胞及脱落细胞，可凝结成块状，常见于外耳道湿疹、急性中耳炎的早期；疱性鼓膜炎，在大疱破溃后，流出的液体呈血性浆液或浆液性；中耳炎有过敏性改变时，中耳的黏膜呈苍白水肿，浆液性分泌物增多，外溢，含有嗜酸性粒细胞。

2. 黏液性　由于中耳炎和腺体的化生，黏液腺分泌亢进，耳溢液中含有大量黏液，可拉长呈丝状，随着炎症的好转，黏液成分逐渐减少，多见于无混合感染的慢性单纯性中耳炎；因外伤或感染的腮腺炎症，有瘘管通向外耳道时，亦有黏液性分泌物。

3. 脓性　是化脓性炎症的产物，分泌物含有大量的脓细胞和组织崩解物。纯脓性，常见于外耳道疖、外耳道炎；化脓性中耳炎急性期，从鼓膜穿孔处流出黏液脓，常有搏动性；中耳炎并发硬脑膜脓肿、侧窦脓肿或脑脓肿，有较多的脓或臭脓；耳周淋巴结、囊肿化脓或腮腺化脓，向外耳道破溃时，可流出大量脓液。

4. 血性　多见于耳外伤、外耳道乳头状瘤、中耳癌及颈静脉体瘤糜烂溃破时，出现血性物；外耳道或中耳黏膜损伤可发生纯血性耳溢液。

5. 混合性及水样性　颞骨骨折伴脑膜损伤时，若脑脊液混有血液则耳溢液呈红色水样液体，而无血液混入时呈水样液体。

(二) 耳溢液色泽、气味和量

1. 耳溢液色泽　因细菌感染的种类不同而异，如绿脓杆菌感染，其脓呈铜绿色；金黄色葡萄球菌或肺炎球菌感染，其脓呈黄色，较黏稠；溶血性链球菌或嗜血杆菌感染，其分泌物呈淡红色，较稀；真菌感染，常因菌种不同而脓的颜色也不一样，如呈黑色、黑褐色、黄褐色，在耳分泌物中可出现霉膜。

2. 耳溢液气味　浆液性或黏液性耳溢液一般无臭味。慢性单纯性化脓性中耳炎的分泌物，可有轻微的臭味，但经清理治疗后，多减轻或消失；臭味多因为脱落细胞上皮和细菌腐败所致，如胆脂瘤性中耳炎有特殊的臭味；中耳癌因有渗血及组织坏死，脓液有恶臭；如死骨形成或有骨坏死溃疡，也有臭味。

3. 耳溢液的量　常因病因及其性质不同而有区别，如急性化脓性中耳炎，鼓膜自行穿孔或切开鼓膜排脓，其数量较多，在穿孔处可见到搏动性溢脓；也见于中耳炎并发硬脑膜外脓肿、侧窦脓肿的患者有大量的脓液，呈搏动性溢出。在临床上应特别注意，凡耳流脓突然减少或突然增多，并伴有头痛、发热、白细胞增多或有颅内压增高的体征时，应考虑到颅内并发症的发生；外耳道疖，脓头破溃后可有少量的脓栓，脓量不多；腮腺化脓感染，溃破到外耳道时，可流出大量的脓液；胆脂瘤中耳炎如局限于上鼓室者，可见到少量干酪物，如为鼓膜松弛部穿孔，而又被干痂覆盖时，若不仔细清除极易漏诊，须引起注意。

三、耳聋

听觉系统的传音或感音部分发生病变时，都可发生听力障碍，其所致的听力减退，统称耳聋。在耳聋较轻时，声音增强可听到声音者，为听力减退或重听；耳聋严重时，甚至完全丧失听力，称为全聋。小儿自幼全聋，丧失了学习语言的机会，因聋致哑，而成为聋哑人。

耳聋按性质可分为器质性和功能性两大类。器质性耳聋，根据病变的部位，可分为传导性聋、感音神经性聋和混合性聋3种。传导性聋病变在外耳、中耳或少数的耳蜗损害，使声波传入内耳受到障碍，常见的疾病如外耳道闭锁，耵聍栓塞，外耳道异物，急、慢性中耳炎，鼓室硬化症等；感音神经性聋病变部位在耳蜗、听神经或听中枢，常见的疾病如突发性聋、噪音性聋、中毒性聋、老年性聋等；混合性聋，是由于传音系统和感音系统均受损害，根据病变部位及侵犯的程度不同，有传导为主或感音为主的混合性聋。功能性耳聋如癔症性聋、精神性聋和伪聋。

四、耳鸣

耳鸣是指外界无响声，而感觉耳内有声音，它是听觉紊乱的一种现象。患者感耳内或颅内有响声，如铃声、哨声、汽笛声、轰鸣声、嗡嗡声、蟋蟀叫声、蝉鸣声等。耳鸣多属噪声，有间歇性或持续性，一耳或双耳，轻者患者毫不在意，重者扰人不安影响睡眠或使人难以忍受。耳鸣仅是一种表现，可由多数耳的疾病及许多全身疾病所引起。在极安静的环境中注意留心细听，几乎每个人都有耳鸣。但有些生理性的动作，如咀嚼、呼吸及吞咽时都会感到有声音。只是人们习以为常，不应叫作耳鸣。

根据耳鸣的性质，可分为主观性耳鸣和客观性耳鸣2大类。前者常见，约占耳鸣总数的95%以上，其耳鸣仅为患者本人能听到响声；后者少见，患者和检查者都能听到响声，因此称为他觉性耳鸣。

（陈　灼）

第二节 鼻部症状

鼻部疾病可发生多种症状，常见有鼻阻塞、鼻溢、嗅觉障碍、鼻源性头痛、共鸣障碍等。

一、鼻阻塞

鼻腔发生机械性阻塞或因鼻腔、鼻咽部有病变时，阻碍了气体流通，患者自觉有鼻呼吸不通畅时，称为鼻阻塞。

鼻阻塞是鼻部疾病常见的症状之一。由于病因、病变部位和程度的关系，可为一侧性或两侧性，短暂性或持续性，交替性或阵发性，部分性或完全性，突然发生或逐渐加重的鼻阻塞等。

鼻阻塞的原因，多由于病变使鼻腔的通道变窄所致。

1. 鼻黏膜病变　黏膜水肿、黏膜肿胀，有黏稠的分泌物或痂皮以及瘢痕的粘连等引起的鼻阻塞。有的虽无机械性的狭窄，如萎缩性鼻炎，因为鼻腔通道变为直管形，而不是正常的抛物线形，并有鼻黏膜纤毛运动功能的减退或消失，使患者有鼻阻塞的感觉，即使清除鼻腔的痂皮，患者仍感觉有鼻阻塞。

2. 鼻腔结构改变　如鼻中隔偏曲、畸形、血肿、脓肿、鼻甲肥大、鼻息肉及鼻肿瘤等疾病引起的鼻阻塞。

3. 鼻腔静脉压增高　当侧卧时，位于下方一侧鼻阻塞，其原因是下方一侧鼻静脉压增高，鼻甲被动充血、肿胀。当恢复为仰卧时，鼻阻塞症状消失，称为位置性鼻阻塞。也有的当仰卧时，出现双侧鼻阻塞者，这提示鼻黏膜的静脉压增高，如头位抬高或坐起时，鼻阻塞缓解或消失。

新生婴幼儿鼻阻塞虽不多见，其后果严重，除可引起呼吸困难或窒息外，还可以因吮奶困难，发生营养不良，而影响正常发育。儿童鼻阻塞长期用口呼吸，呼吸道阻力明显减少，可影响胸廓的发育，可出现扁平胸或鸡胸，有的可发生硬腭上拱，牙列不整齐，睡眠打鼾等表现。如果双侧鼻阻塞，成人或儿童其言语声可呈现闭塞性鼻音。

由于鼻阻塞长期张口呼吸，吸入的干燥或过冷的空气，未经鼻腔的调节，常会引起口唇、口腔、咽喉、气管和下呼吸道的急性或慢性炎症，并出现相应的症状。

鼻阻塞常伴有鼻溢液和鼻黏膜纤毛的运动障碍，容易发生继发性感染，或经鼻咽侧壁的咽鼓管累及中耳时，可出现耳鸣、耳闷和传导性听力减退。长期鼻阻塞的患者常有头昏、头痛、记忆力减退、失眠、多梦、注意力不能集中等全身症状。由于张口呼吸的阻力明显减小，在胸内不能形成足够的负压，肺活量也减少，不利于肺泡的气体交换，会出现慢性缺氧，使心脏负担加重，对老年或虚弱的患者，可引起低氧血症和诱发心脏病的可能性。

除以上各种病因外，如鼻腔异物、结石、腺样体肥大及鼻咽部肿瘤等，均可发生鼻阻塞。因此，对鼻阻塞的患者要认真对待，针对病因，采用不同的治疗方法，设法恢复正常的经鼻呼吸。

二、鼻溢液

鼻溢液是鼻部疾病常见的症状之一，在正常情况下，鼻黏膜的腺体，如浆液腺、黏液腺、浆黏液腺、杯状细胞和嗅腺，都会产生少量黏液，以维持鼻腔黏膜纤毛运动，调节吸入的空气的温度和湿度以及辅助嗅觉的功能。一般成年人每日从鼻腔分泌物中排出水分 500～1 000mL，部分水分随呼吸气流而蒸发，另一部分则由鼻黏膜纤毛运动，屏住鼻咽部咽下或咯出。当鼻有病变时，分泌物的量和性质也发生变化，根据溢液的状态可判断出何种鼻病及其程度，按其性状可分为水样、浆液性、黏液性、黏脓性、血性、脑脊液等数种。

1. 水样溢液　呈透明清水样，为血管渗出液及黏液混合分泌物，内含有脱落的上皮细胞、白细胞、少量的红细胞及黏蛋白。多见于急性鼻炎的早期、血管运动性鼻炎及过敏性鼻炎的发作期，均有大量的水样分泌物，但后者分泌物中含多量的嗜酸性粒细胞。

2. 黏液性溢液　在正常鼻腔仅有少量分泌物覆盖黏膜表面，呈半透明状，内含有黏蛋白。当感情冲动，或受到物理性及化学性刺激时，可分泌大量的黏液。鼻腔有慢性炎症如慢性鼻炎或急、慢性鼻窦炎等时，也可使黏液性分泌物增加。

3. 黏脓性溢液　为黏液和脓的混合物，常见于慢性鼻炎、慢性鼻窦炎或急性鼻炎的恢复期。

4. 脓性溢液　有的分泌物呈绿黄色、混浊，有臭味，内含大量的坏死白细胞。多见于炎症侵及骨质，如齿源性上颌窦炎、额骨骨髓炎、上颌骨骨髓炎、鼻腔异物及恶性肿瘤伴部分坏死时常伴有恶臭脓性分泌物。

5. 血性溢液　是指鼻分泌物中带血，表现为鼻涕中有血丝或血涕，常见于鼻腔异物、鼻腔结石、溃疡、急性鼻炎、萎缩性鼻炎、鼻腔鼻窦或鼻咽部肿瘤等。鼻涕有血性物，可为鼻腔后部、鼻窦及鼻咽部恶性肿瘤的早期症状，应提高警惕，以免漏诊。

6. 脑脊液鼻溢液　脑脊液经额窦、筛窦或筛板的瘘孔流入鼻腔，再经鼻前孔流出时称为脑脊液鼻溢，又称脑脊液鼻漏。脑脊液无色透明、呈水样，内含葡萄糖，不含黏蛋白，久置后不会自行凝结，可经化验方法鉴别。脑脊液鼻漏常见于颅底骨折、鼻窦外伤、先天性脑膜脑膨出症等，有时可为鼻部手术的并发症。

7. 鼻痂皮、血痂或脓痂　常由于鼻分泌物干燥形成的。慢性鼻前庭炎常有表皮结痂；慢性干燥性鼻炎鼻腔前部常见有薄干痂；小儿鼻窦炎黏液脓性分泌物常存积在鼻腔前部，或在鼻前庭处结成脓痂；干酪性鼻炎和鼻窦炎可经常排出干酪性物质，并有臭味；萎缩性鼻炎鼻腔宽大，并附有干痂，有臭味，用力擤鼻时可排出大块筒状痂皮，常伴有少量鼻血。特异性感染，如麻风、鼻硬结症等，鼻黏膜呈萎缩性变或有结痂现象。

三、嗅觉障碍和恶臭

人的嗅觉不如其他哺乳动物敏感，而且人的嗅觉阈值因人、因时、因环境不同而有差异，一般人可分辨出 2 000～4 000 种不同的气味。女性的嗅觉，对某些气味来说，比男性敏感。女性在月经周期不同的阶段，常有嗅觉方面的变化，妊娠早期嗅觉敏感性增强，妊娠末期敏感性降低，这可能与神经内分泌系统有关。在饥饿时，室内温度、湿度增加时，嗅觉敏感度提高；吃饱时嗅觉敏感度降低。

嗅觉障碍，包括完全缺失，即不能嗅出任何气味；部分缺失，有些气味可以嗅出来；嗅觉减退；嗅觉过敏，即对气味敏感性提高；幻嗅，无特殊气味时也可嗅到不快的气味。其原因有以下几种。

1. 鼻黏膜短暂性的肿胀、充血，如急性鼻炎、过敏性鼻炎、血管运动性鼻炎的急性发作期所引起的鼻阻塞，常有暂时性嗅觉减退或缺失。

2. 鼻腔慢性疾病　如鼻息肉、鼻甲肥大、鼻中隔偏曲等，可直接或间接地影响嗅区的通气，可使嗅觉逐渐减退或缺失。

3. 鼻黏膜萎缩变性　其病变累及嗅区时，可致嗅觉减退或缺失，如链霉素或其他药物中毒、头颈部放疗后、老年性鼻黏膜萎缩等。

4. 颅内病变或外伤　如颅底骨折、脑肿瘤、垂体瘤、脑膜瘤等，使嗅球、嗅索、嗅通路和嗅皮质中枢受到损害时，出现嗅觉障碍。

5. 鼻黏膜长期接触有害气体　如溴气、氯气或吸烟，可致嗅觉减退或缺失。流行性感冒病毒感染，可致嗅神经末梢损害，有的出现永久性失嗅。

6. 大脑皮质疾病引起幻嗅　多发生在神经性精神性疾病，如精神分裂症、抑郁症、癔症或慢性乙醇中毒等。

7. 另外一种恶臭嗅觉，是由于体内某种原因产生实际存在的恶臭味。这种恶臭嗅觉的患者和他人都觉得有臭气味，有时可仅为他觉性的臭味，而患者自己不感觉有恶臭味。常见有以下几种病。

（1）萎缩性鼻炎：晚期为臭鼻症，常有他觉性恶臭，尤其是夏季更为严重，与其接近者极易察觉。但患者本人多不自觉有恶臭味。这是因为鼻腔嗅区黏膜的损害，而丧失嗅觉功能所致。

（2）干酪性鼻炎：又称干酪性臭鼻症，其特点是鼻腔或鼻窦内充满有奇臭干酪样或豆腐乳状的腐败物质，并有头痛、牙痛、脓血性鼻液，其嗅觉减退。晚期可破坏骨质，造成面部畸形。

（3）鼻腔异物：多见于儿童，一侧鼻腔流出血脓臭味分泌物，可伴有黏膜感染故有臭味。患儿多不自诉，常被他人察觉，才到医院就诊。

（4）骨髓炎：婴幼儿上颌骨骨髓炎，常在眶下缘或上颌牙槽处发生瘘管，分泌物有臭味；额骨骨髓炎，有时眼眶内上角发生瘘管，排出臭脓。

（5）牙源性上颌窦炎：成年人化脓性上颌窦炎可因牙根感染所致，排出的分泌物多有臭味。

四、鼻源性头痛

因外鼻、鼻腔、鼻窦疾病引起的头痛，称为鼻源性头痛。其疼痛多为鼻根、前额、眼眶或面部的隐痛、钝痛或胀痛，但很少引起全头痛。

（一）鼻源性头痛的特点

头痛与鼻部疾病有关，并伴有鼻部症状，如鼻阻塞、流脓涕、嗅觉障碍等；头痛可有时间性，如急性上颌窦炎引起的头痛，早晨轻，下午重，而急性额窦炎上午头痛严重，下午减轻；头痛有一定部位，如急性上颌窦炎引起的头痛，位于同侧面颊部或上列牙齿疼痛，而急性蝶窦炎引起的头痛，位于头顶部或眼球深部钝痛；在低头、弯腰、咳嗽、过劳、愤怒、饮酒等受到刺激时，引起头部静脉压增高，可使头痛加重；鼻腔应用血管收缩剂或黏膜表面麻醉后，鼻腔通气或引流改善时，头痛减轻或消失。

（二）性质与程度

浅表而有烧灼感的头痛，一般为浅表软组织损害；深部而呈钝性的头痛，多为深部病变；血管舒缩功能失调，引起头颅动脉异常扩张，可发生跳动性头痛；发作性、闪电样、尖锐而剧烈头痛或面痛，多属于神经性疼痛。常见的鼻源性头痛有以下几种疾病。

1. 鼻疖　多发于鼻前庭，常见于局部外伤、糖尿病或抵抗力低下的患者。发病初期感到鼻部灼热及胀痛，继而局部有剧烈跳痛。还常伴有畏寒、发热、头痛，全身不适等症状。病情较重者，感染可向周围扩散，此时可见鼻翼、鼻尖、上唇明显肿胀热痛。严重者可并发海绵窦血栓性静脉炎。

2. 急性鼻窦炎　除牙源性与外伤性鼻窦炎外，所有的鼻窦炎都是鼻炎的并发症。其所致的头痛系因黏膜充血、肿胀和窦口引流受阻而引起阻塞性头痛；鼻窦开口被阻塞，窦内空气逐渐被吸收，窦腔造成负压时，可引起真空性头痛；窦内负压过久，黏膜血管扩张，血浆渗出，窦内充满液体压力增高时，可出现张力性头痛。各急性鼻窦炎的头痛有以下的特点。

（1）急性额窦炎：其疼痛在患侧额窦部、眼眶内上方。头痛有周期性，早晨起床后数小时有严重的头痛，下午减轻，傍晚缓解或消失，如炎症不消退，第 2 天重复同样发作。头痛的周期性与额窦的特点有关。坐、立位时脓液向下移动，阻塞了额窦开口，窦腔内空气被吸收而出现真空性头痛。待窦口开放脓液排出，空气进入窦腔后头痛缓解或消失。

（2）急性上颌窦炎：由于炎症黏膜的肿胀和分泌物的增多，窦口被阻塞，早期出现上颌窦区疼痛，可累及眼眶、额部、上列牙处疼痛。其头痛并不严重，常为隐痛、钝痛或胀痛，以午后为重，夜间缓解。

（3）急性筛窦炎：有重度急性鼻炎的症状，头痛位于鼻根深部及眉间处，常在患侧内眦角有闷痛，眶内有胀感等，有时疼痛放射到颞部或头顶部。

（4）急性蝶窦炎：常和筛窦炎同时发生，故称为急性筛蝶窦炎。因蝶窦位置较深，如发炎时常表现为眼球后方或枕部钝痛，有时可放射到头顶、额或颞部。

（5）慢性化脓性鼻窦炎：一般无明显头痛，如有头痛，常表现为钝痛或头部沉重感。前组鼻窦炎多表现前额部和鼻根部胀痛或闷痛，而后组鼻窦炎的头痛在头顶部、颞部或后枕部。牙源性上颌窦炎者，常伴有同侧上列牙痛。

（6）航空性鼻窦炎：也称气压创伤性鼻窦炎，主要的症状是在乘飞机下降时，突然感到头痛或面部的鼻窦区疼痛，可伴有鼻出血。额窦的鼻额管细长而弯曲，故容易受损害，上颌窦次之，其他的鼻窦很少受影响。

（7）鼻中隔偏曲：中隔高位偏曲、嵴突或伴有一侧鼻甲肥大，持续压迫鼻黏膜，刺激了三叉神经，可致反射性头痛。

（8）鼻肿瘤：因肿瘤阻碍鼻窦排脓，造成真空性的头痛；肿瘤本身向周围浸润扩大，直接侵犯感觉神经，如上颌窦恶性肿瘤，可引起牙痛。肿瘤一旦侵及破坏颅底，可引起难以忍受的剧烈头痛。

五、共鸣障碍

人的共鸣器官有鼻腔、鼻窦、鼻咽腔、口腔、喉腔、咽腔和胸腔等。其中口腔和咽腔由于肌肉运动，可以改变其形状，称为可调共鸣腔，而鼻腔、鼻窦、鼻咽腔比较固定，称为固定共鸣腔。凡共鸣腔不论肌肉运动障碍、神经肌肉麻痹、肌肉痉挛、结构异常、先天畸形、占位病变、炎症肿胀等，都可影响共鸣。有以下原因可引起共鸣障碍。

1. 闭塞性鼻音　正常发育时，鼻腔、鼻窦因疾病可影响正常的共鸣作用，如果所发出的声音不能通过两侧鼻腔时，仅从口腔发出的声音，称为闭塞性鼻音。常见疾病如伤风感冒、多发性鼻息肉、肥厚性鼻炎、小儿增殖体肥大、先天性鼻后孔闭锁、鼻及鼻咽肿瘤、软腭与咽后粘连等，使鼻腔闭塞，而失去共鸣作用。

2. 开放性鼻音　鼻和咽部的共鸣作用是否正常，取决于腭咽闭合功能，如腭咽在发音时不能闭合，则出现开放性鼻音。常见疾病如腭裂、软硬腭穿孔、软腭缩短、软腭麻痹等。

口腔、咽腔、下咽部有病变时，也会影响发音，如常见的扁桃体周围脓肿，因影响软腭的运动，在发音时出现口中含物的声音。

（陈　灼）

第三节　咽部症状

咽部疾病的症状，主要由咽部疾病所引起，也可由咽部邻近器官或组织病变所致或为全身疾病的局部表现。咽部疾病的主要症状有咽痛、吞咽困难及咽部异物感等。

一、咽痛

咽痛为咽部常见的症状，多因局部感染或为全身疾病在咽部的表现。咽是极为敏感的器官，其感觉神经纤维来自舌咽神经、三叉神经、副神经及迷走神经。其中，鼻咽部和口咽部的痛觉，系由舌咽神经咽支、三叉神经上颌支及蝶腭神经的分支、副神经和颈交感神经节的分支等所组成的咽丛支配的。喉咽部的痛觉由迷走神经的分支——喉上神经所支配。口腔的痛觉主要由三叉神经分支所支配。食管的感觉有迷走神经和交感神经支配。

任何局部或全身因素刺激痛觉神经末梢时，其冲动传入岩神经节，再经延髓、丘脑和大脑皮质的痛觉中枢而产生咽痛。其疼痛的程度，取决于疾病的部位、性质及范围，并与患者对疼痛的敏感性有关。由于与邻近器官间的神经联系，邻近器官的疾病也可引发反射性的咽部疼痛。其疼痛有刺痛、钝痛、烧灼痛、隐痛、胀痛、撕裂样痛或搏动性跳痛等，可为阵发性或持续性疼痛。一种是自发性咽痛，即在无吞咽动作时感到疼痛，吞咽时加重；另一种称激发性咽痛，即在吞咽时才产生疼痛。自发性咽痛，多能指出疼痛的部位，而咽喉部疾病多属此类。

（一）可引起咽痛的咽部疾病

1. 急性咽炎　轻者咽部微痛，重者可剧痛，尤其在进食吞咽时疼痛明显。

2. 急性扁桃体炎　初感咽喉干燥不适，继而有咽痛，吞咽或咳嗽时加重，常引起反射性耳痛。化脓性扁桃体炎，多为溶血性链球菌感染所致。常伴有发热、头痛等，腭扁桃体陷窝有脓性渗出物，可有颌下淋巴结肿大，并有压痛。

3. 扁桃体周围脓肿　全身症状较重，发冷发热，咽痛多在一侧，吞咽、咳嗽时加重，张口困难，口臭，说话时似口中含物。可见患侧软腭及舌腭弓上部明显红肿、隆起，晚期穿刺有脓。

4. 咽后脓肿　为咽后壁与颈椎之间的化脓性炎症，多见于幼儿，畏寒、高热，颈活动受限。因剧烈咽痛而拒食，吞咽困难，口涎外溢，婴儿吮奶时，易呛入鼻内或吸入呼吸道，引起咳嗽，甚至出现窒息。成人主诉吞咽时疼痛加重，常引起反射性耳痛。咽后壁向前隆起，穿刺有脓，X 线颈侧位片可显示脓肿腔。

5. 咽旁脓肿　是咽间隙化脓性炎症，多发生于咽异物、外伤或咽急性炎症之后，有咽痛、患侧颈痛及头痛，伴有明显吞咽困难，若炎症波及翼内肌时，可引起张口困难。在咽侧肿胀处穿刺抽脓，可明确诊断。

6. 病毒性疱疹性咽炎　主要发生于儿童，起病急，发热、咳嗽、流涕、咽痛、头痛。见咽后壁、软腭黏膜和扁桃体表面有小疱疹，溃破后形成小的溃疡。吞咽时咽疼痛更重。

7. 咽白喉　为白喉杆菌感染，多见于儿童，起病慢，发热、疲乏、咽痛。扁桃体及咽黏膜表面有浅灰色或黄色伪膜，黏着较紧，用力除去易出血。

8. 樊尚咽峡炎　为螺旋体与梭状杆菌感染引起，常发生于抵抗力低的小儿或口腔卫生差的人。主要咽部和口腔处疼痛，溃疡处覆盖灰色伪膜，有臭味，涂片可找到病原体。

9. 急性传染病　如猩红热、麻疹、水痘等，并发咽炎，可致咽痛。

10. 咽真菌病　如念珠菌、放线菌、隐球菌属，发生咽部感染而致的咽痛。

11. 咽肿瘤　咽或声门上部良性肿瘤，一般不引起咽痛，如发生咽痛者，几乎都是恶性肿瘤。咽癌或喉咽癌以咽痛为主要症状，但早期咽痛不明显，或为一侧性轻度咽痛。如感染溃烂或深部浸润时，咽痛逐渐加重，可放射到同侧面部或颈部。

12. 咽外伤　食物粗糙、过热、过硬所致的咽黏膜损伤，常发生于舌腭弓、软腭、悬雍垂或会厌等处，引起不同程度的咽痛。咽的热灼伤或化学腐蚀伤虽不多见，但可引起剧烈的咽痛。如发生感染化脓或溃疡其疼痛更甚，可出现吞咽困难或呼吸困难或其他全身症状。

13. 咽异物　一般都有明确的异物病史，异物引起的咽痛程度，取决于异物的大小、形状、部位、组织损伤的程度及有无感染等。

14. 咽结核　多继发于肺结核，咽黏膜散在结核性浸润病灶或溃疡，咽痛剧烈，有明显的吞咽困难。

（二）引起咽痛的咽邻近及全身疾病

1. 口腔疾病　智齿冠周炎，常发生于 20 岁左右的青年人，第三磨牙阻生或冠周炎症，如向舌侧或咽部扩展，可引起咽痛。如翼下颌间隙（其位置在智齿的下方）的感染，咽痛加剧，伴吞咽、张口困难。口底蜂窝织炎，也称卢德维颈炎，因下颌牙齿的感染，其病变在颈前部，下颌骨和舌骨之间，常有吞咽疼痛及吞咽障碍。

2. 鼻部疾病　其疼痛不严重，常因鼻炎、鼻窦炎所致的鼻阻塞，使患者张口呼吸或鼻分泌物后流刺激咽部，常致咽部干痛。

3. 喉部疾病　如晚期喉结核、喉癌，病变侵及喉黏膜或杓部，在吞咽时，可发生剧烈咽痛。如环杓关节炎，可发生吞咽时疼痛。急性会厌炎或会厌脓肿，也可引起咽痛。

4. 颈部疾病　如颈动脉鞘炎、颈部纤维组织炎、颈淋巴结炎、颈椎病等，也可引起咽痛。

5. 食管疾病　食管异物，外伤性食管炎、食管化学腐蚀伤等，都可引起不同程度咽痛。

6. 血液疾病　如急性白血病、粒性白细胞缺乏症，常因咽峡炎和咽部溃疡，可有明显咽痛。血常规检查可确诊。

7. 急性传染病　如麻疹、猩红热、水痘、流行性脑膜炎、伤寒等，早期发生咽峡炎或溃疡，可致咽痛。

8. 舌咽神经痛　以阵发性咽痛为主，常在谈话、饮食、咳嗽时，可诱发剧烈的咽痛，持续时间短暂。

9. 茎突过长综合征　由于茎突过长或角度异常，刺激了邻近的血管或神经，引起咽痛，可伴有耳痛或颈部痛。X线摄片有助于诊断。

二、吞咽困难

吞咽困难是指正常吞咽功能发生障碍，其程度视病变的性质和轻重而不同，轻者仅感吞咽不畅或饭团难咽下去，须用汤水才能咽下，而重者可滴水难进，口涎外流。短期的或轻度的吞咽困难，对身体无明显影响，而长期严重的吞咽困难，将使患者缺乏营养极度消瘦和饥饿等。

吞咽是很复杂的动作，可分为三期，但三期并无任何停顿，只要第一期开始，其余两期自然连续，成为连锁运动。

1. 口腔期　食物经过咀嚼滑润，由颊、腭、咽、舌诸肌协调动作，将食物团送到舌背达到咽部。

2. 咽期　食物到咽部，此时声门关闭、呼吸暂停、舌骨及喉上提，会厌下垂到水平位，食管入口环咽肌松弛开放，咽缩肌收缩，食物进入食管。

3. 食管期　食物团通过食管肌的蠕动，到达贲门，而贲门括约肌松弛，使食物入胃。食管上 1/3 段为横纹肌，中 1/3 段为混合肌，下 1/3 段为平滑肌，横纹肌运动快速有力，故食物在食管上段通过的速度较下段快些。

吞咽反射：除第一期外，其余两期都是通过反射机制来完成。食物通过口腔、咽部和食管时，刺激各部的感受器，使传入冲动，经三叉神经第 2 支、舌咽神经及迷走神经的咽支，分别进入延髓。传出的冲动主要通过迷走神经、副神经和舌神经，分别支配舌、咽、喉及食管上段的肌肉。此外，吞咽中枢与呼吸中枢在延髓内的位置相互靠近。它们之间的密切联系，可以保证每次吞咽动作时，都能准确地关闭声门和暂停呼吸，因此正常的吞咽过程毫无紊乱现象，不会出现困难。发生吞咽困难有以下的原因。

（1）痛性吞咽困难：吞咽困难可为咽痛所引起，任何有咽痛的疾病，多少都有吞咽困难的现象。咽痛剧烈，其吞咽困难也越严重。咽痛的疾病，都可发生程度不同的吞咽困难。如口腔急性炎症、黏膜溃疡、牙周炎、舌炎、口底蜂窝织炎、口腔癌等。咽和喉的疾病如急性咽炎、急性扁桃体炎、急性会厌炎、疱疹性咽炎、各种咽部溃疡和脓肿等，都有明显吞咽困难，也称为炎症性吞咽困难。其中扁桃体周围脓肿、咽旁脓肿、咽后脓肿、会厌脓肿，吞咽困难更为严重。此外，喉软骨膜炎、急性环杓关节炎、喉结核等，也都会引起吞咽困难。

（2）梗阻性吞咽困难：咽、喉、食管及纵隔障的良性或恶性肿瘤，无论腔内阻塞或从腔外压迫食管到一定的程度时，均可引起吞咽困难。食管内梗阻，见于食管异物、食管癌、食管烧灼伤、食管炎、食管瘢痕狭窄、食管下咽憩室、严重食管静脉曲张、贲门痉挛、先天性食管蹼或狭窄等，均可引起吞咽困难。食管外压迫引起的吞咽困难，如甲状腺瘤、巨大的咽旁肿瘤、颈部大的淋巴结转移癌、纵隔障肿瘤、主动脉瘤、肺门肿瘤、颈椎骨增生等。

（3）吞咽神经、肌肉失调性吞咽困难：其原因可为肌肉与神经的病变所致。软腭在吞咽功能中起到重要作用，在吞咽时软腭上提运动以关闭鼻腔，使食物不致向鼻腔反流。当炎症肿胀影响软腭运动或软腭瘫痪时，鼻咽腔不能关闭，使吞咽压力减弱和食物向鼻腔反流，而引起吞咽困难。当咽部和软腭感觉丧失、软腭前方感觉障碍，应当考虑三叉神经有损害；舌腭弓、咽腭弓和扁桃体的感觉由舌咽神经支配；咽侧壁、咽后壁由舌咽神经或迷走神经支配。当支配这些部位的神经因白喉毒素、脊髓痨、颅底肿瘤等而受伤害时，可影响吞咽反射，出现吞咽困难。中枢性病变，如延髓瘫痪、脑动脉硬化、脑出血、脑栓塞等症，也可致吞咽困难。

三、咽部异物感

咽异物感，是患者诉述咽部有多种多样异常感觉的总称，如诉述梅核样异物阻塞感，咽之不下，咳之不出，或上下移动，或固定不动。咽各种异常感觉可为间歇性，也可呈持续性，或时有时无，常在疲劳后加重。

咽异物感部位，可在咽喉中央或两旁或某一侧，以在甲状软骨和环状软骨的平面上居多，位于胸骨区次之，位于舌骨平面者极少见。

咽位于消化道的上端，神经末梢极为丰富，因此，咽部感觉非常敏感。无形的异常感，如烧灼、干燥、瘙痒、紧缩、闭塞、憋胀、压迫、脖子发紧等。有形的异常感，如片状：枣片、稻壳、树叶、纸片、药片等；条索状：毛线、小草、火柴棒等；颗粒状：大米、豆类、玉米等；球状：棉球、团块、水泡、乒乓球等。患者常用力"吭""咯"或频频做吞咽动作，希望能清除之。多在吞咽动作时明显，尤其在空咽唾液时有明显的异物感，吞咽食物时反而不明显或异物感消失。咽异物感，中医称为梅核气，西医称为癔球症、咽球症、咽神经官能症等。一般认为并无咽喉器质性病变存在，属于一种神经官能症。但患有咽异物感者，并非都是神经官能症。尚可有以下疾病引起。

1. 咽部疾病 慢性咽炎、咽部角化症、扁桃体炎、扁桃体瘢痕或结石或脓肿、悬雍垂过长、咽部异物、舌扁桃体肥大、咽部良性或恶性肿瘤等。

2. 鼻部疾病 慢性化脓性鼻窦炎，因脓性分泌物流向鼻后孔，长期刺激咽部，或鼻部炎症引起鼻阻塞而张口呼吸致咽部干燥，都可引起咽异物感。

3. 喉部疾病 早期声门上癌、咽喉癌、风湿性环杓关节炎、喉上神经炎、会厌囊肿、喉软骨膜炎、血管神经性喉水肿等，都会引起咽异物感。

4. 食管疾病 咽食管憩室、外伤性食管炎、反流性食管炎、食管痉挛或食管弛缓症等。早期食管癌的症状常呈进行性逐渐加重，特别进食时咽异物感明显，而空咽时可无症状，这是与功能性疾病所致的咽异物感鉴别的重要依据。

5. 颈椎疾病 颈椎关节炎、颈椎骨质增生症、颈椎间盘脱出症，可压迫颈神经致咽异物感。甲状腺肿、茎突综合征，也可引起咽异物感。

6. 远处器官疾病 如心脏扩大、高血压性心脏病、心包积液、肺肿瘤、肺脓肿、主动脉硬化、胃十二指肠溃疡、慢性肝胆病等，也可引起咽异物感。

7. 其他 如全身因素引起的疾病，甲状腺功能亢进或减退、变态反应性疾病、消化不良、烟酒过度、风湿病、严重缺铁性贫血、自主神经功能失调、更年期综合征等，均可能引起咽异物感。

（陈 灼）

第四节　喉部症状

喉部以软骨作支架，由软骨、肌肉、韧带和黏膜构成精细的器官，有发声、呼吸等多种功能。当发生病变时，这些功能受到影响而出现障碍，如声嘶、呼吸困难、语言障碍、喉鸣等。

一、声嘶

声嘶症状的出现，无论是全身或局部的病因，都提示声带组织形态或运动功能异常，轻者仅有声调变低、变粗糙，重者发音嘶哑，严重者仅能耳语，甚至完全失声。喉部有病变未累及声带时，则无声嘶症状，但如有声嘶症状则必有喉病。

喉的正常发音必须具备以下条件，如在喉内肌群的协调作用下，声带具有一定的紧张度，并可随意调节；声带具有一定的弹性，随呼吸动作而自由颤动；声带边缘光滑整齐，发声时两侧声带向中线靠拢，也应密切配合；喉的发声功能之所以能精细而协调地完成，还必须有正常的神经支配。如果喉黏膜或神经肌肉有轻微的病变或功能失调，都影响声带的紧张度、弹性、活动性或边缘光洁度，都可发生不同程度的声嘶。

声嘶的程度依声带病变的部位和范围而有所不同，如声音发毛、发沙、嘶哑等，但声嘶的程度并不表示病变损害的性质和严重的程度。声调明显变低的声嘶，常提示声带有组织块增大或声带紧张度变小，见于声带麻痹、炎症性或增生性病变，也见于某些内分泌障碍。声调异常增高的声嘶，可能与精神情绪有关。声量减弱可能为精神性或神经肌病变所引起，当喉阻塞时，由于胸腔负压的影响，呼气压力较小，其声量也明显减弱。

声嘶起病急速者常为神经性喉水肿；在上呼吸道感染后出现的声嘶，并迅速加重，则多为急性喉炎；声嘶进行性加重，常见于喉肿瘤；如出现永久性声嘶，则多为喉瘢痕所引起。

声嘶可能是唯一的症状，也可有伴随症状如咳嗽、咳痰、咽喉异常感、咽喉痛、呼吸困难、吞咽困难、发热等，这些症状都是重要的诊断线索。喉内的任何病变都可影响呼吸、保护和发声功能而出现症状，但呼吸和保护功能在病变相当严重时才受到影响，而发声功能在有轻微病变时就会受到影响。因此声嘶的早期出现可促使患者较早的求医。声嘶有时可能为严重病变的早期表现，必须进行仔细检查与严密的观察。声嘶常见的疾病与病因如下。

1. 喉急性炎症　如急性喉炎、喉水肿、喉软骨膜炎、喉脓肿等，都可引起声嘶。常见的为急性喉炎，小儿急性喉炎较成人的症状为重，除声嘶外，并有发热、咳嗽、呼吸作响，吸气有时喘鸣，可发生喉梗阻的各种症状。白天症状较轻，夜间较重，有时出现呼吸困难。喉白喉，多继发于咽白喉，多见于儿童，发病初期时，发音粗糙，逐渐加重，咳嗽呈哮吼声。如喉黏膜肿胀或有伪膜形成，即可出现喉梗阻的各种症状，发音常软弱无力，甚至失声等。

2. 喉慢性炎症　如慢性单纯性喉炎、声带小结、萎缩性喉炎等。特异性感染，如喉结核、喉梅毒、喉狼疮、喉硬结症、喉麻风等，多无全身症状，但声嘶持续较久。以单纯性喉炎多见，其发音粗糙，音调较正常为低，初为间歇性，渐变为永久性，声嘶常于晨起时较重，患者常感喉部微痛不适及干燥感，有时出现刺激性咳嗽。检查时见喉黏膜慢性充血，两侧对称，轻者声带呈淡红色，重者呈弥漫性暗红色，边缘增厚，有时杓间隙黏膜也出现增厚。声带小结以声嘶为其主要的症状，常见于教师、歌唱者及用嗓子多者。发音在一定范围内走调，常为低音调。早期患者易发破音（发毛），或间歇声嘶，如不及时休息，继续用声，最后只能发出粗糙低音。检查时可见两侧声带前 1/3 与中 1/3 交界处有对称性小结，呈灰白色，表面光滑。

3. 急性传染病　如麻疹、猩红热、伤寒、天花、流感等，属全身性疾病。常伴有急性喉炎，其炎症明显，声嘶较重，常发生在儿童，有发热、恶寒、不适等全身中毒症状，并伴喘鸣及呼吸困难等。

4. 喉外伤　如挫伤、切割伤、爆炸伤、穿通伤、刺伤、挤压伤等，破坏了喉内结构，引起声嘶或其他症状。另外毒气体伤，如氯气、芥子气、高温气等，引起喉、气管黏膜水肿，影响呼吸及发音。

5. 喉良性肿瘤　包括非真性肿瘤的增生组织，如声带息肉、囊肿、黏膜肥厚、淀粉样变等，可直接影响声带的运动，并致声嘶，可能与局部慢性炎症、变态反应或创伤有关。真性肿瘤，如喉乳头状瘤、纤维瘤、血管瘤、脂肪瘤、神经鞘膜瘤、软骨瘤等。声带息肉，是引起声嘶的常见病，多发生于用声过度或发声不当，与职业有关，小学教员、营业员发病较多。声嘶的程度与息肉生长的位置、大小有关。一般呈持续性声嘶，进行缓慢。间接喉镜下可见灰白色和表面光滑，多呈圆形带蒂的肿物，附着在声带游离缘。

6. 喉恶性肿瘤　声嘶是喉内癌最早出现的症状，为进行性，逐渐加重，最后可完全失声，如有浸润水肿，可有呼吸困难。但喉外癌出现声嘶，则病变多属晚期。喉癌前期病变，如黏膜白斑、喉角化症，成人喉乳头状瘤容易发生癌变。喉恶性肿瘤以鳞癌最常见，腺癌及肉瘤少见。

7. 声带麻痹　喉中枢性麻痹引起的声嘶，比周围性麻痹为少，其比率约 1∶10。由于左侧喉返神经的行径长，其发病率比右侧约高 3 倍。喉肌运动神经，来自迷走神经的喉返神经与喉上神经，起源于延髓神经疑核。核上性喉麻痹的疾病，有脑外伤、脑血管意外、脑脓肿、脑肿瘤等；核性喉麻痹，因脑干的两疑核相距较近，病变常可致双侧声带麻痹；周围性神经损害致声带麻痹，有迷走神经干、喉上神经、喉返神经的病变或损害，如颅底外伤、颈外伤、甲状腺手术、颈部恶性肿瘤、甲状腺癌等；纵隔疾病损伤喉返神经，如纵隔肿瘤、食管癌、先天性心脏病、高血压性心脏病、心室肥大、心包炎等；肌源性损害，如重症肌无力、皮肌炎等；严重的感染，化学物的中毒等。凡声带麻痹均影响发音。耳鼻咽喉应详细检查，常可找到病因的线索。

8. 喉先天畸形　如喉蹼，声嘶的程度根据其范围及位置而定，范围大者出生后在啼哭时出现声嘶、发声微弱或失声，可伴有呼吸困难或喘鸣。喉含气囊肿，也称喉膨出，其声嘶多发生于咳嗽或喉内增加压力后，当用力呼吸时，囊内充气多时，阻塞了喉部，可出现呼吸困难。

9. 其他原因　如喉异物、喉水肿、喉室脱垂、环杓关节炎、喉损伤性肉芽肿、癔症性声嘶等疾病，都可引起声嘶。

二、呼吸困难

呼吸困难是指患者呼吸时很吃力、空气不足及窒息的感觉，并有呼吸频率、深度和节律的变化，可伴有呼吸辅助肌的加强和循环功能的变化，严重者出现的缺氧、发绀等症状。

呼吸困难根据临床上的表现，可分为吸气性呼吸困难、呼气性呼吸困难及混合性呼吸困难3种类型。

1. 吸气性呼吸困难　主要表现为吸气困难，吸气时费力，呼吸频率变化不大或稍减慢，吸气阶段延长，吸气动作加强，肺换气量并不增加。吸气时由于空气不易进入肺内，使胸腔内负压加大，胸廓周围软组织出现凹陷，胸骨上窝、锁骨上窝及剑突下发生凹陷，称为三凹征。严重者，吸气时出现肋间隙凹陷。主要因为口腔、咽部、喉部及颈段气管发生狭窄或阻塞的疾病所引起。

2. 呼气性呼吸困难　主要表现为气体呼出困难、费力，呼吸动作加强，呼气时间延长，呼气动作由被动性变为主动性的动作，呼吸速率缓慢，呼气时可有哮鸣声，严重时出现缺氧。主要因为细小支气管狭窄，或阻塞或痉挛以及声门下阻塞的疾病，如支气管哮喘、肺气肿及某些支气管炎等。

3. 混合性呼吸困难　主要表现为吸气及呼气均困难、费力，气体进出都困难，呼吸表浅，呼吸频率加快，呼吸时一般不发出声音及三凹征。但如以吸气性呼吸困难为主者，则可出现凹陷。主要因为肺泡面积缩小，呼吸运动受限或上下呼吸道均有狭窄或阻塞的疾病所致。

为了对这3种呼吸困难有个明确认识，并判断其严重程度，将其分为四度。一度，患者在安静时无明显呼吸困难，在活动或哭闹时，出现呼吸困难，有吸气延长、喘鸣现象；二度，无论安静与否都有呼吸困难，活动时加重，尚能入睡，无烦躁不安，缺氧症状不明显；三度，除有二度呼吸困难表现外，出现烦躁不安，不能入睡，常被憋醒，吸气时喉鸣，三凹征明显，缺氧严重；四度，呼吸极度困难，由于缺氧，面色发绀、苍白、出冷汗，甚至昏迷，如不及时抢救，可因窒息及心力衰竭而死亡。

呼吸困难原因很多，本科疾病引起的呼吸困难，大多属吸气性呼吸困难。现将各种疾病所致的临床表现分述如下。

(1) 小儿急性喉炎：多发生在学龄前的儿童，常继发于上呼吸道感染之后，首先出现声嘶，咳嗽，呼吸有响声，哭闹喉鸣。重者有吸气性呼吸困难，鼻翼扇动，如不及时治疗，则可出现烦躁不安、脉快、面色苍白，发绀等缺氧症状。

(2) 急性喉气管支气管炎：多发生于1~3岁抵抗力差的幼儿，或继发于麻疹、流感等急性传染病。常夜间突然发病，病情迅速加重，初为上感症状，有高热，继而出现声嘶、喘鸣、哮吼性咳嗽，呼吸困难，吸气时出现三凹征。晚期中毒症状明显，呼吸极度困难，表现烦躁不安，面色苍白，冷汗，呼吸浅而快，心率快，此时若不积极治疗，可因缺氧，呼吸心力衰竭而危及生命。

(3) 急性喉水肿：喉水肿是指声门上区及声门下区的喉黏膜水肿，由多种原因引起的一个体征。以喉变态反应或血管神经性喉水肿引起的，病情发展甚速，有呼吸困难、喘鸣、声嘶，较重者则有喉梗阻的症状。喉水肿主要应尽快查明病因，根据喉梗阻的程度，采取适当处理。

(4) 喉外伤：颈部外伤常波及喉部，如挫伤、刺伤、割伤、喉部骨折、烧灼伤、化学腐蚀伤，可引起呼吸困难、喘鸣、声嘶等症状。除血流入呼吸道引起的呼吸困难外，也可因为喉软骨移位、黏膜血肿及水肿等所致的呼吸困难。

(5) 喉异物：喉部异物过大，嵌入声门，常可立即窒息而亡。若异物未完全阻塞喉腔，可发生吸气性呼吸困难，并有咳嗽与喘鸣。

（6）喉肿瘤：包括恶性、良性肿瘤，如纤维瘤、软骨瘤、巨大息肉、乳头状瘤、喉癌等，待肿瘤逐渐增大阻塞声门时，则出现进行性呼吸困难等症状。

（7）喉咽脓肿：如咽后脓肿、咽侧脓肿、会厌脓肿等，首先出现吞咽困难，发音含糊不清、咽喉疼痛，待病情加重时，则可出现呼吸困难等症状。

（8）气管阻塞压迫性疾病：如颈部、纵隔、食管的肿瘤，气管异物或肿瘤等。影响呼吸时，都会出现不同程度的呼吸困难。病变越靠近喉部，呼吸时喘鸣和喉的上下移动越明显。

（9）肺受压性疾病：如血胸、气胸、渗出性胸膜炎等，所致的呼吸困难，呼吸表浅、快速，因辅助呼吸肌须充分作用以扩张胸腔，增加呼吸深度，使肺泡易于充气，故吸气性呼吸困难明显。

（10）心源性呼吸困难：左心衰竭引起的呼吸困难，常在平卧时加重，直坐或半卧位减轻或消失；右心衰竭引起的呼吸困难，除了有呼吸困难表现外，常有下肢水肿等。

（11）中毒性呼吸困难：如糖尿病酮中毒和尿中毒，常出现呼吸深长的呼吸困难，呼吸有特殊的气味，严重者可有昏迷。

（12）其他：官能性、神经性的呼吸困难等。

三、语言障碍

语言，即说话，是人类思维活动的反映。从皮层中枢，耳、鼻、咽、喉、口腔等，组成一个完整的语言系统，缺一不可。多数的语言障碍，是神经系统疾病在其周围器官的反映。

语言的形成必须具备以下解剖、生理条件作为基础，要有正常的听觉及视觉，能正确反映信号；大脑半球一侧有良好语言中枢；神经核联络通畅；小脑协调功能正常；语言器官发育正常。

语言障碍见于临床各科，发病年龄和快慢各不相同。如听觉、学语、精神、协调功能、口腔发育、喉功能、呼吸和其他诸因素，对语言障碍均有一定的作用。语言障碍常见于神经系统疾病，因常累及语言中枢。外周神经疾病，常造成呼吸肌、喉肌麻痹，而影响发音。

（一）学语滞后

学语滞后，是指儿童学语能力明显落后于相应年龄正常儿童，严重者有语言困难。儿童语言的发展年龄还没有统一的标准，一般认为，出生后即有啼哭，说明发音器官正常，但只是简单的声音；3~4个月时，对外界声音有语言反应，能发出"咿""呀"声；6个月时，开始摹仿单词；1岁，开始说简单的词，叫出最熟悉的物件或人称，如"妈妈"，但含糊不清；2岁时，能说的词汇增多，能说出2个以上各词连接起来的词组或短句，学说话的积极性特别高；3~4岁时，说话相当清楚了，每个幼儿的具体情况也不相同。一般女孩语言的发展比男孩早而快。

儿童学语滞后有以下几种原因：智力发育不全，常伴有学习困难；听力丧失，一般要延迟至3~4岁，才发现听力有问题；环境因素，小儿听力、智力都正常，而与外界接触少，缺少语言刺激；脑器质性病变；语言器官异常，如唇裂、腭裂等。

（二）失语症

失语症常由于大脑皮质语言中枢受损害，以左侧大脑半球为多。如脑血管疾病、脑肿瘤、传染病、脑外伤及退行性病变等。

1. 感觉性失语症　患者不了解、不认识说话和文字的意义，但听觉正常。患者经常答非所问，并说话很多，但听者不了解其内容，也有的患者说话很流利，有语法，但语句中常用词不当，或语无伦次等。

2. 运动性失语症　也称表达性失语症，患者内心明白，但说不出来，即能理解他人语言内容，但不能用语言表达自己的意思，其发音器官正常。

运动性失语症，可伴有失写症，手写不出文字，或失用症，不能穿衣服、刷牙、梳头等，也有呈混合性失语，即感觉和运动性失语同时存在，完全不能诵读或书写。

（三）构语困难

构语困难，也称语声失常或构语障碍。构语活动，主要接受脑神经支配，若神经核以上、神经核或神经末梢受损害，其所支配的肌肉出现运动障碍，而致构语困难，可出现语言声模糊、咬字不准、说话不清楚等。但患者一般听力与理解能力均正常。

1. 核以上病变　多数脑神经核通过锥体束接受两侧大脑皮质的支配，故一侧的锥体束病不会引起语言障碍，因此只有双侧的损害才有明显的构语障碍。病因为皮质退变、缺血，中年后的双侧内囊病变或血管病变引起构音器官肌内麻痹。其临床表现，说话缓慢、吃力，语言含糊生硬，有暴发音，常有吞咽困难、气哽、流涎及步态迟缓等。

2. 核性、核以下肌性病变　主要是Ⅶ、Ⅹ、Ⅻ脑神经损害，这些神经与说话有关，如有损害可出现语声失常。面神经麻痹，尤其是双侧麻痹，严重影响唇音和唇齿音，造成语言不清。迷走神经损害，如发生在高位常引起双侧软腭麻痹，致软腭不能关闭鼻咽，而出现开放性鼻音。舌下神经损害，如单侧损害，引起同侧舌肌麻痹，症状较轻，并可逐渐代偿，而双侧损害，可致永久性语言失常，表现为说话缓慢而不清晰，常伴有吞咽困难。肌源性构语困难，如重症肌无力，说话多易疲劳，可出现发音模糊、低哑、甚至说不出声。

3. 锥体系病变　如帕金森病，若累及语言肌，可产生语言失常症状，说话缓慢、语声单调，咬字不清，尤其唇音及唇齿音更明显。语言分节不良，有时语声发抖或急促暴发音。

4. 小脑病变　小脑及其神经通路对随意运动有协调作用，如小脑受损害，失去小脑的控制，而致发音模糊、韵律不合、语言拖长、音强不均匀、时有暴发音、时高时低快慢不均。其原因是语言肌群的共济失调。见于小脑变性、多发性硬化症、小脑肿瘤和退行性病变等。

（四）发声失常

发声失常，也称发声困难，多以喉部病变所致的声音改变，如气息声、漏气，轻者可为声嘶，重者为声哑，也可表现为失声。

1. 功能性失声　也称癔症性失声，常因急性或长期精神压抑而发生，一般起病突然。其表现患者虽不发声，但咳嗽、哼、呵或无意发笑时却有声音。对身心健康人，碰到突然事件时，也会有瞬间瞠目结舌现象，但能很快恢复正常。

2. 生理性变声　进入青春期除体重身高迅速增长外，第二性征开始出现，男性表现为喉迅速发育，声带逐渐增长，再加上咽腔、口腔、鼻腔等共鸣器官体积增大，声音也随之变化。男性变化比女性明显，其声调变低、变粗，逐渐由童声变为成人声音。也有变成男声女调者声音。

3. **老人语言** 由于老年人声带肌纤维的减少，声带松弛，弹性减低，使发出的音声变小，发声无力，语言微弱而有颤抖。

4. **滥用嗓音** 是指过度喊叫、说、唱等，可引起发声失常，出现不同程度的嘶哑。如大喊、大叫，声带受到较强气流的冲击而损伤。有的人患声带小结或声带上皮增生都与滥用嗓音有关。

5. **喉病变** 声带各种病变，是引起发声失常的常见病因，如炎症、畸形、血肿、水肿、息肉、结节、肿瘤、声带麻痹等。

（五）口吃

口吃，俗称结巴子或结巴，属于语言功能障碍，但无任何器质性病变，是由于大脑对发音器官的支配与调节失去相应协调的关系。其原因有模仿、惊吓、教育不当、年龄、精神刺激等有关。儿童常因模仿他人的口吃而造成；打骂受惊吓，可促使幼儿的口吃；过分的严厉、叱责可引起口吃；成年人的口吃，多有神经质。也有人认为，习惯用左手的人，若强制改为右手易发生口吃。

其表现为语言节律失调，字词部分重复、字词分裂、发声延长。往往在谈话开始时延迟、阻断、紧张、重复或延长声调。还常伴有面肌或手指抽搐动作，在情绪紧张时发生或加剧。由于口吃者恐惧、不安、羞耻等心理活动影响下，有时出现心跳加快、肌肉紧张、出汗，有的人甚至在严寒季节，说起话来也会满头大汗、出现唾沫四溅、手脚发抖、全身肌肉紧张现象。口吃者智力并不低下，在独自一人时不论说话、朗诵、唱歌等均完全正常。本病易诊断，可进行语言治疗。

四、喉鸣

喉鸣也称喉喘鸣，是由于多种病因引起的喉或气管腔发生狭窄，在用力呼吸时，气流通过狭窄的管腔，使管壁震动而发生的喉鸣声。此种症状多见于儿童。特别是婴幼儿，因其喉腔相对窄小，组织松软，易发生水肿；更因为婴幼儿神经系统发育尚不健全等因素，更易引起喉部梗阻而发生喉鸣。

喉鸣的原因，由于病变的部位而不同。一般声门或声门上的狭窄，引起吸气性喉鸣，声门以下的狭窄，则引起呼气性喉鸣或双重性喉鸣。喉鸣的患者，常伴有不同程度的呼吸困难。

1. **先天性喉鸣** 亦称喉软化症或喉软骨软化症。可在出生后即出现，或在出生后不久，出现间歇性吸气性喉鸣，仰卧时明显，安静或睡眠后，可缓解或消失。严重者呈持续性喉鸣，哭闹或惊动后症状加重。喘鸣声以吸气时明显，而呼气时声音较小，或无喘鸣声。啼哭声、咳嗽声正常，发声无嘶哑。一般多在2岁左右喉鸣消失。如先天性喉蹼、喉软骨畸形、先天性小喉、先天性舌骨囊肿或巨舌症等。这些先天性畸形等咽喉疾病，其特点多在出生后或出生后不久出现喉鸣，症状轻重不一，随着年龄的增长，喉鸣减轻或消失。

2. **小儿急性喉炎** 起病较急，多有不同程度的发热、咳嗽，呼吸时有响声，哭闹时喉鸣，多在夜间症状加重，严重者有吸气性呼吸困难。如患急性会厌炎或喉软骨膜炎，都可出现喉鸣。

3. **喉狭窄** 多发生于喉外伤。婴儿由于产钳伤，成人多为挫伤、切伤、刺伤、喉软骨感染坏死，以及放疗后，都可引起喉瘢痕收缩，而致喉鸣。

4. 喉特异性炎症　如喉白喉、喉结核、喉麻风、喉硬结症等，其病情严重时，一般都会发生喉鸣。

5. 喉肿瘤　儿童多发生喉乳头状瘤，有时可引起喉鸣。喉癌晚期喉腔被阻塞时，才出现吸气性喉鸣。

6. 声带麻痹　如双侧喉返神经麻痹发病急者，有明显吸气性喉鸣；逐渐发生者，平静时不一定出现吸气性喉鸣。

7. 喉痉挛　喉鸣为其主要症状，系由于喉内肌痉挛性收缩所致，常发生于血钙过低，维生素 D 缺乏，或营养不良的佝偻病儿童。

8. 喉异物　喉内异物、声门下异物，或气管异物，都会出现喉喘鸣。

9. 其他　如咽后脓肿或大的食管异物压迫气管，也可引起喉鸣。

（陈　灼）

第六章

外耳炎性疾病

第一节　弥漫性外耳道炎

弥漫性外耳道炎是外耳道皮肤和皮下组织广泛的急性炎性疾病。可分为急、慢性两类。

一、临床表现

1. 急性外耳道炎

（1）外耳道皮肤弥漫性肿胀，剧烈疼痛，有浆液或脓液渗出及上皮脱落，重者可引起耳道狭窄或闭锁。

（2）可伴发烧，耳周淋巴结肿大。

（3）牵拉耳郭时疼痛加剧。

2. 慢性外耳道炎

（1）耳内不适及瘙痒感。

（2）耳道皮肤呈暗红色肿胀、湿润、增厚，附着鳞屑状痂皮。鼓膜可增厚，标志不清，表面可有少量肉芽组织形成影响听力。

二、诊断要点

1. 外耳道灼热、痒、疼，弥漫性充血。

2. 有浆液或脓液渗出，耳道变窄，脓痂形成。

三、治疗方案及原则

1. 控制感染全身和局部应用抗生素。

2. 保持耳道清洁，定期清洗分泌物和痂皮。

3. 局部用药要注意剂型：渗出液多时用各类糊剂，如硼锌糊。当外耳道皮肤增厚并有结痂时，应选用软膏类药物。

4. 外耳道细菌和真菌培养。

（陈　灼）

第二节 坏死性外耳道炎

坏死性外耳道炎又称恶性外耳道炎。是一种少见的严重的外耳道化脓性病症，可引起外耳道和颅底坏死性骨髓炎。死亡率较高。绝大多数为绿脓杆菌感染。其次为葡萄球菌和真菌混合感染。多见于老年糖尿病、艾滋病及长期应用激素和免疫抑制剂患者。

一、临床表现

1. 外耳道化脓性炎症，伴进行性、剧烈的耳痛。
2. 外耳道恶臭分泌物。
3. 外耳道后下壁、软骨部和骨部交界处皮肤糜烂，继之出现肉芽组织增生。
4. 病情恶化引起坏死性骨髓炎，破坏颅底结构，累及颅内引起面瘫，化脓性脑膜炎，脑脓肿等并发症导致死亡。

二、诊断要点

1. 病史及临床表现。
2. 外耳道细菌培养和药物敏感试验。
3. 病理学检查。
4. 影像学检查颞骨 CT、MRI。

三、治疗方案及原则

1. 早期诊断、早期治疗对预后至关重要。
2. 药物治疗为主要治疗方法。抗生素治疗要保证足够的疗程。
3. 手术治疗清除肉芽组织和死骨。
4. 全身支持治疗，有糖尿病者控制血糖，免疫缺陷者应增强抵抗力和相应治疗。

（陈　灼）

第三节 耳郭化脓性软骨膜炎

耳郭化脓性软骨膜炎是耳郭软骨膜的急性炎症。其特点是剧烈耳痛。耳郭软骨大面积液化坏死，最终导致耳郭挛缩畸形。

一、临床表现

1. 耳郭红、肿、热、痛。
2. 耳郭剧烈跳痛。
3. 脓肿形成可有波动感。
4. 耳郭挛缩，最终形成菜花耳。

二、诊断要点

1. 多有耳外伤史，如擦伤、烧伤、扎耳垂戴耳环及手术等创伤。
2. 临床表现。
3. 除外其他疾病，如复发性多软骨炎等。
4. 细菌培养和药物敏感试验。

三、治疗方案及原则

1. 早期切开引流，病情进展迅速，病原菌为绿脓杆菌时，要及时切开引流，清除病灶及坏死液化的软骨。切口要足够大，切口长短以能够暴露出正常软骨为准。视具体情况决定一期加压包扎闭合伤口，抑或开放切口定期换药。
2. 抗感染治疗。

（陈　灼）

第四节　外耳结核

外耳结核又称寻常狼疮，是一种少见的结核感染，多由面部寻常狼疮或中耳结核的分泌物感染引起。也可来源于血行性感染。好发于10岁以下儿童。

一、临床表现

1. 早期皮肤出现多个红褐色小结。
2. 用玻璃片压迫小结时，呈灰白色，其中可见散在的黑点，故称之为苹果酱小结。
3. 溃疡、瘢痕形成，导致耳郭畸形。
4. 耳周和颈淋巴结肿大并压痛。

二、诊断要点

1. 病史及临床表现。
2. 结核菌素皮肤试验。
3. 病理学检查。
4. 结核菌培养。
5. 除外其他特异性感染。

三、治疗方案及原则

1. 抗结核治疗。
2. 局部用药。

（陈　灼）

第五节　外耳单纯疱疹

单纯疱疹常发生于颜面部，以唇部最为常见。其次为鼻侧、颊部和耳部。耳部单纯疱疹多见于耳郭、耳周及外耳道口。多见于流感、肺炎等热病过程中。可自愈。

一、临床表现

1. 患处皮肤痛痒感或压迫感，数小时出现散在红斑。继而在红斑处出现水疱群。
2. 数日后水疱破裂，继之结痂，脱落后不留痕迹。
3. 耳后淋巴结可肿大。

二、诊断要点

1. 病史。
2. 外耳红斑、水疱、渗液或结黄痂。
3. 耳后淋巴结肿大。

三、治疗方案及原则

1. 保持局部干燥，防止感染。
2. 局部可用55%炉甘石洗剂等治疗。

（陈　灼）

第六节　外耳道真菌病

外耳道真菌病为真菌进入耳道并繁殖生长引起的皮肤感染，多见于气候潮湿、温暖的地区。多发于夏季。主要致病菌为曲菌和白色念珠菌等。

一、临床表现

1. 耳内奇痒，有少量水样分泌物。
2. 早期耳道内有灰褐色粉末状或颗粒状物。继而形成灰黑色块状物及痂皮。念珠菌感染时皮肤可见白色沉淀物。
3. 鼓膜受累时，可有肉芽形成甚至穿孔，听力下降。

二、诊断要点

1. 病史和临床表现。
2. 抗生素治疗无效。
3. 分泌物涂片显微镜下可见真菌丝及芽孢。
4. 真菌培养。

三、治疗方案及原则

1. 保持耳道干燥，通畅。
2. 经常清理耳道，局部用 1% 水杨酸酒精滴耳。
3. 局部或全身应用抗真菌药。

（陈　灼）

第七节　耳带状疱疹

耳带状疱疹为水痘–带状疱疹病毒引起的疾病。此种病毒潜伏于神经节细胞中，在全身及局部抵抗力低下时发病。在非免疫宿主中出现水疱，在部分免疫宿主中表现为带状疱疹。病毒侵犯膝状神经节，又称 Ramsay-Hunt 综合征。多为单侧发病，好发于 50 岁以上成年人，多见于春、秋季。

一、临床表现

1. 据病毒感染范围可分为三型

Ⅰ型：耳带状疱疹。低热、耳部不适、灼热感。剧烈耳痛。3~7 天后，在膝状神经节的"带状区"，即耳郭和外耳道出现成串的水疱。

Ⅱ型：耳带状疱疹并周围性面瘫。面瘫多在出疹后 2~3 天出现，少数可在第 7~9 天发生。

Ⅲ型：耳带状疱疹并周围性面瘫，内耳损伤。听力下降、耳鸣及眩晕。

2. 出现其他多发性颅神经炎的表现。

二、诊断要点

1. 上呼吸道感染史。
2. 临床表现。
3. 听力学检查。
4. 前庭功能检查。
5. 部分患者可伴周围性面瘫，面神经检查及功能评估。
6. 神经系统检查。

三、治疗方案及原则

1. 抗病毒药物如泛昔洛韦或阿昔洛韦。
2. 保持局部干燥、清洁。
3. 面瘫治疗应用糖皮质激素、神经营养类药物。必要时行面神经减压术。

（陈　灼）

第八节　大疱性鼓膜炎

大疱性鼓膜炎为病毒感染引起的鼓膜及其附近耳道皮肤的急性炎症。多由流感病毒引起。少数由某些药物、物理刺激或过敏因素引起。

一、临床表现

1. 耳深部剧烈疼痛，耳胀满感、耳鸣及听力下降。
2. 鼓膜及邻近皮肤红肿，并有大小不等的血疱形成。
3. 鼓膜松弛部可出现单个大血疱，数日后吸收或破裂结痂而愈。

二、诊断要点

1. 流感病史。
2. 症状和体征。
3. 听力学检查。
4. 影像学检查。

三、治疗方案及原则

1. 镇痛药。
2. 保持耳道清洁、干燥，勿进水。
3. 物理治疗。

（陈　灼）

第九节　外耳湿疹

外耳湿疹属变态反应性皮肤疾病。是指外耳皮肤出现红斑、丘疹、水疱、糜烂、渗液、脱屑、皲裂、增生，并伴瘙痒、局部灼热感的一种病变。易复发为其主要特征。外因引起者称湿疹样皮炎。无明显诱因时为体质性湿疹。前者又分传染和非传染性两种，后者分异位性皮炎和脂溢性皮炎。

一、临床表现

1. 湿疹样皮炎

（1）传染性者多由中耳炎脓液引起，急性期耳部奇痒难忍，伴烧灼感、渗液多。病变多位于外耳道、耳屏、耳郭及耳后沟。耳周淋巴结肿大。慢性期皮肤增厚、结痂、脱屑，耳后沟皲裂。

（2）非传染性者又称接触性皮炎，系由于接触眼镜、助听器、化妆品等变应原所致。

2. 体质性湿疹

（1）异位性皮炎又称异位性湿疹，遗传过敏性皮炎。常并发哮喘和过敏性鼻炎。多见于婴幼儿和儿童。变应原多为蛋白质。外耳道极少受累。

（2）脂溢性皮炎发生于皮脂溢出部位。与皮脂分泌过多有关。常并发毛囊炎、疖肿。

二、诊断要点

1. 病史和过敏史。
2. 症状和体征。

三、治疗方案及原则

1. 去除病因。
2. 禁止抓痒挖耳，忌用热水肥皂擦洗患处。
3. 渗液多时用4%硼酸等溶液湿敷。忌用油膏类外用药。
4. 渗液少者可用硼锌糊软膏等外用药。
5. 抗过敏药物和抗生素。

（陈　灼）

第十节　耵聍栓塞

耵聍俗称"耳屎"或"耳垢"。为外耳道软骨部皮肤内耵聍腺的分泌物，具有保护外耳道皮肤、杀菌及黏附灰尘，防止异物进入的作用，如耵聍过多，阻塞外耳道则称为耵聍栓塞。耵聍分干、湿两种。白种人以黏稠的湿性耵聍居多。与遗传因素有关。

一、临床表现

1. 耳道未完全阻塞或质软者，多无明显症状。有时耳痒。
2. 阻塞严重者引起耳闷感，听力下降。
3. 压迫鼓膜可引起眩晕、耳痛、耳鸣。
4. 耳道进水后听力突然下降。继发感染后诱发急性外耳道炎。
5. 外耳道有黑色或棕褐色耵聍块，软硬不一。

二、诊断要点

1. 耳闷感，听力下降，有时表现为进水后听力突然下降。
2. 外耳道可见黑色或棕黑色耵聍块，质软硬不一。

三、治疗方案及原则

1. 未完全阻塞外耳道或质软者，可用耵聍钩或膝状镊取出。
2. 坚硬且嵌塞较紧时，不可强行取出。可先用5%碳酸氢钠水溶液滴耳，使其软化。3天后将其取出或冲洗出。
3. 外耳道并发感染时，按急性外耳道炎处理。

（陈　灼）

第七章

中耳疾病

第一节 分泌性中耳炎

分泌性中耳炎是以中耳积液（包括浆液，黏液，浆-黏液，而非血液或脑脊液）及听力下降为主要特征的中耳非化脓性炎性疾病。本病的其他名称很多，均是根据其病理过程中的某一特点，其中主要是根据积液产生的机制和液体的性质而命名的，如渗液性中耳炎（OME），渗出性中耳炎，浆液性中耳炎，黏液性中耳炎，卡他性中耳炎，咽鼓管鼓室卡他，浆液-黏液性中耳炎，咽鼓管鼓室炎，鼓室积水，非化脓性中耳炎以及黏液耳，分泌物极为黏稠者称胶耳等。按我国自然科学名词审定委员会意见（1991）本病称为分泌性中耳炎。

分泌性中耳炎可分为急性和慢性两种。慢性分泌性中耳炎是由急性分泌性中耳炎未得到及时而恰当的治疗，或由急性分泌性中耳炎反复发作、迁延、转化而来。急性分泌性中耳炎迁延多久方转化为慢性，尚无明确的时间限定，或谓 8 周以上，或称 3~6 个月。目前将本病分为急性（3 周以内）、亚急性（3 周~3 个月）和慢性（3 个月以上）三种。由于急、慢性分泌性中耳炎两者的临床表现相似，治疗有连续性，故在此一并叙述。

本病在小儿的发病率较高，是引起小儿听力下降的常见原因之一。据统计，黑种人儿童患分泌性中耳炎者较少见，土生的美国儿童较白种儿童的发病率高。我国儿童的发病率及高发病年龄尚缺乏大样本的、有代表性的、精确的统计资料。不过，随着近 20 年来诊断方法的进步和对本病认识水平的提高，过去认为我国儿童发病率很低的观点已得到修正。

一、病因

本病病因复杂，与多种因素有关。

1. 咽鼓管功能不良　咽鼓管是中耳与外界环境沟通的唯一管道。前已述及，咽鼓管具有调节鼓室内气压、保持其与外界气压平衡，清洁（引流）和防御、防声等功能。传统观念认为，咽鼓管口的机械性阻塞是分泌性中耳炎的基本病因。随着该病病因学研究的不断深入，目前发现，除防声功能外，咽鼓管的其他几种功能不良都可能是酿成本病的重要原因之一。

（1）咽鼓管阻塞：正常情况下，中耳内、外的气压基本相等，约相当于大气的压力。在生理状态下，中耳内的空气虽不断地被中耳黏膜交换和吸收，但通过咽鼓管的间断开放，新鲜的空气又不断地向中耳内输入而加以补充，从而使中耳内、外的气体压力保持平衡。如果由于各种原因使咽鼓管的通气功能发生障碍，中耳内的空气被吸收以后得不到相应的补充，即逐渐形成负压。由于负压的影响，中耳黏膜中的静脉出现扩张，管壁通透性增加，血清漏出并聚积于中耳，便开始形成积液。

引起咽鼓管阻塞的原因很多，大致可分为机械性阻塞和非机械性阻塞两种。

①机械性阻塞：在猕猴、猫和豚鼠的动物实验中，用各种方法堵塞咽鼓管，均可成功地造成中耳积液的动物模型。而以 Salle 为代表的学者们则认为，咽鼓管的机械性阻塞作为分泌性中耳炎主要病因的可能性很小。临床上，鼻咽部的各种良性或恶性占位病变（如腺样体肥大、鼻咽癌、鼻咽纤维瘤等），鼻腔和鼻窦疾病（如慢性鼻窦炎、巨大鼻息肉、肥厚性鼻炎、鼻中隔偏曲等），长期的鼻咽腔填塞，咽鼓管咽口粘连，代谢障碍性疾病（如甲状腺功能减退等），以及很少见的鼻咽白喉、结核、梅毒和艾滋病等特殊性感染，均可因直接压迫、堵塞咽口，或影响局部及淋巴回流，咽鼓管管腔黏膜肿胀等而导致本病。其中，与本病关系密切的腺样体肥大、慢性鼻窦炎和鼻咽癌等除了机械性阻塞外，还涉及其他的致病因素：

a. 腺样体肥大：腺样体肥大与本病的关系密切。一方面，极度增生肥大的腺样体可压迫、堵塞咽鼓管咽口；另一方面，已遭感染的腺样体可以作为致病微生物的潜藏池，它们可经咽鼓管感染中耳，而导致本病的反复发作。还有认为，腺样体可释放某些炎性介质，如前列腺素、组胺、白细胞三烯、血小板激活因子等而增加血管的通透性，引起黏膜水肿。

b. 慢性鼻窦炎：研究发现，分泌性中耳炎患者中，慢性鼻窦炎的患病率较非分泌性中耳炎患者高。鼻窦的化脓性炎症，既可因脓性鼻涕经后鼻孔流至鼻咽部，阻塞咽鼓管咽口；也可因脓液的长期刺激使咽鼓管周围的鼻咽黏膜及淋巴组织增生肥厚，导致管口狭窄。此外，还有研究发现，鼻窦炎患者鼻咽部的 SIgA 活性较低，细菌容易在此繁殖。

c. 鼻咽癌：鼻咽癌患者在放疗前、后常常伴发本病。鼻咽癌伴发分泌性中耳炎的原因，除肿瘤的机械性压迫外，还与腭帆张肌、腭帆提肌、咽鼓管软骨及管腔上皮遭肿瘤破坏或放射性损伤，以及咽口的瘢痕性狭窄等因素有关。放疗后鼻咽部痂皮堵塞咽口也是原因之一。

除上述咽鼓管咽口或管腔内的机械性阻塞外，咽鼓管周围病变的压迫也可能造成管腔狭窄或堵塞，如咽旁间隙的肿瘤向上发展至咽鼓管周围、岩尖的实质性或囊性病变等。

②非机械性阻塞：小儿的腭帆张肌、腭帆提肌和咽鼓管咽肌等肌肉薄弱，收缩无力，加之咽鼓管软骨发育不够成熟，弹性较差，当咽鼓管处于负压状态时，软骨段的管壁甚易发生塌陷，导致中耳负压，而中耳处于负压状态时，管壁软骨塌陷更为加剧，甚至可致管腔闭塞。裂腭患者因两侧腭帆张肌和腭帆提肌的连续性中断，附着处前移，肌肉由正常的横向行走变为纵向行走，加之肌纤维数量减少等，以致收缩乏力，而引起中耳负压。牙的错位咬合亦为因素之一。

最近研究发现，咽鼓管上皮内具有表面活性物质样的板层体结构，能产生表面活性物质，这种表面活性物质与肺的表面活性物质结构相似（Tsuruhara 等，1989），主要由磷脂多糖和蛋白质组成，具有降低气-液界面表面张力的性能。因为咽鼓管管腔内气-液界面的表面张力是咽鼓管开放时必须克服的阻力之一（管壁的弹性阻力则为需要克服的另一阻力），因此，表面张力的降低有利于咽鼓管的开放；目前认为，细菌感染引起的蛋白水解酶的活性增高等因素可致表面活性物质减少，表面张力因而提升，不利于咽鼓管的开放。

（2）清洁功能不良：咽鼓管的黏膜具有呼吸道黏膜的特征，上皮层由纤毛细胞、无纤毛细胞、分泌细胞（杯状细胞）和基底细胞组成。正常情况下，通过纤毛向咽口的连续单向运动，向鼻咽部排除中耳内的异物及分泌物，故又称为"黏液纤毛输送系统"。在咽鼓管管腔顶部，无纤毛细胞较多，主要为通气道（1993）。而在咽鼓管底部，腺体和杯状细胞比较多，而且由于该处存在着许多黏膜皱襞，故黏膜的表面面积比管腔顶部者较大，此区域主要司理清洁功能，保护中耳的无菌状态。细菌外毒素引起的纤毛运动暂时性瘫痪，管腔内分泌物的潴留，放射性损伤，以及婴幼儿咽鼓管发育不成熟，或先天性呼吸道黏膜纤毛运动不良，原发性纤毛运动障碍等等，均可不同程度地损害黏液纤毛输送系统的功能，使中耳及管腔内的分泌物、致病微生物以及毒素等不能有效排出。

（3）防御功能障碍：咽鼓管一方面凭借黏液纤毛输送系统方向指向咽口的单向运动，清除并阻抑鼻咽部有害物的侵入；而咽鼓管底部的黏膜皱襞还具有单向活瓣作用，当咽鼓管开放时，能防止鼻咽部的细菌等微生物逆行流入鼓室，从而发挥咽鼓管的防御功能。由各种原因引起的咽鼓管关闭不全，如老年人结缔组织退行性变，咽鼓管黏膜下方弹力纤维的弹性降低，咽鼓管咽口的瘢痕牵引，肿瘤的侵袭破坏，或放射性损伤等等，皆可导致咽鼓管的防御功能丧失，给致病微生物侵入中耳以可乘之机。

2. 感染　过去，由于在中耳液体中未检出多形核白细胞或细菌，曾一度认为本病是一种无菌性炎症。自 Senturia 等（1958）在 40%的中耳分泌物标本中检出了致病菌以来，各家对中耳积液所做的细菌培养阳性结果为 22%～52%，其中，常见的致病菌为流感嗜血杆菌和肺炎链球菌，其次有 β 溶血性链球菌，金黄色葡萄球菌和卡他布兰汉球菌等。

3. 免疫反应

（1）Ⅰ型变态反应：Jordan（1949）对 123 例分泌性中耳炎患者通过鼻分泌物涂片查嗜酸性粒细胞，皮肤试验，并观察患者对抗过敏治疗的反应等调查发现，其中 74%并发Ⅰ型变态反应。Draper（1967）报告，在有变应性疾病的患者中，分泌性中耳炎的发病率较对照组高。Borge（1983）发现，分泌性中耳炎患者中，特异反应性疾病的发病率较高。临床上亦发现，本病患者中并发呼吸道变应性疾病的较多，如变应性鼻炎，鼻息肉，支气管哮喘等。故Ⅰ型变态反应是中耳炎发病的危险的因素之一。但是，Ⅰ型变态反应作为本病的确切病因至今尚未得到证实，虽然 Jang（2003）、Hurst（1999，2000）等发现，本病中耳黏膜中肥大细胞、嗜酸性粒细胞增多，过度活化，IgE 和炎性介质增加等，也提示本病与Ⅰ型变态反应关系密切。而中耳黏膜虽然可以对抗原刺激产生免疫应答，但在通常情况下，吸入性抗原并不能通过咽鼓管进入鼓室。目前多数学者认为，呼吸道变应性疾病患者合并本病的原因，可能是由于患者对感染性疾病的敏感性增强，或由肥大细胞释放的炎性介质不仅使鼻黏膜，而且也使咽鼓管咽口、甚至咽鼓管黏膜水肿，分泌物增多，导致咽鼓管阻塞和中耳负压，影响咽鼓管功能之故。

（2）细菌感染引起的Ⅲ型变态反应：最近认为，中耳是一个独立的免疫防御系统。Palva等（1974）在对中耳积液中的蛋白质和酶进行分析后认为，本病的中耳积液是一种分泌物，而非渗出物。而患者中耳黏膜的组织学检查结果也支持这一观点，因为黏膜中杯状细胞和黏液腺体增加。在此基础上 Palva 等（1983）设想，某些分泌性中耳炎可能属免疫复合物型变应性疾病，其抗原——细菌，可能存在于腺样体或口咽部的淋巴组织内。这些病例往往在儿童时期有过中耳炎病史，而本次起病隐袭，临床上缺乏明确的急性感染史（Ryan 等，1985）。

除以上三大学说外，还有神经性炎性机制学说，胃食管反流学说等。被动吸烟，居住环境不良，哺乳方式不当，家族中有中耳炎患者等属本病的危险因素。

二、病理

中耳分泌物来自咽鼓管、鼓室以及乳突气房黏膜。无论分泌物为浆液性或黏液性，其中，病理性渗出、分泌和吸收等亦均参与了病理过程。中耳黏膜的病理组织学研究发现，中耳黏膜水肿，毛细血管增多、通透性增加。病变进一步发展，黏膜上皮增厚，上皮化生，鼓室前部低矮的假复层柱状纤毛上皮可变为增厚的分泌性上皮，鼓室后部的单层扁平上皮变为假复层柱状上皮，杯状细胞增多，纤毛细胞甚至具有分泌性特征，如胞浆内出现分泌性的暗颗粒，并可见顶浆分泌现象；上皮下层有病理性腺体样组织形成，固有层出现圆形细胞浸润。液体以浆液性为主者，以淋巴细胞浸润为主，还可见单核细胞，浆细胞等；液体以黏液性为主者，则主要为浆细胞和淋巴细胞浸润。至疾病的恢复期，腺体逐渐退化，分泌物减少，黏膜可逐渐恢复正常。如病变未得到控制，可出现积液机化，或形成包裹性积液，伴有肉芽组织生成，内陷袋形成等等，可发展为粘连性中耳炎、胆固醇肉芽肿、鼓室硬化、胆脂瘤、隐性中耳乳突炎等后遗症。Paparelle 等（1990）认为，各种型别的分泌性中耳炎，其病变均可由早期向晚期或后遗阶段发展，炎症的性质处于动态变化中。

中耳积液为漏出液、渗出液和黏液的混合液体，早期主要为浆液，然后逐渐转变为浆-黏液，黏液。浆液性液体稀薄，如水样，呈深浅不同的黄色。黏液性液体黏稠，大多呈灰白色。胶耳液体如胶冻状。上述各种液体中细胞成分不多，除脱落上皮细胞外，尚有淋巴细胞，吞噬细胞，多形核白细胞，个别可见嗜酸性粒细胞。此外，尚可检出免疫球蛋白、（SIgA，IgG，IgA 等）、前列腺素等炎性介质、氧化酶、水解酶以及 IL-4、IL-1、IL-6、TNF-α、INF-γ 等。

三、症状

本病冬季多发。

1. 听力下降　急性分泌性中耳炎病前大多有感冒史。以后出现耳痛，听力下降，可伴有自听增强感。少数患者主诉听力在数小时内急剧下降，往往被误诊为"突聋"。慢性分泌性中耳炎起病隐袭，患者往往不能明确指出具体的发病时间。患者的耳聋严重程度常有波动，例如，当头部前倾或偏向患侧时，由于鼓室内的液体离开蜗窗，听力可暂时得到改善，中耳液体很黏稠时，听力则不因头位的变动而改变。有些慢性患者自觉阴天耳聋加重，晴天耳聋减轻。小儿大多无听力下降的主诉，幼儿可表现为言语发育延迟，学龄前儿童常表现为对父母的呼唤不理睬，家长误认为其注意力不集中；学龄儿童则以学习成绩下降，看电视时要求过大的音量等为主要表现。如果小儿仅有一耳患病，另侧耳听力正常，可长期不被察觉而于常规的体检时方被发现。

2. 耳痛　急性分泌性中耳炎起病时可有耳痛，疼痛可轻可重，有患儿因耳痛而夜间来急诊的。慢性者无耳痛。

3. 耳内闭塞感　耳内闭塞感或闷胀感是成年人常见的主诉，按捺耳屏后这种闭塞感可暂时得以减轻。

4. 耳鸣　耳鸣一般不重，可为间歇性，如"噼啪"声或低音调"轰轰"声，个别患者有高调耳鸣。成年人当头部运动或打呵欠、擤鼻时，耳内可出现气过水声。但若液体很黏稠，或液体已完全充满鼓室，此症状缺如。

四、检查

1. 鼓膜象　急性期，鼓膜松弛部充血，紧张部周边有放射状扩张的血管纹，或全鼓膜轻度充血。紧张部或全鼓膜内陷，表现为光锥缩短、变形或消失；锤骨柄向后、上方移位；锤骨短突明显外凸。鼓室积液时，鼓膜失去正常光泽，呈淡黄、橙红或琥珀色，慢性者可呈乳白色或灰蓝色，不透明，如毛玻璃状；鼓膜紧张部有扩张的微血管。若液体为浆液性，且未充满鼓室时，透过鼓膜可见到液平面，此液面状如弧形发丝，凹面向上，该患者头前俯、后仰时，此平面与地面平行的关系不变。有时尚可在鼓膜上见到气泡影，做咽鼓管吹张后，气泡可增多，移位。但这两种典型的体征出现的机会并不多，在这些统计的 230 耳中仅占 3.5%（汪吉宝等，1994）。积液多时，鼓膜向外隆凸。用 Siegle 耳镜观察，可见鼓膜的活动度受限。

2. 音叉试验　Rinne 试验阴性。Weber 试验偏向患侧。

3. 纯音听阈测试　纯音听力图一般表现为轻度的传导性聋。儿童的气导平均听阈约为 27.5dB（Fria，1985），Fiellau Nikolajsen（1983）统计的平均听阈为 23dB，听敏度与年龄、病史长短无关。部分患者的听阈可无明显下降，重者听力损失可达 40dB 左右。在病程中，听阈可以有一定的波动，这可能与中耳内积液量的变化有关。听力损失以低频为主，但因中耳传音结构及两窗阻抗的改变，高频气导及骨导听力亦可下降。有人认为，积液愈黏稠，摩擦力愈大，高频听力损失愈明显。由于细菌及其毒素等可能经圆窗引起耳蜗毛细胞受损，故亦可发生感音神经性聋，若这种感音神经性聋和前述传导性聋同时存在，则表现为混合性聋。

4. 声导抗测试　声导抗图对本病的诊断具有重要价值。平坦型（B 型）为分泌性中耳炎的典型曲线，其诊断符合率为 88%，高负压型（C 型）示咽鼓管功能不良，鼓室负压>200daPa，大多示鼓室内有积液。声反射均消失。由于 6 个月以内婴儿的外、中耳结构尚处于发育阶段，其机械–声学传导机制与大龄儿童有所不同，故对 6~7 个月以下婴儿做声导抗测试时，以 226Hz 为探测音所测得的鼓室导抗图形常不能准确反映中耳的实际情况，"正常"的鼓室导抗图往往无诊断价值，应注意判别。目前有人采用高频探测音 660Hz、678Hz 或 1kHz。

5. 颞骨 CT 扫描　CT 扫描可见鼓室内有密度均匀一致的阴影，乳突气房中可见液气面。此项检查不属常规检查项目。

五、诊断

根据病史及对鼓膜的仔细观察，结合 Siegle 镜下鼓膜活动受限，以及声导抗测试结果，诊断一般并不困难。必要时可于无菌条件下做诊断性鼓膜穿刺术而确诊。但若鼓室内液体甚黏稠，亦可抽吸不到液体，但此时请患者捏鼻鼓气时，常可见鼓膜穿刺所留针孔中出现黏液，或针孔外有少许黏液丝牵挂。

关于婴幼儿中耳炎（主要为分泌性中耳炎）的诊断，由于婴幼儿不会陈述相应症状，鼓气耳镜对鼓膜的观察常因耳道狭小，鼓膜厚且倾斜度大而比较困难，鼓气耳镜观察鼓膜活动度的结果在实践中常遭质疑，其准确性较大龄儿童或成人要低。加之上述鼓室导抗测试尚有探测音等问题有待探索，鼓膜穿刺术因其创伤性而不能作为常规诊断方法等原因，因此婴幼儿分泌性中耳炎的诊断目前尚存在一定困难，值得注意。

六、鉴别诊断

1. 鼻咽癌　对一侧分泌性中耳炎的成年患者（个别为双侧分泌性中耳炎），应毫无例外地做仔细的鼻腔及鼻咽部检查，包括纤维或电子鼻咽镜检，颈部触诊，血清中 EBV-VCA-IgA 测定。鼻咽部 CT 扫描，MR 成像对位于黏膜下的鼻咽癌灶有较高的诊断价值，必要时可行之。

2. 脑脊液耳漏　颞骨骨折并脑脊液耳漏而鼓膜完整者，脑脊液聚集于鼓室内，可产生类似分泌性中耳炎的临床表现。先天性颅骨或内耳畸形（如 Mondini 型）患者，可伴发脑脊液耳漏。根据头部外伤史或先天性感音神经性聋病史，鼓室液体的实验室检查结果，以及颞骨 X 线片，颞骨 CT 扫描等可资鉴别。

3. 外淋巴瘘　不多见。多继发于镫骨手术后，或有气压损伤史。瘘管好发于蜗窗及前庭窗，耳聋为感音神经性，可表现为突发性聋。常并发眩晕，强声刺激可引起眩晕（Tullio 现象）。

4. 胆固醇肉芽肿　可为分泌性中耳炎的后遗症。鼓室内有棕褐色液体聚集，液体内有时可见细微的、闪烁反光的鳞片状胆固醇结晶，鼓室及乳突气房内有暗红色或棕褐色肉芽，内含铁血黄素与胆固醇结晶溶解后形成的裂隙，伴有异物巨细胞反应。本病病史较长，鼓膜呈深蓝色，颞骨 CT 扫描可见鼓室及乳突内有软组织影，少数有骨质破坏。

5. 粘连性中耳炎　有时粘连性中耳炎可与慢性分泌性中耳炎并存。粘连性中耳炎的病程一般较长，听力损失较重，鼓膜可高低不平。

七、预后

1. 不少分泌性中耳炎有自限性，积液可经咽鼓管排出或自行吸收。

2. 病程较长而未做治疗的小儿患者，有可能影响言语发育、学习以及与他人交流的能力。

3. 顽固的慢性分泌性中耳炎，鼓膜紧张部可出现萎缩性瘢痕，钙化斑，鼓膜松弛，鼓室内出现硬化病灶。

4. 黏稠的分泌物容易发生机化，形成粘连。

5. 咽鼓管功能不良，或上鼓室长期处于负压状态者，可逐渐出现鼓膜松弛部内陷袋，部分发生胆脂瘤。

6. 并发胆固醇肉芽肿。

八、治疗

清除中耳积液，改善咽鼓管通气引流功能，以及病因治疗等综合治疗为本病的治疗原则。

1. 非手术治疗

（1）抗生素或其他抗菌药物治疗：急性分泌性中耳炎可用抗菌药物进行适当的治疗，

但疗程不宜过长。可供选用的药物有各类广谱青霉素，头孢菌素，大环内酯类抗生素等。择药时应注意该药对本病常见致病菌——流感嗜血杆菌，肺炎链球菌等的敏感性。

（2）糖皮质激素：可用地塞米松或泼尼松等口服，做短期治疗。

（3）伴有鼻塞症状时：可用盐酸羟甲唑啉等减充血剂喷（滴）鼻。

（4）咽鼓管吹张：可采用捏鼻鼓气法、波氏球法或导管法做咽鼓管吹张。成人尚可经导管向咽鼓管咽口吹入泼尼松龙，隔日 1 次，每次每侧 1mL，共 3~6 次。

2. 手术治疗　由于不少分泌性中耳炎有自限性，所以对无症状、听力正常、病史不长的轻型患儿，可在专科医师的指导下密切观察，而不急于手术治疗。

（1）鼓膜穿刺术：仅用于成年人。

（2）鼓膜切开术：鼓膜切开术适用于中耳积液比较黏稠，经鼓膜穿刺术不能抽吸出积液；或反复做鼓膜穿刺，积液抽吸后迅速集聚时。

（3）置管术。

3. 病因治疗　对反复发作的分泌性中耳炎，除积极进行疾病本身的治疗外，更重要的是仔细寻找病因，并积极进行病因治疗。

（1）腺样体切除术：分泌性中耳炎具有以下情况者，应做腺样体切除术。

①腺样体肥大，引起鼻塞、打鼾者。

②过去曾做过置管术的复发性中耳炎，伴腺样体炎，腺样体肥大者。

（2）扁桃体切除术：儿童急性扁桃体炎反复发作；经常发生上呼吸道感染，并由此而诱发分泌性中耳炎的反复发作；或扁桃体明显肥大者，可作扁桃体切除术。

（3）鼓室探查术和单纯乳突开放术：慢性分泌性中耳炎，特别在成年人，经上述各种治疗无效，又未查出明显相关疾病时，宜做颞骨 CT 扫描，如发现鼓室或乳突内有肉芽，或骨质病变时，应做鼓室探查术或单纯乳突开放术，彻底清除病变组织，根据不同情况做相应类型的鼓室成形术。

（4）其他：积极治疗鼻腔、鼻窦或鼻咽部疾病，包括手术治疗，如鼻息肉摘除术，下鼻甲部分切除术，功能性鼻内镜手术，鼻中隔黏膜下矫正术等。

（马建鹏）

第二节　急性化脓性中耳炎

急性化脓性中耳炎是中耳黏膜的急性化脓性炎症。主要致病菌为肺炎链球菌、流感嗜血杆菌、乙型溶血性链球菌及葡萄球菌、绿脓杆菌等，前两者在小儿多见。

一、病因及感染途径

由各种原因引起的身体抵抗力下降，全身慢性疾病以及邻近部位的病灶疾病（如慢性扁桃体炎、慢性化脓性鼻窦炎等），小儿腺样体肥大等是本病的诱因。致病菌进入中耳的途径如下。

1. 咽鼓管途径最常见

（1）急性上呼吸道感染时：如急性鼻炎、急性鼻咽炎、急性扁桃体炎等，炎症向咽鼓管蔓延，咽鼓管黏膜发生充血、肿胀、纤毛运动障碍，局部免疫力下降，此时致病菌乘虚侵入中耳。

（2）急性传染病期间：如猩红热、麻疹、百日咳、流行性感冒、肺炎、伤寒等，致病微生物可经咽鼓管侵入中耳；亦可经咽鼓管发生其他致病菌的继发感染。

（3）在不洁的水中游泳或跳水，不适当的擤鼻、咽鼓管吹张、鼻腔冲洗以及鼻咽部填塞等，致病菌可循咽鼓管侵犯中耳。

（4）婴儿哺乳位置不当，如平卧吮奶，乳汁可经短而宽的咽鼓管流入中耳。

2. 外耳道鼓膜途径　因鼓膜外伤，不正规的鼓膜穿刺或鼓室置管时的污染，致病菌可从外耳道侵入中耳。

3. 血行感染　极少见。

二、病理

病变常累及包括鼓室、鼓窦及乳突气房的整个中耳黏骨膜，但以鼓室为主。早期的病理变化为黏膜充血，从咽鼓管、鼓室开始，逐渐波及鼓窦及乳突气房。由于毛细血管扩张，通透性增加，纤维素、红细胞、多形核白细胞及血清渗出，黏膜及黏膜下出现水肿；上皮纤毛脱落，正常的扁平立方形上皮细胞变为分泌性柱状细胞，黏液腺分泌增加。以后出现新生的血管、淋巴细胞、浆细胞和吞噬细胞浸润，黏膜增厚。鼓室内开始有少量的浆液性渗出物聚集，以后变为黏液脓性或脓性；由于黏骨膜中血管受损，红细胞大量渗出，分泌物亦可呈血性。鼓膜的早期病变亦为充血，上皮下结缔组织层水肿、增宽，有炎性细胞浸润。以后表皮层之鳞状上皮增生、脱屑，鼓膜中之小静脉出现血栓性静脉炎，纤维层发生坏死、断裂，加之鼓室内积脓，压力增高，鼓膜出现穿孔，脓液外泄。如鼓室内的水肿黏膜从穿孔处脱出，可堵塞穿孔。若治疗得当，炎症可逐渐吸收，黏膜恢复正常。重症者病变深达骨质，可迁延为慢性化脓性中耳炎或并发急性乳突炎。

三、症状

本病之症状在鼓膜穿孔前后迥然不同。常见症状如下。

1. 全身症状　鼓膜穿孔前，全身症状较明显，可有畏寒、发热、怠倦及食欲减退，小儿全身症状通常较成人严重，可有高热、惊厥，常伴呕吐、腹泻等消化道症状。鼓膜穿孔后，体温逐渐下降，全身症状亦明显减轻。

2. 耳痛　为本病的早期症状。患者感耳深部钝痛或搏动性跳痛，疼痛可经三叉神经放射至同侧额、颞、顶部、牙或整个半侧头部，吞咽、咳嗽、喷嚏时耳痛加重，耳痛剧烈者夜不成眠，烦躁不安。婴幼儿则哭闹不休。一旦鼓膜出现自发性穿孔或行鼓膜切开术后，脓液向外宣泄，疼痛顿减。

3. 耳鸣及听力减退　患耳可有搏动性耳鸣，听力逐渐下降。耳痛剧烈者，轻度的耳聋可不被患者察觉。鼓膜穿孔后听力反而提高。如病变侵入内耳，可出现眩晕和感音性聋。

4. 耳漏　鼓膜穿孔后耳内有液体流出，初为浆液血性，以后变为黏液脓性乃至脓性。如分泌物量甚多，提示分泌物不仅来自鼓室，亦源于鼓窦、乳突。

四、检查

1. 耳镜检查　早期鼓膜松弛部充血，锤骨柄及紧张部周边可见呈放射状的扩张血管。

以后鼓膜迅速出现弥漫性充血，标志不易辨认，鼓膜可全部向外膨出，或部分外突而如乳头状。穿孔前，在隆起最明显的部位出现黄点，然后从此处发生穿孔。穿孔一般位于紧张部，开始时甚小，如针尖大，不易看清，彻底清除外耳道内分泌物后，方可见穿孔处有闪烁搏动的亮点，分泌物从该处涌出。有时须以 Siegle 耳镜加压后，才能窥见鼓膜上的小穿孔。

2. 触诊　因乳突部骨膜的炎性反应，乳突尖及鼓窦区可能有压痛。鼓膜穿孔后渐消失。

3. 听力检查　呈传导性听力损失，听阈可达 40～50dB。如内耳受细菌毒素损害，则可出现混合性听力损失。

4. 血液分析　白细胞总数增多，多形核白细胞增加，穿孔后血常规逐渐恢复正常。

五、诊断

根据病史和检查，不难对本病做出诊断。但应注意和外耳道疖鉴别。因外耳道无黏液腺，故当分泌物为黏液脓性时，提示病变在中耳而不在外耳道，或不仅位于外耳道。本病全身症状较重，鼓膜穿孔前可高烧不退，耳痛持续，鼓膜弥漫性充血，一旦穿孔便溢液不止，此点可与分泌性中耳炎鉴别。

六、预后

若治疗及时、适当，分泌物引流通畅，炎症消退后鼓膜穿孔多可自行愈合，听力大多能恢复正常。治疗不当或病情严重者，可遗留鼓膜穿孔、中耳粘连症、鼓室硬化或转变为慢性化脓性中耳炎，甚至引起各种并发症。

七、治疗

本病的治疗原则为抗感染，畅引流，去病因。

1. 全身治疗

（1）尽早应用足量的抗菌药物控制感染，务求彻底治愈，以防发生并发症或转为慢性。一般可将青霉素 G 与氨苄西林合用，在头孢菌素中可用第一代头孢菌素头孢拉啶，头孢唑啉，或第二代中的头孢呋辛纳。鼓膜穿孔后应取脓液做细菌培养及药敏试验，参照其结果选用适宜的抗菌药，直至症状完全消失，并在症状消失后仍继续治疗数日，方可停药。

（2）鼻腔减充血剂滴鼻或喷雾于鼻咽部，可减轻鼻咽黏膜肿胀，有利于恢复咽鼓管功能。

（3）注意休息，调节饮食，疏通大便。重症者应注意支持疗法，如静脉输液、输血或血浆，应用少量糖皮质激素等。必要时请儿科医师协同观察处理。

2. 局部治疗

（1）鼓膜穿孔前

①2%苯酚甘油滴耳，可消炎、止痛。因该药遇脓液即释放苯酚，可腐蚀鼓膜及鼓室黏膜，当鼓膜穿孔后应立即停药。慢性化脓性中耳炎忌用此药。

②鼓膜切开术：适时的鼓膜切开术可通畅引流，有利于炎症的迅速消散，使全身和局部症状迅速减轻。炎症消退后，穿孔可迅速封闭，平整愈合，减少瘢痕形成和粘连。鼓膜切开术的适应证为：a. 全身及局部症状较重，鼓膜明显膨出，虽经治疗亦无明显好转者。b. 鼓膜虽已穿孔，但穿孔太小，引流不畅者。c. 有并发症可疑，但无需立即行乳突手术者。

操作步骤：a. 成人取坐位，小儿卧位，患耳朝上。b. 外耳道口及外耳道内以75%酒精消毒。c. 成人用1%利多卡因或普鲁卡因做外耳道阻滞麻醉，加2%丁卡因表面麻醉，亦可用4%可卡因做表面麻醉；小儿可用氯胺酮全身麻醉。d. 在手术显微镜或窥耳器下看清鼓膜，用鼓膜切开刀从鼓膜后下象限向前下象限做弧形切口，或在前下象限做放射状切口。注意刀尖不可刺入太深，切透鼓膜即可，以免伤及鼓室内壁结构及听小骨。e. 吸尽脓液后，用小块消毒棉球置于外耳道口。

（2）鼓膜穿孔后：在0.3%氧氟沙星（泰利必妥）滴耳液、0.25%~1%氯霉素液、复方利福平液、0.5%金霉素液等滴耳液中择一滴耳。炎症完全消退后，穿孔多可自行愈合。穿孔长期不愈者，可做鼓膜成形术。

3. 病因治疗 积极治疗鼻部及咽部慢性疾病。

八、预防

1. 锻炼身体，提高身体素质，积极预防和治疗上呼吸道感染。

2. 广泛开展各种传染病的预防接种工作。

3. 宣传正确的哺乳姿势哺乳时应将婴儿抱起，使头部竖直；乳汁过多时应适当控制其流出速度。

4. 鼓膜穿孔及鼓室置管者禁止游泳，洗浴时防止污水流入耳内。

（马建鹏）

第三节　急性坏死型中耳炎

急性坏死型中耳炎是急性化脓性中耳炎的特殊类型。多发生于猩红热、麻疹、白喉、伤寒、百日咳和流感等急性传染病中，而以猩红热最多见。本病以中耳及其周围组织的广泛坏死、损毁为特点，可演变为慢性化脓性中耳炎。随着急性传染病发病率的下降，本病已不多见。

急性坏死型中耳炎好发于5岁以下的婴幼儿。由于致病微生物毒力甚强（如乙型溶血性链球菌），严重的全身感染而导致机体的抵抗力下降，且婴幼儿中耳免疫防御功能不成熟，以致致病菌及其毒素可迅速破坏局部组织，鼓膜发生溃烂、穿孔，鼓室、鼓窦及乳突气房的黏骨膜坏死，听小骨溶溃，甚至累及中耳局部及周围骨的骨髓，发生骨髓炎，个别可有死骨形成。病变尚可侵犯内耳，并发迷路炎，而于病后数月出现明显的感音性聋。如感染得到控制，炎性坏死过程终止，残存的黏膜上皮向病变区生长，鼓膜穿孔可自行修复，听力恢复正常。有些穿孔虽已愈合，但遗留硬化灶和（或）听骨链中断而引起明显的传导性聋。鼓膜肾形穿孔可长期不愈；外耳道鳞状上皮经穿孔边缘向中耳生长致鼓室黏膜上皮化生者可继发胆脂瘤；亦可遗留局限性骨炎、骨髓炎、肉芽组织增生等。

急性坏死型中耳炎可发生于急性传染病的早期（出疹期）或晚期（恢复期）。其临床表现与一般急性化脓性中耳炎相同。但因鼓膜早期发生穿孔，并在数日内融合而迅速扩大，形成较大的肾形穿孔（此乃因松弛部、锤骨柄及紧张部周边血供较好，抵抗力较强，而紧张部其他部位血供相对较差之故），重症者穿孔可达鼓环。因此，耳部的首发症状多为耳内流脓，脓液腥臭。外耳道有肉芽组织增生时，可遮蔽穿孔的鼓膜和裸露的骨壁，以探针探之，可触及粗糙的骨壁或坏死的听小骨。

治疗同一般急性化脓性中耳炎，特别注意加强支持疗法及原发传染病的治疗，提高机体的抵抗力。

（马建鹏）

第四节　隐性中耳炎

隐性中耳炎又称潜伏性中耳炎，亚临床中耳炎或非典型中耳炎，是指鼓膜完整而中耳隐藏着明显的感染性炎性病变的中耳乳突炎。由于病变隐匿，临床常发生漏诊，甚至，待引起颅内外并发症时或死后方始发现。近年来，本病有增多的趋势，尤以小儿多见，值得关注。

一、病因

1. 急性化脓性中耳炎或乳突炎治疗不当，如剂量不足，疗程过短或菌种耐药。
2. 婴幼儿急性中耳炎因主诉少、鼓膜厚，易误诊而未获合理治疗，致病变迁延。
3. 中耳炎症后期，鼓室峡或鼓窦入口因黏膜肿胀、增厚或肉芽、息肉生成而阻塞，此时虽咽鼓管功能恢复，鼓室逐渐再充气，然乳突病变尚残存，且继续发展。

二、症状及体征

1. 本病无典型症状患者可诉耳部不适，轻微的耳痛或耳后疼痛，听力下降，或有低热，头痛等。
2. 部分患者近期（可在数月前）有过急性中耳炎、乳突炎病史。
3. 鼓膜完整，外观似正常。仔细观察时可发现松弛部充血，或鼓膜周边血管纹增多，或外耳道后上壁红肿，塌陷。
4. 乳突区皮肤无红肿，但可有轻压痛。

三、听力学检查

1. 纯音听力测试　传导性或混合性听力损失。
2. 鼓室导抗图　C 或 B 型鼓室导抗图。

四、影像学检查

颞骨 CT 扫描对诊断有重要价值。可见乳突内有软组织影，可有房隔破坏，有时可见液、气面，鼓室内亦可有软组织影。

五、诊断

1. 婴幼儿不明原因发热时，宜仔细检查耳部，必要时做颞骨高分辨率 CT 扫描。
2. 成年人耳部不适，或轻微耳痛，或不明原因的传导性听力损失，鼓膜外观虽无特殊改变，也应警惕本病而做相关检查。

六、治疗

由于本病可引起感音神经性聋、迷路炎、脑膜炎等严重的颅内外并发症，即使在药物的控制下，病变仍可向周围发展，故一旦确诊，即应行乳突开放术，彻底根除病灶。

（马建鹏）

第五节　慢性化脓性中耳炎

慢性化脓性中耳炎是中耳黏膜、骨膜或深达骨质的化脓性炎症，重者炎症深达乳突骨质。本病很常见。临床上以耳内长期间歇或持续流脓、鼓膜穿孔及听力下降为特点。

一、病因

慢性化脓性中耳炎的主要病因可概括为：

1. 急性化脓性中耳炎未获恰当而彻底的治疗，或治疗受到延误，以致迁延为慢性。此为较常见的原因。

2. 急性坏死型中耳炎病变深达骨膜及骨质，组织破坏严重者，可延续为慢性。

3. 全身或局部抵抗力下降，如猩红热、麻疹、肺结核等传染病，营养不良，全身慢性疾病等患者。特别是婴幼儿，中耳免疫力差，急性中耳炎易演变为慢性。

4. 鼻部和咽部的慢性病变如腺样体肥大、慢性扁桃体炎、慢性鼻窦炎等，亦为引起中耳炎长期不愈的原因之一。

5. 鼓室置管是否可并发本病尚无定论。据统计，经鼓室置管的小儿中有15%~74%并发慢性化脓性中耳炎（Gates 等，1988），并认为造成继发感染的原因可能是中耳内原有的病原体繁殖，或由通气管污染所致。鼓膜置管后遗留鼓膜穿孔长期不愈，亦可经外耳道反复感染而引起本病。

6. 乳突气化不良与本病可能有一定关系，因为在慢性化脓性中耳炎患儿中，乳突气化不良者居多。不过其确切关系尚不清楚。

二、病理

本病的病理变化轻重不一。轻者，病变主要位于中鼓室的黏膜层，称单纯型，曾有咽鼓管鼓室型之称。此型于炎症急性发作时，鼓室黏膜充血、水肿，有炎性细胞浸润，并有以中性粒细胞为主的渗出物。如果感染得到控制，炎症吸收，病变可进入静止期，此时鼓室黏膜干燥，鼓膜穿孔仍存，少数小的穿孔也可自行愈合。病变重者，除了中、上鼓室、甚至下鼓室黏膜充血、水肿，有炎性细胞浸润外，黏膜尚可出现增生、肥厚，若黏骨膜破坏，病变深达骨质，听小骨、鼓窦周围、乳突甚至岩尖骨质都可以发生骨疡，形成慢性骨炎，则局部可生长肉芽或息肉，病变迁延不愈，曾称骨疡型。中耳黏膜破坏后，病变长期不愈合者，有些局部可发生鳞状上皮化生或同时有纤维组织增生，形成粘连或产生硬化病变等。

三、症状

1. 耳溢液　耳内流脓可为间歇性或持续性，脓量多少不等。上呼吸道感染或经外耳道再感染时，流脓发作或脓液增多，可伴有耳痛，病变由静止期或相对稳定期进入急性发作期。脓液或为黏液性、黏液脓性或为纯脓。如脓液长期不予清洗，可有臭气。炎症急性发作期或肉芽、息肉受到外伤时分泌物内可带血，甚至貌似全血。

2. 听力下降　患耳可有不同程度的传导性或混合性听力损失。听力下降的程度与鼓膜穿孔的大小、位置、听骨链是否受损，以及迷路正常与否等有关。就鼓膜穿孔而言，紧张部前下方的小穿孔一般不致引起明显的听力下降；后上方的大穿孔则可导致较重的听力损失。有些患者在耳内滴药后或耳内有少许分泌物时，听力反可暂时提高，此乃因少量的液体遮盖了蜗窗膜，使相位相同的声波不致同时到达两窗，前庭阶内外淋巴液的振动不会受到干扰之故。

3. 耳鸣　部分患者有耳鸣，多与内耳受损有关。由鼓膜穿孔引起的耳鸣，在将穿孔贴补后耳鸣可消失。

四、检查

1. 鼓膜穿孔　鼓膜穿孔可分为中央性和边缘性两种。若穿孔的四周均有残余鼓膜环绕，不论穿孔位于鼓膜的中央或周边，皆称为中央性穿孔。所谓边缘性穿孔，是穿孔的边缘有部分或全部已达鼓沟，该处无残余鼓膜。慢性化脓性中耳炎的鼓膜穿孔一般均位于紧张部，个别大的穿孔也可延及松弛部。穿孔可大可小，呈圆形或肾形，大多为中央性。穿孔较大时，部分锤骨柄，甚至部分砧骨长突或砧镫关节可暴露于外。通过穿孔可见鼓室内壁或充血、水肿，而黏膜光滑；或黏膜增厚、高低不平；有时可见硬化病灶；病变严重时，紧张部鼓膜可以完全毁损，鼓室内壁出现鳞状上皮化生。鼓室内或穿孔附近可见肉芽或息肉，具有长蒂的息肉可越过穿孔坠落于外耳道内，掩盖穿孔，妨碍引流；肉芽周围可有脓液。有些肉芽或息肉的根部可能位于前庭窗附近，盲目的撕拉可致镫骨足板脱位而并发迷路炎。

2. 听力学检查　呈轻到中度的传导性听力损失，或听力损失为混合性，或感音神经性。

3. 颞骨 CT　病变主要限于中鼓室者听小骨完整，乳突表现正常；乳突多为气化型，充气良好。中耳出现骨疡者，中、上鼓室及乳突内有软组织影，房室隔不清晰，小听骨可有破坏或正常。但鼓窦入口若因炎性瘢痕而闭锁以致鼓窦及乳突气房充气不良，或乳突内黏膜增厚等，乳突腔内亦可呈现均匀一致的密度增高影，应善加鉴别。

五、诊断

诊断应根据病史、鼓膜穿孔及鼓室情况、结合颞骨 CT 图像综合分析，判断病变性质及范围，而不可仅凭鼓膜穿孔的位置是中央性或边缘性、穿孔的大小以及流脓是间断性或持续性等匆忙做出结论。更何况中耳的病变也是发展的，可转化的。

六、鉴别诊断

1. 伴胆脂瘤的慢性化脓性中耳炎。

2. 慢性鼓膜炎　耳内流脓、鼓膜上有颗粒状肉芽，但无穿孔，颞骨 CT 示鼓室及乳突正常。

3. 中耳癌　好发于中年以上的成年人。大多有患耳长期流脓史，近期有耳内出血、伴耳痛，可有张口困难。鼓室内新生物可向外耳道浸润，接触后易出血。病变早期即出现面瘫，晚期有Ⅵ、Ⅸ、Ⅹ、Ⅺ对脑神经受损。颞骨 CT 示骨质破坏。新生物活检可确诊。

4. 结核性中耳炎　起病隐匿，耳内脓液稀薄，听力损失明显，早期发生面瘫。鼓膜大穿孔，肉芽苍白。颞骨 CT 示鼓室及乳突有骨质破坏区及死骨。肺部或其他部位可有结核病灶。肉芽病检可确诊。

七、治疗

治疗原则为控制感染，通畅引流，清除病灶，恢复听力，消除病因。

1. 病因治疗　积极治疗上呼吸道的病灶性疾病，如慢性鼻窦炎，慢性扁桃体炎等。

2. 局部治疗　包括药物治疗和手术治疗。

（1）药物治疗：①引流通畅者，应首先使用局部用药；炎症急性发作时，要全身应用抗生素。②有条件者，用药前先取脓液做细菌培养及药敏试验，以指导用药。

①局部用药种类：a. 抗生素溶液或抗生素与糖皮质激素混合液，如 0.3% 氧氟沙星（泰利必妥）滴耳液，利福平滴耳液（注意：利福平滴耳液瓶口开启 3 天后药液即失效），2% 氯霉素甘油滴耳液等。用于鼓室黏膜充血、水肿，分泌物较多时。b. 酒精或甘油制剂，如 3%~4% 硼酸甘油，3%~4% 硼酸酒精等。适用于脓液少，鼓室潮湿时。c. 粉剂，如硼酸粉，磺胺噻唑与氯霉素粉（等量混合）等，仅用于穿孔大，分泌物很少，或乳突术后换药。

②局部用药注意事项：a. 用药前，应彻底清洗外耳道及鼓室内的脓液。可用 3% 过氧化氢溶液或硼酸水清洗，然后用棉签拭净或以吸引器吸尽脓液，方可滴药。b. 含氨基苷类抗生素的滴耳剂或各种溶液（如复方新霉素滴耳剂，庆大霉素等）用于中耳局部可引起内耳中毒，忌用。c. 水溶液易经小穿孔进入中耳为其优点，但亦易流出；甘油制剂比较黏稠，接触时间较长，却不易通过小穿孔。d. 粉剂宜少用，用粉剂时应择颗粒细、易溶解者，一次用量不宜过多，鼓室内撒入薄薄一层即可。穿孔小、脓液多者忌用粉剂，因可堵塞穿孔，妨碍引流，甚至引起危及生命的并发症。e. 避免用有色药液，以免妨碍对局部的观察。f. 需用抗生素滴耳剂时，宜参照中耳脓液的细菌培养及药物敏感试验结果，选择适当的、无耳毒性的药物。g. 忌用腐蚀剂（如酚甘油）。

滴耳法：患者取坐位或卧位，患耳朝上。将耳郭向后上方轻轻牵拉，向外耳道内滴入药液 3~5 滴。然后用手指轻轻按捺耳屏数次，促使药液通过鼓膜穿孔处流入中耳。5~10 分钟后方可变换体位。注意：滴耳药应尽可能与体温接近，以免引起眩晕。

（2）手术治疗

①中耳有肉芽或息肉，或电耳镜下虽未见明显肉芽或息肉，而经正规药物治疗无效，CT 示乳突、上鼓室等有病变者，应做乳突径路鼓室成形术或改良乳突根治术，乳突根治术。

②中耳炎症已完全吸收，遗留鼓膜紧张部中央性穿孔者，可行单纯鼓室成形术。

（马建鹂）

第六节 鼓膜外伤

一、概述

鼓膜外伤常指外伤性鼓膜穿孔，可因直接或间接的外力作用所致，分为器械伤（如用火柴杆、毛线针等挖耳刺伤鼓膜，或矿渣火花等戳伤或烧伤）及气压伤（如用力擤鼻和屏气、掌击耳部、爆破、炮震、燃放鞭炮、高台跳水等）。颞骨骨折累及鼓膜、耳内异物等也可引起鼓膜外伤。

二、诊断及鉴别诊断

1. 诊断　根据上述症状及体征，诊断不难。若疑有颞骨骨折、脑脊液耳漏时，应做颞骨 X 射线片或 CT 检查以明确之。

（1）症状：①鼓膜破裂时，突然出现不同程度的耳痛、听力减退、耳鸣、少量出血和耳闭塞感。②患者擤鼻时可感觉耳内有气体溢出。③各种外伤（如导致内耳受损伤）可导致眩晕、恶心或混合性聋。

（2）体征：听力减退、少量出血。耳镜检查可见鼓膜呈裂隙状穿孔。若有清水样液体流出，示有脑脊液耳漏。耳聋属传音性，如伴有迷路损伤，则为混合性，程度轻重不一。

（3）专科检查：耳镜检查可见鼓膜呈裂隙状穿孔，穿孔边缘有少量血迹，外耳道有时可见血迹或血痂。直接外伤一般引起鼓膜后下方穿孔，间接外伤引起者多位于鼓膜前下方。若有清水样液体流出，示有脑脊液耳漏。耳聋属传音性，如伴有迷路损伤，则为混合性，程度轻重不一。

2. 鉴别诊断　根据上述病因、症状及体征，多可明确诊断。

三、治疗

1. 外伤性鼓膜穿孔的早期处理原则　干耳疗法，防治感染。清理外耳道后，用75%乙醇液消毒外耳道皮肤，外耳门塞消毒棉球，保持耳内干燥，禁做外耳道冲洗或耳内滴药，嘱伤者勿用力擤鼻，并避免感冒。全身应用抗生素预防感染，酌情使用破伤风抗毒素。小的穿孔多于 2~3 周内自行愈合。

2. 贴补棉片　如外伤后 2~3 周鼓膜穿孔仍未愈合，可贴补棉片促进愈合，方法为以小镰刀搔刮穿孔边缘形成新鲜创面，以复方尿素棉片贴补于鼓膜表面，每周一次，至愈合为止。

3. 鼓膜修补术　经贴补穿孔仍未愈合或穿孔较大者，可行鼓膜修补术。

（马建鹏）

第七节 听骨链损伤

一、概述

导致鼓膜损伤的机械性原因也可致听骨链损伤，且多合并于颞骨骨折或颅脑损伤，偶见于中耳手术。以砧骨最易受累，最常见为砧镫关节脱位，偶见镫骨脚弓骨折，锤骨外伤最少见。

二、病因

1. 头颅外伤 多数的外伤性听骨链脱位、中断常见于颅外伤病例。颅外伤可伴颞骨骨折，其中70%~80%为纵向骨折。它对耳蜗和前庭的危害较少，但对中耳的传音结构可引起严重的破坏。在这种病例中，除鼓膜和外耳道裂伤外，听骨链及其韧带或肌腱往往亦同时受损，其中以砧骨及其韧带的损伤最为多见。砧镫关节分离者占92.3%，严重脱位者占57.1%。

2. 手术损伤 单纯或改良乳突手术中，探查或处理鼓窦入口病变时偶可导致砧骨脱位。也可因鼓膜切开手术操作不当而引起砧骨损伤，甚至镫骨足弓骨折。镫骨骨折在镫骨撼动术中较为多见。在穿孔较大、砧镫关节暴露的病例中进行鼓膜修补术，或因手术损伤而使砧镫关节脱位或术后砧骨豆状突、长脚萎缩、变性，均可引起听骨链中断。耳感化症行镫骨切除术不当也可能是医源性听骨链中断的原因。

3. 气体爆炸 气体爆炸有时可引起较为严重的听骨链损伤，且常为多发性，例如砧骨脱位伴锤骨柄骨折，镫骨上部结构骨折及足板粉碎性骨折等。内耳损伤亦较一般的外伤多见。

4. 其他 因挖耳损伤鼓膜导致听骨链损伤或镫骨脱位者也偶有发生，镫骨脱位常立即发生眩晕和听力明显减退。

三、诊断及鉴别诊断

1. 诊断 严重的听骨链外伤均有颅脑外伤或遭受气体爆震的病史，鼓膜检查多正常或遗有瘢痕，听力检测为传音性聋，鼓室压图呈AD型，结合中耳CT扫描，不难做出诊断。

（1）病史：由于听骨链损伤多并发于颅脑外伤，早期常被严重脑外伤症状掩盖，待病情稳定后感患耳听力减退。

（2）症状：外伤性鼓膜穿孔愈合后，听力仍未恢复。

（3）体征：传导性听力下降，可伴有颅脑外伤。

（4）专科检查

①听力检查：呈传导性聋，纯音气导听阈损失在50~60dB。

②声导抗测试：表现为声顺值增高，鼓室压图呈AD型，有粘连或固定时则呈AO型。

（5）实验室检查：颞骨CT扫描有助于观察听骨链情况。

2. 鉴别诊断 本病须与鼓膜外伤相鉴别。鼓膜外伤：有外伤史，耳痛、听力减退、耳鸣、少量出血和耳闭塞感，耳镜检查可见鼓膜呈裂隙状穿孔，穿孔边缘有少量血迹，外耳道有时可见血迹或血痂。耳聋属传音性，如伴有迷路损伤，则为混合性，程度轻重不一。

四、治疗

为恢复或提高听力可行鼓室探查，酌情行听骨链重建术。因创伤原因各异，致伤暴力的性质及撞击头颅的部位不一致，所以听骨链的损伤亦各不相同。在手术疗法中，必须根据具体情况采用不同的措施。至于手术的时间，宜在患者全身情况许可下，特别是面神经需要减压的病例，宜及早进行。

1. 砧镫关节脱位　是最常见的外伤性听骨链中断病变。砧骨往往移位，也可仅为关节松懈，复位后即可使其重新连接。即使砧骨严重脱位，听骨链全部脱节，砧骨一般均可予以复位。术中去除少量外耳道后上壁骨质，适当暴露上鼓室以便于操作。砧骨复位后用吸收性明胶海绵支持。但因受解剖部位的限制，这种复位不能在所有的病例中获得成功（如脱位后的砧骨已和锤骨在不良的方位上愈合固定）。如豆状突和镫骨头之间存在少量距离，则可在缺口处移植小块外耳道骨质连接，也可使用结缔组织连接。如豆状突消失，脱节的距离较大，可用聚乙烯管来连接。

砧骨长脚骨折或上鼓室有鼓室硬化或骨质增生者，可将取下的残留砧骨磨成适当大小和形状后，移置于镫骨头和锤骨之间来重建听骨链。移置时必须注意避免砧骨接触面神经骨管和鼓岬，以免术后粘连影响听力。若无自体砧骨，可用同种异体听骨。

2. 镫骨足弓骨折　外伤时砧骨的扭转可使整个镫骨自前庭窗脱位。比较常见的是镫骨足弓在薄弱的部位骨折。针对这种情况的手术方法有如下几种。

（1）部分镫骨切除术：伴耳感化症或鼓窒硬化者适用此法。

（2）砧骨移植术：如镫骨足板完整和活动，可将剪去短脚的砧骨连接镫骨和锤骨，其长脚接触足板，其体部的关节面接触锤骨柄中部，周围用吸收性明胶海绵支持以防术后移位，如砧骨长脚已折断，则用其短脚接触镫骨足板，置其体部于锤骨柄之下，这种方法的效果较差，术后砧骨移位的机会较多。

（3）同种异体砧骨或锤骨的应用：方法同上。若用异体锤骨，置其柄端立于镫骨足板上，置其头部和短突于原有的锤骨柄之下。异体听骨必须经浸泡在 70% 乙醇或 −50℃ 低温冷冻处理后才能应用。

（4）赝复物的应用：镫骨底和砧骨间的缺损，可用人工赝复物来填补。同种异体骨有许多优点，如生物相容性好，声音传导好，但可能传染疾病，如艾滋病等，故需术前按要求准备和保存，且不宜倡导。目前已有越来越多的人工合成的骨赝复物被广泛应用，采用最多的为高分子材料制品赝复物和生物陶瓷赝复物。

①高分子材料制品：为生物相容材料，无生物活性，是通过组织长入材料孔中而固定于中耳。此类材料如高密度的多孔聚乙烯，因其多孔，组织易于长入，至今应用广泛。高分子材料制品中耳赝复物应用于儿童效果不佳，因儿童中耳急性感染机会多，可致手术失败。

②生物陶瓷：a. 生物惰性陶瓷，该材料移植入人体后不致引起周围组织与全身的明显生物与化学反应，如氧化铝陶瓷，植入后几周内便被中耳黏膜覆盖，并无异物反应，与周围无骨性固定，与残留听骨呈关节样连接。b. 生物降解陶瓷，该材料植入人体后在不引起任何组织反应的情况下溶解，逐渐被新生骨组织所取代，如羟基磷酸钙陶瓷，该陶瓷质脆多孔，骨的矿化组织和纤维组织可进入并填充间隙，将其固定。c. 生物活性陶瓷，为在体内

引起周围组织化学反应的一类材料，如羟基磷灰石陶瓷。其优点为在体内能与周围组织发生化学反应，产生骨连接。由于其费用低，储存应用时间长，生物相容性好，尤其是可直接与鼓膜接触而排出率低，是目前应用最好的植入材料。

③复合赝复物：由于不同赝复物材料各有优缺点，许多学者将不同材料结合起来，取其所长制成复合赝复物。有报道，用致密羟基磷灰石做成椭圆状的头部，可直接与鼓膜相贴，柄部则用高密度多孔聚乙烯材料制成。应用后听力效果满意，并不引起周围组织反应，排异率也不比其他复合赝复物高。还有报道，用羟基磷灰石作头部医用硅橡胶或特氟隆作柄的复合赝复物听骨材料其生物相容性好，排出率低，临床应用广泛。

3. 锤骨骨折　若锤骨头和颈部骨折移位，锤骨柄仍附着在鼓膜的原处，对于这种病例自体锤骨柄可用作连接前庭窗和鼓膜的基础，也可采用异体砧骨连接。

（马建鸸）

第八节　颞骨骨折

一、概述

颞骨骨折是头颅外伤的一部分，多由于坠落、车祸、战伤或颞枕部击伤等意外所致；并可伴有不同程度的颅内或胸、腹部等组织和器官损伤。颞骨以岩部骨折最多见 6 由于岩部与鳞部连接处骨板较薄弱，以致骨折累及中耳的机会较多。

二、诊断及鉴别诊断

1. 诊断

（1）主要诊断依据：①外耳道出血多见于纵行骨折，亦可通过咽鼓管自口腔及鼻腔流出。横行骨折除非同时存在外耳道裂伤，一般无外耳道出血。检查外耳道可见皮肤裂伤，外耳道骨壁塌陷。②听力减退，纵行骨折或混合性骨折的骨折线经过中耳者，发生鼓膜撕裂，听骨链骨折或移位，砧镫关节分离或砧骨脱位，常呈传音性聋。横位骨折可损伤迷路，故有感音神经性聋。③眩晕横行骨折可伤及骨迷路或前庭神经，常发生严重的眩晕。纵行骨折较少损害前庭，一般无持续性眩晕。④面瘫横行骨折发生面瘫者约占50%，系血肿、水肿、感染、骨折片压迫面神经或面神经断裂所致。纵行骨折面瘫发生率较低。颞骨 X 射线片及CT 扫描可确定诊断。

（2）颞骨骨折类型：通常根据骨折线与岩部长轴的关系，将颞骨骨折分为 3 种类型。

①纵行骨折：最多见，占70%~80%。骨折线常起自颞骨鳞部，通过外耳道后上壁穿过鼓室顶，并沿颈动脉至颅中窝的棘孔破裂孔附近。因骨折线多于骨迷路前方或外侧穿过，故极少伤及内耳。外耳道皮肤及鼓膜常被撕裂，中耳结构受损，常有中耳出血或积血。听力呈传导性聋或混合性聋。约20%发生面瘫，多可逐渐恢复，或可累及颞颌关节。约有20%的纵行骨折可两侧发生。

②横行骨折：较为少见，约占20%。多由头颅挤压性损伤引起。骨折线常起自颅后窝，经枕骨大孔、颈静脉孔、横向岩锥、内耳道至颅中窝的破裂孔和棘孔附近。因其骨折线经过内耳迷路，故常有耳蜗、前庭和面神经的损伤，引起眩晕、自发性眼震、感音神经性聋、面

瘫和血鼓室等。面瘫的发生率约占50%。且不易恢复。

③混合型骨折：多见于头颅多发性骨折，同时有颞骨横行和纵行的骨折线，使外耳、鼓室和迷路同时受损，故兼有上述两型骨折的症状和体征。

上述各型颞骨骨折可同时伴有脑膜损伤，发生脑脊液耳漏，从外耳道流出含糖的清水样液体，初期还可混有血液。

（3）实验室检查：颞骨X射线片及CT扫描，颅底影像学检查。

2. 鉴别诊断 本病鉴别的重点是对不同骨折方式进行鉴别诊断。纵行骨折与横行骨折的鉴别诊断见表7-1。

表7-1 纵行骨折与横行骨折的鉴别

症状体征	纵行骨折	横行骨折
耳出血	极常见	少见
外耳道损伤	间有发生	无
鼓膜破裂	极常见	少见，鼓室积血较常见
脑脊液漏	间有发生	间有发生
面瘫	发生于25%的患者，常为暂时性	发生于50%患者，常为永久性
听力减退	混合性，有望部分恢复	重度感音性神经性，无望恢复
眩晕	间有发生，轻而多为暂时性	常发生，较重，持续较久
眼球震颤	轻或无	向健侧眼震，持续2~6周
前庭功能	正常或有轻度减退	消失

三、治疗

1. 急性期 以急诊抢救及神经外科处理为主，如保持呼吸道通畅、注意循环系统功能、控制出血、纠正休克、监测颅内压变化等。

2. 全身治疗 应用抗生素，预防颅内及耳部感染。

3. 手术治疗 在严格无菌操作下消除外耳道积血或污物。若出血严重，可用碘仿纱条填塞止血。全身情况稳定或好转后，行全面耳科检查。对传音性耳聋者可行鼓室探查及听力重建手术；面瘫经2~6周保守治疗无恢复迹象者，可行面神经探查减压或修复术。

（马建鹏）

第九节 大疱性鼓膜炎

一、概述

大疱性鼓膜炎是鼓膜及其邻近外耳道皮肤的急性炎症，系病毒感染所致，多伴随流行性感冒或急性上呼吸道感染而出现。好发于儿童及青年人，无性别差异，多为单侧。

二、诊断及鉴别诊断

1. 诊断　患者多有流感病史，鼓膜或邻近外耳道皮肤出现血疱即可诊断。

（1）症状体征：①剧烈耳痛，进展迅速。②耳内闷胀感并可有耳鸣，但听力改变多不明显。③大疱破裂可有浆液或血性物流出。

（2）专科检查

①耳镜检查：常可见鼓膜后上方有一个或多个红色或紫色的血疱，有时几个血疱可融合成一大疱，可覆盖整个鼓膜，鼓膜充血。如果血疱破裂，在外耳道内有浆液血性液体或浆液性液体。

②听力检查：既往认为大疱性鼓膜炎引起的是传导性听力损失，近年不断有报道大疱性鼓膜炎可引起内耳损害，Hariri 报道，20 例耳大疱性鼓膜炎，6 例耳为感音神经性听力损失，7 例耳混合性听力损失，4 例耳传导性听力损失。13 例耳感音神经性听力损失完全恢复，均有复响现象。提示大疱性鼓膜炎感音神经性听力损失比以往认为的要多，许多是暂时性的，受损部位在耳蜗。

③伴眩晕需做前庭功能检查：了解前庭损害程度。眩晕本身也证明了内耳的受累。

2. 鉴别诊断　根据近日有感冒的病史、剧烈的耳痛等症状及检查所见，不难诊断。当大疱性鼓膜炎的症状不明显时需注意与一般急性鼓膜炎及颈静脉球体瘤等鉴别。

（1）急性化脓性中耳炎：可有疼痛，但多不如大疱性鼓膜炎重；检查见鼓膜弥漫性充血；鼓膜穿孔后流脓性或黏脓性分泌物。

（2）颈静脉球体瘤：就诊时多无耳痛的主诉，肿物来自中耳腔，与大疱相比更具实体感，鼓膜向外膨隆。

三、治疗

本病治疗原则为缓解耳痛、防止感染。耳痛剧烈难忍时，可在无菌操作下挑破血疱，以缓解耳痛，必要时可服用止痛药镇痛，同时局部与全身使用抗生素，以防继发细菌感染。

（马建鹂）

第十节　急性乳突炎

一、概述

急性乳突炎是乳突气房黏骨膜及其骨质的急性化脓性炎症，多由急性化脓性中耳炎发展而来，主要发生于气化型乳突，儿童多见。致病菌可为Ⅲ型肺炎链球菌、乙型溶血性链球菌、流感嗜血杆菌、铜绿假单胞菌及其他革兰氏阴性杆菌。中耳感染加重，致鼓窦入口引流受阻，引起乳突气房黏骨膜炎、骨炎、气房内积脓，使压力增加，加之炎症导致骨质脱钙，气房骨壁迅速溶解坏死，骨隔破坏消失，形成融合性乳突炎，并可破坏周围骨壁，引起颅内、外并发症。

二、诊断及鉴别诊断

1. 诊断 急性化脓性中耳炎患者恢复期出现耳痛加重、听力明显减退、乳突部红肿并伴有乳突尖及鼓窦外侧壁压痛时应考虑本病。

（1）症状：急性化脓性中耳炎恢复期中，耳痛、耳流脓症状无减轻反而加重时，全身症状亦明显加重，如体温正常后又有发热，重者可达40℃以上。儿童常伴消化道症状，如呕吐、腹泻等。

（2）体征：乳突部皮肤可轻度肿胀、潮红。鼓窦外侧壁及乳突尖有明显压痛。

（3）专科检查：耳镜检查，骨性外耳道后上壁红肿、塌陷。鼓膜充血，松弛部膨出。鼓膜穿孔一般较小，穿孔处有脓液搏动，脓量一般较多。

（4）实验室检查

①乳突X射线片：早期表现为乳突气房模糊，脓腔形成后房隔不清，并融合为一透亮区。颞骨CT扫描示乳突气房含气量明显减少，房隔破坏，可见液平面。

②血常规检查：白细胞增多，多形核白细胞比例升高。

2. 鉴别诊断 应注意与外耳道疖鉴别。外耳道疖常伴有耳郭牵拉痛、耳屏压痛，但无中耳炎病史，乳突亦无压痛，乳突X射线检查正常。本病亦应和耳郭或耳道先天瘘管感染相鉴别。

三、治疗

1. 全身治疗 及早全身应用大剂量抗生素类药物静脉滴注，直至感染完全控制，炎症彻底消退后仍继续给药数日同时给予支持疗法，因小儿多有呕吐、腹泻，应注意适当补液及维持电解质平衡。

2. 局部治疗 注意局部引流，炎症可得到控制而逐渐痊愈。

（1）鼓膜切开术：小儿鼓膜不易穿孔，故适时进行鼓膜切开术对缩短病程和防止并发症甚为重要。

（2）乳突凿开术：若虽经积极治疗，感染仍未能控制，乳突气房已融合、蓄脓时或疑有并发症者，如耳源性面瘫、脑膜炎等，应立即行乳突凿开术。

（马建鹏）

第十一节 隐匿性乳突炎

一、概述

隐匿性乳突炎又称潜伏性乳突炎、非典型性乳突炎，多见于急性化脓性中耳炎抗菌药物治疗不彻底的患者。其特点为完整鼓膜后面隐藏着中耳乳突的进行性炎症改变，缺乏典型的临床表现，常易被误诊、漏诊。本病的发生原因是急性化脓性中耳乳突炎抗生素治疗不恰当，症状及体征被掩盖，但乳突内炎症病变仍继续进行，存在化脓性炎症、肉芽组织、骨炎、骨质坏死，并向周围扩张侵蚀骨壁，病变常为不可逆性，可致严重并发症。

二、诊断及鉴别诊断

1. 诊断　对急性化脓性中耳炎、鼓膜已愈的患者，如出现全身不适、听力无改善等症状，即应考虑本病，并进行仔细的检查，以求确诊。由于 CT 扫描可清晰显示乳突的精细结构和细微病变，故有重要的诊断价值。

（1）病史：可有急性中耳炎的病史。

（2）症状：急性中耳炎"治愈"后耳痛、流脓消失，但以后出现间歇低热、头痛、全身倦怠不适、食欲减退甚至体重减轻等症状。

（3）体征：患耳可有轻微疼痛或压迫感，听力不升反降，也可表现为中耳急性炎症反复发作。

（4）并发症表现：可以各型耳源性颅内外并发症表现为初发症状，如面瘫、岩锥炎、脑炎、败血症等，而忽略中耳炎病史。

（5）耳镜检查：可见鼓膜穿孔已愈合，但模糊增厚，松弛部仍有充血，乳突部可有轻压痛，听力呈轻度传导性聋。

（6）颞骨 CT 片：可见乳突气房模糊，房隔轮廓不清，重者房隔破坏。

2. 鉴别诊断

（1）急性化脓性中耳炎：病变主要位于鼓室，但中耳其他各部常受累。本病好发于儿童，多继发于急性上呼吸道感染、邻近部位的炎症病灶及急性传染病。耳深部疼痛，可向同侧头部或牙齿放射，吞咽及咳嗽时耳痛加重。鼓膜穿破流脓后，耳痛顿减。听力减退及耳鸣。呈传音性聋，听阈提高至 40~50dB。少数患者可因耳蜗受累而出现混合性聋或感音神经性聋。

（2）急性乳突炎：多由急性化脓性中耳炎发展而来，儿童多见。中耳感染加重，致鼓窦入口引流受阻，引起乳突气房黏骨膜炎、骨炎、气房内积脓，使压力增加，加之炎症导致骨质脱钙，气房骨壁迅速溶解坏死，骨隔破坏消失，形成融合性乳突炎，并可破坏周围骨壁，引起颅内、外并发症，乳突部皮肤可轻度肿胀、潮红。鼓窦外侧壁及乳突尖有明显压痛。

三、治疗

由于本病病变为不可逆性，且可能引起严重的颅内、外并发症，故一经诊断，即应施行乳突凿开手术探查，彻底清除鼓室、鼓窦和乳突病变，同时全身应用足量抗生素控制感染。

（马建鹂）

第十二节　气压创伤性中耳炎

一、概述

气压创伤性中耳炎又称航空性中耳炎，是指在飞机下降、深潜水或高压氧舱升压等情况下，由于大气压的突然变化，咽鼓管不能平衡鼓室内外气压差而导致的中耳创伤性炎性疾病。

二、诊断及鉴别诊断

1. 诊断　在有明显外界气压变化的情况下，出现耳闷塞感、耳鸣、听力下降甚至眩晕症状，结合鼓膜局部检查所见，即可做出诊断。仔细检查鼻腔、鼻咽和口咽部常可发现诱因。

（1）诊断要点：①耳内堵塞感，耳鸣，耳痛常剧烈，听力下降。②鼓室负压可刺激迷路，产生眩晕、恶心等症状。③鼓膜内陷，松弛部、锤骨柄及鼓膜周边轻度充血，重者充血显著，并有出血瘀斑，鼓室内可有积液或积血，听力呈传导性聋。④急剧压力变化，严重者可致鼓膜破裂，并可致镫骨环韧带或圆窗膜破裂，发生外淋巴瘘，患者眩晕症状重，听力呈感音神经性聋。

（2）专科检查：①轻者鼓膜内陷，松弛部及锤骨柄等处充血；重者鼓室积液，透过鼓膜可见液平面或气泡，有的鼓室积血，鼓膜可呈深蓝色或紫色。②有时鼓膜表面有血疱、瘀斑，或有裂隙状的鼓膜穿孔。③常为传导性耳聋，外界声波传入内耳的途径因耳部传音系统的病理因素而发生障碍。

（3）实验室检查：无特殊检查。

2. 鉴别诊断　本病应与慢性中耳炎相鉴别。慢性中耳炎，俗称"烂耳朵"，是鼓室黏膜的炎症，病菌进入鼓室，当抵抗力减弱或细菌毒素增强时就产生炎症，其表现为耳内疼痛（夜间加重）、发热、恶寒、口苦、小便红或黄、大便秘结、听力减退等。如鼓膜穿孔，耳内会流出脓液，疼痛会减轻，并常与慢性乳突炎同时存在。急性期治疗不彻底，会转变为慢性中耳炎，随体质、气候变化、耳内会经常性流脓液，时多时少，迁延多年。

三、治疗

主要目的在于促进咽鼓管开张，恢复鼓室内外的压力平衡。可使用血管收缩药滴鼻，行咽鼓管吹张，必要时行鼓膜穿刺恢复中耳压力，或抽吸鼓室内积液。同时适当应用抗生素预防继发感染。

（马建鹂）

第十三节　咽鼓管异常开放症

一、概述

咽鼓管异常开放症是指咽鼓管过度通畅或经常处于开放状态所引起的一种临床病症，并非一种独立疾病。咽鼓管失去正常安静状态下保持闭合的功能，导致鼓室内气压随呼吸气流变换，使鼓膜产生扇动，且失去阻隔自体声的作用，产生与呼吸节律一致的吹风样杂音。其发生原因尚未确定，可能与咽鼓管软骨部周围的淋巴组织或脂肪垫萎缩有关。临床常见于以下情况：①体重迅速下降的消耗性疾病。②萎缩性鼻炎和咽炎。③鼻咽部大剂量放疗后或术后瘢痕。④神经肌肉病，如重症肌无力、多发硬化症、脑血管意外等。⑤内分泌改变，如妊娠、服用避孕药或应用雌激素治疗时。⑥功能性因素，如精神过度紧张。⑦先天性咽鼓管异常。

二、诊断及鉴别诊断

1. 诊断　根据本病主要症状，即自声增强、低频耳鸣及耳胀满感，结合鼓膜随呼吸扇动及声阻抗检查结果，不难做出判断。

（1）症状体征：①好发于成人，多见于单耳，但也可双耳患病。②耳内有随呼吸产生的吹风样杂音。③自声增强，自感说话、咀嚼声增强，致使患者讲话声较低，耳内有胀满感或堵塞感。④吸鼻后症状减轻或听力好转，以致患者经常有吸鼻动作。⑤平卧或头低垂于两膝之间时，症状缓解，因咽鼓管口周围黏膜血管及淋巴管循环淤滞暂时阻塞管口所致，此可作为一种检查用于帮助诊断。⑥以听诊器放于患者外耳道，可闻患者呼吸声。

（2）专科检查

①鼓膜检查：可见鼓膜随呼吸扇动，鼓膜常呈萎缩菲薄状态，或由于长期吸鼻致使松弛部内陷。

②声阻抗检查：鼓室压力曲线不光滑，呈波动型。听力检查多正常，或有轻度传导性聋。

③纤维鼻咽镜检查：可见咽鼓管圆枕黏膜薄，咽鼓管开口扩大。

（3）实验室检查：无特殊检查。

2. 鉴别诊断　本病须与咽鼓管炎相鉴别，咽鼓管炎通常是由于细菌感染，以葡萄球菌、链球菌感染为常见。感染后患者可出现闭塞、耳鸣、听力下降等表现，分泌物检查可见用中性粒细胞浸润，细菌培养可找到致病菌。咽鼓管开口充血、红肿及脓性分泌物。根据临床特点及病理学检查可进行区分。

三、治疗

本病无特殊治疗。应向患者解释病情，以消除其顾虑。可予以口服镇静药物治疗，或采用软腭封闭、咽鼓管药粉吹入、局部涂药及电凝等法治疗。对器质性病变引起者，可经硬腭后部凿除翼钩，使腭帆张肌松解。

（马建鹏）

第十四节　结核性中耳炎

一、概述

结核性中耳炎是结核杆菌感染所致的鼓室及乳突病变。近四五十年来，由于卫生条件的改善、健康水平的提高及抗结核治疗的进展，本病临床上极少见。本病多继发于身体其他部位的结核，如肺结核感染可由鼻咽经咽鼓管或经全身血液、淋巴循环侵入中耳，较多见于婴幼儿。中耳的结核性损害可表现为粟粒性结核结节，初期侵及鼓室黏膜，病变进展形成骨膜炎、骨髓炎；或表现为增生型，形成结核性肉芽肿，继之侵犯骨质；干酪性者病变进展快，产生干酪样坏死。广泛破坏骨质，形成死骨，骨质破坏处无新生组织，边缘呈鼠蚀状。本病常易并发化脓菌感染。

二、诊断及鉴别诊断

1. 诊断　根据病史、局部检查所见，结合胸部 X 射线检查及中耳病变活组织检查可确诊，必要时可行中耳分泌物涂片或结核分枝杆菌培养。

（1）症状体征：①起病较隐蔽，其特点常为结核病患者出现无痛性耳漏，初起耳内分泌物多为稀水样，并发化脓菌感染后，渐呈脓性。②听力减退常较一般中耳炎为重，检查呈传导性聋。③鼓膜改变典型者常为多发性穿孔，可很快融合形成大穿孔，几乎均位于紧张部，最终破坏鼓环，很少形成上鼓室松弛部穿孔，鼓室内可见苍白的肉芽组织。④破坏周围骨质发生耳源性并发症，据统计本病并发面瘫的发生率为 20%~30%，耳后乳突部可形成瘘管，并可侵及内耳、岩尖、颅内等。⑤耳周淋巴结无痛性肿大或身体其他部位可发现结核病灶。

（2）实验室检查：乳突 X 射线片可见乳突气房模糊，有骨质破坏空洞或死骨形成。

2. 鉴别诊断　应与化脓性中耳炎、中耳肿瘤及颞骨组织细胞增多症等鉴别。

三、治疗

积极采用全身抗结核治疗，局部注意清除中耳分泌物，控制混合感染，耳内滴用抗生素滴耳液。中耳骨质破坏严重，有死骨形成，并有面瘫、耳后瘘孔等并发症发生时，应行乳突手术治疗，一期消除病灶，防止并发症发生及扩展，待全身情况好转后再行二期手术重建听力。

（马建鹏）

第十五节　中耳梅毒

一、概述

中耳梅毒较少见，可因梅毒螺旋体经咽鼓管途径感染。先天性者可由于先天梅毒性鼻炎经此途径引起。三期梅毒则因鼻咽部树胶样肿或溃疡导致梅毒性中耳炎，或由血行感染，在中耳或乳突内形成树胶样肿。

二、诊断及鉴别诊断

1. 诊断　主要根据明确的梅毒病史和家族史、患耳流脓及传导性或感音神经性聋，血清学检查可确诊。

（1）症状体征：①开始时可表现为非化脓性中耳炎症状。②继发感染后产生慢性化脓性中耳炎症状，无特异表现。③耳部梅毒瘤破坏重，可产生"全耳炎"，骨质坏死，死骨形成并破坏内耳。④产生内耳神经上皮损害症状，出现感音神经性聋、耳鸣、眩晕及前庭功能障碍。

（2）实验室检查：康华反应阳性。

根据梅毒接触史，家族史、其母流产史，结合症状体征及血清学反应阳性可做出诊断。

2. 鉴别诊断　须与慢性化脓性中耳炎、中耳结核等鉴别。

三、治疗

1. 全身驱梅治疗　青霉素为首选，对青霉素过敏者可用红霉素或四环素。
2. 局部治疗　保持耳的局部清洁，预防或控制继发感染，保持充分引流。
3. 手术治疗　骨质破坏广泛，继发感染引流不畅者，可行手术治疗。

（马建鸥）

第十六节　中耳癌

一、概述

中耳癌较少见，多为原发，亦可继发于外耳道、鼻咽或腮腺等处的癌瘤。病因不明，因多数有慢性化脓性中耳炎病史而疑与长期炎性刺激有关。病理类型以鳞状细胞癌为主，腺癌与肉瘤极少。

二、诊断及鉴别诊断

1. 诊断　病理检查可确诊。颞骨 X 射线片或 CT 扫描有助确定原发部位与破坏范围。

（1）症状体征：早期有血性或脓性耳漏，耳内闷胀感、耳鸣与听力减退，因伴中耳炎而常被忽视。耳深部刺痛或跳痛，向同侧颞面部、枕部或颈部放射。外耳道深部或鼓室内有肉芽样或息肉样新生物，质脆易出血。

（2）邻近器官受侵犯表现：可致周围性面瘫，内耳受累可发生眩晕、眼震与平衡紊乱，侵犯颞颌关节则有张口疼痛和困难，向颅内扩散可出现使第 Ⅰ 、Ⅲ 、Ⅳ 、Ⅵ 、Ⅶ 对脑神经受损的相应表现，侵蚀邻近大血管可引起致命性出血。

（3）实验室检查

①颅底及颞骨 X 射线片、CT 及 MRI 等影像学检查：有助于病变的诊断及了解肿瘤向四周侵蚀的范围。

②病理检查：为确诊中耳癌的可靠方法，且可明确病理组织类型，为选择治疗方案提供参考。

2. 鉴别诊断　本病应与慢性化脓性中耳炎相鉴别。慢性化脓性中耳炎是中耳黏膜、骨膜或深达骨质的慢性化脓性炎症，临床上以耳内长期或间歇流脓、鼓膜穿孔及听力下降为特点。依据耳流脓及听力减退病史，结合检查所见鼓膜穿孔的类型及局部有无肉芽或胆脂瘤上皮，参考 X 射线乳突摄片及颞骨 CT 表现，可对本病做出诊断并分型。手术探查及术后病理检查可确诊。

三、治疗

应尽早手术切除并辅以放疗。早期可施行乳突根治术，稍晚行颞骨次全切除或全切术，有时还应扩大切除部分腮腺、下颌关节甚至颅底部分骨质。不宜或不愿手术者可单纯行放疗或化疗。

（马建鸥）

第十七节　颈静脉球体瘤

一、概述

　　颈静脉球体瘤，又称为非嗜铬性副神经节瘤或化学受体瘤和鼓室体瘤。多发于中年妇女，男女之比为 1∶5。有家族发病倾向。本瘤源于颈静脉球体或舌咽神经鼓支，形似血管性肉芽组织，一般无明显包膜，色暗红，表面光滑或略有结节。肿瘤生长缓慢，可向邻近组织侵蚀扩展，累及外耳道、中耳乳突、破裂孔、岩尖并进入颅中窝或颅后窝。少数可恶变转移。

二、诊断及鉴别诊断

　　1. 诊断　典型的症状与体征是诊断的依据。颈内静脉孔 X 射线断层摄片和逆行颈静脉造影有助于确定肿瘤原发部位与破坏范围。选择性颈动脉造影、数字减影动脉造影能显示肿瘤的血供。CT、MRI 有助于判断有无颅内侵犯。为避免大出血，活检应极慎重。

　　（1）早期症状：为单侧与脉搏一致的搏动性耳鸣，渐进性传导性聋和耳内胀满感。压迫同侧颈部血管可使耳鸣短暂减弱或消失。

　　（2）晚期表现：病变累及邻近结构，可出现感音神经性聋、眩晕、面瘫，以及第Ⅴ、Ⅵ、Ⅸ、Ⅹ、Ⅺ对脑神经受损症状和脑膜刺激征或颅内压增高等症状，下颌角处可有波动性肿块，可出现 Horner 综合征。

　　（3）专科检查：耳镜检查透过鼓膜隐约可见其下部有红色阴影。若用鼓气耳镜加压，鼓膜向内与肿瘤接触时可见鼓膜搏动，红色变淡。肿瘤增大向外穿破鼓膜时，可见外耳道深部有暗红色息肉样物，伴血性或脓血性耳漏。

　　（4）实验室检查：颈内静脉孔断层摄片、CT、MRI 及数字减影血管造影（digital subtraction angiography，DSA）可确定肿瘤部位、大小、供血等情况。

　　2. 鉴别诊断　凡具有与脉搏一致的搏动性耳鸣、传导性耳聋的长期病史，鼓膜呈深红色或蓝色，或伴有耳内出血，尤其是外耳道内有触之极易出血的息肉样或肉芽样组织者，均应考虑本病。

三、治疗

　　以手术治疗为主，采用侧颅底手术摘除肿瘤。对不能手术者，可用放射疗法。

　　1. 手术治疗　手术应已切除肿瘤全部为原则，根据肿瘤部位、侵犯范围，采取不同手术方法。

　　（1）鼓室切除术：方法与鼓室探查术相同。适用于局限于鼓室的小肿瘤。

　　（2）下鼓室切开术：手术路径同上，磨（凿）除下方骨沟骨质，暴露下鼓室，切除肿瘤。适用于局限于下鼓室或中鼓室的肿瘤。

　　（3）乳突根治术：充分暴露鼓室和乳突内的肿瘤后，将肿瘤从根部全部剥离、切除之。

　　（4）颞下窝径路肿瘤切除术：取头颈联合"S"形切口或颞颈联合切口；显露颈部大血管及神经，完成扩大的乳突切除术；开放面神经水平段和垂直段骨管，暴露该段面神经并将其向前移位；磨去乙状窦骨板，暴露并结扎乙状窦，结扎颈内静脉；磨去颈内动脉管，小心保护颈内动脉，充分分离肿瘤后，将肿瘤连同颈静脉球一并切除。适用于已超出鼓室乳突的肿瘤。

2. 放射疗法　凡病变范围广，难以手术切除或手术切除不满意者，或全身状况不良不能手术者，均可采用放射治疗。该肿瘤血管丰富，放疗可引起动脉内膜炎和纤维化，阻止或延缓肿瘤生长，缓解症状，甚至可以使肿瘤缩小。部分病例待肿瘤缩小后再行手术治疗。

（马建鹏）

第十八节　特发性血鼓室

一、概述

特发性血鼓室，又称自发性血鼓室或特发性蓝鼓膜，系指不明原因的鼓室反复出血，并有棕褐色黏稠液体蓄积，使鼓膜变成蓝色的临床现象。其临床特征为蓝鼓膜和进行性听力减退。对其病因各家观点尚不一致。一般认为，特发性血鼓室与分泌性中耳炎和中耳胆固醇肉芽肿有关，但它们的关系尚不十分清楚。

二、诊断及鉴别诊断

1. 诊断　根据病史、鼓膜像及颞骨 CT 扫描结果，必要时行血管造影或 MRI 检查，在排除有明确病因的血鼓室后，可诊断特发性血鼓室。

（1）病史：长短不一，多为单耳发病。

（2）症状：起病隐匿，听力逐渐减退，可伴有低音调耳鸣及耳内闷胀、闭塞或轻微胀痛感。

（3）体征：鼓膜完整，可有轻度内陷，呈均匀的灰蓝色或蓝黑色，鼓膜穿刺抽液后可暂时恢复正常色泽。

（4）专科检查：听力检查多为中等程度的传音性耳聋，鼓室压图呈"B"型，声反射不能引出。

（5）实验室检查：乳突 X 射线摄片示气房模糊，颞骨 CT 扫描见鼓室、鼓窦及乳突内有软组织影，部分可见液平，少数有骨质破坏。

2. 鉴别诊断　胆固醇肉芽肿亦称特发性血鼓室，病因不明，可为分泌性中耳炎晚期并发症。本病鼓室内有棕褐色液体聚积，鼓室及乳突腔内有暗红色或棕褐色肉芽，内有含铁血黄素与胆固醇结晶溶解后形成的裂隙；伴有异物巨细胞反应。鼓膜呈蓝色或蓝黑色。乳突 X 射线摄片示气房模糊，颞骨 CT 片见鼓室及乳突内有软组织影，少数有骨质破坏。鼓室体瘤或颈静脉体瘤为血管性肿瘤，可突入鼓室。患者有搏动性耳鸣、听力减退。瘤体巨大者有明显骨质破坏，颞骨 CT 扫描有助于诊断。

三、治疗

主要为手术治疗。根据不同病情施行鼓膜切开及置管术、鼓室探查及鼓膜置管术或乳突开放、闭合式手术等治疗。

（马建鹏）

第十九节　小儿中耳炎

80%以上的儿童3岁前都曾患过中耳炎，该病发生的高峰期是2岁以前。中耳炎是就医以及使用抗生素的主要原因，也是发热性疾病的重要鉴别诊断。中耳炎是儿童使用抗生素最常见的病因，也是婴幼儿需要接受手术的主要原因之一，最常见的手术方式包括鼓膜切开置管及腺样体切除术。中耳炎也是导致儿童听力损失的最常见原因。中耳炎的一个重要的特点是易于慢性化和反复发生。初发中耳炎的患儿年龄越小，其再发中耳炎的概率越高，病情越重，中耳积液持续的时间也越久。

准确诊断婴幼儿中耳炎存在一定难度，原因在于中耳炎症状不典型，尤其是在婴儿早期和中耳炎慢性期；鼓膜可能被耵聍遮挡，而去除耵聍又很费时费力；鼓膜的异常往往细微而又难以辨别。由于以上原因，常常对中耳炎漏诊或过度诊断。即使中耳炎诊断已经明确，该病对患儿所造成的影响以及所需的最佳治疗方案仍然存在争议。虽然中耳炎可能导致严重的感染性并发症，造成中耳和内耳破坏，引起听力损失以及间接地影响患儿言语、语言、认知和社会心理发育，但是绝大多数的中耳炎病情并不严重，并且具有自限性。因此，对于中耳炎的药物和手术治疗的受益-风险比问题，专家们仍未达成共识。

中耳炎主要分为两种类型：一种是指急性感染，称为化脓性或急性中耳炎（AOM）；另一种是指伴随渗液的炎症，称为非化脓性、分泌性或渗出性中耳炎（OME）。这两种类型的中耳炎相互关联：急性感染常常导致炎症与渗出，而这反过来又可造成感染复发。中耳积液（MEE）是急性中耳炎和分泌性中耳炎都有的特征，也是中耳黏膜潜在炎症的表现。在中耳炎患儿中，不仅中耳腔黏膜存在炎症，与之相通的乳突气房黏膜细胞也有炎症。中耳积液是中耳炎导致传导性听力损失的原因，可导致0~50dBHL的听力损失，21~30dBHL最为常见。大多数中耳炎在数周内可消退，但有10%~25%的患儿中耳积液可持续3个月甚至更长。

一、流行病学

影响中耳炎的因素包括：年龄，性别，种族，遗传背景，社会经济状况，婴儿时期喂食牛奶的种类，吸烟暴露的程度，与其他儿童接触的程度，是否存在呼吸道高反应，季节，以及计划免疫的状态。某些特定类型先天性颅面畸形的患儿易发生中耳炎。

（一）年龄

尽管年龄发病率在一定程度上受社会经济状况影响，但是据报道，1岁前至少患过1次中耳炎的儿童占63%~85%，2岁前占66%~99%。1岁前儿童中耳炎积液天数百分比为5%~27%，2岁前为6%~18%。6~20月龄的患病率最高。虽然到学龄早期中耳炎仍比较常见，但是在2岁以后中耳炎的发病率和患病率会锐减。免疫力低下以及咽鼓管结构与功能的不完善是导致婴幼儿期中耳炎高发最可能的因素。

中耳炎的初发年龄是一项评估中耳炎复发和慢性化的重要指标，年龄越小，今后出现上述情况的风险越高。

（二）性别

尽管有研究认为中耳炎的发生不存在性别差异，但是，从整个流行病学数据来看，男孩发病率高于女孩。实际上，在大多数中耳炎治疗的研究中，男性患儿人数总是多于女性患儿，并且男性患儿接受鼓膜切开置管和腺样体切除的比例更高，这些都说明男孩比女孩更易患中耳炎，而且病情更严重。

（三）种族

中耳炎在美洲原住民、因纽特人和澳洲原住民中尤为多发，且病情偏重。针对白种人及黑种人中耳炎发生率的研究尚无一致结论。大部分研究报道白种人发生率更高。

（四）遗传背景

中耳疾病常常在"家族内好发"，这说明中耳炎的发生存在遗传因素。同卵双生的儿童发生中耳炎的一致性高于异卵双生者。中耳炎的发生可能与患儿炎症反应机制的基因多态性有关。

（五）社会经济状况

较差的经济条件一直被认为是造成中耳炎发生和加重的重要因素，原因包括：居住环境拥挤，卫生设施缺乏，营养条件不佳，医疗资源匮乏以及依从性差。

（六）母乳喂养与人工喂养

总体而言，研究表明母乳喂养对于中耳炎的发生是保护性因素。虽然这种保护作用非常有限，但是社会经济状况差的儿童更能从中受益。这种保护作用主要来自母乳本身，而不是母乳喂养这一行为。

（七）吸烟暴露的程度

有研究通过检查可替丁水平量化婴儿二手烟暴露的程度，其结果表明中耳炎的发生与烟雾之间有显著关联。这一证据说明，吸烟暴露是一项可预防的危险因素。

（八）与其他儿童的接触

很多研究都指出，中耳炎的发生于反复接触其他儿童的程度之间呈高度正相关，这主要是指在家或家庭外的日托里接触的其他儿童数。因此，家庭社会经济状况以及与其他儿童接触的程度是发生中耳炎的两个重要的独立危险因素。

（九）季节

在温带气候中，中耳炎的发生往往伴随上呼吸道感染，寒冷季节发生率高，温暖季节发生率低。这一现象可解释为中耳炎的发生与病毒性呼吸道感染关系密不可分。

（十）先天性畸形

中耳炎常见于未行修补术的腭裂患儿，也高发于黏膜下腭裂的患儿、其他颅面畸形的患儿以及唐氏综合征患儿。这些先天异常的共有特征是咽鼓管功能不良，导致这些儿童易发生中耳疾病。

（十一）免疫接种情况

肺炎链球菌一直是急性中耳炎的重要致病菌。用共价的肺炎球菌疫苗对婴儿进行免疫起到了一定的作用，减少了因中耳炎的就医次数和6%~8%的抗生素使用率。疫苗对于限制中耳炎的发作和减少鼓膜置管手术需要的作用更大。肺炎球菌疫苗降低了因肺炎球菌导致的中耳炎的发生，并且提高了生活质量。每年接受流感病毒疫苗免疫也降低了中耳炎的发生率。

（十二）其他因素

使用安抚奶嘴可增加中耳炎的发生与复发，尽管影响十分微弱。如果考虑到其他人口统计学因素，则母亲生产的年龄、出生体重以及出生的季节对于中耳炎发生无显著影响。斜靠体位用奶瓶喂养与中耳炎之间的关系尚缺乏数据研究。

了解中耳炎的流行病学特征对于做出准确的临床判断十分重要。患有颅面畸形的患儿需考虑到易于发生中耳炎。具有以下特征的儿童患中耳炎的可能性大，包括：经常与其他儿童接触，社会经济状况差，吸烟暴露，明显中耳炎家族史，以及初发中耳炎年龄小。认识以上因素有助于为患儿的监护人提供科学的咨询，帮助改善风险行为习惯，以及准确选择鼓膜置管的替代治疗。

二、病因

（一）急性中耳炎（AOM）

绝大部分急性中耳炎的中耳积液通过标准细菌培养技术可分离出致病菌，也有的病例无细菌生长或者培养出非致病菌。急性中耳炎最常见的三种致病菌：肺炎链球菌、非典型流感嗜血杆菌和卡他莫拉杆菌。这三种致病菌总的发病率已经被肺炎球菌疫苗的广泛使用而改变。由于肺炎链球菌结合疫苗的应用，这些微生物的致病率整体发生了变化。在肺炎球菌疫苗应用的国家，非典型流感嗜血杆菌的发生率已经超过肺炎链球菌而居第 1 位，约占 40%~50%。肺炎链球菌仍然是常见的致病菌，约占 30%~50%；剩余的病例中以卡他莫拉杆菌为主。其他致病菌包括：A 组链球菌，金黄色葡萄球菌以及一些革兰阴性菌。金黄色葡萄球菌和革兰阴性菌常见于院内的新生儿和小婴儿；在门诊患者中，小婴儿与较大婴儿的致病菌谱相似。分子技术识别细菌性病原体的应用发现了其他的重要致病菌，如耳炎差异球菌。

有证据表明，急性中耳炎患儿的渗出液中可检出呼吸道病毒，既可单独存在，更常见的是与致病菌共同存在。在众多病毒中以呼吸道合胞病毒最常见。急性中耳炎是毛细支气管炎的并发症之一；毛细支气管炎患儿的中耳吸出物中普遍带有致病菌，从而说明呼吸道合胞病毒并不是并发中耳炎的唯一病因。运用比标准细菌培养法更加精确的手段，比如聚合酶链反应，可以检测出更多的致病菌。关于病毒是否能导致中耳炎尚无定论，或者其作用仅仅是为细菌感染创造条件，或是可以扩大炎症反应过程以及干扰机体对致病菌的清除。病毒会影响咽鼓管功能，破坏局部免疫，增加细菌的粘附性以及改变抗生素的药代动力学，从而降低其作用。

（二）分泌性中耳炎（OME）

使用标准细菌培养法，在急性中耳炎中常见的致病菌仅有 30% 出现在分泌性中耳炎。然而，在使用聚合酶链反应技术的研究中，中耳积液检出细菌 DNA 和病毒 RNA 的比例更高。这些证据表明，这些患儿的渗出液并不是如之前认为无菌的。

三、发病机制

（一）解剖因素

颅面畸形影响咽鼓管功能的患儿发生中耳炎概率较高。此外，在中耳炎的发生过程中，咽鼓管保持中耳腔通气的功能降低。

在通常情况下，咽鼓管处于被动关闭的状态，在腭帆张肌收缩时得以打开。咽鼓管对中耳而言有 3 个主要作用：通气、防御及清洁。中耳黏膜需要由咽鼓管的开合持续提供由鼻咽部来的空气。如果这一通气途径受阻，会触发一系列的炎性反应，包括腺上皮化生，黏膜纤毛运输系统受累，以及鼓室腔积液。咽鼓管功能测定证实，发生中耳炎时，咽鼓管由于开放的压力增大而导致功能不良。

咽鼓管阻塞包括管外阻塞和管内阻塞。管外阻塞多由肥大的腺样体组织或肿瘤引起，管内阻塞多由病毒性上呼吸道感染导致管内黏膜水肿引起。随着年龄增长，咽鼓管壁的顺应性逐渐减低，因此中耳炎的发生率也下降。咽鼓管的防御与清洁功能也与中耳炎发病相关。如果咽鼓管过度开放或塌陷，防止鼻咽部感染性分泌物反流的防御作用会减弱，从而损伤黏膜纤毛系统的清洁功能，进而导致感染的发生和持续。婴儿的咽鼓管短且位置水平，增加了鼻咽部反流的概率，且会削弱通过咽鼓管的被动自净过程。

在某些颅面畸形的患儿中，中耳炎发生率高也与咽鼓管功能异常有关。腭裂患儿中耳炎非常常见，很大程度上是因为咽鼓管过度塌陷导致开放受限所致。另一个可能的因素是腭咽闭合不良，影响鼻咽部和咽鼓管近端的空气和液体动力学。其他颅面畸形和唐氏综合征的患儿，中耳炎高发也是由于咽鼓管的结构和（或）功能异常。

（二）个体因素

在幼儿期，免疫系统对侵犯上呼吸道的细菌和病毒的防御是否有效极大程度决定了个体是否易患中耳炎。免疫系统的逐渐成熟是儿童中耳炎发生率降低的首要原因。在一些反复发生急性中耳炎的患儿中发现 IgA 缺乏，但是其显著性尚不明确，因为 IgA 缺乏的患儿也可能不常患中耳炎。选择性 IgG 亚群缺乏（不包括血清总 IgG）可出现在反复发生中耳炎并发反复鼻-肺部感染的患儿。反复发生急性中耳炎而不并发其他部位重复感染的儿童较少存在明确的免疫缺陷。但是，有证据表明，细微的免疫缺陷在反复发生的急性中耳炎中起到了一定的作用，证据包括：针对各种感染和免疫的抗体应答的研究；母乳喂养对于减少腭裂患儿反复发作中耳炎的保护作用有限；肌内注射或者静脉注射多聚免疫球蛋白可对反复发生急性中耳炎的儿童产生保护作用。以上证据，连同伴随儿童免疫系统发展与成熟，上呼吸道感染和中耳炎的发生率锐减这一事实，共同说明了儿童的固有免疫系统在中耳炎的发病中有着重要作用。

（三）致病病毒

虽然中耳炎的发生和持续不一定伴随明显的呼吸道感染，但是大多数发病始于病毒或细菌性上呼吸道感染。在一个对集体日间托儿所儿童的研究发现，在呼吸道合胞病毒（RSV）、流感病毒或腺病毒引起呼吸道疾病的患儿中，30%~40% 患有急性中耳炎；在副流感病毒、鼻病毒或肠道病毒引起呼吸道疾病的患儿中，中耳炎发生率为 10%~15%。病毒性上呼吸道感染可导致细胞因子和炎症介质释放，其中一些可造成咽鼓管功能障碍。呼吸道病毒也可能增强鼻咽部菌群的定植和黏附，损害个体对于细菌的免疫反应。

（四）变态反应

虽然呼吸道变态反应不是中耳炎的首要病因，但是，变态反应可使中耳炎加重。

危险因素和宿主与病原体的相互作用在中耳炎的发病中都有着十分重要的作用。重复的暴露于病毒可改变黏膜纤毛的清洁功能，或暴露于烟草，会使致病性低的病原体易于引发疾病。经常与其他儿童接触的患儿，多重抗药性细菌在鼻咽部定植的风险增高，所引起的急性中耳炎治疗困难，病程迁延。

四、临床表现

急性中耳炎的症状多变，特别是婴幼儿。幼儿的耳痛可能表现为易激惹或睡眠和进食习惯改变，有时表现为捂耳朵和拽耳朵，压耳朵没有太高的敏感性和特异性，发热也可能出现，少有鼓膜穿孔后出现脓性耳漏。也可能出现全身症状和上呼吸道感染的症状。有时可能没有任何症状，在常规体检时发现患病。分泌性中耳炎儿童自己常没有自觉症状，但是会伴有听力下降，可表现为讲话方式的改变，但如果仅单耳受累或听力损失程度较轻，就很难被发现，尤其在较小的儿童。中耳炎也可伴有平衡功能障碍或失调，较大儿童有时会主诉轻度不适和耳朵发胀。

五、鼓膜检查

（一）耳镜检查

耳镜的镜头可分为 2 种：一种用于手术或操作，另一种用于诊断或鼓气检查。手术用耳镜头与可旋转的镜片和开放的光源配合使用，可为检查外耳道和鼓膜提供便利。使用手术耳镜头便于在直视下去除外耳道耵聍和异物，也是鼓膜穿刺和鼓膜切开必不可少的。诊断用耳镜头需要与放大镜片、闭合光源以及橡皮球和细胶管连接组成的短接头。检查时，将耳镜头置于外耳道并使之紧密贴合，耳镜头、橡皮球、橡胶管、耳镜以及外耳道近端就形成了一个密闭的系统。虽然为幼儿进行侵入性的耳部检查常常导致患儿不配合，但是如果检查时尽可能减轻疼痛还是可以完成的。耳道外 1/3 的皮肤下有皮下脂肪和软骨，检查时将耳镜置于这个部位可减轻不适感；耳道靠近鼓膜的部分皮肤下无结缔组织，若将耳镜置于这个部位会造成皮肤损伤和疼痛。使用带橡胶头的耳镜或者在塑料耳镜上套一个小的橡胶头可以减轻检查的不适感，并且密闭效果更好。

学会使用鼓气耳镜对于检查儿童耳部和精确诊断中耳炎十分关键。检查时，挤压、放松橡皮球，观察鼓膜随着压力变化的活动度，可以判断中耳的积液程度，而中耳积液是 AOM 和 OME 都有的重要特征。无论使用哪种耳镜头，良好的光源对更好地看清鼓膜情况都很重要。

（二）外耳道的清洁

如果鼓膜被耵聍遮挡，可以使用手术用镜头在直视下用 Buck 刮匙（N-400-0，Storz Instrument Co）清除，残留的部分可以用 Farrell 清理器处理（N-2001A，Storz Instrument Co），在其顶端（横截面为三角形）包裹一点干棉片或酒精棉片来清理耳道。另外，使用 5 号或 7 号吸引器也可以起到同样作用。在操作过程中，最好将患儿固定于前倾体位，根据需要将患儿转向左侧或右侧。一位家属抱住患儿使其固定于检查椅上，另一位家属配合扶住患儿头部和上肢。对于能够配合操作的儿童，通常 5 岁以后，在明确没有鼓膜穿孔的情况下，采用冲洗外耳道的方法更为方便、安全、无损伤。通常来说，由于外耳道鳞状上皮的移行使耳道具有"自净"功能，家属自行使用棉签掏耳朵通常会将耵聍推向深处并且压实，导致耵聍栓塞。

（三）鼓膜表现

鼓膜的重要特征包括：形态，颜色，半透明度，结构变化及活动性。正常的鼓膜形态有轻度凹陷，异常的形态包括鼓膜饱满或凸出，或极度内陷。正常的鼓膜颜色为珍珠灰色。鼓膜充血可能是炎症或感染的征象，但轻度的充血可因哭闹或血管扩张所致。鼓膜异常的苍白可能源于疤痕或中耳腔积液，中耳也可表现为琥珀色、浅黄色或很少见的浅蓝色的鼓膜。正常的鼓膜呈半透明状态，在生后1月不透明的鼓膜也属正常，此外，鼓膜混浊提示存在疤痕或积液，后者最常见。结构变化包括疤痕，穿孔，内陷袋形成以及更严重的并发症即胆脂瘤形成。在所有可观察到的特征中，鼓膜的活动度对于诊断中耳积液最灵敏和特异。鼓膜活动度并不是"全或无"的，在没有鼓膜穿孔的情况下，鼓膜完全固定提示中耳积液存在，鼓膜活动度的改变是最常见的表现。

六、诊断

明确诊断中耳炎需要符合以下要素：①近期及经常的急性起病。②存在中耳积液。③存在中耳炎症的表现，包括鼓膜充血或耳痛。当患儿除了中耳积液以外，还出现新发的耳痛或鼓膜充血，或明显鼓膜饱满，或鼓膜凸出，可以快速诊断为急性中耳炎。

在临床上，大多数急性中耳炎和分泌性中耳炎还是比较易于鉴别的，尽管有时两者之间会有交叉；任何鉴别策略都有一定的局限性。在细菌耐药性高发的背景下，鉴别急性中耳炎和分泌性中耳炎对于治疗十分重要，因为后者如不伴有急性感染，不需要使用抗生素。近期发生的脓性耳漏表明急性中耳炎发作；因此，只有在没有脓性耳漏的情况下鉴别二者才有难度。不伴有耳漏的急性中耳炎和分泌性中耳炎都存在中耳积液，也就是说，至少有2~3个鼓膜的异常特征：鼓膜呈苍白色，发黄色．琥珀色或很少见的蓝色变色；非疤痕引起的鼓膜混浊；鼓膜活动度降低或固定。就分泌性中耳炎而言，透过鼓膜观察到鼓室气液平面或少量积液形成气泡，意味着需要尽快治疗（图7-1）。

伴有中耳积液的急性中耳炎区别于分泌性中耳炎的表现包括，鼓膜显著饱满或凸出，伴或不伴鼓膜充血，或至少是中耳积液伴有耳痛。仅轻度的鼓膜充血不足以诊断急性中耳炎，因为哭闹或血管扩张也可导致相似表现。急性中耳炎时，锤骨不易窥清，鼓膜中央凹陷呈现面包圈样外观。少数情况下鼓膜表面的大疱会使鼓膜模糊，呈现鹅卵石样外观。大疱性鼓膜炎是急性中耳炎的一种临床表现，而不是一种病因学分型。发病之后数天，鼓膜饱满可消失，但是感染可能继续存在。

在分泌性中耳炎中，鼓膜凸出很少见或程度很轻，鼓膜更容易出现内陷；鼓膜充血也很少见或程度很轻，但是在哭闹或者清理耵聍导致外耳道损伤时会加重。中耳积液的患儿即使不伴有鼓膜饱满或凸出，若出现明确的耳痛也提示急性中耳炎。

通常来说，在中耳炎发生前后以及没有中耳炎的情况下，鼓膜内陷可能是中耳负压的结果，其可能的原因是中耳腔排出空气大于咽鼓管进气。轻度的内陷不一定是病理性的，即使并发了轻度的传导性听力损失。极度的内陷需要特别注意，将在中耳炎的后遗症中继续讨论。

临床耳鼻喉头颈外科疾病诊治要点

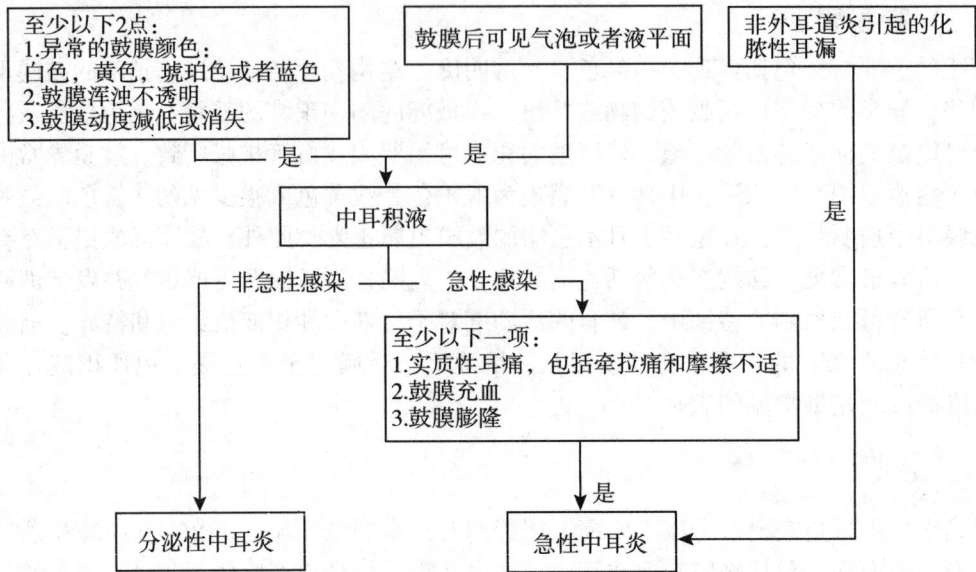

图 7-1　区别急性中耳炎和分泌性中耳炎的方法
TM：鼓膜

（一）鼓室导抗测试

鼓室导抗测试，也称为声导抗测试，是一种简便、快速、无创的测试，可以为中耳积液提供客观证据。鼓室图可以提供鼓膜顺应性的信息，鼓膜顺应性可粗略的等同于鼓膜活动度。鼓膜对于声音的吸收与鼓膜的刚性成反比。当气压作用于鼓膜表面时，鼓膜刚性越小，顺应性就越好。简而言之，任何造成鼓膜刚性增大的因素，比如鼓膜疤痕或中耳积液，可降低鼓膜的顺应性，导致鼓室图呈平坦的曲线。当耳朵里充满中耳积液时一般会出现僵硬的鼓膜和平坦的鼓室图。

鼓室图主要分为 3 种类型。有着相对陡峭的坡度、尖峰合并中耳气压接近大气压的曲线（图 7-2A）（A 型）被认为是中耳功能正常的图形。峰低平或没有峰合并负压或压力不明的曲线被称为"平坦型"或 B 型（图 7-2B），代表存在降低鼓膜顺应性的中耳异常，在婴幼儿中最常见的就是中耳积液。介于两者之间的曲线类型，包括低峰，或峰圆钝，或中耳负压，或以上情况合并存在（图 7-2C），代表中耳积液可能存在也可能不存在，没有诊断价值或不明确。一般来说，峰越低平，陡度越小，中耳负压越明显，中耳积液的可能性越大。

在看鼓室图时，鼓室容积也是一个重要指标。当鼓膜存在穿孔或鼓膜置管通常的情况下，鼓室图可呈 B 型伴高容积。鼓室压力计测量并记录外耳道容积，当鼓膜存在穿孔或鼓膜置管的情况下，中耳和乳突气房的容积也被计入，当容积>1.0mL 时，提示存在鼓膜穿孔或鼓膜置管通畅。因此，在鼓膜置管的情况下，平坦型的鼓室图伴容积<1.0mL，提示鼓膜置管阻塞或无效存在中耳积液，而平坦型的鼓室图伴容积>1.0mL，提示鼓膜置管通畅。

虽然鼓室导抗测试对于诊断中耳积液非常灵敏，但是鼓室导抗测试应用受到受试者配合度、操作者技巧以及受试者年龄因素的影响，年龄小的儿童结果可靠性降低。鼓室导抗测试在门诊筛查时应用广泛，有助于减少不配合的、既往鼓膜检查正常的儿童进行耳镜检查，筛选出鼓室图异常的儿童接受进一步治疗。鼓室图也有助于明确或修正有疑问的耳镜检查结果，量化评价中耳疾患的预后，以及明确中耳积液的诊断。尽管鼓室导抗测试可判断中耳积液，但不能鉴别是急性中耳炎积液还是分泌性中耳炎积液。

（二）结膜炎中耳炎综合征

化脓性和红斑性结膜炎与同侧的中耳炎同时出现是一种公认的综合征，大多是不可分型的流感嗜血杆菌引起。此病通常在多个家庭成员中出现然后影响到婴幼儿。外用眼用抗生素是无效的，治疗包括口服对不可分型的流感嗜血杆菌敏感的抗生素。

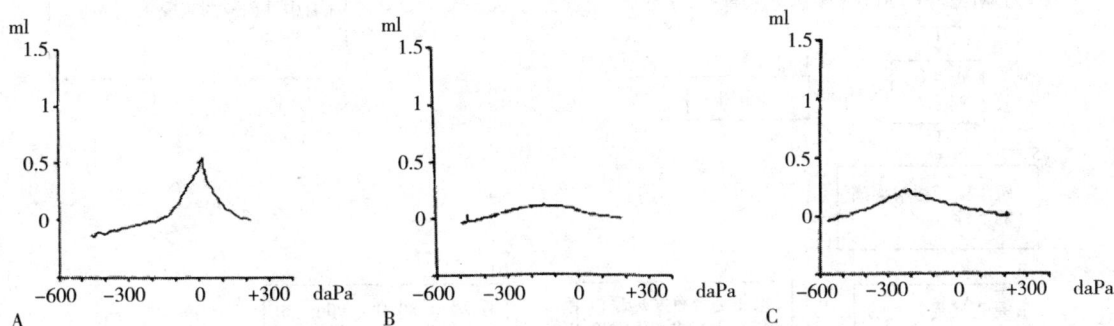

图 7-2　Grason-Stadler GSI 33 中耳检测仪的鼓室导抗图

A 型：高导抗，陡坡度（即尖角峰），中耳压约是大气压 ［0 decaPascals（daPa）］；B 型：低导抗，无法测出中耳压；C 型：稍低的导抗，平缓的坡度，明显的中耳腔负压

七、急性中耳炎的治疗

急性中耳炎一般使用抗生素治疗。由于细菌耐药性的不断增加，一些临床医生建议仅对症状持续2~3天，或病情加重的患儿使用抗生素。3个理由支持对诊断明确的急性中耳炎应用抗生素：第一，大部分病例由细菌引起；第二，虽然也有未用抗生素最后好转的病例，但是应用抗生素后症状可以得以较快改善和缓解，感染得以控制；第三，早期、足量的抗生素可预防化脓性并发症发生。20世纪后半期，中耳炎并发症的大幅减少在很大程度上，或者说一定程度上，与常规使用抗生素密不可分。在荷兰，6个月以上儿童使用抗生素受到严格控制，仅有30%的急性中耳炎接受抗生素治疗，其急性乳突炎的发生率虽然很低（<14岁的儿童中每年是 3.8/100 000），但实际上还是略高于使用抗生素的国家（发生率为（1~2）/100 000）。也正是如此，在荷兰，对患儿的随访更认真持久，而不像包括美国在内的其他国家不能及时发现未能改善或恶化的症状。

在治疗急性中耳炎时，对于使用抗生素与不断增加的抗生素耐药性需要权衡利弊。在荷兰等使用抗生素比例低的国家，细菌耐药性也比对急性中耳炎常规应用抗生素的国家低。考虑到大部分中耳炎有自愈倾向，美国儿科医生协会发布了急性中耳炎诊疗指南（图7-3），以帮助临床医生在应用抗生素前进行密切随访或观察。指南中最重要的内容就是密切随访患儿症状有无自行缓解还是恶化，以及在观察期间给予足量的镇痛药物（对乙酰氨基酚，布洛芬）。在对急性中耳炎患者实施观察之前，需要考虑诊断的准确性，患儿的年龄和疾病的严重程度。2岁以下诊断明确的急性中耳炎，需要进行积极的治疗。6个月以下的患儿，即使是怀疑患有急性中耳炎，也要使用抗生素治疗以避免感染性并发症的发生。6个月至2岁怀疑中耳炎而病情严重的，表现为体温>39℃，剧烈耳痛，或全身毒性症状，也需要抗生素治疗。这个年龄段的儿童怀疑中耳炎而病情较轻的，可密切观察 2~3 天。>2 岁的儿童，所有非重症的中耳炎或怀疑中耳炎都可进行观察，抗生素仅用于明确的、严重的中耳炎。

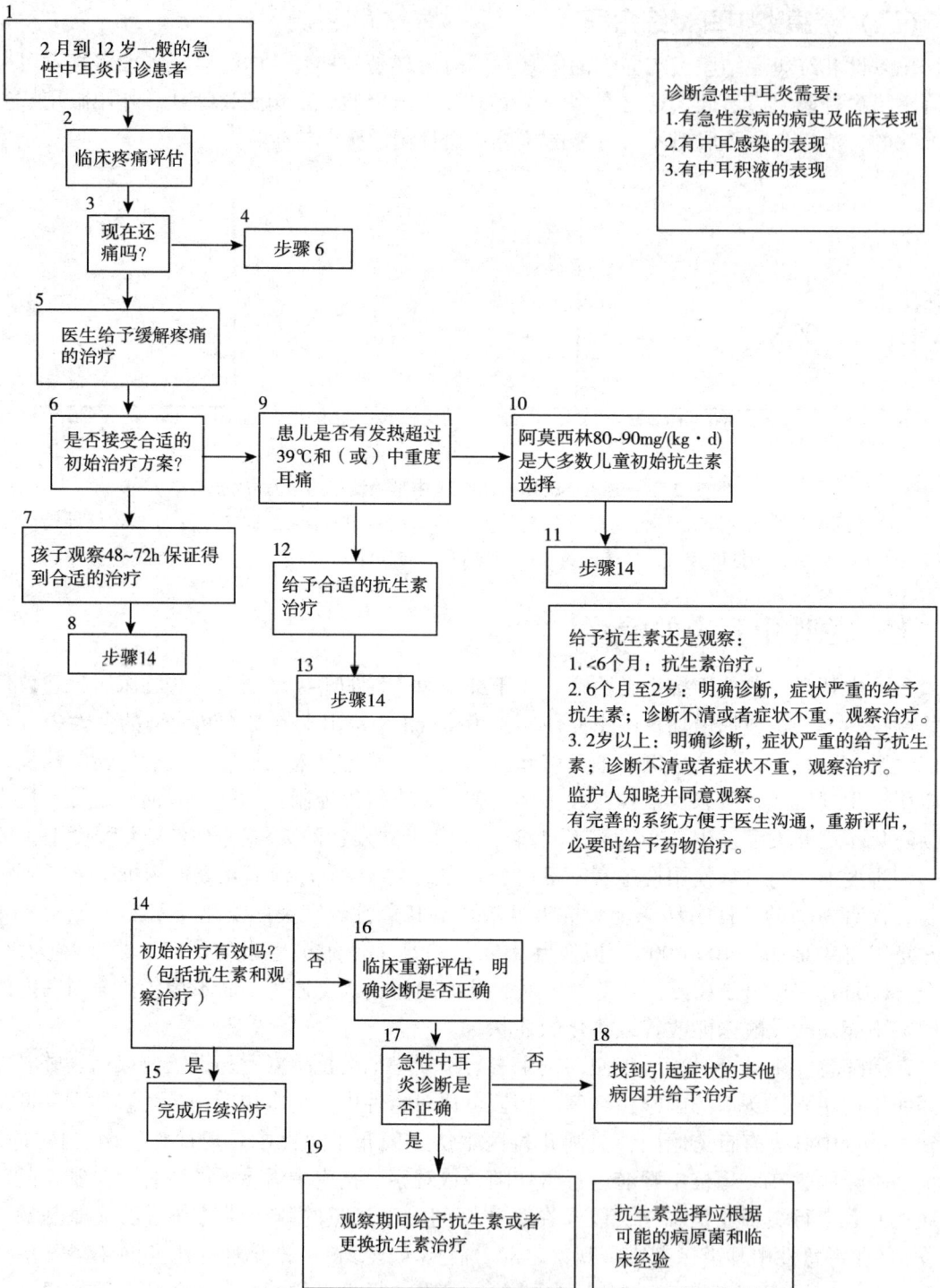

1

2 月到 12 岁一般的急性中耳炎门诊患者

2

临床疼痛评估

3

现在还痛吗？

4

步骤 6

5

医生给予缓解疼痛的治疗

6

是否接受合适的初始治疗方案？

7

孩子观察48~72h 保证得到合适的治疗

8

步骤14

9

患儿是否有发热超过39℃和（或）中重度耳痛

10

阿莫西林80~90mg/(kg·d)是大多数儿童初始抗生素选择

11

步骤14

12

给予合适的抗生素治疗

13

步骤14

诊断急性中耳炎需要：
1.有急性发病的病史及临床表现
2.有中耳感染的表现
3.有中耳积液的表现

给予抗生素还是观察：
1.<6个月：抗生素治疗。
2.6个月至2岁：明确诊断，症状严重的给予抗生素；诊断不清或者症状不重，观察治疗。
3.2岁以上：明确诊断，症状严重的给予抗生素；诊断不清或者症状不重，观察治疗。
监护人知晓并同意观察。
有完善的系统方便于医生沟通，重新评估，必要时给予药物治疗。

14

初始治疗有效吗？（包括抗生素和观察治疗）

15

否

16

临床重新评估，明确诊断是否正确

17

急性中耳炎诊断是否正确

否

18

找到引起症状的其他病因并给予治疗

是

15

完成后续治疗

是

19

观察期间给予抗生素或者更换抗生素治疗

抗生素选择应根据可能的病原菌和临床经验

图 7-3　急性中耳炎的管理

附：【细菌耐药性】

容易产生耐药菌的人群包括：2 岁以下儿童，经常与其他群体中的儿童接触的儿童，尤其是日托所中的儿童，以及近期接受抗生素治疗的儿童。细菌耐药性与中耳炎关系密切。抗生素的选择性使用和密集使用，促进了耐药菌株的产生与传播，在儿童中最常见的是急性中耳炎。急性中耳炎的常见致病菌往往对常用的抗生素耐药。

尽管细菌耐药性在不同国家存在一定差异，在美国，约 40% 的非典型流感嗜血杆菌和几乎所有的卡他莫拉杆菌对青霉素类耐药（例如氨苄西林和阿莫西林）。大部分由 β 内酰胺酶造成的耐药，可被联合 β 内酰胺酶抑制剂（克拉维酸）的青霉素抑制，或被 β 内酰胺酶稳定的抗生素抑制。一些不产 β 内酰胺酶的非典型流感嗜血杆菌对于青霉素类以及其他 β 内酰胺酶稳定的抗生素耐药是由于与青霉素结合的蛋白发生了突变。

在美国，约 50% 的肺炎链球菌株对青霉素不敏感，其中可分为中度敏感和完全耐药。在日托班的儿童中，耐药性的发生更为多见。肺炎链球菌对青霉素以及其他 β 内酰胺类抗生素的耐药不是由于 β 内酰胺酶的产生，而是由于与青霉素结合的蛋白发生了突变。目前至少有 6 种已知的青霉素结合蛋白，突变的数目越多，耐药性越强。这种耐药性机制是可以克服的，即在感染部位有高浓度的 β 内酰胺抗生素聚集，且有足够的时间间隔。很多对青霉素耐药的肺炎链球菌也对其他抗生素耐药，包括磺胺类，大环内酯类和头孢类。总而言之，随着青霉素耐药性的增加，其他抗生素的耐药性也在增加。肺炎链球菌对大环内酯类的耐药性增加快，包括对阿奇霉素和克拉霉素耐药，导致这些抗生素对于急性中耳炎的治疗效果不佳。目前明确的大环内酯类的耐药机制有两种；一种由 mef（A）基因介导，作用于降低细胞内大环内酯类抗生素浓度的流出泵，造成低水平的耐药；另一种由 erm（B）基因介导，使核糖体甲基化从而修饰核糖体 RNA，造成高水平的耐药。后一种机制造成对克林霉素耐药，否则克林霉素对耐药的肺炎链球菌也是有效的。与 β 内酰胺抗生素耐药不同，大环内酯类抗生素的耐药性不能通过增加浓度来克服。虽然万古霉素一直被认为是应对肺炎链球菌的终极武器，但临床上已经有对万古霉素耐药的肺炎链球菌菌株出现，进一步凸显了应对抗生素耐药的重要性和艰巨性。

（一）一线药物治疗

在大多数情况下，对于不复杂的急性中耳炎，阿莫西林仍然是首选药物，源于其卓越的安全性，相对的有限性，良好的口感及价格低廉。阿莫西林是针对青霉素敏感和青霉素不敏感的肺炎链球菌的最有效的口服抗生素。将其常用剂量 40~45mg/（kg·24h）增加到 80~90mg/（kg·24h）能有效对抗青霉素中度敏感菌株和某些青霉素耐药菌株。2 岁以下儿童，近期使用过 β 内酰胺抗生素的儿童以及易于感染耐药菌株的儿童尤其需要使用高剂量。阿莫西林的缺陷在于可被非典型的流感嗜血杆菌和卡他莫拉杆菌产生的 β 内酰胺酶灭活。这个原因造成在婴幼儿中广泛使用肺炎链球菌疫苗后，流感嗜血杆菌成了急性中耳炎的首要致病菌。这两种致病菌导致的急性中耳炎通常可自愈。青霉素过敏属于 I 型变态反应，包括荨麻疹或全身变态反应以及一些达不到 I 型变态反应的表现，比如皮疹。对于存在非 I 型变态反应且对头孢类无交叉反应的儿童，选用头孢地尼。对于存在 I 型变态反应或对头孢类过敏的儿童，或者对于口感要求较高或方便性要求较高，阿奇霉素可作为一线替代药物。复方新诺明（TMP-SMZ）由于流感嗜血杆菌和肺炎链球菌的广泛耐药以及报道用于急性中耳炎治疗效率低，不建议作为一线用药。

治疗时程：急性中耳炎的治疗时程通常为 10 天，大多数研究抗生素对急性中耳炎疗效的研究也以此作为标准。然而，对于某些患儿而言，10 天可能过长，也可能过短。有研究表明，低于 10 天的治疗对于 6 岁以下儿童，尤其是 2 岁以下儿童，治疗不彻底。因此，对于大多数患儿而言，维持组织抗生素浓度至少 10 天是合理的。3~5 天的疗程可适用于症状不重、恢复快的较大儿童，对于这些患儿，不使用抗生素和密切随访也是可行的。10 天以上的疗程适用于年龄小、症状重或既往曾患中耳炎且病情严重的儿童。

随访：随访的目的是评价治疗的预后以及区分治疗不彻底和早期复发。随访间隔应该因人而异。病情严重的小婴儿，或持续耳痛的儿童，随访应以天为单位。易于复发的婴幼儿，应在 2 周内随访。在随访时，鼓膜有可能尚未恢复正常，但是其形态应该有明显改善。发作次数少且症状改善快的儿童，最早可在 1 个月时随访，对较大儿童，不随访也可以。急性中耳炎发作后单独持续存在的中耳积液，不是额外添加或使用二线抗生素的指征。

一线药物疗效不佳：急性中耳炎本质上来说是一个封闭空间的感染，治疗时既需要清除病原体，也需要恢复中耳的通气。除了抗生素效力不足之外，一线药物疗效不佳的原因包括依从性差，同时或继发并发病毒感染，咽鼓管功能持续不良或中耳通气不足，来自其他部位的再感染或中耳残留病原体的再感染，以及个体免疫不成熟或受损。慢性中耳炎的患儿中耳有生物膜形成，表明对于某些儿童，使用标准抗生素治疗可能有细菌残留。尽管存在以上各种原因，当症状或体征改善不明显时，或鼻腔持续有脓性分泌物提示抗生素效果不理想时，使用二线药物是可行的。二线药物也可用于已经接受过抗生素治疗的急性中耳炎或免疫缺陷儿童，或再发和既往病情都很严重的儿童。

（二）二线药物治疗

当一线药物治疗效果不理想时，一些二线药物可作为替代用药。作为二线药物必须对产 β 内酰胺酶的流感嗜血杆菌和卡他莫拉杆菌有效，对青霉素中度敏感和完全耐药的肺炎链球菌有效。符合以上条件的抗生素只有 4 种：阿莫西林-克拉维酸、头孢地尼、头孢呋辛酯和肌内注射的头孢曲松。由于高剂量的阿莫西林 [80~90mg/（kg·24h）] 对大多数肺炎链球菌有效，且增加的克拉维酸扩展了阿莫西林的抗菌谱，包括产 β 内酰胺酶的细菌，高剂量的阿莫西林-克拉维酸非常适合作为急性中耳炎的二线用药。阿莫西林-克拉维酸 14：1 的配方较之以往 7：1 的配方，含有两倍的阿莫西林。腹泻是最常见的不良反应，尤其在婴幼儿，但是有些患儿可以通过喝酸奶缓解，而且不需要停药。头孢地尼被证实治疗效果广泛，而且口感好，可以每天只用 1 次药。对青霉素轻度过敏的儿童能使用头孢地尼，也成为头孢地尼能成为二线用药的原因。头孢呋辛酯和头孢曲松在幼儿的应用有一定局限性。目前，可用的头孢呋辛酯的混悬液口感普遍差，接受程度低。头孢曲松的使用需要肌内注射，会导致疼痛和额外的费用，而且需要重复的注射（每 2 天，1~2 次）以达到理想效果。尽管如此，在某些严重的病例，或患儿不能口服药物，或口服二线药物（比如阿莫西林-克拉维酸或头孢地尼）治疗失败导致高选择性的病例，或诊断穿刺发现高度耐药的肺炎链球菌，可以选择使用头孢曲松。

克拉霉素和阿奇霉素对青霉素耐药的肺炎链球菌和产 β 内酰胺酶的流感嗜血杆菌作用有限。大环内酯类的使用是造成 A 型链球菌和肺炎链球菌对其耐药的主要原因。克林霉素对大多数肺炎链球菌有效，包括耐药菌，但是对流感嗜血杆菌和卡他莫拉杆菌无效。该药可用于明确感染肺炎球菌的患儿。

以往用于治疗急性中耳炎的其他抗生素由于对耐药菌无效，且药物的不良反应或可能由药物引起的并发症与治疗效果比较，弊大于利，因此不具有使用价值，包括：头孢丙烯，头孢克洛，氯碳头孢，复方新诺明及红霉素磺胺异恶唑。有研究发现，头孢泊肟有一定治疗效果，但是因口味太差而不易被接受。

（三）鼓膜切开术与鼓膜穿刺术

鼓膜切开术治疗急性中耳炎历史悠久，但是对于接受抗生素治疗的患儿并不常用。儿童急性中耳炎鼓膜切开术的指征有：严重的、难治的耳痛；高热；急性中耳炎出现并发症，比如面瘫，乳突炎，迷路炎，或中枢神经系统感染；任何原因引起的免疫缺陷。鼓膜切开术可被视作两轮抗生素治疗失败的三线治疗。对于二线药物积极治疗而效果不佳的病例，可选择诊断性鼓膜穿刺或鼓膜切开，目的是明确病原体及其药敏特性。以上两种操作都可缓解耳痛。急性中耳炎的小婴儿如果并发全身系统疾病表现，如发热，呕吐，或嗜睡，且感染不仅仅局限在中耳，需鼓膜穿刺后进行细菌培养。使用特制的鼓膜穿刺吸引器进行穿刺，建议初级保健医生将患儿转诊到耳鼻喉科医生进行操作。很多家长认为鼓膜穿刺是有创的操作。大部分需要进行这项操作的儿童都有反复中耳炎的病史，为了确保通气管的放置，可采用全身麻醉。

（四）治疗后早期复发

急性中耳炎治疗产生明显效果后复发的原因可能是中耳感染没有彻底清除，或是由相同或不同的致病菌再次引发了上呼吸道感染而导致。近年来抗生素的应用使耐药菌的发生率增高，早期使用二线药物治疗是可行的。

（五）鼓膜切开术和鼓膜置管

当急性中耳炎复发时，在进行合适的药物治疗的同时，也可以考虑手术治疗，即鼓膜置管。已证实鼓膜置管能显著减少复发性中耳炎的急性发作率，且能提高复发性急性中耳炎患者的生活质量。手术是否实施需考虑到患者的个人因素包括：风险与疗效的权衡，急性中耳炎发作的严重性，患儿的生长发育和年龄，有无药物不良反应史，是否有其他疾病，以及父母的意愿。当<6月龄的患儿需要用3~4疗程的抗生素治疗急性中耳炎或1岁以内急性中耳炎发作5~6次时，需要建议家长同意做鼓膜置管。

（六）置管后耳漏

虽然在多数儿童中鼓膜造孔置管通常能很大程度上减少急性中耳炎的发病率，但鼓膜置管的患者仍会发生急性中耳炎。在反复急性中耳炎的患儿中，鼓膜造孔置管术的一个优点是如果他们急性中耳炎发病并有有功能的合适的置管，这些患者会有脓性液体从置管排出。依此来说，带有有功能的鼓膜置管且无耳漏的儿童不会因为急性中耳炎引起持续性发热及行为改变。如果发生鼓膜置管后耳漏，一线治疗为耳局部用药。有功能的合适的置管时，感染物会排出，基本不会发生急性中耳炎严重并发症。经美国食品药品监督管理局（FDA）批准的目前可用于儿童中耳腔内的喹诺酮类药物滴耳液为环丙沙星/地塞米松（Ciprodex）和氧氟沙星（Floxin）。滴耳液局部给药较口服有更高的浓度并能很好地覆盖中耳腔常见的耐药菌株，也包括金黄色葡萄球菌和铜绿假单胞菌。这些外用制剂治愈率高，有较广的抗菌谱，引起耐药菌株的可能性低，用法相对简单，没有显著地副反应及没有耳毒性，这使他们成为置管后耳漏的首选用药。口服抗生素治疗通常用于置管后耳漏伴有其他相应全身症状的病例，或无法耐受局部用药的患者，或可能患者尝试用滴耳液失败。因为较易获得液体进行培养，且有可能是外用制剂无法覆盖的病原，比如真菌感染，因此对于初步外用药物治疗失败的患者也应进行细菌培养检查。其他耳用制剂也可以用，虽然这些药物有耳毒性风险，或没有得到应用于中耳的批准，但在现在的喹诺酮类滴剂还未发展前，许多这些制剂得到广泛的应用，且其合理的安全性和有效性受到普遍认可。在所有置管后耳漏的病例中，关注耳的清洁非常重要（比如清理外耳道分泌物，避免外耳道液体污染）。在一些渗出液黏稠、凝固的病例中，局部用药会因为药物无法达到感染部位而疗效不佳。由耳鼻喉科医生吸除及去除分泌物可能很有帮助。当置管后耳漏的患儿经常规的门诊治疗未取得理想效果时他们可能需要取出置管，或住院接受非口服抗生素治疗，或两者同时进行。

八、分泌性中耳炎的治疗

为区分持续性和反复性分泌性中耳炎，应每月进行检测直至缓解；如果积液持续超过3个月应进行听力评估。分泌性中耳炎的治疗依赖于对其自然病程的理解和它可能的并发症及后遗症。大部分分泌性中耳炎不经治疗，在3个月内可缓解。当中耳积液持续超过3个月，可考虑行鼓膜造孔置管术。当面帮助患者做治疗方式的决定时，医生应判断分泌性中耳炎对患儿的影响。首先考虑听力损失，同时也要考虑分泌型中耳炎在儿童中引起的一些其他损害，包括易出现反复的急性中耳炎，疼痛，平衡失调，耳鸣。另外，与分泌性中耳炎相关的长期后遗症包括中耳病理性改变；鼓膜萎陷及内陷袋形成；粘连性中耳炎；胆脂瘤形成和听骨分离及传导性和感音神经性耳聋。虽然一些研究提示分泌性中耳炎对于发育的长期负面影响很小，但对言语、认知和心理发育有长期的负面影响也是需要注意的。考虑到分泌性中耳炎对于发育可能有影响，评价患儿的全面表现尤为重要。虽然分泌性中耳炎引起的单侧轻度听力损失不太可能对一个其他都健康并发育完好的儿童带来长期的负面影响，但有发育或言语发育迟缓的儿童合并哪怕是轻度听力损失也有使患儿情况恶化的潜在可能。至少对于持续分泌性中耳炎超过3个月的患儿应进行严密的专业的听力学检查以评估其听力；经常评估包括言语和语言在内的发育标志；关注这些患儿的急性中耳炎的复发率。

（一）影响分泌性中耳炎治疗决策的因素

影响分泌性中耳炎治疗决策的因素包括患儿的年龄，既往急性中耳炎发作的次数和严重程度以及距最近一次发作的间隔时间，患儿近期的言语发育；是否有药物不良反应史，是否同时有其他疾病或包括参加日托在内的其他危险因素和父母的期望。分泌性中耳炎的鼓膜置管术对持续性分泌性中耳炎伴急性中耳炎反复发作的患者很有益处，因为置管可同时解决这两个疾病。治疗分泌性中耳炎时所考虑的疾病相关的因素包括积液是双侧还是单侧；积液的量；积液的持续时间（如果能准确知道更好）；听力损失的程度；是否存在其他可能的相关症状，如耳鸣、眩晕、平衡失调；以及是否有黏液脓性或脓性鼻漏，如果有持续超过2周，则提示同时存在的鼻咽或鼻窦感染，导致持续影响中耳通气障碍。

（二）药物治疗

抗生素对分泌性中耳炎有效，可能是因为其能帮助治疗鼻咽部感染及隐匿的中耳感染。然而，由于抗生素的有效性很短以及抗生素应用引起的耐药性的发展，曾经常规抗生素治疗分泌性中耳炎已不被推荐，取而代之的是仅限制用于有细菌性上呼吸道感染或未经治疗的中耳感染的病例。因此，应使用推荐用于急性中耳炎的广谱抗生素。

皮质醇类药物对分泌性中耳炎的疗效可能是短期的。就激素的风险/利益比而言不赞成使用。抗组胺-减充血复方药物对治疗分泌性中耳炎患儿无效，即使单用抗组胺药、减充血剂、黏液溶解剂也无效。对于过敏的治疗，包括抗组胺治疗对于可疑的隐匿性中耳炎且有环境过敏依据的患儿可能有效，但缺乏相关的支持数据。尚无证据说明通过 Valsalva 法（紧紧地捏鼻，闭嘴，使劲鼓气）或其他方法扩张咽鼓管有长期效果。

（三）鼓膜切开术和鼓膜造孔置管术

尽管经过密切的随访、观察，当分泌性中耳炎通常持续 3~6 个月或患儿有更长时间的单侧积液时应考虑鼓膜造孔置管术进行手术干预。仅行鼓膜切开术不置管能排出中耳积液，有时有效，但切口经常在中耳黏膜恢复正常前愈合，液体很快再次积聚。鼓膜置管提供了保持中耳通气的可能，只要管腔通畅，不移位一般平均为 12~16 个月，几乎均能逆转分泌性中耳炎引起的传导性听力损失。偶尔发生管腔堵塞和置管提前脱落会影响鼓膜置管的效果，置管也可能和耳漏相关。但是鼓膜造孔置管对于治疗分泌性中耳炎患儿很有效。置管脱落后的后遗症包括鼓膜的残留穿孔，鼓膜硬化，鼓膜萎缩瘢痕的局限化或弥散易发展为鼓膜萎陷或内陷袋，还有残留的传导性听力损失及胆脂瘤。更严重的后遗症较少见。置管脱落后中耳积液复发，尤多见于年幼儿童；大多数没有潜在颅面畸形的儿童仅需一次鼓膜置管就能改进中耳的健康并治愈慢性分泌性中耳炎。因为既往持续性的分泌性中耳炎甚至常常在夏季期间自愈，因此在夏季期间对多数其他都正常的分泌性中耳炎患儿仅密切随访即可。分泌性中耳炎的外科治疗最适用于双侧患病及听力损失的儿童，鼓膜置管能显著改善他们的生活质量。

九、急性中耳炎的并发症

急性中耳炎的主要并发症包括感染向邻近组织扩展或病情慢性化或两者兼具。化脓性并发症在发达国家相对罕见，但在医疗条件受限的贫穷儿童中发病并不少。急性中耳炎的并发症可分为颞骨内或颅内并发症。

1. 颞骨内并发症 指急性中耳炎的直接但有限的扩散导致的局限于颞骨内的并发症，包括皮炎、鼓膜穿孔、慢性化脓性中耳炎、乳突炎、听力损失、面瘫、胆脂瘤形成、迷路炎。

（1）感染性皮炎：指受中耳脓性分泌物污染而引起的外耳道皮肤感染。局部皮肤表现为红肿、触痛。治疗包括注意耳部清洁卫生联合全身应用抗生素、使用适于治疗急性中耳炎和耳漏的滴耳液。

（2）鼓膜穿孔：鼓膜破裂可以伴随急性中耳炎或分泌性中耳炎发生。虽然这样导致的鼓膜损伤大多可以自愈，但少部分会发展为慢性穿孔并需要以后进一步的手术干预。

（3）慢性化脓性中耳炎：慢性化脓性中耳炎指中耳持续的感染伴随由鼓膜穿孔处流出的液体。此病由急性中耳炎发生鼓膜破裂后引起，乳突气房常有受累。最常见的病原菌是铜绿假单胞菌和金黄色葡萄球菌，典型的急性中耳炎病原菌也是其病因。可根据微生物检验结果进行治疗。如果没有伴随胆脂瘤，则抗生素注射治疗并勤加清理耳道很可能成功清除感染，但难治病例需要行乳突切开鼓室成形术。

（4）急性乳突炎：所有急性中耳炎都有乳突气房的炎症，因此严格来说都伴有乳突炎。

然而在疾病早期，没有出现乳突感染的症状、体征，经过抗生素治疗后，随着急性中耳炎的缓解，这一炎症过程很容易消退。感染扩展至骨膜但未累及骨质，称为急性乳突骨膜炎。在这样的病例中通常会出现乳突炎的体征，包括耳郭后区域的感染，常转移至耳郭下方和前方。治疗需要注射抗生素结合鼓膜切开，如果治疗及时通常愈后好。

在急性乳突骨炎或并发乳突炎时，感染已经进一步进展引起乳突骨小梁的破坏。此时通常会出现明显的乳突炎症状和体征，但也有例外。在急性岩锥炎中，感染已经进一步扩展、累及颞骨的岩锥区。由于第五脑神经眼支受刺激，因此眼痛显著。随后出现第六脑神经麻痹，提示感染沿颅底进一步扩展。岩骨尖综合征（Gradenigo syndrome）是化脓性中耳炎，有外直肌麻痹和同侧眼眶疼痛的三联征。还有较为罕见的情况为乳突感染播散至乳突外，累及附着于乳突尖的颈部肌肉组织，引起颈部的脓肿，称之为 Bezold 脓肿。

当临床上怀疑或已诊断为乳突炎时，需要进行 CT 检查进一步明确乳突炎的种类和范围；乳突炎的骨质破坏必须和单纯的乳突气房阴影相鉴别，后者常见于普通的中耳炎病例。在所有急性乳突炎中最常见的病原菌是肺炎链球菌和非典型的流感嗜血杆菌。金黄色葡萄球菌也是病原菌之一，主要见于慢性化脓性中耳炎患者。儿童急性乳突炎通常需要接受静脉抗生素治疗和乳突切除术，手术范围取决于疾病的进展程度。影像学技术已经较常规地应用于患儿评估，因此能在早期识别乳突炎并进行鼓膜切开术及抗生素注射治疗。应尽可能依据微生物检查的结果来选择抗生素。

每种不同类型的乳突炎也可表现为亚急性或慢性。症状也相应不太明显。慢性乳突炎总伴随慢性化脓性中耳炎，偶尔在特定情况下可以保守治疗，但在多数病例中需要行乳突切除术。

（5）面瘫：因为面神经穿行中耳和乳突骨质部分，它可能受邻近感染的影响。面瘫作为急性中耳炎的并发症不常见，通常经鼓膜切开和注射抗生素治疗后可缓解。然而如急性中耳炎出现面瘫须立刻引起注意，因为长时间感染会导致永久性面瘫的发生，这对患儿来说是毁灭性的影响。如果乳突炎或慢性化脓性中耳炎患儿出现面瘫则需要立刻行乳突切除术。

（6）获得性胆脂瘤：胆脂瘤是源于中耳的囊样增生物，被角化、堆积的鳞状上皮包被；并包含了脱落的上皮细胞和（或）角蛋白。获得性胆脂瘤通常是长期慢性中耳炎的并发症。其形成条件也包括较深的鼓膜内陷袋或鼓膜外伤性穿孔或鼓膜切开置管术后上皮细胞种植入中耳腔。胆脂瘤趋于扩张性生长，引起骨质吸收，通常扩展入乳突腔，可能扩张至颅内，导致潜在生命危险。胆脂瘤通常见于慢性耳漏且既往有耳部疾病病史的患者。如果耳镜检查见鼓膜内陷处或穿孔区域持续存在的白色干酪样物质，需怀疑胆脂瘤。伴随穿孔区域的耳漏，有肉芽组织或息肉形成，结合此病史和表现应立即怀疑有胆脂瘤。胆脂瘤多发于鼓膜上部分，也称为松弛部。多数患者进行听力学检查时表现为传导性听力损失。当怀疑胆脂瘤时应立刻请耳鼻喉科医生会诊。发现或治疗延迟会引起严重的长期后果，包括需要更大范围的手术治疗、永久性的听力损失、面神经损伤、迷路损伤引起平衡功能丧失及病变向颅内扩展。需要进行鼓室乳突手术来治疗胆脂瘤。

（7）先天性胆脂瘤：先天性胆脂瘤不常见，多发现于小年龄患儿。现认为先天性胆脂瘤的病因是耳部在子宫内发育期间，上皮种植入中耳腔的结果。先天性胆脂瘤多出现在鼓膜前上象限，也可出现在其他部位。耳镜检查表现为中耳腔内分离的、白色不透明的物质。其与获得性胆脂瘤不同，通常没有明确的中耳炎或慢性耳疾病病史、耳漏史或鼓膜穿孔、内陷等解剖改变。如果没有早期被发现，同获得性胆脂瘤一样，很多患者的听力评估有不同程度的异常。先天性胆脂瘤也需要手术清除。

（8）迷路炎：迷路炎是中耳感染扩散和（或）乳突感染扩散至内耳的结果，不常发生。胆脂瘤或慢性化脓性中耳炎是常见的原因。其症状和体征包括眩晕、耳鸣、恶心、呕吐、听力损失、眼球震颤和行为笨拙。需针对基础疾病治疗，且必须立刻进行治疗以保护内耳功能及防止感染扩散。

2. 颅内并发症　急性、慢性中耳或乳突感染经直接播散、血行播散或血栓性静脉炎可发展为脑膜炎、硬膜外脓肿、硬膜下脓肿、局灶性脑炎、脑脓肿、乙状窦血栓（也称为横窦血栓）和耳源性脑水肿这些并发症。通常伴有硬脑膜邻近的骨质破坏和胆脂瘤。在中耳或乳突感染的儿童中，出现任何全身症状如高热、头痛、严重的嗜睡、脑膜刺激征表现或查体时发现任何中枢神经系统体征时应怀疑颅内并发症。

当怀疑颅内并发症时，只有在影像学检查明确没有占位或脑水肿时才可进行腰椎穿刺。脑脊液检查、通过鼓膜穿刺术获得的中耳分泌液的培养可识别病原菌，从而指导抗生素药物的选择，并行鼓膜切开术来排出中耳分泌物。同时鼓膜造孔置管术更为合适，用以持续缓解"压力下的感染"，这正是导致感染向颅内播散的原因。

中耳炎颅内并发症的治疗需要紧急的耳鼻喉科会诊，通常也需要神经外科会诊，静脉抗生素治疗，引流已形成的脓肿，并发乳突炎的患者应进行乳突切开鼓室成形术。

因各种器官的败血症性梗死而引起感染性血栓的播散可导致乙状窦血栓症。MRI 的广泛应用使此病可快速识别、早期诊断，使这一并发症已极为罕见。即使没有骨炎或并发乳突炎仍要进行乳突切除术，这在感染性血栓播散或栓塞的病例中尤为必要。没有乳突炎的情况下，通常应用鼓膜造孔置管并发静脉抗生素治疗静脉窦血栓。抗凝疗法也考虑用于治疗乙状窦血栓症；然而在开始抗凝治疗前应先进行耳鼻喉科会诊以协调可能需要的手术介入。

耳炎性脑积水是一种假性脑瘤，不常见，其原因是颅内压增加而脑室无法扩张，其发生和急、慢性中耳炎或乳突炎有关。这一疾病常伴随乙状窦血栓症，从病理生理角度来看包括颅内静脉血栓阻塞血流引流到颈部，使脑静脉压升高，脑脊液压力也随之升高，因此主要症状是颅内压增高的症状。除了中耳炎的症状以外还包括单侧或双侧外直肌麻痹、视盘水肿，MRI 能明确诊断。治疗措施包括应用抗生素、其他药物如乙酰唑胺或呋塞米以降低颅内压、乳突切除术、反复腰椎穿刺、腰部脊髓腔-腹腔分流术、脑室腹膜分流术。如果不经治疗，耳源性脑积水可导致继发于视神经萎缩的失明。

十、躯体后遗症

中耳炎的躯体后遗症包括由长期中耳炎症导致的中耳结构性的异常。这些后遗症的大部分是严重的和（或）慢性的感染的结果，但也有些由长期的分泌性中耳炎这样的非感染性炎症导致。这些后遗症可单个发生，也可共同出现。

鼓室硬化由鼓膜上的白斑和中耳黏膜下层的结节样沉积物组成。这一病变包括钙盐沉积和磷酸盐晶体玻璃样变。少数情况下伴有传导性听力损失。在发达国家，鼓室硬化最常见的原因是鼓膜造口置管术。

鼓膜不张是一个描述性术语，它可应用于任何严重的鼓膜内陷；长期的鼓膜内陷、严重或慢性的炎症导致较大的中耳负压或鼓膜紧张度消失，中央部脱垂可引起严重的鼓膜内陷。

内陷袋是一块局部区域的不张。鼓膜不张通常很快恢复，一般无症状，但深的内陷袋可引起听小骨侵蚀和粘连性中耳炎，可能形成胆脂瘤病灶。当出现较深的内陷袋、鼓膜萎陷并伴有耳痛、耳鸣、传导性耳聋这样罕见情况时，需要进行鼓膜造口置管术治疗，必要时行鼓室成形术。患者有持续性的鼓膜不张、内陷袋时，应让其于耳鼻喉科医生处就诊。

粘连性中耳炎由中耳腔黏膜的纤维组织增殖引起，可依次引起严重的鼓膜内陷、传导性听力损失，听小骨运动受损，听骨链中断和胆脂瘤。这种听力损失可经手术纠正。

胆固醇肉芽肿不常见，鼓膜表现为继发于中耳积液的深蓝色，胆固醇肉芽肿是发生在颞骨上的罕见良性囊肿，呈团块样扩展，这些团块由纤维膜包裹，内含液体、脂质、胆固醇结晶，鼓膜造口置管术无法有效缓解，通常需要手术清除。这一病损要和浅蓝色中耳积液相鉴别，后者在更常见的分泌性中耳炎患者中较少发生。

慢性鼓膜穿孔较少由急性中耳炎或急性外伤引起鼓膜穿孔发展而来，其更常见的原因是慢性中耳炎后遗症或鼓膜置管取出后鼓膜未愈合。慢性穿孔一般伴有传导性听力损失。推荐手术修补鼓膜穿孔以恢复听力，防止水污染中耳腔导致感染及防止胆脂瘤形成。慢性穿孔几乎都需要进行外科修补，通常在患儿中耳炎治愈的较长一段时间后进行。

永久性传导性听力损失可由前面描述的任何情况引起。永久性感音神经性听力损失较罕见，一般和急性或慢性中耳炎继发的感染或炎性物质播散至圆窗膜相关，或是化脓性迷路炎的结果。

十一、可能的发育后遗症

永久性听力损失对于儿童的发育有显著的负面影响，尤其是语言发育方面。中耳炎影响儿童的长期发育的程度较难评估，检验此问题的研究结论矛盾。对以下情况儿童的发育可能影响最为明显：听力损失较严重、听力损失持续时间较长、双侧听力损失、有其他发育异常或发育迟缓危险因素的儿童。

十二、预防

常规的预防中耳炎的策略有母乳喂养；尽可能避免接触有呼吸道感染的个体；避免吸烟环境及接种肺炎球菌疫苗。

十三、免疫预防

七价肺炎球菌结合疫苗减少急性中耳炎的发病数百分比只有 6%~8%，但特异血清型的发病百分比下降了 57%。在有频发病史儿童中，发病的百分比下降了 9%~23%，使接受鼓膜造口置管手术的儿童数下降 20%。进一步发展针对急性中耳炎病原的疫苗为改善全面预防带来了希望。流感疫苗也是预防中耳炎的策略，然而病毒对于个体的暴露时间相对有限，甚至群体限制了它大范围降低中耳炎发病的效力。从外界摄入免疫球蛋白这样的被动免疫不可行，因为其会带来不适、有风险、成本高、不方便。

十四、抗生素预防性应用

在经常发生急性中耳炎的儿童中，小剂量阿莫西林或磺胺类药物这样的抗生素在以往已应用于预防急性中耳炎的反复（不是分泌性中耳炎）。然而因为耐药个体出现的增加及抗生素应用有助产生耐药菌，现在抗生素预防的潜在风险超过了可能的益处，尤其对于日间看护中心的儿童来说会增加其多重耐药肺炎链球菌的定植风险。

十五、鼓膜切开及置管

在持续性分泌性中耳炎的儿童中，有些研究提示鼓膜造孔置管术能有效减少患儿随后的中耳积液时间，改善他们的听力水平，也能减少急性中耳炎的复发率。在急性中耳炎儿童中，研究提示鼓膜置管术能有效降低患者急性中耳炎的复发率。重要的是在分泌性和急性中耳炎儿童中，关于生活质量的研究提示接受鼓膜造口置管术的儿童的生活质量显著改善。

怎样才能对受反复发作的急性中耳炎严重影响的个体儿童做出最好的管理，这要求必须保持一种针对个人的判断决策，其依赖于多个因素，包括发作的严重程度，危险因素分析，抗生素治疗的耐受性，听力评估，父母的偏好，儿童整体的健康和发育情况。合理的干预包括连续的应用间歇性抗生素治疗，在急性中耳炎发病时关注、随访，以减少全身抗生素的应用或及时转诊行鼓膜造口置管术。

十六、腺样体切除术

腺样体切除术在某种程度上能有效降已经接受置管手术儿童的急性中耳炎及分泌性中耳炎的复发风险。在置管取出后，对于这些儿童来说中耳炎仍是个问题。其效能不受腺样体大小的影响，很可能源于去除了鼻咽部的感染灶即生物膜形成的部位，慢性感染影响咽鼓管功能，通过咽鼓管病原反复播散至中耳。然而年幼儿童伴有急性中耳炎反复发作且以前未行置管术的通常不推荐置管术和同腺样体切除术同时进行，除非出现明显的鼻腔气道梗阻或反复的鼻-鼻窦炎。

（马建鸸）

第八章

慢性中耳炎后遗疾病

第一节 粘连性中耳炎

粘连性中耳炎又称不张性中耳炎，是指各种原因导致的中耳传音结构之间及其与鼓室壁纤维化、粘连形成，从而引起中耳传音系统运动障碍，导致传导性聋。粘连性中耳炎强调鼓室内粘连形成，并引起传导性聋的结果。中耳声传导非关键部位的粘连，而未引起临床症状并不称为粘连性中耳炎。粘连性中耳炎可以与各型中耳炎并存，属于中耳炎发展的一个阶段，之所以将其单独列出，是因为它的病理改变具有重要临床意义。

粘连性中耳炎可见于任何年龄，多始发于儿童期。双侧发病约占 2/3。丹麦哥本哈根 35 000 例听力损失患者的普查结果显示粘连性中耳炎约占传导性聋的 10%。

一、病因及病理

粘连性中耳炎的病因不明，可能与下列因素有关：①咽鼓管狭窄、阻塞或功能障碍。②鼓峡阻塞。③中耳黏膜炎性反应。④鼓膜弹性丧失。⑤乳突气化不良。⑥外伤。

粘连性病变主要发生在听骨与鼓室骨壁、鼓膜与鼓岬之间，影响听力的主要因素为听骨链与两窗周围的病变。

鼓膜凹陷或内陷，比正常者更靠近鼓室内壁时称鼓室（中耳）萎陷症，其中按鼓膜内陷程度可分为四度：Ⅰ度，鼓膜内陷，但尚未与砧骨接触；Ⅱ度，鼓膜内陷与砧骨接触；Ⅲ度，鼓膜与鼓岬相贴但无粘连；Ⅳ度，鼓膜与鼓岬粘连。

纤维粘连性中耳炎按其炎症进程可分成两期：①纤维性炎症期，炎症明显，纤维组织增生，鼓室被分隔成多个含黏液的囊腔。②纤维粘连期，包括胆固醇肉芽组织型和致密纤维型，两型均可形成胆脂瘤。

二、临床表现

主要症状为听力减退，多为传导性，少数为混合性，甚至全聋。内耳损害主要原因为中耳炎性毒素透过圆窗膜进入内耳。患者常有耳鸣，偶有眩晕，后者可能与咽鼓管狭窄或阻塞有关。耳镜检查鼓膜完整，多有不同程度的增厚、混浊、萎缩、瘢痕或钙化斑等变化。松弛部常有袋状内陷，锤骨前后襞异常明显，锤骨短突突出。如紧张部内陷的鼓膜萎缩、透明，鼓室内结构清晰可见，常易误认为鼓膜穿孔，吹张时呈泡状膨出可资鉴别。鼓膜活动度常减弱或消失，光锥移位、变形或消失。咽鼓管功能多有障碍，咽鼓管吹张听力多无改善。音叉试验、纯音测听检查多呈传导性聋，听力图多呈平坦型曲线，听骨链，特别是镫骨固定时骨导曲线呈谷形切迹；如炎症累及内耳或粘连涉及两窗时，可呈混合性聋。鼓室导抗图平坦，无明显峰顶，坡度略高处偏负压侧。

三、鉴别诊断

粘连性中耳炎有时需与闭合型鼓室硬化、耳硬化、鼓膜大穿孔鼓室内壁上皮化等鉴别，闭合型鼓室硬化有中耳炎病史，鼓膜表面可见钙化斑和（或）Ⅱ期鼓膜，颞骨 CT 示鼓膜位置正常，无内陷。耳硬化无中耳炎病史，早期为进行性传导性聋，纯音听力图示 2kHz 处骨导下降的 Carhart 切迹。鼓膜大穿孔鼓室内壁上皮化为鼓室黏膜化生变为鳞状上皮，仔细检查可发现鼓膜大穿孔。鼓室探查为诊断及鉴别诊断的有效手段。

四、治疗

由于发病机制尚不清楚，咽鼓管功能不良的处理尚无良策以及再粘连等因素的存在，粘连性中耳炎的治疗有一定困难。病程早期、病变活动期应积极处理，给予对因治疗，鼓室内注入空气、药物以及鼓膜置管。病程后期，病变静止期应根据不同的病因，听力状况，是否有其他病变分别加以处理。听力损失程度轻，不影响工作、生活的可不予处理；老年人及治疗困难的病例可配戴助听器；听力损失程度较重的年轻患者可采用手术治疗。得益于耳科技术的发展，手术治疗变得越来越重要。最近研究提示，使用软骨重建鼓膜可有效防止复发，且可获得较好的听力。

五、预防

婴幼儿与儿童中耳炎及时、恰当的治疗或可减少粘连性中耳炎的发生。

（马建鹏）

第二节　鼓室硬化

鼓室硬化是指中耳黏膜固有层发生的钙化病变，系中耳黏膜慢性感染或炎症的结果。Von Troltsch（1873）将其描述为中耳黏膜最深层纤维组织的硬化。Zollner 等人（1955—1962）使得鼓室硬化成为共识。Asiri 近期对 775 例慢性化脓性中耳炎患者的临床观察显示 11.6%（90/75）的患者患有鼓室硬化。

一、病理

组织学上，鼓室硬化斑块为中耳黏膜固有层和鼓膜紧张部的玻璃样变的胶原和纤维组织。中耳黏膜玻璃样斑块位于骨壁和上皮层间，外观成白色、多层，可以达数个毫米。随后这些鼓室硬化斑块发生继发性骨化。透射电镜显示硬化斑块为伴有钙小体点缀的致密胶原纤维网络，钙小体为磷酸钙，直径1~5μm。

二、分类

Gibb 按鼓膜是否完整将鼓室硬化分为开放型和闭合型两类。白秦生依据术中所见的硬化病变涉及部位将鼓室硬化分为锤砧固定型、单纯镫骨固定型和混合型三类。Tos 则将鼓室硬化分为组织学鼓室硬化、临床鼓室硬化及外科鼓室硬化三型。

三、症状

患者主诉多为进行性听力减退，部分患者伴有耳鸣，绝大多数患者均有慢性中耳炎病史。开放型耳镜检查可见鼓膜中央性穿孔，通常为干性穿孔（85.6%，Asiri），残余鼓膜多有片状或岛状钙化斑沉着。闭合型鼓膜无穿孔，鼓膜常呈萎缩性瘢痕愈合，增厚混浊，鼓膜上亦可见片状或岛状钙化斑沉着。听力图多为传导性聋。鼓膜硬化症者气骨导差通常在 20~40dB，当硬化症累及鼓膜及中耳腔传音结构时气骨导差通常在 40dB 以上。部分患者可有骨导听力下降，有报道认为骨导听力下降与圆窗龛堵塞有关。乳突 X 线摄片、颞骨薄层 CT 检查通常显示硬化型或板障型乳突，上鼓室通常可见软组织影。咽鼓管功能多正常。

四、诊断及鉴别诊断

临床凡遇下列情况时应考虑鼓室硬化的诊断：

1. 有长期慢性化脓性中耳炎病史的患者发生缓慢进行性传导性聋。
2. 鼓膜中央性干穿孔，残余鼓膜混浊，贴补试验听力不能提高。
3. 鼓膜穿孔后瘢痕愈合，气导听力损失超过 30dB。
4. 鼓膜上有钙化斑。
5. 耳镜所见与纯音听力图不相符合。

本病多数是在手术中发现硬化灶而得到诊断，组织病理学检查可确诊。闭合型鼓室硬化应与耳硬化症、粘连性中耳炎相鉴别。

五、治疗

手术治疗是目前治疗鼓室硬化的主要措施，目的是清除影响听力的病灶，重建听力。术中仔细清除硬化病灶，按照病变的具体情况行鼓室成形术。值得注意的是鼓室硬化病灶往往无法彻底清除，大多数医生同意仅去除大块的、引起鼓膜或锤骨柄固定的硬化灶。目前为止，尚无可信的研究结果显示硬化灶全部去除是否优于保守切除。术中凡不影响传音功能的硬化灶可予保留，否则将很可能使鼓膜穿孔扩大，甚至成为完全性穿孔，并造成广泛的创面，导致术后瘢痕与粘连，影响术后听力，术后听骨链重新固定多由于鼓室粘连纤维化，而较少由鼓室硬化所致。清除听骨链，尤其是镫骨周围的硬化灶要小心细致以免造成内耳机械性损伤。

六、预防

慢性化脓性中耳炎及时行鼓膜或鼓室成形术或可减少因长期慢性感染而形成硬化病灶。分泌性中耳炎及时治疗，早期激光鼓膜造孔或置管或可减少硬化病灶的形成。

（马建鹏）

第九章

化脓性中耳乳突炎并发症

由于中耳乳突的解剖毗邻关系复杂，化脓性中耳乳突炎是可以引起颅内和颅外发症。造成相应的解剖结构和功能损伤，甚至危及生命。

第一节　概述

化脓性中耳乳突炎所引起的颅内外并发症称为耳源性并发症。由于解剖位置特殊，这些并发症常常危及生命，是耳鼻咽喉科危急重症之一。

一、发病的相关因素

1. 炎症破坏骨壁途径　中耳乳突炎症时破坏周围骨质形成相邻结构破坏引起并发症。
2. 血行途径。
3. 炎症可循前庭窗、蜗窗和小儿尚未闭合的骨缝直接传播形成颅内外并发症。
4. 急性或慢性化脓性中耳炎、乳突炎的患者抵抗力降低时，或同时患其他全身性疾病时，老年人、婴幼儿常引起中耳炎症扩散出现并发症。
5. 致病菌毒力强，如金黄色葡萄球菌、溶血性链球菌、肺炎球菌等及革兰阴性杆菌较多见。
6. 与中耳炎的类型有关　在急慢性中耳乳突炎的各种类型中，以中耳胆脂瘤最常出现颅内外并发症，其次为骨质破坏，肉芽形成引流不畅者。
7. 其他　中耳炎患者滥用抗生素，出现细菌耐药性；各种原因引起的耳道引流不畅。

二、分类

一般将耳源性并发症分为两类。即：颅外并发症和颅内并发症。前者包括颞骨内和颞骨外并发症。

1. 颅外并发症　包括颞骨内和颞骨外并发症。
（1）颞骨内并发症：迷路炎、岩部炎及周围性面瘫。
（2）颞骨外并发症：耳后骨膜下脓肿，颧突根部骨膜下脓肿、帽状腱膜下脓肿、Bezold 脓肿、Mouret 脓肿。当感染血栓进入血液到远隔脏器可形成相应部位脓肿。

2. 颅内并发症　硬脑膜外脓肿、硬脑膜下脓肿、乙状窦血栓性静脉炎、脑膜炎、脑脓肿、耳源性脑积水、脑疝。

三、诊断

1. 详细询问病史　中耳炎患者出现头痛、发热、流脓突然停止或增加、神志改变、表情淡漠时应考虑并发症的可能。

2. 仔细行耳部检查　清理外耳道分泌物，观察其颜色，有无臭味，有无血性分泌物；仔细观察鼓膜的穿孔部位，特别是有无边缘性穿孔、松弛部穿孔，或者小穿孔引流不畅者，有无肉芽及胆脂瘤，慢性中耳炎急性发作。

3. 颞骨和颅脑影像学检查　可用 CT、MRI 等检查观察有无颞骨骨质破坏及颅内相应病变。

4. 眼底检查　有助于了解有无颅内高压存在。

5. 脑脊液及血液的实验室检查　对脑膜炎的诊断及鉴别诊断等有重要参考价值。

6. 细菌培养　做脓液和脑脊液的细菌培养及药敏试验。

四、治疗

治疗原则：手术清除中耳乳突的病灶和处理相关的病变，通畅引流，应用足量广谱抗生素，颅内高压者首先以降颅压、抢救生命为主。

1. 手术治疗　彻底清除中耳乳突的病变，探查天盖乙状窦板有无破坏，可疑者开放检查，达到去除病灶通畅引流的目的。处理脑脓肿，如有面瘫者需行面神经减压术等。

2. 足量广谱抗生素的应用　未作药物敏感试验之前用广谱强力抗生素，同时加用抗厌氧菌的药物，因此类患者多并发厌氧菌感染。

3. 对症治疗　如颅内压高时可用高渗糖和甘露醇交替使用，同时注意水电解质平衡，遇有颅内高压危象时，首先处理颅内高压而后手术，或同时进行。

4. 支持疗法　补充水分和电解质，能量消耗大者可适当补血浆，氨基酸等。

（祁继霞）

第二节　颅外并发症

颅外并发症可分为颞骨内和颞骨外并发症，颞骨内并发症多见为迷路炎、岩部炎及周围性面瘫。颞骨外并发症多见为耳后骨膜下脓肿和瘘管、颈部脓肿等。

一、迷路炎

迷路炎又称内耳炎，是化脓性中耳乳突炎较常见的并发症。中耳及乳突的内侧壁与内耳相毗邻，中耳乳突的内侧骨壁就是内耳的骨壁，故当中耳乳突有化脓性炎症时，特别是骨质破坏肉芽增生的中耳乳突炎时很容易通过被炎症侵蚀的内耳骨壁引起内耳炎症发生。迷路炎可分为局限性迷路炎（亦称迷路瘘管），浆液性迷路炎和化脓性迷路炎 3 个类型（表 9-1）。

表 9-1　各型迷路炎鉴别表

	局限性迷路炎	浆液性迷路炎	化脓性迷路炎
病因	胆脂瘤或骨炎破坏迷路骨壁，形成瘘管，瘘管多位于水平半规管	感染或细菌毒素经瘘管或蜗窗、前庭窗侵入或刺激迷路	化脓菌经瘘管或两窗侵入迷路
病理	迷路骨壁局限性破坏，骨内膜完整或穿破，瘘管可为肉芽、胆脂瘤或结缔组织封闭	充血，毛细血管通透性增加，外淋巴腔内有浆液及浆液纤维素性渗出物，内耳终器无损害	化脓性炎症，内耳终器破坏
前庭症状	阵发性或激发性眩晕，恶心，症状一般较轻	眩晕较重，恶心，呕吐，平衡失调	严重的眩晕，恶心，呕吐及平衡失调
听力	听力减退与中耳炎病变程度一致	听力明显减退，但非全聋	全聋
自发性眼震	一般无。发作时可见，水平-旋转性，快相向患侧	有。水平-旋转性，快相向患侧	有。水平-旋转性，快相向健侧
前庭功能检查	反应正常	反应减退	反应消失
瘘管试验结果	多为（+），可（-）	可为（+）	（-）
治疗	足量抗生素控制下行乳突手术	并发于慢性化脓性中耳乳突炎者，足量抗生素控制下行乳突手术，不切开迷路。并发于急性乳突炎者，用足量抗生素控制，必要时行单纯乳突切除术	大量抗生素控制感染，症状减轻后行乳突手术。疑有颅内并发症时，立即行乳突手术，并切开迷路

（一）局限性迷路炎

多为胆脂瘤或肉芽组织腐蚀骨迷路形成瘘管，故也称迷路瘘管。此型临床上较多见。多位于外半规管隆凸处，偶尔位于鼓岬处，发生于其他部位者更少见。

1. 临床表现

（1）有长期慢性化脓性中耳炎病史。

（2）阵发性或激发性眩晕：眩晕多在头位快速变动，耳内操作，压迫耳屏或擤鼻时发作，伴有恶心、呕吐，持续数分钟至半小时不等。

（3）自发性眼震：因病变刺激半规管之壶腹嵴，迷路多呈兴奋状态，故眼震方向多表现向侧。若眼震方向指向健侧，提示病变较重，壶腹嵴之神经组织已遭破坏。

（4）听力减退：性质和程度与中耳炎病变程度一致，一般仅有中度听力减退，有时瘘管位于鼓岬者可呈混合性聋。

（5）瘘管试验阳性：向耳内加压时出现眩晕及眼震，但若瘘管为肉芽组织所堵塞可为阴性。

（6）前庭功能检查大多正常，或患耳迷路过敏表现为亢进。检查时避免用冷热水试验，以免炎症扩散。

2. 诊断

（1）长期慢性化脓性中耳炎病史，尤其是胆脂瘤形成、骨质破坏和肉芽形成的中耳乳突炎的患者。

（2）症状与体征：阵发性或激发性眩晕，伴有眼震。

（3）检查：听力减退、瘘管试验一般阳性、前庭功能检查大多正常或亢进。

3. 治疗

（1）发作时应卧床休息，对症治疗，给予镇静剂，呕吐较频者应适当输液并加用糖皮质激素药物，如地塞米松等，待症状平稳再行乳突手术。

（2）乳突手术：为主要疗法，应彻底清除胆脂瘤，对瘘管附近的上皮进行处理时应谨慎，以免开放迷路引起化脓性迷路炎。若不慎将瘘管打开，或对较大的瘘管，在去除病灶后应用组织将其修补。

（二）浆液性迷路炎

浆液性迷路炎是以浆液或浆液纤维素渗出为主的内耳弥漫性非化脓性炎性疾病或炎性反应。化脓性中耳乳突炎急性发作时，细菌毒素或脓性分泌物经迷路瘘管、蜗窗、前庭窗或血行途径侵入或刺激内耳，产生弥漫性浆液性炎症。如治疗得当可恢复正常，若治疗不当则可发展成为化脓性迷路炎，将成为死迷路。

1. 临床表现

（1）眩晕与平衡失调较局限性迷路炎明显，呈持续性。

（2）患耳听力迅速明显减退，及时消除病变，听力多可恢复正常。

（3）自发性眼震，早期眼震属兴奋型，即眼震快相向患侧，前庭功能亢进，该期持续时间短暂，随着病变发展患耳迷路功能由亢进转为抑制或消失，眼震表现为麻痹型，即眼震快相向健侧。待迷路内浆液渗出物吸收后，眼震及眩晕将逐渐消失。

（4）明显的恶心和呕吐。

2. 诊断

（1）病史：有化脓性中耳乳突炎病史。

（2）症状：持续性眩晕与平衡失调、听力明显下降。

（3）体征：自发性眼震，水平-旋转性。

3. 治疗

（1）对症治疗：如地西泮、镇静。呕吐频繁时应适当输液，并用适量糖皮质激素。

（2）急性化脓性中耳炎所致者，应卧床休息，在足量应用抗生素的同时给予对症治疗，严密观察病情，注意听力变化，必要时行单纯性乳突切开术，胆脂瘤性中耳炎引起者，应在抗生素控制下行乳突根治术。

（三）化脓性迷路炎

化脓菌侵入内耳，引起内外淋巴间隙内的弥漫性化脓性炎症，称化脓性迷路炎。破坏正常组织，使内耳功能完全丧失。炎症感染可继续向颅内扩散，引起颅内并发症。化脓性迷路炎多因中耳感染扩散，从浆液性迷路炎发展而来；炎症消退后，内耳肉芽组织生成，继而结缔组织及新骨形成，成为"死迷路"。

1. 临床表现　急性病程为 1~2 周。

（1）重度的眩晕、恶心、呕吐，自发性眼震。

（2）病初听力即完全丧失，常因其他症状显著，患者多不注意。

（3）患者冷热试验、瘘管试验均无反应，自发性眼震向健侧。前庭功能代偿大约需 3~5 周，此时除患者耳听力丧失外，无明显其他症状。

（4）急性前庭症状消退后，患者的前庭和耳蜗功能永不能恢复，成为"死迷路"。

（5）迷路感染可经内耳道、内淋巴囊、耳蜗水管或穿破后半规管骨壁而侵入颅内，发生脑膜炎、小脑脓肿、硬脑膜外脓肿及颅内静脉窦栓塞等并发症。凡脑脊液压力升高及其中淋巴细胞增加者应高度警惕。

2. 诊断

（1）病史：有化脓性中耳乳突炎病史。

（2）症状：重度眩晕、听力丧失。

（3）体征：自发性眼震。患耳冷热试验、瘘管试验均无反应。

3. 治疗　大量抗生素控制下立即行乳突手术。疑有颅内并发性时，应急行乳突手术，并切开迷路，以利引流。补液，注意水电解质平衡。

二、岩部炎

岩部炎又称岩尖炎，岩锥炎，为颞骨岩部含气小房之化脓性感染，多发生于中年患者，常为急性。乳突气化良好者，颞骨岩部亦具含气小房，其中覆有较薄之黏膜，鼓室及乳突感染可蔓延至岩部迷路周围及前部之含气小房，发生岩部炎，多继急性乳突炎而发生。

1. 临床表现

（1）头痛：属神经性痛，因炎症刺激三叉神经眼支所致，患者觉患侧头前部疼痛，常感眼内及眼部四周疼痛，可放射到额、颞、颊、牙等部，疼痛如刺、钻，痛苦不堪。

（2）耳漏：耳部脓液增加，如乳突手术后耳部已无脓液，而又突然流大量脓液，结合有三叉神经痛及体温升高，应考虑本病。

（3）体温：体温升高，但极少超过 39℃，为脓毒性低热型，晨起正常，午后上升，脉搏加快白细胞计数正常或稍高，可持续数周。

（4）岩尖综合征：三叉神经半月神经节与展神经在岩骨尖部，岩尖炎时，50% 以上患者发生第 Ⅵ 脑神经瘫痪，患者复视。凡有眼外直肌瘫痪，三叉神经分布区疼痛及局限性脑膜炎症状者，常称之为岩尖综合征，为局限性脑膜炎侵及第 Ⅴ、Ⅵ 脑神经所致。

（5）迷路刺激症状：少数患者发生眩晕，恶心、呕吐、眼震等迷路周围炎症状，但内耳功能尚属正常。

（6）影像学检查：颞骨 CT、MRI 检查病变初期气房模糊不清，阴影密度增高，至晚期小房骨隔吸收，可显现脓腔或其前侧之破坏区。

2. 诊断

（1）急慢性中耳乳突炎病史，并出现岩尖综合征，须考虑此病，影像学检查可确诊。

（2）乳突根治术后干耳一段时间后，又出现耳内持续大量流脓，鼓窦或鼓室内壁有肉芽生长，并出现窦道，可排除迷路瘘管者，应考虑此病，影像学检查可确诊。

3. 治疗

（1）多数病例经乳突根治术并给予足量抗生素即可治愈。

（2）少数病例虽然经抗感染及乳突手术治疗，仍不痊愈者，须施行岩尖部手术才能使岩锥病灶得到引流。岩尖部手术种类甚多，经迷路周围的不同方向，作一通道进入岩尖扩大引流。如岩尖部蓄脓，尤其是有多数脓腔不能治愈者，需行岩尖切除术。

三、周围性面瘫

急性化脓性中耳炎及乳突炎并发的面瘫一般为不完全面瘫，起病比缓慢。急性中耳炎早期出现的面瘫多因鼓室段面神经骨管先天性缺裂，面神经直接受炎症侵犯所致：或面神经骨管虽完整，但由于供应神经的血管受到炎症刺激后发生痉挛，以致神经水肿，出现面瘫。急性中耳炎晚期并发急性化脓性乳突炎时，因面神经骨管周围有骨质破坏，胆脂瘤压迫或气房蓄脓，亦可发生面瘫。

处理原发灶及面神经管周围病灶，抗感染。急性中耳炎早期并发的面瘫，应积极控制感染，处理面瘫，治疗中耳炎，面瘫均可在感染控制后迅速缓解。发生于慢性化脓性中耳炎，手术治疗的同时给予激素治疗。胆脂瘤型、骨质破坏面瘫时，应尽早行乳突手术，同时激素治疗，彻底清除病灶，探查面神经，根据神经病变情况进行处理。

四、耳后骨膜下脓肿和瘘管

化脓性中耳炎，特别是慢性化脓性中耳乳突炎急性发作期，炎症穿破鼓窦外侧骨壁或乳突尖部骨皮质，使乳突腔内蓄积的脓液经乳突外侧骨板破溃区流入并聚集于耳后乳突骨膜的下方，形成耳后骨膜下脓肿。脓肿穿破骨膜和耳后皮肤，则形成耳后瘘管。

1. 临床表现

（1）耳内及耳后疼痛：可伴有同侧头痛，多有发热和全身不适等症状，儿童症状尤明显。患者过去有耳流脓史，发病前耳流脓增多或突然减少，或有急性化脓性中耳炎史。

（2）耳后红肿及压痛明显：骨膜已穿破者，触诊有明显的波动感，骨膜未穿破者，波动感不明显，肿胀位于耳后上方及乳突尖部，耳郭被推向前、外方。脓肿破溃者可遗留瘘管，反复发作者瘘管周围可见瘢痕。

（3）外耳道积脓，鼓膜紧张部大穿孔或后上方边缘性穿孔或松弛部穿孔。可见息肉、肉芽或胆脂瘤。或鼓膜急性充血、肿胀、隆起、脓液有搏动。

2. 诊断

（1）详细询问病史，有慢性化脓性中耳炎急性发作，或儿童急性中耳炎病史。

（2）耳部检查见耳后红肿，早期耳后沟存在，晚期可消失，形成瘘管者有脓性分泌物由瘘口处溢出。

（3）X 线片或颞骨 CT 示乳突气房模糊，有骨质破损。

3. 治疗　治疗以消炎排脓和清除病灶为原则，全身治疗用抗生素类药物。外科治疗主要是乳突手术。并发于急性乳突炎者，行单纯乳突切除术；并发于慢性化脓性中耳乳突炎者，可根据其他并发症的有无以及鼓室传声结构破坏的情况行乳突根治术或改良乳突根治术；幼儿乳突尚未发育，只需行鼓窦开放术。手术时，如确可排除颅内并发症者，取耳内切口，可避免因耳后组织破溃而给创口缝合带来困难，使术后形成瘘口；耳后瘘管小的，通过手术即可得到愈合，较大的耳后瘘管，可用转移带蒂皮瓣来修补。

五、颈部脓肿

耳源性颈部脓肿，有颈深部脓肿（Bezold 脓肿）、二腹肌下脓肿（Mouret 脓肿）及咽后壁脓肿等。这些病变多发生于乳突尖部气化良好的化脓性中耳炎患者。婴幼儿偶也发生。

（一）耳源性 Bezold 脓肿

在气化良好的乳突中，其乳突尖内骨壁较薄，而外骨壁较厚，且有胸锁乳突肌腱附着。当乳突内蓄脓时，乳突尖部骨壁破溃，脓液循破溃处流入胸锁乳突肌和颈深筋膜中层之间形成脓肿。

1. 临床表现　患者高热，可有寒战；患侧颈深部疼痛较重，颈部运动受限，患者不敢转动颈部。检查时可见患者从乳突尖至下颌角的颈部脓肿，有明显压痛。因有胸锁乳突肌覆盖，局部无明显波动感。

2. 诊断　患者有中耳炎病史，有高热、寒战、同侧颈部疼痛等症状；局部检查见相当于胸锁乳突肌上 1/3 的部位明显肿胀、压痛；乳突 X 线摄片或颞骨 CT 显示乳突病变。如局部穿刺抽出脓液，则诊断更为明确。

3. 治疗方案及原则　本病一经确诊，须做乳突手术，术中应磨除所有病变气房，特别是乳突尖部气房，使脓肿引流通畅。局部应行脓肿切开引流术，沿胸锁乳突肌前缘切开引流。全身应给予抗生素药物。

（二）耳源性 Mouret 脓肿

乳突尖的骨质破溃区位于二腹肌沟处，脓液在二腹肌沟处形成脓肿，先沿二腹肌后膜向前发展到颌下区，再顺颈部大血管鞘发展到咽侧隙，形成颈深部脓肿。

1. 临床表现　有明显的高热中毒症状，头转动受限，吞咽疼痛和吞咽困难，较重者有张口困难。

因肿胀位置较深，故早期乳突尖及其下方可无明显异常，偶可见颈部颌下区肿胀，质硬，淋巴结肿大；随病变进一步发展，脓肿逐渐增大，颈部的肿胀上可达腮腺区，下可涉及整个颈侧，以至于咽侧壁向咽腔隆起，扁桃体被推向咽中线；如病变继续发展，颈深部脓肿可引起喉肿，有窒息的危险；脓肿沿颈动脉鞘向下蔓延，可引起纵隔炎，纵隔脓肿；感染颈部动脉，可致大出血死亡，向上蔓延则可引起海绵窦血栓或脑膜炎。尚有报道可并发咽后脓肿、背部脓肿等。

2. 诊断　有中耳炎病史，结合上述症状和体征，局部 X 线摄片和 CT 扫描，提示中耳乳突有骨质破坏，本病较易诊断。

3. 治疗

（1）全身应用足量有效的抗生素；输液、输血及补充能量等内科支持疗法。

（2）乳突手术，清除病灶，彻底引流。

Bezold 脓肿和 Mouret 脓肿的比较见表 9-2。

表 9-2　Bezold 脓肿和 Mouret 脓肿的比较

	发生部位	临床表现
Bezold	脓从乳突尖破溃至胸锁乳突肌内面，颈侧	高热、寒战，颈侧肿痛，颈运动受限
Mouret	脓从乳突尖破溃至二腹肌沟处向咽侧隙扩散形成	高热，头转动受限，吞咽疼痛，张口困难，少数颈及颌下肿胀，咽侧壁隆起，可引起喉水肿、窒息，向上引起海绵窦炎，向下纵隔脓肿

（祁继霞）

第三节　颅内并发症

一、乙状窦血栓性静脉炎

乙状窦血栓性静脉炎是中耳乳突的炎症通过直接或间接途径造成乙状窦壁的炎症，在损伤区形成血栓。到这一阶段后，局部化脓可形成乙状窦脓肿，当带菌栓子脱落，可随血液循环流向全身，引起远隔脏器的化脓性疾病。

1. 临床表现

（1）化脓性中耳乳突炎的患者，可有耳周淋巴结肿大，枕后或颈部疼痛，有时可触及患侧颈部有条索状肿块，压痛明显，如果波及颈交感干，可出现霍纳综合征。

（2）早期：症状不典型，患者可有耳痛及剧烈头痛。

（3）脓毒血症：当细菌侵入乙状窦内引起静脉系统感染，可出现寒战、高热（体温可达 39~40℃以上）、脉速、呼吸急促、重病容，体温呈弛张型，高热数小时后大汗淋漓，体温骤降，过数小时再高热，一日内可数次，当机体抵抗力很差时也可以无体温反应。小儿高热时常有抽搐。

（4）血栓扩展症状：血栓形成可导致静脉回流受阻，多见有颅内压升高，表情淡漠，颈项强直。血栓向颈静脉孔方向扩展，可造成 Ⅳ、Ⅹ、Ⅺ 脑神经受压。

（5）辅助检查

1）血液检查：白细胞计数明显升高，多形核白细胞增加，红细胞及血红蛋白减少。

2）眼底检查：可出现视盘水肿，视网膜静脉扩张；压迫颈内静脉，眼底静脉无变化，表明颈内静脉有闭塞性血栓，此称为 Growe 试验阳性。

3）Tobey-Ayer 试验（也称压颈试验）：本试验设计的目的是了解乙状窦是否有栓塞存在。方法：在腰椎穿刺时测脑脊液压力时，压迫健侧颈内静脉，此时脑脊液压力迅速上升，超出原压力 1~2 倍，然后压迫患侧颈内静脉，若乙状窦有闭塞性血栓形成，脑脊液压力不升高或仅升高 0.098~0.196kPa（10~20mmH$_2$O），此现象称 Tobey-Ayer 试验阳性。阴性时不能排除有血栓，因为有窦内血流途径改变的可能。

2. 诊断

（1）根据临床表现及辅助检查可作出诊断。

（2）在寒战、高热期如有中耳炎存在时首先应考虑此病，如果某些患者症状不典型时，应与疟疾、伤寒鉴别，主要依据血液检查。

（3）CT、MRI 检查可协诊。

3. 治疗　手术治疗彻底清除病灶，打开乙状窦至正常界限，血栓可不取出，远处的血栓可结扎颈静脉。通畅引流，应用强有力的抗生素，辅以支持疗法。

二、硬脑膜外脓肿

化脓性中耳乳突炎可侵入颅内，化脓性迷路炎、岩部炎亦可侵入颅内，在颅中窝或颅后窝之硬脑膜与骨板间形成脓肿，称硬脑膜外脓肿，是常见的颅内并发症之一。

1. 临床表现

（1）有明显的中耳乳突炎病史和症状，耳镜检查时常可见到有明显的搏动性脓液外溢。

（2）头痛：小的脓肿可无症状，有时有轻度的头痛；脓肿较大时有持续性头痛，头位变化时更明显；大脓肿可引起颅内压升高征象。当耳内流脓量增大时，头痛可减轻。

（3）影像学检查：颞骨和脑 CT、MRI 检查可见中耳乳突，硬脑膜区有阴影。

2. 治疗

（1）对患耳行乳突根治术，彻底清除病灶、找到与脓肿相通的骨质破坏区、扩大并彻底暴露硬脑膜，探查脓肿部位，通畅引流，将脓液尽量排尽，刮除肉芽组织，直至看到正常的硬脑膜为止，但术中应注意勿因刮除肉芽而损伤硬脑膜或乙状窦，刮除肉芽时动作要轻。

（2）大量有效的抗生素静脉滴注，可加适量的抗厌氧菌药物（如甲硝唑）和糖皮质激素（如地塞米松等）。

（3）注意全身情况，特别是颅内高压者。对脱水或营养不良者，注意全身支持疗法。

三、硬脑膜下脓肿

脓肿位于硬脑膜与蛛网膜或者蛛网膜与软脑膜之间者，称硬脑膜下脓肿。其好发于大脑镰旁、小脑幕上和弓下裂孔处。本病罕见，多发于全身衰弱、抵抗力极低的患者，病情险恶，化脓性炎症可向脑深部蔓延，不易彻底清除，故可反复发作，最终可引起死亡。但各种抗生素开发应用的今天，其预后已有了改善。

1. 临床表现

（1）全身症状：畏寒、高热、脉搏频数，一般情况差。

（2）脑膜刺激症状：弥漫性全头痛，频繁呕吐，颈项强直，Kernig 征阳性，Brudzinski 征阳性。

（3）大脑或小脑局灶性症状：如脓肿位于小脑幕上，枕叶中枢受到影响时，可发生偏盲。脑优势半球受罹，累及语言中枢时，则出现失语症。大脑镰旁的脓肿，影响其附近的皮质运动和感觉区时，出现对侧下肢无力、瘫痪或偏身感觉减退。发生在小脑时，表现为同侧肢体、肌张力减弱或消失，共济失调，指鼻试验阳性，轮替运动障碍，步态蹒跚，Romberg 征阳性及辨距不良等。

（4）颅内高压症状：剧烈头痛、呕吐、视盘水肿，脉搏迟缓，神志异常等症状。

2. 诊断

（1）化脓性中耳乳突炎患者出现上述症状及体征时应疑及本病。

（2）本病须与脑脓肿和脑膜炎鉴别。

（3）CT 和 MRI 有助于明确诊断。

3. 治疗　治疗原则为乳突开放术及抗生素的应用。术中注意仔细观察硬脑膜。若其色泽不正常，或表面有肉芽生长、以及张力大时，结合患者可疑症状和影像学结果，宜切开硬脑膜探查排脓。发现硬脑膜有瘘管时，从该处切开，彻底排脓。如窦脑膜角处有骨质破坏，应将此周围骨质磨去，充分暴露该处硬脑膜及小脑幕附着处。

四、耳源性脑膜炎

耳源性脑膜炎是急性或慢性化脓性中耳乳突炎所并发的软脑膜和蛛网膜的急性化脓性炎症。依患者的个体抵抗力的强弱，病菌毒力的大小可以形成局限性和弥漫性两类脑膜炎。局限性脑膜炎一般称之为硬脑膜下脓肿。弥漫性的脑膜炎即通常所说的耳源性脑膜炎。

1. 临床表现

（1）首先有中耳乳突炎的急慢性病变，在出现以高热、头痛、呕吐为主要症状时要考虑并发脑膜炎的可能，起病时可有寒战、高热、体温高达 40℃ 左右，晚期可达 41℃。脉快，头痛剧烈，患者可因头痛惨叫不已，以枕后部头痛为重。呕吐呈喷射状。小儿还可出现腹泻、痉挛等。

（2）脑膜刺激征：轻者有颈部抵抗，随着病情加重，出现颈项强直、甚至角弓反张。Kernig 征及 Brudzinski 征阳性。

（3）精神及神经症状：此类患者处于躁动状态、烦躁不安，四肢抽搐；晚期患者有嗜睡、甚至昏迷。炎症累及脑部血管或脑实质时，可出现相应的中枢神经症状，甚至引起脑疝，呼吸循环衰竭而死亡。

（4）锥体束征：当锥体束受累时，可出现浅反射如腹壁反射、提睾反射等减弱，深反射如膝反射、跟腱反射等亢进，并出现病理反射。

（5）实验室检查：血常规显示白细胞总数升高，多形核粒细胞增加。

（6）腰椎穿刺：可测得脑脊液压力增高，脑脊液常规检查可示出细胞数增加，分类以多形核粒细胞为主。生化检查可见蛋白含量升高，糖含量降低，氯化物减少，脑脊液细菌培养可呈阳性。作腰穿时应注意颅压很高时，不要排放脑脊液太快，以免引起脑疝。

2. 诊断　依据上述典型的临床表现及相关检查不难作出诊断，主要应与流行性脑膜炎及结核性脑膜炎、小儿假性脑膜炎相鉴别（表 9-3）。

（1）流行性脑膜炎：发生在流行季节，皮肤黏膜有瘀斑，脑脊液细胞培养多为脑膜炎双球菌，耳源性者多为其他致病菌。脑脊液常规及生化检查结果两者相同。

（2）结核性脑膜炎：起病缓，病程长，有结核病史及其他组织器官有结核病表现。脑脊液检查耳源性者不同，多呈透明或毛玻璃状，以淋巴细胞为主，可培养出结核分枝杆菌。

（3）小儿假性脑膜炎：小儿在急性化脓性中耳炎时，感染可经未闭合的骨缝侵入颅内，但并未出现软脑膜炎症，可有轻度脑膜刺激征，称为假性脑膜炎，脑脊液检查一般正常。

表 9-3 耳源性脑膜炎、流脑与结核性脑膜炎的鉴别要点

		耳源性脑膜炎	流脑	结核性脑膜炎	脑脊液正常值
脑脊液检查	压力	明显升高	同耳源性脑膜炎	正常或升高	卧位：0.69～1.76kPa（40～50滴/分）儿童稍低。坐位约为卧位的1倍左右
	外观	轻度混浊或脓性		透明或呈毛玻璃状	透明
	凝聚力	轻度凝聚或凝成细柱状		放置6～24小时后，可凝聚成极柔细的蛛网状薄膜，以之涂片检查，可能找到嗜酸杆菌	不凝聚
	细胞	（1 000）×10⁶/L以上，中性多形核白细胞为主	脑膜炎双球菌	（200～1 000）×10⁶/L，淋巴细胞为主	（0～8）×10⁶/L，为淋巴细胞
	蛋白	+～++++		++++	阴性
	葡萄糖	减少或消失		明显减少	2.5～4.4mmol/L
	氯化物	轻度减少		明显减少	成人：119～129mmol/L 儿童：117～127mmol/L
	细菌	脑膜炎双球菌以外的化脓菌		结核分枝杆菌（多只能由培养或接种法查出）	无
症状	发病	与化脓性中耳炎有关	多在流脑的流行季节和流行地区	可伴有结核性中耳炎或身体他处（如肺、骨骼或泌尿系统）的结核病灶	
	体温与脉搏	高热，脉搏与之相呼应	高热，脉搏与之相呼应	低热或高热，脉搏细微不规则	
	头痛	部位不定，有时偏于患侧，发展快	弥漫性，发展快	弥漫性，前驱期头痛不剧，但强度渐增	
	衰竭、恶心、呕吐	早期不显著，晚期以谵妄为主	严重	严重	
	脑膜刺激征	阳性	强阳性	阳性	
	其他	可伴有其他耳源性颅外或颅内并发症	皮肤、黏膜上可能出现瘀斑瘀点，自瘀斑处穿刺或作刮片检菌（+）	多为儿童及青年，进展较慢。早期可有发热、盗汗、食欲减退、消瘦等结核病的一般中毒症状，眼底可能发现结核性脉络膜炎。X线胸片可能发现肺结核	

3. 治疗

（1）应当尽早进行乳突根治术，彻底清除病灶，通畅引流，但必须注意当颅内压特别高时，首先预防脑疝形成，必要时应用降颅压药物，在降颅压的同时进行手术。

（2）应用足量有效的抗生素，可酌情同时应用糖皮质激素。

（3）支持疗法，同时注意水电解质平衡。

五、耳源性脑脓肿

耳源性脑脓肿是化脓性中耳乳突炎最严重的颅内并发症，因其可能危及患者的生命。脓肿多位于大脑颞叶，其次为小脑。常为单发脓肿，当患者体质很差或感染细菌毒力强时，也可见到多发性脓肿。

1. 临床表现 由于脑脓肿的病理过程有几个阶段，所以临床也可出现典型的四期：

（1）起病期：出现体温升高，畏寒，头痛，呕吐及轻度脑膜刺激征等症状，即为局限性脑膜炎或脑膜炎所致，此期脑脊液中细胞数稍高，蛋白量增高，血中白细胞数增多，以嗜中性粒白细胞为主，历时数天。

（2）隐伏期：该期多无明显症状，约为化脓期阶段，患者可有头痛、低热，纳差、便秘，有些年轻体壮的患者症状可不明显，但多有烦躁或抑郁少语，以及嗜睡等精神症状，该期可持续 10 天至数周不等。

（3）显症期：该期也是脓肿形成期，包膜形成并可逐渐增大，可有以下多种症状。

1）中毒症状：多在午后有低热、高热或体温正常，甚至有人体温低于正常，视患者反应能力的高低而表现不同。患者舌苔增厚，食欲缺乏，也有人食欲明显亢进，比本人平时食量明显增大，贪食，并伴有便秘，因此形成肿胀的患者可显示消瘦、贫血、苍白、全身无力等。

2）颅内高压症状：最显著的表现是头痛，轻者为患侧痛，重者为持续性全头痛或枕后痛，夜间症状加重，患者常因剧痛而惨叫不止，这可作为诊断脑脓肿的标志性。颅内高压的另一典型症状是喷射状呕吐，与进食无关，其他症状常见的有表情淡漠，嗜睡甚至昏迷，体温高而脉迟缓，打哈欠，有许多无意识的动作，家属常反映患者性格及行为反常。

3）局灶性症状：视脓肿在脑部的位置不同可出现不同的定位症状（表9-4）。

表 9-4　脑脓肿局灶定位体征

症状	颞叶脓肿	小脑脓肿
肢体偏瘫	对侧肢体偏瘫	
面瘫	对侧面瘫	
失语性质	额下回、中央前回下脓肿	
	运动失语，左颞叶脓肿	
	命名性失语，颞上回	
	感觉性失语	
中枢性眼震	（-）	（+）
共济失调	（-）	（+）

颞叶脓肿：对侧肢体偏瘫；对侧中枢性面瘫；失语症：在额下回和中央前回的下部有脓肿时，可出现运动性失语即口语运用障碍。惯用右手者，左侧颞叶后部或底回有脓肿时，可出现命名性失语，即对一物品，叫不出名称，但知道该物品的用途和特点。病变位于颞上回后部，出现感觉性失语，即不能听懂别人和自己的言语，并有言语错乱；对侧肢体强直性痉挛，同侧瞳孔扩大，有时出现对侧锥体束征。根据以上定位症状，我们常可判断脓肿在脑中的部位。

小脑脓肿：中枢性眼震；同侧肢体、肌张力减弱或消失；共济失调，指鼻试验阳性，轮替运动障碍，步态蹒跚，Romberg 征阳性；辨距不良。

（4）终期：可形成脑疝。经过及时治疗，大部分可治愈，但有些患者情况差，就诊晚者常因脑疝而导致突然死亡。

2. 诊断

（1）化脓性中耳炎患者，久治不愈，在发病前一段时间耳流脓减少，且出现上述临床症状，在获取病史中要注意询问发病的时间，因为许多患者并非在起病期就来就诊，对患者就诊时的症状要作出正确判断，是属于临床的第几期，以便作出相应处理。

（2）血常规及生命体征的检查包括血压、脉搏、呼吸、体温，以及瞳孔大小等。

（3）眼底检查：可见有视盘水肿。

（4）腰椎穿刺：脑脊液的压力、脑脊液白细胞数及相关生化检查，可有利于诊断和治疗过程中对疾病的预后进行判断，且注意颅压很高时穿刺放脑脊液，会因颅内压骤降而形成脑疝。

目前认为耳源性脑脓肿在临床不同情况下腰椎穿刺可酌情进行。

1）厚壁脓肿：如果脓肿较大引起颅内压增高时，不进行腰椎穿刺。

2）薄壁脓肿：如果脓肿较大引起颅内压增高，可进行腰椎穿刺，但如脓壁很薄易破，则不进行穿刺。

3）多发性的小脓肿或诊断不明确的脓肿，为明确诊断可进行腰椎穿刺。

总之，在进行腰椎穿刺时，警惕脑疝的发生。在诊断不清时，腰椎穿刺还是一种有价值的检查方法之一。

（5）颅脑 CT 或 MRI 扫描：可显示脓肿的位置、大小、脑室受压的情况，方便快捷，但应注意患者的情况，有脑疝危险时应当小心搬动患者，必要时使用降颅压药物后再作检查，避免突发脑疝造成死亡。

3. 治疗　手术治疗为主，控制感染和支持疗法为辅，术前应观察患者是否有颅内高压发生脑疝的危险，如有应先降颅压为主，甚至在用降颅压药物同时进行乳突根治术，切开脓肿穿刺抽脓。对这种患者应抢救为主（如使用脱水剂、人工呼吸、吸氧等），来不及进行常规检查暂不做，尽量少搬动患者，根据病史及形状立即进行诊断，在患者情况允许时，再作以上相关检查。

（1）手术治疗：急行乳突探查术及脓肿穿刺，并进行乳突根治术。并发厚壁脓肿时，与神经外科医师共同处理。对于薄壁脓肿并与乳突腔邻近时，可在进行乳突手术时进行脓肿穿刺，并用抗生素灌洗，一般用万古霉素、美罗培南等，并参考脓肿的细菌培养结果。

（2）抗生素应用：应用大量广谱抗生素，同时用抗厌氧菌药物如甲硝唑等，待细菌培养结果出来后，参照使用敏感的抗生素。

（3）降颅内压药物：脱水剂为主，如 50% 葡萄糖及 20% 甘露醇交替使用，或 30% 尿素及 25% 山梨醇，糖皮质激素也可使用。

（4）支持疗法：脑脓肿是消耗性疾病，并且呕吐及脱水降颅压治疗中均可出现水电解质紊乱，治疗中应常规查血电解质，及时补充液体，纠正酸、碱失衡，预防低钾、低钠综合征，对贫血者可输血浆或营养液。

（5）护理工作应紧密配合：对这类患者应在一段时间内对生命体征进行严密观察，病重期每日间隔1~2小时进行五查（体温、脉搏、呼吸、血压、瞳孔大小）。

六、耳源性脑积水

耳源性脑积水大多属交通性脑积水，主要病理变化为脑室-蛛网膜下隙通路内脑脊液增多。临床上以颅内压增高综合征为主要表现，预后一般良好。

1. 临床表现　主要表现为颅内压增高的症状，如头痛、呕吐和视盘水肿。少数可出现头晕或眩晕，眼震，畏光，视力下降。复视，眼外展麻痹，轻度的脑膜刺激征和其他脑神经麻痹等。但患者的一般情况大都尚好。

2. 诊断

（1）中耳乳突炎患者，一般情况好，单纯的颅内压增高症状，在排除了其他颅内并发症和颅内疾病以后，应疑及本病。

（2）颅脑CT：交通性脑积水可无明显变化。阻塞性脑积水可见脑室系统扩大及脑脊液循环受阻征象。脑实质内无占位病变。

3. 治疗　交通性脑积水在彻底清除中耳乳突病变组织，抗生素控制感染后，多有自愈倾向，如颅内压力甚高，应予脱水治疗，或排液治疗。

各种主要耳源性颅内并发症鉴别比较如表9-5。

表9-5　颅内并发症鉴别比较表

并发症	发生部位及病理	临床表现	检查	治疗原则
乙状窦血栓性静脉炎	乙状窦壁炎症造成损伤形成血栓。	1. 中耳炎患者，耳周淋巴结大，枕后颈疼痛，有时有条状肿块，会有霍纳综合征； 2. 耳痛、头痛； 3. 脓毒血症、高热、呈弛张型； 4. 颅内高压。	1. 白细胞高，多核升高。 2. Tobey-Ayer试验阳性。 3. CT、MRI检查骨质破坏。	1. 手术彻底清除病灶。 2. 通畅引流。 3. 强力抗生素。 4. 支持疗法。
硬脑膜外脓肿	颅中窝或颅后窝的硬脑膜与骨板间形成脓肿。	1. 中耳炎患者； 2. 头痛可持续性，头位变化时明显； 3. 颅内压升高。	1. 腰穿，颅压高。 2. CT、MRI检查骨质破坏，硬脑膜外有阴影。	1. 手术清除病灶。 2. 通畅引流。 3. 大量抗生素，糖皮质激素。 4. 支持疗法。
硬脑膜下脓肿	硬脑膜与蛛网膜间或蛛网膜与软脑膜间脓肿。	1. 高热畏寒，脉搏频数。 2. 脑膜刺激征。 3. 颅内高压、头痛、呕吐。	1. 血常规高。 2. 腰穿、颅压高、白细胞高。 3. 大脑、小脑病灶性症状，检查有无偏盲、失语、偏瘫。 4. CT、MRI检查。	1. 手术清除病灶。 2. 通畅引流，切开脓肿排脓。 3. 抗生素。 4. 支持疗法。

并发症	发生部位及病理	临床表现	检查	治疗原则
耳源性脑膜炎	软脑膜和蛛网膜的急性化脓性炎症，可局限性可弥漫性。	1. 中耳炎患者，高热、呕吐、头痛剧烈。 2. 脑膜刺激征。 3. 躁动或嗜睡、昏迷、死亡。	1. 锥体束症状，浅反射。 2. 白细胞高。 3. 腰穿，颅压升高，蛋白升高，糖降低。	1. 手术彻底清除病灶。 2. 通畅引流。 3. 强力抗生素，糖皮质激素，降颅压。 4. 支持疗法。
耳源性脑脓肿	大脑或小脑窦质脓肿形成。	1. 起病期，发热、头痛、呕吐。 2. 潜伏期症状不明显。 3. 显症期，中毒症，颅内高压，嗜睡、昏迷、脉迟，行为异常，脑疝可致死亡。 4. 病灶性症状。	1. 血常规：早期高、晚期低。 2. 眼底检查，视盘水肿。 3. 腰穿，颅压高，白细胞升高。 4. CT、MRI 可显脑内脓肿位置。	1. 手术治疗。 2. 引流。 3. 降颅压、强力抗生素。 4. 支持疗法，纠正酸碱失衡。
耳源性脑积水	脑室－蛛网膜下隙通路内增多。	1. 中耳炎患者，头痛、呕吐。 2. 少数头晕，眼震畏光。 3. 脑膜刺激征。	1. 腰穿，颅压高。 2. 颅脑 CT、MRI 脑室扩大，脑脊液受阻。	1. 手术清除病灶。 2. 抗生素、激素。 3. 脱水治疗。

（祁继霞）

第十章

耳硬化症

一、定义

耳硬化症是原发于骨迷路和镫骨的局灶性病变，在骨迷路包囊内由一个或数个局限性的、富于血管的海绵状新骨代替原有的正常骨质，故又称"耳海绵化症"，此新骨可再度骨化变硬。本病由意大利解剖学家、外科医生 Antonio Maria Valsalva 于 1735 年最先报道。1912 年，Siebenmann 发现该病的病理基础为骨海绵样改变，并将其命名为"耳海绵化症"。对身体其他部位骨骼的病理研究显示本病只发生在颞骨。故称之为"耳硬化症"，该病变进一步发展可引起传导性耳聋或感音神经性耳聋。

不引起临床症状的纯骨迷路组织学病变，称为"组织学耳硬化症"，若病变扩展，侵及环韧带，使镫骨活动受限或固定，出现进行性传导听力损失者，称为"临床耳硬化症"，也称"镫骨性耳硬化症"。临床耳硬化症在一般人群中不超过 0.5%，而组织学耳硬化症却普遍存在。大规模无选择性尸检研究表明，无临床表现的组织学耳硬化症检出率为 8%~11%。若病变发展，侵及耳蜗甚至内听道，引起耳蜗损害或听神经变性，出现感音神经性聋，则称"耳蜗性耳硬化症"。"镫骨性耳硬化症"和"耳蜗性耳硬化症"可同时存在而呈现混合性聋。

二、流行病学

本病在高加索人种中高发，非洲人、亚洲人及美洲土著人发病率较低。高加索人种的临床耳硬化症在一般人群、有听力下降者群及有传导性聋的患者中的发病率分别为 0.3%~0.4%，5%~9% 及18%~22%。在高加索人群中，本病的发生具有明显的家族聚集性，患者家庭成员发病的概率为20%~25%，正常人群中本病的发病率仅为 0.3%，中国人群耳硬化症发病比例更低。白种人男女发病比例不同：女性为 12%，男性为 6.5%。耳硬化症的发病年龄集中于 15~40 岁，75% 为双侧发病。需要强调的是儿童耳硬化症在临床上是不存在的。

三、病因

尽管过去几十年对耳硬化症进行了集中研究，但其发病机制依然不甚明了。各国学者推测器官易感性、病毒感染、遗传学、炎症反应、自体免疫、环境、激素等因素与耳硬化症发生发展都有一定的相关性。

1. 内分泌学说　女性患病的概率是男性的 2~3 倍，提示性激素可能参与了本病的发生。雌激素和黄体酮分泌增加与其他雌激素–黄体酮–泌乳素系统疾病一样可能在耳硬化症的发生和进展中起到一定作用。雌激素降低了破骨细胞对细胞核因子 κB 受体活化因子配基（receptor activator of nuclear factor kappa B ligand，RANKL）的反应性，并下调了破骨细胞的细胞凋亡。雌激素和黄体酮是泌乳素释放的强力刺激因子。在生理和病理状态下的高泌乳素血症表现为骨密度降低。最新数据表明，催乳素降低骨骼保护因子（OPG）水平，提高 RANKL 表达。雌激素诱发的高泌乳素血症可以通过封闭 OPG 保护系统而对抗雌激素的保护作用。这或许可以解释为什么口服避孕药疗法和激素替代疗法可能增加耳硬化症和前庭疾患的风险。与妊娠及哺乳相关的高泌乳素血症可能是多次妊娠增加耳硬化症发病风险的基础。Shambaugh（1960）统计的 2 000 例病例中女性占 68.7%，其中的 475 位妇女患者中，似由妊娠诱发听力减退的占 8%，听力在妊娠期进一步下降的占 42%，其余 50% 未发现妊娠与听力减退之间的关系。

2. 遗传学说　耳硬化症在不同种族（家系）中发病率存在明显差异，故认为其发病与遗传有关。在高加索人群中，一半以上的耳硬化症患者存在家族史。近年来，许多学者认为耳硬化症是常染色体显性遗传，也有学者认为不排除常染色体隐性遗传的方式，经过大量的遗传学分析和研究，耳硬化症的责任基因尚未找到，提示此病由多基因致病的可能性较大。通过对耳硬化症家系进行流行病学调查研究，发现本病常染色体显性遗传不全外显率为 40%~45%。基因连锁分析提示与耳硬化症相关的 8 个基因座（OTSC1~OTSC8）分别位于染色体 15q、7q、6p、16q、3q、6q 和 9p。尽管在临床相似性和遗传相关方面提示耳硬化症与骨发育不良存在流行病学相关性，但没有证据表明二者存在相同的遗传背景。相比于一般的单基因病，耳硬化症更多的被认为是一种复杂的骨重塑性疾病。进一步明确这些基因的特征可能有助于更好地理解耳硬化症的发病机制和遗传特征。

3. 骨迷路成骨不全　自 19 世纪初以来，人们已经对耳囊内耳硬化症的组织学变化进行了深入研究，但是至今未能阐明耳硬化症的发病机制。独特的耳硬化症病灶似乎只出现在耳囊的骨性部位。耳硬化症的组织病理学特征包括灶性、溶骨性缺损，伴多细胞结构及血管形成，其在耳蜗区、迷路周围、卵圆窗附近、圆窗周围及镫骨底板的发生率分别为 35%、15%、90%、40% 和 95%，镫骨足弓常因其与底板发育来源不同而免于受累。在活跃的耳硬化症病灶中存在大量的破骨细胞、多核巨细胞、成纤维细胞和增殖的内皮细胞。耳硬化症病灶的活动度可分为 I 级（大部分活跃）至 IV 级（完全失活或愈合），分级的依据是细胞结构、成骨细胞与破骨细胞的比例、血管化程度及细胞外胶原蛋白基质的数量。病灶活动期、高度血管化的区域在苏木精–伊红染色时呈深蓝色。活动性耳硬化症病灶的一个重要特征是胶原纤维的编织纹理，这是一种完全不规则的、穿过耳硬化症病灶的十字形纹理。耳硬化症病灶继较早的活动期后可能是中间期和静止期，在这些阶段中组织学表现仅有很少或无法识别的病灶活动证据。IV 期病灶中，破骨细胞消失，但成骨细胞或骨细胞依然存在于受累区域。血管区变窄或被并存的骨及板层骨闭塞，苏木精–伊红染色后呈粉红色或红色。在一些标本上，四期可能同时存在。已经发现镫骨固定的病理组织学类型、听力学异常与听力下降持续时间之间存在很强的相关性。

耳硬化症病灶好发部位是骨迷路包囊，尤其是前庭窗区前方的前庭裂，内含组织纤维束，其周围有胚胎期的软骨残体，终身存在，并可在某种因素的作用下，静止的软骨残体或纤维束中可发生新的软骨或新骨形成，而成为耳硬化症的源头。

4. 其他

（1）病毒感染：除了病理组织学检测到麻疹病毒及破骨细胞包含的病毒序列，更多的证据肯定了持续性病毒感染在耳硬化症中的作用。副黏液病毒感染与骨病有关，如 Paget 病。大量研究证明麻疹病毒感染可能是导致耳硬化症的病因之一。McKenna 等通过显微电镜扫描在耳硬化症破骨细胞中发现了类似于副黏液病毒微粒的多形性丝状结构。Arnold 等在耳硬化症外淋巴液中发现了麻疹病毒特异性抗体 IgG。在耳硬化症患者镫骨尸检中明确发现了麻疹病毒基质蛋白及核蛋白。在破骨细胞、成纤维细胞、胚性软骨细胞和增殖的内皮细胞上发现了大量麻疹病毒衍生蛋白，包括基质蛋白、融合蛋白和血球凝集素。与健康人群相比，耳硬化症患者血清中抗麻疹病毒 IgG 水平较低。不同的研究团队通过在耳硬化症镫骨底板上实施 RT-PCR 技术都发现了麻疹病毒 RNA。参照 Arnold 及 Niedermeyer 的研究，抗麻疹病毒疫苗似乎不但减少了镫骨手术的数量，同时推迟了耳硬化症患者需要接受手术的时间。总之，大量的证据表明耳硬化症是一种与麻疹病毒持续性感染有关的炎性疾病。

（2）结缔组织病：耳硬化症的免疫组织化学反应在 19 世纪 80 年代就引起了人们的注意。有数项报道明确表示耳硬化症与炎症反应、胶原表达紊乱以及受累区域出现病毒受体、抗原等有关。Niedermeyer 等研究了耳硬化症组织中不同类型胶原的表达模式，发现胶原蛋白Ⅳ、Ⅴ在耳硬化症中表达增强。此外，相比于其他骨性病变（如骨发育不全），耳硬化症过度表达Ⅰ型胶原蛋白。另一方面，之前被认为与耳硬化症相关的Ⅱ型胶原蛋白，在耳硬化症患者与健康对照者之间却没有明显的差异。其他研究小组通过免疫组织化学方法，检测了活跃的耳硬化症病灶中破骨细胞表面的 CD^{3+}、CD^{4+}，CD^{8+}，T 细胞，C3-C5a 补体和 β_2 微球蛋白，确定了慢性炎性反应及持续骨破坏在耳硬化症发病机制中的作用。部分学者认为，Ⅱ型胶原的自身免疫反应是发生耳硬化症的主要病因。

四、病理

主要病理改变为骨迷路内形成的海绵状新骨替代了正常骨质。在活动期耳硬化症病灶中，成骨细胞和破骨细胞同时存在，可以观察到成骨细胞介导的骨形成及破骨细胞引起的骨分解，同时出现的还有血管、纤维细胞及组织细胞增生。Schuknecht 和 Barber 判断活动期耳硬化症的标准如下：①出现细胞质增多的非骨质区域。②观察到骨吸收或新骨形成。③血供增加，黏膜层的纤维组织增生。④嗜酸染色阳性。Lim 等将本病分为三种类型：细胞型、纤维型和硬化型。细胞型特点：单核细胞、巨噬细胞、成骨细胞和破骨细胞聚集、激活；纤维型特点：骨的广泛纤维化；硬化型特点：骨细胞贫乏或缺失。

耳硬化症卵圆窗前缘受累最早，镫骨底板固定通常始于环韧带钙化，随之卵圆窗与镫骨底板融合，镫骨活动受限甚至消失。圆窗龛、耳蜗顶转和中转等部位亦可受累，包括：卵圆窗后缘、内听道后壁及前壁、耳蜗导水管周围骨质、半规管周围骨质以及镫骨底板等。广泛的卵圆窗及镫骨底板受累的概率为 7%~11%。Chole 和 Mckenna 发现活跃期病灶破骨细胞活动增强，而静止期病灶海绵状新骨的形成增多。Chevance 等观察到破骨细胞位于病灶的中心区域，认为破骨细胞在骨吸收中只发挥次要作用。Causse 等在活动性耳硬化灶的边缘发现含有溶酶体的组织细胞，显示这些细胞处于被水解的过程中。此外，在镫骨切除患者的淋巴液中发现溶骨酶，提示水解酶和溶骨酶在耳硬化症的发生中发挥了重要的作用。

Guild 提出镫骨底板固定导致听力下降，某些病灶甚至可以累及整个内耳。增生活跃的海绵状新骨往往被不活跃的硬化灶包绕，中间以模糊的边缘带间隔，Manasse 称该边缘带为耳硬化早期病变。在康复阶段，尽管存在一些紊乱的致密骨及局部小血管，但骨质不再吸收。

Gussen 报道耳硬化病灶中可见到螺旋韧带毛细血管及毛细血管周围间隙缺失、耳蜗囊性骨侵蚀、被增宽的骨内膜分隔的螺旋韧带与深部骨面，从而导致螺旋韧带萎缩、纤维化、增厚，与骨内膜骨表面邻近的部位容易发生以上病理改变。破骨作用可导致邻近耳蜗骨内膜的螺旋韧带细胞减少。Lindsay 和 Beal 报道在耳硬化病灶中能够观察到玻璃样变性和螺旋韧带增厚，但在邻近的区域没有观察到螺旋韧带的玻璃样变性。Parahy 和 Linthicum 发现耳蜗骨内膜的受累程度及螺旋韧带的玻璃样变性与神经性耳聋直接相关，证实了活动期耳硬化病灶可分泌某种物质进入螺旋韧带，与外周听神经相互作用，导致感音神经性耳聋。如耳硬化症病灶为硬化型，骨导阈值和气骨导差结果会更差。气骨导差是由环韧带的狭窄及缺失程度决定的。感音神经性耳聋目前只在广泛的多病灶性耳硬化症患者中出现。Schuknecht 和 Barber 发现神经性耳聋的听力损失程度与骨内膜层的受累范围及硬化灶大小、活动度及位置无直接相关。Hinojosa 和 Marion 发现耳硬化症患者周围感觉神经元退行性变的模式与老年性耳聋相似。

蓝障是耳硬化症的早期表现，Lindsay 发现蓝障通常出现在耳硬化病灶内血管周围，Sorensen 认为蓝障是血管周围的次级骨单位，在普通的颞骨切片中也可观察到，因此，蓝障不应被认为是耳硬化症早期表现。蓝障出现在 59% 的临床耳硬化症颞骨标本中，45% 的组织型耳硬化症颞骨标本。与单病灶（42%）相比，它们在多病灶（60%）中更容易出现。

锤骨固定多源自锤骨上韧带及锤骨前韧带，最终导致鼓室上隐窝前壁与锤骨头融合，可能与先天畸形或慢性中耳炎相关，这类锤骨固定率为 1%～10%。

五、临床表现

临床以听力下降最常见，其次为耳鸣，个别患者伴有眩晕。

1. 听力下降　缓慢渐进的传导性或混合性听力下降。起病隐袭，过程缓慢，因而患者常不能准确描述起病时间。听力下降多起自 20 岁，也有极少数始于 45 岁以后，罕见儿童期发病的耳硬化症。听力下降多为双侧同时起病或先后发病，两侧听力损失程度可以相同或不对称。单侧耳硬化症患者较少见，为 10%～15%。患者常历经数年或十余年后其听力下降程度才严重影响交流，部分患者存在阶段性稳定期，但可因妊娠、分娩、全身情况变化而加重。

临床上，耳硬化症患者多表现为典型的传导性聋，当镫骨完全固定时，听力不再下降，如病变进一步侵及耳蜗、内听道影响感音功能，则听力损失可进一步发展为混合性聋。耳蜗性耳硬化症则表现为感音性聋。

2. 耳鸣　是患者主诉的第二常见症状，发生率为 25%～80%。耳鸣与听力下降同时发生者占多数，少数患者耳鸣可出现于听力下降之前或之后。耳鸣一般以低调性耳鸣为主，高调耳鸣常提示耳蜗受侵。耳鸣可为持续性或间歇性。

3. 韦氏误听（亦称闹境返聪）　指患者在嘈杂环境中的听觉反较安静环境中为佳，其原因是对话方在噪声环境说话时需提高声音以超过本底噪音，而耳硬化症患者由于听阈提高，恰将噪声滤过，故产生噪声环境下听力提高的感觉。耳硬化症者韦氏误听出现率为 20%~80%。一旦耳蜗明显受累韦氏误听现象即消失。

4. 眩晕　若病灶侵犯前庭神经或因病灶刺激前庭的神经上皮即可发生眩晕。发作类似良性阵发性位置性眩晕，发生率较低，前庭功能检查可正常。

六、辅助检查

1. 耳部检查　可见外耳道宽大、清洁，外耳道皮肤菲薄，鼓膜完整、标志清楚，可稍显菲薄，多数无炎症和穿孔残迹。少数患者在鼓膜后部隐现淡红色，为鼓、岬黏膜血管增生、扩张、充血的表现，称 Schwartz 征，多见于年轻人及伴有硬化灶侵及耳蜗的患者。

2. 听力检查

（1）音叉检查：呈 Bezold 三征：气导缩短；Rinne 试验强阴性（骨导明显长于气导）；骨导延长。Gelle 试验常被用于试验镫骨是否固定：镫骨活动时呈阳性；若镫骨固定则呈阴性，但鼓膜活动不良、听骨链中断及砧镫关节或锤骨固定亦可出现阴性。临床常用 256Hz 或 512Hz 音叉进行检查。

（2）纯音听阈：检查结果和镫骨固定程度及有无耳蜗受累有关，病变早期镫骨尚未完全固定，则气导曲线呈上升型，以低频气导下降为主；若镫骨完全固定但未并发耳蜗病变，则所有频率的气导听力降至 60dB，气骨导差大于 45dB，呈平坦型曲线。超过半数的患者骨导曲线可出现 Carhart 切迹，即骨导曲线在 0.5~4kH 间常呈 V 型下降，以 2kHz 下降最多，可达 15dB。如病变累及耳蜗，则表现为混合性聋，气导听力下降可超过 60dB，骨导损失以高频为主，曲线由正常的平坦型变为下降型。

（3）声导抗测试：鼓室导抗图早期为 A 型，随着镫骨固定程度加重，鼓膜活动受到一定的限制，可出现低峰的 As 型曲线，镫骨肌反射消失。

七、诊断及鉴别诊断

根据病史、家族史、症状及客观检查，诊断典型的耳硬化症不难。凡双侧非对称性进行性传导性聋、鼓膜正常或 Schwartz 征阳性、咽鼓管功能良好、Gelle 试验阴性、鼓室导抗图 As 型、镫骨肌反射消失者，可做出临床耳硬化症初步诊断。但值得注意的是伴有中耳病变的耳硬化症（如慢性化脓性中耳炎、粘连性中耳炎、鼓室硬化、听骨链固定或中断等），常被其原发病症状掩盖，诊断较为困难，此时可根据缓慢进行性传导性耳聋史做出疑似诊断，并在手术探查后确诊。

需与本病鉴别的疾病有：先天性前庭窗未育症、先天性听骨畸形或固定、粘连性中耳炎、分泌性中耳炎、鼓室硬化、Paget 病和 Van der Hoeve（以耳聋、蓝巩膜、骨质易碎为特征）综合征。主要依据流行病、听力学与颞骨影像鉴别。

鉴别耳蜗性耳硬化症比较困难，本型耳硬化症的特点是与年龄不成比例且无其他原因可以解释的感音神经性聋。对无明显原因的中、青年的感音性聋患者，如有耳硬化症家族史、Schwartz 征阳性、鼓室导抗图 As 型、言语识别率降低者应行高分辨率颞骨 CT 检查，如 CT 片显示迷路或内听道骨壁上有硬化灶者，可考虑为耳蜗性耳硬化症，并在术中进一步求证。

八、治疗

对本病的处理策略应为外科治疗为主的综合干预。

1. 保守治疗　基于自体免疫-炎症特征以及疾病发病机制相关骨代谢，可考虑在耳硬化症较早的活跃期应用抗耳硬化症、免疫抑制、抗炎因子类药物。非甾体类抗炎症药物（NSAID）中，吲哚美辛（消炎痛）在Ⅱ型胶原诱导型耳硬化症的大鼠模型中显著降低了胶原酶产生和骨吸收。在局限性骨吸收、压缩的 gerbilbulla 模型中，吲哚美辛（消炎痛）也抑制了破骨细胞的数量和骨吸收的面积。

对初期耳硬化症细胞培养物使用地塞米松治疗降低了 DDST 活性和 IL-6 表达水平，在自身抗体阴性人群中应用糖皮质激素治疗耳硬化症的效果可能更加突出。鼓室内地塞米松注射可能提高瞬时诱发耳声发射。

由于 TNF-α 等促炎细胞因子在耳硬化灶中大量表达，局部或全身应用抗-TNF 生物制剂可能成为治疗伴感音神经性耳聋的耳硬化症的一种选择。

考虑到骨代谢的调节方式，双膦酸盐是 BMP 合成的潜在的抑制药。有一些临床证据表明双膦酸盐在早期耳硬化症（治疗）中有效。此外，降钙素、维生素 D 都可能使耳硬化症患者受益。

氟化钠和其他氟化衍生物是潜在的病理性骨重塑的拮抗药，通过分子途径降低破骨细胞活性和连续的骨质溶解。氟化盐是一种潜在的治疗早期耳硬化症的候选药物。然而，氟化物治疗存在较大的不足，因为氟化钠可能剂量要 >60mg/d 才能获益，该剂量可能有严重的不良反应，包括肾功能衰竭、肝衰和心力衰竭、骨发育障碍、椎管狭窄和其他。下列情况可考虑应用：①耳蜗型耳硬化症。②患者拒绝做或不宜做镫骨手术的临床型耳硬化症。③骨导听力甚差的混合性聋（耳硬化症），病变广泛，发展迅速，且有 Schwartz 征的恶性耳硬化症。

重组 OPG（OPG-Fc）治疗在短期治疗早期耳硬化症时也有较强的抗骨质溶解的作用。对炎性背景下的耳硬化症，削弱 RANK 介导的骨质溶解、保持正常骨重塑具有潜在的应用前景。

2. 手术治疗　早在 19 世纪，Kessel 就开展了镫骨活动术，此后陆续出现了镫骨撼动术和镫骨摘除术、人工镫骨植入术等，目前耳硬化症的治疗仍以手术为主，通过手术矫治因镫骨固定而造成的传音障碍，以恢复或改善听力，早、中期效果良好，晚期较差。

适应证：凡镫骨型耳硬化症气导听力损失 30dB 以上，气骨导差 15dB 以上，言语识别率大于 60% 的 13~80 岁患者均可行手术治疗。双侧耳硬化症且骨导相等时选气导较差侧先行手术；双耳气导损失相等时选择骨导较好耳手术；双侧气、骨导损失均相等，则选择耳鸣较重、半规管功能低下侧先行手术；若患者位、听功能均相等，则选惯用耳的对侧手术。

禁忌证：外耳道炎症、鼓膜穿孔、咽鼓管功能不良，鼻腔及鼻咽部畸形炎症。心血管疾病或营养不良无法耐受手术。病灶发展迅速，出现重度感音神经性聋，气骨导差小于 10~15dB。妇女月经期。小于 10 岁或大于 80 岁酌情手术。

可采用的术式包括镫骨全切除术、镫骨部分切除术、镫骨足板钻孔活塞安装术（机械钻孔或 CO₂ 激光打孔）。无论采取何种镫骨手术，都必须满足三个解剖要求：①使固定的镫骨足板活动，或去除部分足板。②砧骨长脚与前庭窗之间需安装新的连接物，以重建中耳的传导系统。③确保外淋巴完全密封，避免中、内耳相通。

3. 助听器　如患者有耳硬化症或其他类型的镫骨固定，且不适合镫骨手术，依然可以从合适的助听设备中获益。患者年龄越老，其因耳硬化症导致远期听力下降的可能性就越小。

（祁继霞）

第十一章

耳聋

第一节　遗传性聋

　　遗传性聋的病理基础是：由来自亲代的致聋基因，或新发生的突变致聋基因所导致的耳部发育异常，或代谢障碍，以致出现听功能不良。遗传性聋既有因外耳、中耳发育畸形引起的传导性聋，亦有因内耳发育不全等所致之感音神经性聋，其中，感音神经性聋在遗传性耳聋中占有重要的位置。Resender 等（2001）估计，在先天性聋中大约 50% 是由遗传因素引起的。在欧美国家，儿童的遗传性感音神经性聋的发病率约为 1：2 000~1：6 000。在成人，遗传性感音神经性聋至少占这种耳聋总数的 20%。近数十年来，随着分子生物学，遗传学和医学遗传学的迅速发展，遗传性聋的基因研究已经有了长足的进步，取得了不少成果。目前发现，人类基因组中有 200 个基因与耳聋的关系密切。在综合征性耳聋中，已经定位的与耳聋相关的基因约为 100 个，其中 60 多个已被克隆；在非综合征性耳聋中，已定位的基因也约有 100 个。

一、分类

　　1. 按遗传方式的分类　遗传性聋大多通过核基因遗传，少数与线粒体基因有关。遗传基因位于常染色体上者称常染色体遗传；位于性染色体上则称性连锁遗传。无论是常染色体遗传或性连锁遗传，均可分为显性遗传和隐性遗传 2 种。

　　（1）常染色体显性遗传（DFNA）：凡遗传基因位于常染色体上，并由显性基因控制的遗传，其传递方式称常染色体显性遗传。如双亲之一是杂合子，子女中约有 1/2 是发病个体，另 1/2 则完全正常，且不遗传。在有些杂合子，可能由于受到修饰基因等因素的影响，其有关疾病的症状可以不表现出来或表现程度有差异，从而出现不完全的外显率，尽管如此，但其后代的发病机会仍为 1/2。目前认为在遗传性聋中，由这种遗传方式传递的非综合征性约占 10%~20%，耳聋大多表现为出生后才发生的进行性听力下降，且以高频下降型为主，少数伴有眩晕。其中已有不少已经定位和（或）克隆。

　　（2）常染色体隐性遗传（DFNB）：遗传基因位于常染色体上、由隐性基因控制的遗传，其传递方式称常染色体隐性遗传。在杂合子，这种遗传不会表现相应的症状，只有在纯合子时，才出现症状。隐性遗传性聋患者，往往双亲的听力正常，患病个体在其全部子女中占 1/4，男女发病的机会相等。近亲婚配者，后代发病的风险增加。由这种遗传方式传递的非综合征性遗传性耳聋约占 75%~80%，大多为重度或极重度性聋，且出生时即聋，故为语前聋。

（3）性连锁遗传（DFN）：由于 Y 染色体不携带完全的等位基因，故耳聋的遗传基因主要位于 X 染色体上，随 X 染色体传递。目前发现，非综合征性感音神经性聋中，X-联锁遗传约占 1%，Y-连锁遗传甚少。性连锁遗传既可为显性遗传，亦可为隐性遗传。隐性遗传者，子女中男性发病率为 1/2，女性若为纯合子则受累，否则女性仅为疾病遗传基因的携带者。所以在几代人中男性患者的疾病基因常由女性携带并交叉遗传而来。显性遗传者，若母亲患病，子女中约有 1/2 人发病；如父亲为患者，则全部女儿均患病。Y-连锁遗传（DFNY 基因座位为 DNFM）。

2. 按病变位置分类

（1）病变位于外耳和（或）中耳，引起传导性聋，如外耳道狭窄或闭锁、听小骨畸形、耳硬化症等。

（2）病变位于内耳，引起感音性聋。

病变累及外耳和（或）中耳和内耳者，则引起混合性聋。此型比较少见。

3. 按发病时间分类

（1）先天性遗传性聋：耳聋于出生时即已发生的遗传性聋，属先天性遗传性聋。

（2）遗传性进行性聋：出生时听力正常，而于出生后某一年龄阶段方始出现进行性听力下降，最后发展为严重的耳聋。

4. 按伴发疾病的有无分类

（1）非综合征性聋（NSHI）：耳聋为发病个体唯一的遗传性疾病，其他器官无遗传性损害，约占遗传性聋的 70%。

（2）综合征性聋（SHI）：患者除遗传性聋外，尚伴有身体其他器官的遗传性疾病，如眼、骨骼系统、神经系统、肾脏、皮肤、内分泌系统、代谢性疾病等。临床上，根据受累器官和病变部位的不同而称为各种综合征。据统计，这种综合征约有 400 余种，约占遗传性感音神经性聋的 30%。

二、遗传性非综合征性感音神经性聋

遗传性非综合征性感音神经性聋大多为先天性，出生时即有耳聋，且多为重度或极重度聋。少数出生时听力正常，于生后某一年龄阶段方始出现进行性听力下降，称为迟发性感音神经性聋。这种迟发性的进行性感音神经性聋可分为高频下降型、低频下降型、中频下降型和早发型 4 型，以高频下降型较多见。但无论为哪一型，随着耳聋的进行性加重，各型其他频率的听力也将逐渐受损，最终发展为重度聋。

非综合征性感音神经性聋大多通过常染色体隐性遗传的方式传递，也有少数显性遗传或性连锁遗传。常染色体隐性遗传在非综合征性感音神经性聋中约占 75%~80%。目前的研究证明，在常染色体隐性遗传性聋中，约有 40%~50% 与编码缝隙连接蛋白 Connexin-26（Cx-26）基因，即 GJB_2（gap junction beta 2）基因突变有关。该基因定位于 13q11-12，已于 1993 年被克隆。在 GJB_2 突变中，235delC 是最多见的突变。由于它是第 1 个被发现的与常染色体隐性遗传（DFNB）性聋有关的基因，故又名为 $DFNB_1$ 基因。目前研究认为，它是东亚人种中（包括中国人）最常见的致聋突变基因。戴朴等（2006）对我国 18 个省市聋校学生中非综合征性聋流行病学的研究报告中称，在 1 680 例 GJB$_2$ 基因 235delC 突变筛查中发现突变率为 18.10%。并认为各地区间检出率差异较大。该基因还与少数常染色体显性遗传性聋有关。

编码缝隙连接蛋白 30（Connexin-30，Cx-30）基因，即 GJB$_6$ 基因突变也与非综合征性感音神经性聋有关，但是它在不同人种和地区的出现频数不尽相同。在我国这种突变较少见，而 GJB$_6$ D13S18 突变在欧美人群却比较多见。

我国夏家辉教授等（1998）报告了中国两个常染色显性遗传性非综合征聋家系存在 GJB$_3$（connex-31，Cx-31）基因突变。

缝隙连接是相邻两个细胞间的通道，由 6 个连接蛋白（Cx）组成，电离子、信使分子和代谢物质通过该通道可直接在相邻的两个细胞间转运。Cx 在胚胎发育，形态构建及功能调节中具有重要意义。缝隙连接可能在耳蜗 K$^+$ 循环中起重要作用。Cx 基因突变可能使内耳 K$^+$ 循环遭破坏，而影响声-电转导过程。但是 Cx 基因突变导致耳聋的确切机制尚待深入研究。

此外，与非综合征性耳聋相关的基因及其位点还有不少，如 myo7，myo15a，myo6，WFS，COCH，SLC26A4，tecta 以及线粒体 DNA（mtDNA）突变等。其中 SLC26A4 和 mtDNA 12SrRNA A1555G 也是目前我国发现的较常见的突变基因之一。

目前的研究表明，一种致聋基因可以和不同的遗传性聋有联系，一种遗传基因不仅对应一种遗传方式，还可对应一种以上的遗传方式；不同致聋基因的功能也各不相同。因此，对遗传性聋奥秘的揭示，目前还处于初级阶段。随着医学遗传学研究的不断深入，未来还可能有更多新的致聋基因被发现。

三、遗传性综合征性聋

1. 颅面骨发育不全综合征 又称 Crouzon 病。常染色体显性遗传。可能由于颅骨骨缝过早融合之故，患者之脑颅及面颅骨发育不全。表现为颅面骨形态异常，颅小、头短，上、下颌骨发育不良，眼距过宽，突眼，鹦鹉鼻等。并常伴有智力障碍。本病约 1/3 伴发传导性聋，多由中耳畸形引起，如锤骨头与上鼓室外侧壁融合，镫骨与鼓岬融合、固定，前庭窗全部或部分骨封，蜗窗龛狭小。此外尚可并发外耳道狭窄或闭锁，鼓膜缺如。由于颅底骨质发育不全，岩骨的发育受其影响，以致中耳和内耳的位置可能倾斜，面神经管亦可异位。

2. 颌面骨发育不全综合征 又称 Treacher-Collins 综合征或 Frances Chetti-Klein 综合征。1900 年 Treacher-Collins 首先描述了 2 例有关综合征，1940 年 Tronces Chetti-Zwahten-Klein 详细描述了本病。为常染色体显性遗传。最常见的表现为颧骨、上颌骨和下颌骨发育不全，眼睑畸形，睑裂斜位等（不伴眼畸形者），称为耳-下颌发育不全。可伴有耳郭畸形（如小耳）、外耳道狭窄或闭锁，或外耳道深部有骨板闭锁、鼓室狭小或未育，或上鼓室骨封、听小骨畸形、鼓膜张肌、镫骨肌缺如、鼓窦甚小或消失和乳突多呈坚质型。如并发内耳畸形，常为前庭受犯，但内耳及面神经极少受累，有时咽鼓管口可有畸形。偶伴后鼻孔闭锁、隐睾、先天性心脏病及智力低下。本畸形与 TCOF 基因突变有关。

3. 颈-眼-耳发育不全综合征 又称 Duane 综合征。属常染色体显性遗传。表现为颈椎畸形（椎体融合）、颈短、外展麻痹及眼球陷没。耳部畸形主要在外耳和中耳，如小耳、外耳道闭锁、听小骨融合、镫骨与前庭窗脱离，前庭窗膜性闭锁。也可出现内耳畸形。

4. 成骨不全综合征　以蓝巩膜，脆骨症和耳聋（传导性，混合性，感音神经性）为特征，可分为 2 型。

（1）先天性成骨不全：为常染色体显性遗传，但外显率不高。有些胎儿可于宫内发生骨折，颅骨骨折是造成宫内死亡的常见原因。

（2）延迟性成骨不全：为常染色体隐性遗传。进行性听力下降一般开始于青春发育期以后。高发病年龄为 30～40 岁。耳聋开始为传导性，以后可发展为混合性及感音神经性。Schuknecht 发现患者耳部病变位于前庭窗区，该区有新生的含有丰富血管的海绵状骨质，如耳硬化症。

小儿时期即开始出现进行性听力下降的成骨不全称为 Van der Hoeve 综合征。

5. 眼-耳郭发育不全综合征　眼-耳郭发育不全以眼部畸形或皮样囊肿、副耳郭及先天性耳前瘘管为主要表现。耳前瘘管开口于口角与耳屏之间，即上颌突与下颌突融合线上。眼部畸形可表现为睑裂、虹膜裂、白内障等。尚可伴有颈椎畸形、耳部畸形、巨口畸形及下颌骨发育不全等。也可发生中耳畸形。先天性聋为半规管变形及前庭扩大。亦可有外耳道闭锁、鼓室骨封、鼓骨未发育及小听骨畸形。

6. Marfan 综合征　为常染色体显性遗传。患者身材高，脊柱侧凸，长指（趾），肌张力下降，有晶体脱位倾向，可并发心脏病，特别是主动脉瘤。耳聋呈传导性、混合性或感音神经性。

7. 腭裂、颌小及舌下垂综合征　又称 Pierre Robin 综合征。可为常染色体显性遗传，亦可因妊娠早期（第 3、4 个月）母亲感染疾病所致。表现为腭裂、颌小畸形、舌下垂，马蹄内翻足、髋部脱位，并有头小畸形、脑积水、智力低下等。耳部畸形则表现为耳郭低位、杯状耳、鼓室未育、镫骨足板及足弓增厚；尚可并发内耳发育不全，如耳蜗中、顶周交通，蜗轴发育不全，内耳道狭窄等，故耳聋可为传导性或混合性。

8. 软骨发育不全综合征　又称侏儒症。本病虽属常染色体显性遗传，但约有 3/4 病例系由基因发生新的突变所致。发病率随父母妊娠时的年龄增高而增加。主要表现为头大，躯干小；听小骨可与鼓室骨缘融合，尚可伴有耳蜗畸形。耳聋多为传导性。有易患分泌性中耳炎的倾向。

9. 尖头并指（趾）畸形综合征　又称 Apert 综合征。可为常染色体显性遗传，亦可为基因发生新的突变的结果。患儿头颅高耸、前额扁平、上颌骨发育不全、硬腭高拱、鞍鼻、并指（趾）。伴有程度不等的传导性聋，术中可见镫骨足板固定。

10. 耳-腭-指综合征　为性连锁遗传。额骨及枕骨隆凸、下颌及腭骨发育不全、短指、棒状指伴智力发育不全。耳屏过低、小耳、听骨链畸形。

11. 21-三体（trisomy 21）综合征　染色体的先天性异常表现为染色体的增多或染色体的减少、缺损。染色体增多者，即在某一对染色体中增加了一个额外的染色体，由原来的两个染色体一组变为三个一组，故称为"三体综合征"。三体综合征可分为 3 类：即 13-三体综合征（Patan 综合征），18-三染色体综合征（Edwards 综合征）和 21-三体综合征（Down 综合征，先天性愚型）。Down 综合征有一额外的第 21 号染色体。该病在新生儿的发病率为 1∶600，母亲妊娠时的年龄愈大，发病率愈高。临床上本专科的主要表现为：反复发作的上呼吸道感染，如鼻窦炎、中耳炎等；外耳道比较狭窄，听骨链有异常；亦可伴有耳蜗发育异常。

12. 先天性短颈畸形综合征 又称 Klippel-Feil 综合征，先天性颈胸椎骨性连接及先天性斜颈等。由 Klippel 和 Feil 于 1912 年首先描述。为常染色体显性遗传，但外显率不高；有些为常染色体隐性遗传。女性较为多见。患者有 2 个或 2 个以上的颈椎互相融合，甚者全部颈椎融合成一整块，胸椎亦可受累，环椎可与枕骨融合。颈短，可给人以头部似乎直接位于胸部之上的错觉，头部运动受限，但为无痛性，可伴有脊柱裂，低发际。耳蜗发育不全，如 Mondini 畸形等，内耳道可能畸形。耳聋呈感音神经性聋，如并发外、中耳畸形，耳聋为混合性。

13. 耳聋、视网膜色素变性综合征 又称 Usher 综合征。为常染色体显性或隐性遗传，亦可为性连锁遗传。本病的主要特点为感音神经性聋，并发进行性视网膜色素变性，亦可伴有眩晕和癫痫。耳蜗底周螺旋器萎缩，血管纹有不规则变性；由于网膜色素沉着，视野逐渐变小。根据耳聋的严重程度和前庭受累情况，本病可分为 2 个临床亚型①Ⅰ型：耳聋严重，前庭功能低下。②Ⅱ型：中度耳聋，前庭功能正常。有报告称，与本综合征相关的基因分别定位于 1q32 区，11q（Kimberling，1990）以及 11p，14q（Somith，1992；Kaplan，1992）。眼科检查是诊断本病的重要方法之一。

14. 额部白化、鼻根增宽、耳聋综合征 本病又称 Waardenburg 综合征。是最常见的综合征之一。属常染色体显性遗传，亦可为隐性遗传或性连锁遗传。基本症状为：患者前额有一束白发或头发全白、眼眦异位、鼻根部扁平、鼻梁增宽、鼻翼发育不良、球状鼻、虹膜异色、睑裂细小、浓眉、连字眉，耳聋出现于单耳或双耳，为中度或重度感音神经性聋；前庭功能减退。本综合征可分为 4 个亚型：Ⅰ型，除上述基本症状外并发内眦外移，耳聋发生率约为 25%~58%。Ⅱ型，基本特征中内眦无外移，可出现单侧上睑下垂，耳聋发生率较高，约 50%~87%。Ⅲ型，并发上肢畸形，余同Ⅰ型。Ⅳ型，伴巨结肠、胃肠闭锁、先天性心脏病。临床亚型不同，其分子遗传学的特点亦不相同。目前发现了 5 个与本病相关的致病基因：PAX3、MITF、EDNRB、EDN3 及 SOX10。

15. 甲状腺肿耳聋综合征 又称 Pendred 综合征。患者有严重的先天性感音神经性聋，并发碘代谢障碍，5~10 岁以后逐渐出现甲状腺肿大，20~30 岁时最重，56% 甲状腺功能低下。患者多在出生后数周或数月听力急剧下降，1~2 岁时听力损失明显，患者可伴 Mondini 畸形。为常染色体隐性遗传。致病基因为 PDS（SLC26A4）基因。前庭水管扩大综合征患者亦可检出与此相同的致病基因。

16. Franconi 综合征 常染色体隐性遗传。表现为先天性贫血、皮肤色素沉着、骨骼畸形和智力低下。感音神经性聋为缓慢进行性，高频首先受损。

17. 生殖腺畸形综合征 又称 Turner 综合征。为性染色体畸变。表现为生殖腺畸形，并发两侧对称性感音神经性聋，亦可出现外耳及中耳畸形。

18. 耳聋、心电图异常综合征 又称 Jervell and Lange Nielsen 综合征。两侧重度感音神经性聋，并发先天性心电图异常，特别是 Q-T 延长，患者多在 20 岁以前死亡。约半数为常染色体隐性遗传。

19. Alport 综合征 患儿在 10 岁以前出现血尿、蛋白尿、高血压，约 50% 患者在 10 岁左右开始出现两耳高频下降型感音神经性聋，缓慢进行性加重，但在中年以后听力基本稳定。两耳常听力不完全对称，也可出现平坦型听力曲线。并有眼部前锥形晶体、黄斑周围视网膜斑、黄斑周围融合斑、白内障等。眼部症状多在肾功能不全以后出现，故在儿童期极少见。男性多在 40 岁以前死亡，女性预后稍好。有关病因尚有争论。肾脏病变为遗传性，Ⅱ、Ⅲ、Ⅳ型 Alport 综合征为性连锁显性遗传，Ⅴ型和Ⅵ型属常染色体显性遗传。颞骨病理检查发现，主要病变为耳蜗毛细胞及血管纹退行性变。个别作者报告螺旋神经节细胞有缺失。

20. Refsum 病　为常染色体隐性遗传。视网膜色素变性，并发周围神经病变及小脑性共济失调。进行性感音神经性聋通常开始于 10~20 岁。

21. Norrie 综合征　为性连锁隐性遗传。表现为进行性视力下降、智力低下，约 1/3 患者有进行性感音神经性聋。

四、遗传性耳聋的诊断

1. 排除引起耳聋的其他原因　遗传性聋的诊断步骤之一，是排除可能引起耳聋的其他原因，如先天性非遗传性聋、药物中毒性聋、病毒性或细菌性迷路炎，以及自身免疫性聋等。

2. 全面的体格检查　进行仔细的全身体格检查，了解有无有关各种综合征的其他器官畸形，并进行颞骨 CT 扫描，膜迷路 MR 三维重建及水成像，观察内耳有无畸形。

3. 家族病史的询问和调查　仔细询问家族中至少 3 代人的耳聋病史，包括耳聋的发病时间、严重程度、伴发症状，以及是否近亲结婚等，根据病史画出系谱图，通过对系谱图的分析，有助于判断遗传方式；必要时须对家族中的现存成员进行检查，包括听力学检查等，以助诊断。

4. 染色体组型分析　分析染色体的大小、数目、形态，注意染色体有无重组、缺失、倒位、转位等异常。

5. 基因诊断　基因诊断又称 DNA 诊断或 DNA 探针技术。其基本原理是应用现代分子生物学和分子遗传学的方法，检查基因的结构及其表达功能。

五、遗传性耳聋的治疗和预防

1. 对遗传性传导性耳聋，大多可通过手术进行治疗，提高听力。

2. 目前对遗传性感音神经性聋尚无有效的治疗方法。有残余听力者，可根据具体情况，佩戴适当的助听器，有适应证者作人工耳蜗植入术。

3. 广泛开展遗传学咨询活动，大力宣传优生优育，使人们认识到提高人口素质的重要性。

4. 在完善基因诊断的基础上，开展遗传性聋的产前诊断，有可能降低其发病率。

（刘翔毅）

第二节　先天性非遗传性聋

非遗传性先天性聋是指患儿在胚胎发育期、围生期或分娩时受到母体的感染、中毒或外伤等病理因素的影响，而引起的耳聋。这种耳聋或耳部病变在出生时或出生后短期内（如核黄疸）即已存在。按发病时间可将其分为产前期和产后期两大类。

一、产前期

1. **感染**　妊娠期母亲患某些感染性疾病，病原体可通过胎盘传给胎儿，或在产程中经产道传给新生儿，如风疹、巨细胞病毒感染和梅毒等。对产前曾感染了风疹、麻疹、巨细胞病毒的颞骨尸检发现，其病变往往局限于蜗管、球囊、椭圆囊等膜迷路内，估计这种感染是通过血行播散，经血管纹侵入内耳而发生的迷路炎。

（1）风疹：风疹是引起小儿先天性感音神经性聋最常见的原因。过去认为，母亲在妊娠头3个月内受到风疹病毒的感染，方影响胎儿听系的发育。晚近发现，母亲妊娠期间的任何时期发生的风疹病毒感染均可致聋，但头3个月内发生感染者，耳聋的发病率较高。患儿除耳聋外，尚可并发头小畸形、智力低下、眼部畸形（如先天性白内障，视网膜炎）以及心血管畸形等。耳部畸形包括镫骨固定、耳蜗畸形等。耳聋通常很重，两耳受累，但不对称；听力曲线多为平坦型，各频率听力均受损，而以中频损失最重。某些耳聋可能为中枢性。对胎儿的先天性病毒感染很难做出早期诊断，但随着诊断技术的进步，包括胚胎超声，脐带血的检测，聚合酶链反应（polymerase chain reaction，PCR）技术等，这种胎儿的早期诊断也有了新的希望。目前，仅能根据临床表现而疑及本病；出生后6个月以内病毒特异性抗体阳性具有诊断价值。母亲及妇女的疫苗接种可预防本病。国内尚未见本病的公开报道。

（2）巨细胞病毒：近期认为，过去对先天性巨细胞病毒感染所致之耳聋的重要性认识不足，并指出，它是引起非遗传性先天性感音神经性聋最常见的原因之一。胎儿在宫内遭受巨细胞病毒感染的来源有二：其一，母亲对病毒未获得免疫者，可通过母体妊娠时期发生的原发性感染而染病。其二，母亲已获得免疫者，则可由潜伏于母亲体内的病毒活化而感染胎儿。巨细胞病毒的宫内感染约占新生儿的1%（死婴不计在内）。此外，在少数情况下，新生儿尚可在分娩时经产道感染，或在产后通过母乳而感染。在先天性巨细胞病毒感染的婴儿中，约10%~15%出现症状，如中枢神经系统、网状内皮系统受损，肝脾肿大、瘀斑、黄疸等，此外尚可有小头、智力和感觉障碍，包括重度的感音神经性聋，脉络膜视网膜炎、眼球萎缩等。在无症状的婴儿中，有少数可出现两侧中度至重度的感音神经性聋，而于1岁时加重。本病的确诊主要依据病毒分离。围生期感染病毒的婴儿于出生后3~12周内开始排泄病毒，可在此时期内进行病毒分离。

（3）梅毒：先天性梅毒一般均于25~35岁开始发病，但亦可开始于儿童期。患者锤骨增厚，锤骨头与砧骨融合，并出现颞骨骨炎，闭塞性动脉内膜炎以及膜迷路水肿，耳蜗及前庭终器退行性变等。临床表现为耳聋、耳鸣和眩晕。

其他如弓形体病、单纯疱疹病毒感染等，亦可能引起先天性感音神经性聋。

2. **中毒**　母亲在妊娠期应用耳毒性药物，如氨基糖苷类抗生素、奎宁、水杨酸盐等，均可引起胎儿耳中毒。反应停是一种有毒的安定药，如母亲在妊娠期服用该药，可致胎儿中毒，产生各种畸形，如内脏和肢体畸形、脑神经麻痹、面部血管瘤等，其中半数以上并发耳部畸形，包括外耳、中耳和内耳畸形。

3. **其他**　母亲妊娠期患糖尿病，或遭受放射线损伤时，是否会引起胎儿听系损伤？目前尚有争论。实验研究发现，12.5kHz的超声波可损伤豚鼠耳蜗毛细胞，而目前产科临床所用3.5GHz或5.0GHz的超声波对胎儿耳蜗无明显影响。

二、产后期

1. 新生儿核黄疸　新生儿核黄疸又称新生儿胆红素脑病。多发生于未成熟儿、Rh 因子或 ABO 血型不合、感染、出血、窒息、缺氧、酸中毒和某些遗传性或先天性疾病等新生儿。由于血清中胆红素（主要是未结合胆红素）过高（血清胆红素≥307.8～342μmol/L 以上），导致胆红素浸润至中枢神经系统，引起其中神经细胞中毒。临床上出现患儿黄疸突然明显加深，以及发热、嗜睡、痉挛、呼吸衰竭等急性中枢神经系统症状。若疾病得以恢复，可出现锥体外系神经系统后遗症，约 50% 病例遗留耳聋。这种耳聋以双侧高频听力受损为主。该病的内耳形态学、听功能和实验室研究发现，耳蜗大多正常，病变位于脑干听系；也有报告称耳蜗也存在病损。

2. 分娩　分娩期间或分娩前后短时期内，胎儿或新生儿如发生窒息、头颅外伤，或早产、体重过轻者，容易导致感音神经性聋。早产儿体重过轻者，由于缺 O_2、酸中毒、代谢功能发育不成熟等，发生耳聋者多。

（刘翔毅）

第三节　中毒性聋

无论临床观察或实验研究均证明，许多药物或化学试剂具有耳毒性，可引起耳蜗和（或）前庭中毒性病损，造成耳聋和（或）前庭功能障碍。具有耳毒性的物质至少有 90 余种，其中比较常见的有以下几种。

1. 氨基糖苷类抗生素。

2. 某些抗肿瘤药　如顺铂、卡铂、氮芥、博来霉素等。

3. 袢利尿剂。

4. 水杨酸制剂。

5. 奎宁。

6. 局部麻醉药　如丁卡因、利多卡因、可卡因、普鲁卡因等。

7. 重金属　如铅、镉、汞、砷等。

8. 吸入性有害气体　如一氧化碳、硫化氢、苯胺（靛青）、氨基苯、硝基苯、三氯乙烷、四氯化碳、甲醇等。

9. 其他　如某些心血管药、降糖药、镇定药等。非氨基糖苷类抗生素如万古霉素、多粘菌素 B 亦有耳毒性。

10. 中成药　用以治疗小儿发热、惊风效果良好的某些中成药，如牛黄清心丸、琥珀抱龙丸、七珍丹等，其中含有雄黄（砷剂），是否会影响听力，值得注意。

一、氨基糖苷类抗生素

氨基糖苷类抗生素（AmAn）是一类化学结构中均含有氨基糖分子的抗生素，主要用于治疗由革兰阴性细菌引起的感染性疾病，它们具有以下共同特点。

1. 化学结构中均具有多个氨基或胍基性基团，在体内有类似的代谢过程，如：这些药物都不被或很少被胃肠道吸收；在体内主要分布于细胞外液内；不易通过血脑屏障；主要由肾脏排出体外等。

2. 具有相同的抗菌原理——影响细菌的蛋白质合成。

3. 具有类似的抗菌谱主要抑制需氧性革兰阴性细菌的生长，对部分革兰阳性球菌亦有较好的抑菌效果。

4. 具有相同的不良反应如耳毒性、肾毒性等。

（一）分类

氨基糖苷类抗生素可分3类。

1. 链霉素、卡那霉素、妥布霉素、新霉素。

2. 庆大霉素、西索米星、小诺米星。

3. 阿卡米星、奈替米星、巴龙霉素。

氨基糖苷类抗生素的耳毒作用最早是从由链霉素引起的耳聋患者中发现的。数年以后，无论是临床观察或动物实验均证实，链霉素可引起耳聋和眩晕，并对内耳中毒的病理组织学改变有了认识。目前，氨基糖苷类抗生素的耳毒作用已广为人知，由其引起的严重耳聋的临床报告屡见不鲜，并已构成我国聋症的重要病因之一。据中华耳鼻咽喉科学会常委会1981年公布的资料，在聋哑学校中，50年代因药物中毒致聋者不足3%，70年代这一比数增至28%~35%。据门诊分析，50年代中毒性聋占全部感音神经性聋的5%左右，60年代约占15%。福建庄金梅等（1989）调查240例聋哑学生，其中102例（42.5%）的致聋原因与应用氨基糖苷类抗生素有关。延边医学院（1979）与内蒙古医学院（1981）统计分析，由链霉素中毒引起的耳聋分别占后天性聋的29%、53.9%。随着各种新型抗生素的开发和应用，临床医师对抗生素的选择范围已明显的拓宽，加之对氨基糖苷类抗生素耳毒作用的认识有了提高，滥用诸如庆大霉素、卡那霉素、链霉素的情况虽然已日渐减少，但是，在广大农村，特别是偏远山区，对这种药物中毒性聋的危害性仍不能低估，防治工作不可有丝毫的松懈。

氨基糖苷类抗生素的耳毒作用机制至今不明，有关学说甚多，主要的有变态反应说；受体学说；抑制毛细胞蛋白质合成说；前列腺素介导说；自由基损伤说（氨基糖苷类抗生素和铁离子螯合后，形成一种具有氧化活性的复合物，能催化自由基的产生，导致毛细胞损伤），干扰毛细胞的糖代谢说；药物与毛细胞胞膜上的二磷酸磷脂酰肌醇结合，形成药物脂复合物，破坏了细胞膜结构的完整性及其功能；以及氨基糖苷类抗生素中间代谢产物 NH_2 基团引致中毒等等。

药物代谢动力学的研究表明，这类药物进入血液后，可通过血迷路屏障进入内、外淋巴液，并在其中停留，损伤内耳结构。肌内注射后，药物在血清中的浓度一般于30~90分钟到达峰值。其半期比较短，约为1.5~3小时。在小儿，半衰期延长，可达6小时；而早产婴可长达18小时。因此，早产婴和婴幼儿容易发生中毒而致聋。药物在皮下注射后约2~5小时，外淋巴液中药物的浓度达到峰值；给药后5小时，内、外淋巴液中的药物浓度几乎相等。但药物从外淋巴液中排出的速度却非常缓慢，其在外淋巴液中的半衰期约为3.5~30小时，其中卡那霉素和新霉素的半衰期比庆大霉素者长，而且在肾功能不良时，半衰期还会延长。因此，药物在内耳中的浓度高，蓄积时间长。与血清中相比，内耳内的药物浓度可高达数倍，时间也延长数小时（图11-1）。

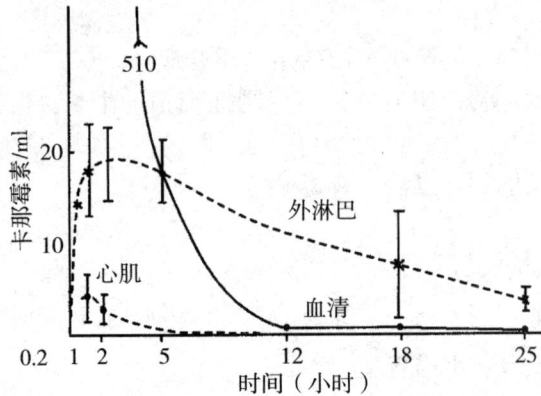

图 11-1　卡那霉素（250mg/kg）一次性注射后，在外
淋巴、血清和心肌中的浓度（仿 stupp）

　　特别值得注意的是，由母系遗传的线粒体 DNA（mtDNA）12SrRNA 基因中 A1555C 突变与氨基糖苷类抗生素易感性有关，这类患者即使应用少量或微量药物也可引起耳中毒。mtDNA12SrRNA 的 A 点是该类药物的主要作用位点之一，我国中西部、西北地区 217 例药物中毒性聋中，该基因突变率为 21.66%（徐自成，王秋菊等，2007），Fishel-Ghodsian 等（1997）报告为 17%。说明该基因突变并非药物中毒性聋唯一的分子基础，有关研究尚有待于深入。

（二）病理

　　氨基糖苷类抗生素对内耳的主要损害部位可以在耳蜗（如卡那霉素、新霉素、双氢链霉素、阿米卡星），或在前庭（如庆大霉素、硫酸链霉素）。耳蜗病损最早出现于外毛细胞，从底周开始，逐渐向顶周发展。在 3 排外毛细胞中，第 1 排受损最重，第 2 排，第 3 排依次较轻。随着药物剂量的增加，内毛细胞亦出现病变，但多从顶周开始，逐渐向底周扩展。病变严重者，耳蜗的其他结构，如支持细胞、血管纹、传出神经纤维、螺旋神经节细胞等亦受损。多数研究资料表明，听觉的中枢传导径路一般不受累。毛细胞的病理变化包括静纤毛倒伏、散乱、纤毛融合、表皮板软化、变形、塌陷、核上区腺粒体肿胀、空泡变性、粗面内质网扩张、囊性变，次级溶酶体增多，胞浆水肿，核固缩、下沉，细胞膜破裂，乃至细胞崩溃等。

　　与形态学相呼应，动物作静脉注射或向内、外淋巴隙灌流氨基糖苷类抗生素后，CM、CAP 急剧下降，首先是高频区，以后波及低频区；EP 亦受抑制，但较 CM 及 CAP 轻。前庭的主要病损位于壶腹嵴和椭圆囊斑；球囊病损一般较轻。前庭感觉毛细胞出现纤毛融合、脱落，细胞水肿。其中 I 型毛细胞的损害比 II 型毛细胞重。

（三）发生中毒的有关因素

　　1. 用药剂量　氨基糖苷类抗生素的耳毒作用一般与用药剂量有密切关系，其中包括用药总量和日剂量。日剂量愈大，用药时间愈长，中毒的机会愈多。值得注意的是，全日剂量一次性投入较分次投入更容易发生中毒。

　　2. 给药途径、局部用药部位是否健康，对药物的毒性作用亦有影响。肌内注射时，血液中药物浓度较低，中毒的危险性相对较小；静脉注射可使血液中的药物浓度迅速升高，引起中毒的机会增多，特别是耳毒作用很强的卡那霉素等。正常情况下，氨基糖苷类抗生素不易被胃肠道吸收，而当肠道黏膜发生炎性病变时，药物的吸收量却会增加。向大面积烧伤创面、腹腔、胸腔、支气管等局部投药并不安全，药物可从局部组织吸收而发生中毒。椎管内注射更能增加药物的耳毒作用，可能与脑脊液和外淋巴液之间的密切关系有关。

3. **鼓室给药** 无论是用含这类抗生素的滴耳液滴耳，或以溶液或粉剂行乳突换药，药物均可透过蜗窗膜及经中耳血管进入内耳，发生中毒性耳聋或（和）前庭功能障碍。而且，中耳存在炎症时更能增加药物的耳毒性。置入或滴入鼓室内药物的浓度与中毒的严重程度相关，浓度越高，中毒越重。其他抗生素如氯霉素、红霉素、多粘菌素 B 等鼓室内给药时，亦可引起内耳的毒性损害，但一般不重。此外，动物实验中发现，某些抗真菌药，如克霉唑（clotrimazole）、癣退、甲基-3-甲苯基硫代甲氨酸-2-萘脂等滴入鼓室后，亦有某些耳毒性。

4. **肾功能状况** 氨基糖苷类抗生素均经肾小球滤过后排出体外，而且药物对肾脏亦有明显的不良反应。如患者原患肾功能不良，或在用药过程中肾功能受到损害，药物排泄发生障碍，血清及内耳淋巴液中药物浓度增高，蓄积时间延长，可增加药物的耳毒作用。

5. **氨基糖苷类抗生素** 可经胎盘进入胎儿血液循环，虽然胎儿血清中的药物浓度仅为母体血清中浓度的 15%~50%，但因为胎儿体内的药物排泄速度甚慢，故可损伤胎儿听器，特别在妊娠的前 2 个月更为明显。

6. **噪声、振动、饥饿状态、糖尿病等** 可促进或加重耳中毒。

7. 某些个体或家族对氨基糖苷类抗生素具有高敏感性，少量的药物即可引起耳中毒。这种高敏感性具有随母系遗传的特点，而且在不同的氨基糖苷类抗生素之间存在交叉易感性，如家系成员中有链霉素耳中毒史，其他成员改用庆大霉素或卡那霉素，亦易发生耳中毒。

8. **年龄因素** 婴幼儿和老年人对氨基糖苷类抗生素具有易感性。

（四）临床表现

1. **耳聋** 耳聋可发生于连续用药期间，亦可于停药后方始发现，而且在停药后 1 年或 1 年以后仍可继续恶化。由于听力损失开始于高频区，故患者往往不易早期察觉耳聋的存在。待病情已逐渐加重，并波及语频区而就医时，常常已发展为中度或中重度耳聋了。耳聋大多为双侧性，两耳对称，少数病例亦可不对称。临床听力学检查一般均示耳蜗性聋。因有重振和听觉疲劳现象，患者常有"低声听不到，大声受不了"的现象。言语接受阈和识别率较差。个别病例亦可能以听力骤降的形式出现，以致要与特发性突聋相鉴别，而这种病例多为肾功能不良的患者。

2. **耳鸣** 耳聋出现前，患者常常先有双侧耳鸣，耳内压迫感。耳鸣多属高音调，早期为间歇性，仅于安静环境中出现，以后逐渐发展为持续性，耳鸣声嘈杂，经久不息。约半数患者伴有头鸣。

3. **眩晕、平衡失调** 常见于硫酸链霉素和庆大霉素耳中毒。

4. **其他** 中毒早期可出现食欲减退、口渴、面部及手足麻木感等。

5. **听力学检查** 纯音听力图中早期为高频下降型听力曲线，气、骨导听阈一致提高，两侧大多对称；以后可逐渐发展为中、重度感音神经性听力损失，曲线呈平坦型或缓降型。声导抗图 A 型，重振（+），病理性衰减（-）；DPOAE 常引不出；ABR 波 I 潜伏期延长。

氨基糖苷类抗生素种类不同，临床表现也有差异，如：

链霉素：链霉素中毒颇为常见，由其引起的耳聋及眩晕早有报告。硫酸链霉素中毒主要表现为眩晕、平衡失调。双氢链霉素中毒症状以耳鸣、耳聋为主。在严重中毒者，两种链霉素均可引起前庭及耳蜗中毒症状。中毒症状出现后立即停药，听力或可有某些改善，但一般均难以恢复正常；约有60%的耳鸣为不可逆性；眩晕可因代偿而逐渐消失。

卡那霉素：卡那霉素主要损害耳蜗系。其毒性作用比链霉素强。在较长的疗程中，约有55%出现耳聋。动物实验显示，除耳蜗受损外，卡那霉素同时还影响传入神经末梢，长期使用者，可阻滞对侧耳蜗橄榄束的兴奋性，故临床听力学测试不仅表现为耳蜗性聋，亦可为蜗后性聋。

庆大霉素：据统计，庆大霉素耳中毒的发生率约为2%~2.5%，其中，前庭中毒症状约为耳蜗中毒症状的2倍；但庆大霉素引起的全聋并不罕见。耳聋一般均不可逆。庆大霉素耳中毒的出现与其在血清中的浓度有密切关系，用药时，血清中的浓度不应超过 $10 \sim 16\mu g/mL$。成人剂量为每12小时$1.2mg/kg$，小儿为 $0.4 \sim 0.8mg/kg$。

新霉素：新霉素具有剧烈的耳毒性，无论肌内注射、口服或局部应用均可引起中毒。新霉素对内耳的毒性损害部位主要在耳蜗，对前庭的损害较轻，或无明显损伤。据报道，新霉素引起耳中毒的总剂量最少为8g，最多为45g，个别病例总量不足2g，即可引起两耳全聋。一旦出现中毒，则耳聋发展迅速，可致全聋。目前该药仅做局部用药。然而新霉素滴耳液用于治疗中耳炎时亦可引起严重的耳中毒，应当忌用。

（五）预防

1. 严格掌握氨基糖苷类抗生素的用药适应证，非绝对必要时，不应轻率使用这类抗生素，更不宜作为预防性用药。

2. 由于抗感染需要而必须应用氨基糖苷类抗生素时，宜采用最小的有效治疗剂量，并将日剂量分为数次投入，而不一次大药量用药。一旦达到用药目的，应及时停药。

3. 不与其他耳毒性药物合并应用。

4. 已有肾功能不良、糖尿病、感音神经性聋、噪声性声损伤者，宜慎用本药。

5. 家系中有氨基糖苷类抗生素耳中毒者，或mtDNA12SrRNAA1555G突变者，应用本药时，宜慎之又慎，或禁止使用。

6. 用药前须对患者说明本药的耳毒作用及中毒症状，以便当出现早期中毒症状时能及时报告医师。疑有肾功能不良者，用药前须检查肾功能。用药期间医师应密切观察，注意询问有无早期中毒症状发生，如耳鸣、耳内压迫感、食欲减退、恶心、口渴和手足麻木感等；并尽可能作听力学及前庭功能监测。一旦出现中毒症状或可疑的中毒症状时，应立即停药。

7. 有条件者，用药时可反复测量血清中的药物水平，以控制用药剂量，延长用药的间隔时间，减少中毒的危险。

8. 一种氨基糖苷类抗生素出现耳中毒时，不可用另一种耳毒性抗生素予以替换，亦不应轮流交替使用两种以上耳毒性抗生素。

9. 耳局部用药时，特别是当鼓膜穿孔时，忌用氨基糖苷类抗生素制剂，如新霉素滴耳药，庆大霉素等制药。

10. 动物实验中发现，吲哚美辛、催产素、甲状腺素等可拮抗氨基糖苷类抗生素的耳毒作用。自由基清除剂理论上可预防中毒，但在临床实践中尚无可靠的报告。此外，有报告认为，水杨酸盐是一种铁螯合剂，可阻止或减少铁—庆大霉素复合物的产生，可预防庆大霉素的耳毒作用，但尚待临床实践证明。

（六）诊断

根据用药史，双侧感音神经性听力损失、重振试验（+）、DPOAE引不出，可资诊断。但应注意排除其他原因引起的耳蜗性听力损失，如遗传性聋、自身免疫性内耳病等以及耳后性聋的听神经病。如条件可能，建议作mtDNA12SRNA检查，有利于预防本病。

（七）治疗

对氨基糖苷类抗生素引起的中毒性耳聋目前尚无有效的治疗方法。在应用这类抗生素期间，如能及早发现中毒病例，除立即停药外，给予以下治疗，或可使病情停止发展，防止继续恶化。

1. 维生素 B_1　100mg，1次/天，30日为1疗程。

2. 内耳血管扩张剂　如尼莫地平（nimodipine），30~60mg，3次/天；或西比林5mg，1次/天；倍他啶（β-hisitine）8mg，3次/天；复方丹参3片，3次/天；亦可用针剂12~15mL加入5%葡萄糖中，静脉滴注，1次/天；或川芎嗪40~80mg/d，加入5%葡萄糖或生理盐水中静脉滴注。

3. 能量制剂　如ATP 20mg，3次/天或10mg，肌内注射，1次/天；辅酶A 50~100U加入5%葡萄糖中，静脉滴注，1次/天。

4. 其他　如增加对神经细胞供氧，保护神经细胞的药物，如都可喜、银杏叶提取物等。

二、抗肿瘤药物

（一）顺铂

顺铂（顺氯氨铂，cisplatin，platinex，platinol，DDP，PDD）是一种抗癌的化学药物。用于治疗头颈部鳞状细胞癌和卵巢癌、睾丸癌等恶性肿瘤。该药除了具有与剂量有关的肾毒性外，亦可发生耳中毒，引起两侧不可逆的对称性、进行性感音神经性聋。和氨基糖苷类抗生素相似，顺铂亦可在内耳淋巴中维持高浓度，首先损伤外毛细胞，在3排外毛细胞中，第1排受损最重，而且病变从底周开始，向蜗尖逐渐发展；剂量增大时，内毛细胞、血管纹、耳蜗神经节细胞及蜗神经均可出现损害。在临床上，听力损害从高频开始，逐渐波及中、低频区；一般均伴有耳鸣，亦可出现眩晕和平衡失调。顺铂耳中毒的严重程度与药物进入体内的速度有关，与药物在体内的浓度和累积量亦有关，一次大剂量给药1~2次后，100%受试患者的高频听力（9kHz或9kHz以上）全部消失。顺铂与庆大霉素联合用药时可增加其耳毒性。有研究报告称，用药时合并应用磷霉素（fosfomycin）可减轻中毒。

卡铂是第2代抗肿瘤的铂类化合物。它可选择性破坏灰鼠的内毛细胞和相关的传入神经元，并对其前庭Ⅰ型毛细胞亦有毒性作用。但对大鼠、小鼠和沙土鼠却无毒性作用。在常规剂量下，对豚鼠的内耳也无明显的毒性作用，仅在超大剂量时，豚鼠的外毛细胞方出现类似顺铂的破坏模式。其作用机制尚在研究中。目前，卡铂被用来研究听神经病的病理变化，因为卡铂中毒所致之听力学变化的特点与听神经病相似。

（二）氮芥

氮芥（HN2）是一种烷化剂，用于治疗恶性淋巴瘤，头颈部等肿瘤。大剂量氮芥（0.6~1.5mg/kg）可引起耳蜗中毒。在猫的动物实验中发现，氮芥可致耳蜗螺旋器中内、外毛细胞缺失。氮芥耳中毒的临床表现为：双耳出现中度至重度感音神经性聋，这种耳聋为永久性。

三、袢利尿剂

袢利尿剂是作用于肾脏髓袢升支中髓质和皮质的利尿药物，如呋塞米、依他尼酸（利尿酸 ethacrinic acid）、布美他尼等。袢利尿剂的耳毒性可能与耳蜗血管纹中 Na^+、K^+、ATP 酶、腺苷酸环化酶等的活性受到抑制有关。动物实验中发现，局部或腹腔注射依他尼酸钠时，耳蜗血管纹出现水肿、增厚、囊性变，外毛细胞的超微结构亦可发生改变，如线粒体肿胀、内质网扩张等。静脉注射依他尼酸钠时，内、外淋巴间的钠、钾、氯离子浓度的正常梯度消失，CM、EP 受到抑制。这些变化一般可于 $6 \sim 8$ 小时后消失。重者，螺旋器底周外毛细胞胞膜发生破裂，细胞缺失；而蜗尖的外毛细胞和内毛细胞在早期均未受到波及。一旦毛细胞的形态发生改变时，病变即成为不可逆性。依他尼酸静脉给药时，其毒性作用仅限于耳蜗，前庭一般不受累。而局部用药对两者均有损害。其他袢利尿剂所引起的内耳中毒性改变与依他尼酸者类似。

临床上，袢利尿剂可引起两耳对称性暂时性或永久性感音神经性聋，常伴有耳鸣，在给药 30 分钟至 24 小时内，耳聋一般可以恢复。如患者肾功能不良、或给药速度过快、或长期用药、体内蓄积量过多或同时合并应用耳毒性抗生素时，耳聋则可变为永久性。因此，通过减缓静脉给药速度（<15mg/min）可预防中毒的发生（Matz，1990）；对肾功能不良者，须减少药物用量；并避免合并应用氨基糖苷类抗生素等耳毒性药物。一旦发现早期中毒症状时，应该立即停药。

四、水杨酸盐

水杨酸盐的耳毒作用已早为人知。水杨酸类药物中最常用的是以乙酰水杨酸的形式出现的药物，即阿司匹林。它广泛应用于治疗风湿性、类风湿性关节炎，并预防冠状动脉及脑血栓形成。动物实验中，水杨酸盐急性耳中毒可引起一过性听力下降，但内耳的组织学和超微结构（包括毛细胞、耳蜗神经元、血管纹等）并未发生明显变化，内、外淋巴液中的电离子浓度及总蛋白含量亦无改变。但内耳液体中的葡萄糖含量下降，生物电位受到抑制。慢性耳中毒者，耳蜗血管纹、外毛细胞及耳蜗神经元中酶的活性降低。

临床上，大剂量的水杨酸盐（$2 \sim 6g/d$）可引起耳鸣、听力下降、纯音听力曲线呈平坦型，为感音神经性聋，可出现眩晕、眼球震颤、平衡失调，以致需要和梅尼埃病鉴别。水杨酸盐引起的耳中毒症状于停药后一般可迅速消失，耳鸣往往较重，持续时间较长，不易消失。在个别病例，耳聋可变为永久性，这种患者常并发无尿，而且儿童比较敏感，应予注意。

五、奎宁

奎宁曾广泛用于治疗疟疾，并对子宫有轻度的兴奋作用。

奎宁可引起新生儿耳聋由 Taylor 于 1934 年首先报告。动物实验表明，大剂量的奎宁可致螺旋器、耳蜗神经元、血管纹出现退变。在大多数动物，耳蜗的损伤以底周最重，轻者仅为外毛细胞损伤，重者全部螺旋器损毁。相应节段的耳蜗神经元缺失，血管纹萎缩。临床上，奎宁所引起的耳聋、耳鸣多为一过性，及时停药后听力一般可恢复，耳鸣消失。但在易感者则可造成永久性耳聋。此外，奎宁尚可通过胎盘引起胎儿耳中毒。

氯喹的分子结构与奎宁者有些类似，用于治疗疟疾和类风湿性关节炎、红斑性狼疮、肾病综合征等自身免疫性疾病。氯喹也可引起耳中毒，并出现视力障碍。长期服用氯喹的孕妇在自身尚未发生中毒症状时，其胎儿却可能发生中毒。

六、局部麻醉药

中耳内应用局部麻醉药，如丁卡因、利多卡因等，有时可引起轻度的耳蜗性聋。动物实验中发现，除蜗窗膜上皮受损外，耳蜗血管纹可发生水肿，听毛细胞纤毛紊乱、脱落。静脉注射利多卡因时，内耳不出现明显病损。与氨基糖苷类抗生素耳中毒不同，局部麻醉剂引起的听力下降波及各个频率，且可恢复。

七、重金属

长期接触某些重金属，可使听系及前庭系发生损害，如铅、镉、汞、砷等。

铅除可使机体其他器官产生中毒外，尚可引起听力下降和平衡障碍。铅中毒主要发生于铅矿开采和冶炼工人，以及印刷、铸字、焊接、电池、电缆、油漆等行业的工人，此外，长期吸入汽车废气，食用含铅容器贮存的食物和饮料等，亦可引起意外的中毒。动物实验发现，在铅的长期作用下，耳蜗螺旋神经节，第Ⅷ对脑神经以及平衡中枢均可发生退行性变，而螺旋器却无明显损害。临床观察发现，长期接触铅的工人中，感音神经性聋和有平衡障碍者较多，耳聋多为不可逆的蜗后性聋，其病损程度与其他器官铅中毒的程度无关。

砷中毒多发生于应用含砷的药物中，如今已不多见。动物实验中发现，砷中毒时，在前庭阶和鼓阶内出现血性浆液纤维素性沉积物，毛细胞和血管纹发生退行性变，内淋巴液中钾离子浓度下降，外淋巴液中钾离子浓度升高；临床上出现高频听力损害。

镉和汞亦可引起听力下降，其病损部位可能在中枢。

八、吸入性有害化学气体

除了铅、镉、汞等气体外，某些有害的化学气体亦有可能损害内耳或中枢听觉系统，如氨基苯、硝基苯、甲醇、二硫化碳、二氧化硫、三氧化硫、四氯化碳、一氧化碳等。其中，硫化物可损害周围听器，而一氧化碳的毒性作用主要在中枢听觉传导径路。这些有毒的化学气体所引起的耳部临床症状相似，如听力减退早期可恢复，慢性中毒者耳聋为永久性；此外，通常还伴有耳鸣和平衡功能障碍。

（刘翔毅）

第四节　感染性聋

许多致病微生物的感染，如病毒、细菌、真菌、螺旋体，衣原体、支原体等，可直接或间接地引起内耳病损，导致双耳或单耳的、程度不同的感音神经性聋和（或）前庭功能障碍，称为感染性聋。其中以病毒和细菌感染较常见。据统计，在先天性聋中，至少有10%是由先天性病毒感染引起的。近年来，在特发性突聋的病因学研究中，关于病毒性迷路炎的学说也受到了重视。而继发于细菌性脑膜炎的感染性聋，至今仍为感音神经性聋的重要原因之一。在我国，由各种急性感染性疾病，尤其是流行性脑脊膜炎、流行性乙型脑炎等，曾经是引起儿童后天性耳聋的重要原因之一，也是听一语障碍的主要病因之一。根据 1966 年调查 432 例聋哑学生的资料分析，由急性感染性疾病而致聋者约占 62%。随着社会的进步，经济、卫生条件的改善，特别是有组织的卫生防疫工作的普遍开展，许多急性感染性疾病已被消灭，或基本得到了控制，由此而引起的感染性聋已大为减少，而药物中毒性聋，遗传性聋等非感染性聋在耳聋中所占的比率相对地有所增加。但是，目前感染性聋在我国仍占有相当重要的地位，我们仍需将其作为防聋治聋中的一项重要课题加以对待。

许多病毒都是先天性或后天性感染性聋的病原体。除巨细胞病毒已经从患者的内淋巴液中分离出来以外，通过血清转化技术的研究，以及对尿液和鼻咽部分泌物中病毒的分离，目前已能证实，风疹、腮腺炎、麻疹、流感、副流感、水痘、带状疱疹、脊髓灰质炎、传染性肝炎，以及 Epstein-Barr 病毒、柯萨奇病毒、腺病毒、疱疹病毒、腮腺炎病毒等均可引起病毒性迷路炎。病毒侵入内耳的途径除循血流播散以外，尚可在引起病毒性脑炎、脑膜炎或脑膜脑炎的基础上，通过内耳道，沿听神经、蜗轴到达外淋巴间隙，或经蜗水管入鼓阶，如麻疹、腮腺炎等。此外，当中耳遭到病毒感染而出现中耳炎时，病原体亦可经两窗侵入迷路。动物实验还发现，内耳组织对不同的病毒具有选择性的亲和力。如在新生仓鼠，腮腺炎病毒主要损害内淋巴系统的组织结构，流感病毒主要破坏外淋巴系统的间质细胞，而单纯疱疹病毒则以感觉细胞受损为主。此外，由病毒感染引起的感音神经性聋，虽然主要是由上述病毒性迷路炎所致，但病毒性位听神经炎，乃至听觉中枢的病损，有时也是其原因之一。

由细菌、真菌感染引起的感染性聋主要是通过细菌性脑膜炎或化脓性中耳炎、颞骨骨髓炎等引起的化脓性迷路炎所致；而感染所致之听神经炎，细菌或真菌毒素引起的浆液性迷路炎，以及在疾病的治疗中可能发生的抗生素耳中毒等也是周围听或前庭系统遭到损伤的重要原因之一。

一、腮腺炎

腮腺炎是引起儿童单侧感音神经性聋的重要原因之一，极少数发生于双耳。

腮腺炎是由腮腺炎病毒通过飞沫传染而引起的传染性疾病。典型的症状为高热等全身症状和腮腺肿大，并可发生神经系统、生殖系统、胰腺等处的炎症。但腮腺炎的临床症状比较复杂，特别是存在着无明显临床症状的"亚临床型"，这型患者亦可发生耳聋，值得注意。

致聋患者的颞骨组织学检查发现，耳蜗螺旋器和血管纹严重萎缩、前庭膜塌陷、盖膜萎缩、底周和中周的盖膜与螺旋缘脱离，变为一个团块，底周的螺旋神经节细胞缺失；如并发毒性脑炎或脑膜炎，病毒可沿脑膜侵入内耳道，损伤听神经。

腮腺炎病毒侵入内耳可经血液循环、脑脊液或鼓室等 3 条途经。引起的耳聋常突然发生，既可与腮腺炎的其他症状同时出现，亦可发生于腮腺炎全身症状出现之前或症状减轻、腮腺肿胀消退以后 1 周左右的时期内。在无明显症状的"亚临床型"，仅表现为貌似健康的人突然出现的感音神经性聋。本病耳聋以单侧居多，少数累及双耳，听力损失的程度多为重度、极重度，高频区听力下降明显，亦可为全聋。耳聋大多为不可逆性。前庭亦可受损而伴有眩晕，亦可无明显症状。本病可发生于任何年龄，但以儿童多见，是儿童后天性单耳感音神经性聋的常见原因。

如症状典型，本病的临床诊断并不困难。由"亚临床型"腮腺炎引起的耳聋仅能在急性期通过血清学检查和病毒分离进行确诊。如为小儿患者，由于耳聋多在一侧，起病时，常不被察觉，而在以后的偶然机会中发现。在这种病例，仅能依靠对过去病史的仔细追询而疑及本病。

本病重在疫苗接种，预防流行性腮腺炎的发生和传播。

二、麻疹

麻疹可引起严重的感音神经性聋。虽然麻疹并发急性化脓性中耳炎者较多，但中耳炎并不是引起感音神经性聋的主要原因。据国外统计，在广泛开展麻疹疫苗接种前，继发于麻疹的耳聋约占小儿后天性耳聋的3%~10%，目前，其发病率已低于1‰（Booth，1987）。国内1978年以前统计，因患麻疹致聋而成为听语障碍者，约占听语障患者的10%，占后天性聋哑的20%左右（武汉医学院第一附属医院，1978）。

麻疹引起的迷路炎局限在膜迷路、螺旋器，耳蜗螺旋神经节和前庭也可出现炎性退行性变。螺旋器可发生如听毛细胞缺损，盖膜分离，血管纹萎缩，螺旋器仅被一层扁平细胞覆盖。耳蜗螺旋神经节细胞严重缺失。壶腹嵴和囊斑的感觉上皮亦可出现萎缩。

麻疹引起的耳聋常为双侧性，但亦可单耳受累。耳聋可在出疹期突然发生，程度轻重不等，可并发耳鸣。本病的典型听力曲线为双侧不对称性感音神经性聋，以高频听力下降为主，属永久性。少数患者伴有眩晕等前庭症状，冷热试验示单耳或双耳前庭功能减退或完全丧失。

据报告，处于妊娠期的母亲患麻疹时，其胎儿出生后可发生先天性聋，其机制可能与免疫反应有关。

三、带状疱疹

耳带状疱疹由水痘带状疱疹病毒引起。本病可并发同侧不同程度的耳聋，伴耳鸣，亦可出现眩晕、恶心、呕吐等前庭症状。耳聋可为神经性或为感音性，但大多为感音性和神经性并存。听力一般可恢复正常，病情严重者仅有部分恢复。零星的颞骨病理检查发现，在听神经、蜗轴和乳突尖内，神经和血管周围有明显的圆形细胞浸润。

四、水痘

水痘和带状疱疹由同一DNA病毒引起。水痘可合并神经系统的并发症，如小脑性共济失调、无菌性脑膜炎、面神经麻痹、偏瘫、失语等。个别可并发不可逆的感音神经性聋。

五、传染性单核细胞增多症

传染性单核细胞增多症可侵犯神经系统，如多发性神经炎、脑脊膜炎等。个别病例出现耳聋、耳鸣及眩晕、不稳感等前庭症状。有报告，耳聋可为突发性，听力可逐渐得到恢复，但也有永久性重度耳聋者。

六、细菌性脑膜炎

细菌性脑膜炎的致病菌多为脑膜炎双球菌，流感嗜血杆菌和肺炎链球菌。据国外统计，它们占小儿细菌性脑膜炎病原菌的85%左右，其中以流感嗜血杆菌最常见。我国过去以脑膜炎双球菌引起者为多。自抗生素问世以来，细菌性脑膜炎的死亡率已明显下降，但其后遗症并未减少。脑膜炎后遗症包括感音神经性聋、前庭功能障碍、智力下降、脑积水、癫痫发作、言语障碍、视力下降及学习能力低下等等。对小儿中枢神经系统的CT研究发现，脑膜炎伴严重后遗症者，多存在脑梗死，动脉闭塞，脑、脊髓坏死等病变。

细菌性脑膜炎可通过以下机制引起感音神经性聋：①感染和毒素沿蜗水管或内耳道向迷路蔓延，导致化脓性迷路炎，听神经束膜炎或听神经炎。②浆液性或中毒性迷路炎等迷路的无菌性反应。③脓毒性血栓性静脉炎或迷路内的小血管栓塞。④听神经或中枢听觉通路的缺氧损害。后遗感音神经性聋病例死后的颞骨病理检查发现，螺旋器及螺旋神经节变性、萎缩；重者，迷路骨壁增厚、蜗管、半规管完全闭塞，失去其原有的组织学结构。听神经亦遭破坏或被瘢痕组织所包绕、压迫而失去功能。

关于本病继发感音神经性聋的发生率各家报告不一，大多为10%~20%（Cummings等，1993）。国内报告，流行性脑膜炎后遗感音神经性聋的发病率为0.7%~2%（武汉医学院第一附属医院，1978）。病原菌不同，并发耳聋的百分率也不同，据统计，肺炎链球菌为31%，脑膜炎双球菌10.5%，流感嗜血杆菌则较低，为6%。

脑膜炎引起的耳聋多在疾病的早期开始，晚发者不多。多为双耳受累，单侧者少见。耳聋程度一般较重，甚至全聋，轻度、中度的不多，可波及所有的频率。常伴耳鸣。不少病例可出现眩晕，平衡失调等前庭症状。耳聋发生后，某些患者的听力尚可出现波动，好转或恶化，在脑膜炎后1年左右，听力方能稳定。听力出现恢复者，大多原为轻、中度的耳聋，可能与同时存在的中耳积液被吸收，或与浆液性迷路炎的过程有关。结核性脑膜炎引起的感音神经性聋较多，多与第Ⅷ对脑神经受到严重的炎性浸润，以及脑血管闭塞性病变有关。前庭症状可逐渐减轻、消失，而耳聋则难以恢复，且可在一段时期内继续发展。

七、伤寒

伤寒可引起感音神经性聋。女性较多见。耳聋常发生于疾病的第2周或第3周，缓起或突发，有些为可逆性。如并发前庭功能减退，则多侵及一侧。伤寒可能侵犯耳蜗，或并发神经炎、局限性脑膜炎等，而成为耳聋的可能原因。须注意本病尚有并发中耳积液者。

八、疟疾

疟疾可引起感音神经性聋，但为数不多。颞骨的病理检查发现，内耳中的毛细血管可因疟原虫堵塞而发生耳蜗和前庭的退行性变，迷路动脉及其分支亦可能有血栓形成。对本病的诊断应注意排除因使用奎宁或氯奎所引起的药物中毒性耳聋。

九、梅毒

先天性早期和晚期梅毒以及后天性第2期和第3期梅毒均可引起感音神经性聋。据国外文献报告，近来，后天性和先天性梅毒的病例有迅速增加的趋势（Brookhouser，1993）。特别是感染了艾滋病毒的患者，并发后天性梅毒时有可能促进神经梅毒的发展，并使青霉素的疗效受到影响。

先天性早期梅毒是4个月以上的胎儿在子宫内通过胎盘而感染致病微生物——梅毒螺旋

体，此类患者中有 3%～38% 出现耳聋。在某些病例，耳聋可以是先天性梅毒的唯一症状。先天性梅毒可于出生时或于出生后至 50 岁左右显现症状，故可将其分为先天性早期梅毒或先天性晚期梅毒两种类型。先天性早期梅毒可侵犯内耳及听神经，听力损害严重，出生后常有听力言语障碍。先天性晚期梅毒所致之耳聋可发生于任何年龄，以青少年多见。耳部症状的严重程度和发病年龄的迟早有关。发病早者，常表现为两侧突发性听力下降，通常伴有眩晕等前庭症状，听力损失程度一般均很严重。较晚发病者，耳聋可突发，或呈波动性，或进行性加重，不少病例尚有发作性耳鸣和眩晕、恶心、呕吐等症状，早期听力损失主要在低频区，晚期呈平坦型听力曲线，言语识别力下降，冷热试验示前庭功能下降或丧失。此类患者应和梅尼埃病鉴别。于 50 岁左右方始发病者，耳聋一般较轻。先天性梅毒的颞骨病理变化包括闭塞性动脉内膜炎，单核细胞浸润，迷路骨髓炎，以及不同程度的组织坏死。早期病变主要为脑膜-迷路炎，晚期膜迷路受累，可出现膜迷路积水，螺旋器、血管纹、螺旋神经节和听神经萎缩。

后天性梅毒第 2 期和第 3 期多见于中年人。第 2 期梅毒可发生急性迷路炎，脑膜炎和神经梅毒，引起耳聋，一般仅侵犯一侧耳。第 3 期梅毒病变可侵犯耳郭、中耳、乳突和岩骨，引起传导性和感音神经性聋（混合性耳聋），程度轻重不等。

梅毒的诊断主要依靠明确的梅毒病史和家族史。典型的先天性梅毒包括耳聋、间质性角膜炎、槽口切牙（Hutchinson 牙）、鼻中隔穿孔等。先天性晚期梅毒的瘘管试验（Hennebert 征）常为阳性，Tullio 征阳性。在梅毒的血清学检测方面，过去常用的有华氏补体结合试验和康氏沉淀反应。目前所用的血清学检查包括非特异性抗体反应和特异性抗体反应，后者有荧光螺旋体抗体吸附试验（FTA-ABS），梅毒螺旋体抗体微量血凝试验（MHA-TP）以及梅毒螺旋体 IgM 测定等。

十、支原体和衣原体

呼吸道疾病的病原体之一肺炎支原体亦可侵犯神经系统。有人通过流行病学调查认为，它可引起听力下降、耳鸣和眩晕，耳聋属感音神经性或混合性。有认为大疱性鼓膜炎并发之感音神经性聋与支原体感染有关。衣原体包括沙眼衣原体和鹦鹉热衣原体。有认为，后者亦可引起眼部感染，并发心血管疾病和感音神经性聋，平衡失调等。

（刘翔毅）

第五节　特发性突聋

突然发生的听力损失称为突聋，这种耳聋大多为感音神经性。许多疾病都可以引起突聋。特发性突聋则是指突然发生的、原因不明的感音神经性听力损失，患者的听力一般在数分钟或数小时内下降至最低点，少数患者可在 3 天以内；可同时或先后伴有耳鸣及眩晕；除第Ⅷ对脑神经外，无其他脑神经症状。目前，临床上多将这种特发性突聋称为"突发性聋"。由迷路（内耳）窗膜破裂引起的突聋已作为一个单独的疾病，不再包括在"突发性聋"之内。

一、病因

病因未明。主要的学说有如下 2 种。

1. 病毒感染学说　据临床观察，不少患者在发病前曾有感冒史；不少有关病毒的血清学检查报告和病毒分离结果也支持这一学说。据认为，许多病毒都可能与本病有关，如腮腺炎病毒、巨细胞病毒、疱疹病毒、水痘带状疱疹病毒、流感病毒、副流感病毒、鼻病毒、腺病毒Ⅲ型、EB 病毒、柯萨奇病毒等。Cummis 等（1990）报告了对西非突聋患者血清学的调查结果，仍认为病毒感染是这种突聋的病因。从患者外淋巴液中分离出腮腺炎病毒，从脑脊液中发现疱疹病毒，以及不少患者血清中巨细胞病毒抗体滴度升高，疱疹病毒并发其他病毒的抗体滴度升高（Wilson，1986）等，都提示了病毒感染与本病的病因学关系。支持这一学说的另一资料是颞骨的病理组织学研究结果：Schuknecht 等（1986）研究了 12 例特发性突聋患者的死后颞骨组织病理，发现其病理变化与过去所见的病毒性迷路炎相似。Yoon 等（1990）观察了 8 例 11 耳死后的颞骨病理变化，发现内耳最普遍的病变为螺旋器萎缩和耳蜗神经元缺失。提示特发性突聋的病因可能为病毒所引起的急性耳蜗炎或急性耳蜗前庭迷路炎。Schknecht（1985）认为，除 Ramsay-Hunt 综合征外，病毒性耳蜗神经炎是很少见的。

2. 内耳供血障碍学说　内耳的血液供应来自迷路动脉。迷路动脉从椎-基底动脉的分支——小脑下后动脉或小脑下前动脉或直接从基底动脉分出。迷路动脉虽然可以通过鼓岬和骨半规管上的裂隙与颈内、颈外动脉的分支相交通，但是这些吻合支均甚纤细，所以迷路动脉基本上是供应内耳血液的唯一动脉。加之椎-基底动脉-迷路动脉系统常常出现解剖变异，这就更增加了内耳供血系统的脆弱性。内耳微循环的调控机制目前尚未完全阐明，现已知，它除受自主神经系统及局部调控机制的影响外，也受血压，血流动力学的影响。不少学者证实，来自颈神经节和胸神经节的交感神经节后纤维沿血管（颈内动脉，颈外动脉和椎-基底动脉）周围神经丛，并沿鼓丛神经、第Ⅶ、Ⅷ、Ⅹ对脑神经耳支的周围行走，进入耳蜗后，循螺旋蜗轴动脉及其分支伸抵放射状动脉的起始段。而螺旋韧带、血管纹、螺旋缘及基底膜处的小血管则无肾上腺素能神经支配。内耳供血障碍学说认为，特发性突聋可因血栓或栓塞形成、出血、血管痉挛等引起。

不少学者认为，中、老年人，特别是并发动脉硬化、高血压者，可因迷路动脉的某一终末支出现血栓或栓塞形成而导致突聋。年轻人于头颅外伤后，亦可因脂肪栓塞而引起突聋。文献中曾报告 1 例 29 岁男性病例，于头颅外伤后尿中出现脂肪滴及眼底病变，3 天后发生突聋。此外尚有关于潜水工人因内耳空气栓塞而引起突聋的报告。动物实验也证明，心内注射微球后，在蜗轴、血管纹和螺旋韧带等处可见栓塞形成（汪吉宝等，1989；1993）。Sheehy 于 1960 年曾提出血管痉挛学说，认为由于各种原因（如受寒、受热、焦虑等）可引起自主神经功能紊乱，以致血管痉挛、组织缺 O_2、水肿、血管内膜肿胀、进一步导致局部血流减慢、淤滞，内耳终器终因缺血、缺 O_2 而遭到损害。尚有报告特发性突聋患者血液中血小板的黏滞性及凝集性增高者（Maass 等，1975）。由于内耳小动脉有迂曲盘绕行走的特点，在正常情况下，此处的血流速度比较缓慢，若血液的黏滞度增高，则在此发生血小板沉积、黏附、聚集，甚至血栓形成的可能性就会增大（汪吉宝等，1996）。动物实验发现，内耳缺血持续 6 秒钟，耳蜗电位即消失，而缺血达 30 分钟后，即使血供恢复，电位已发生不可逆的变化。

临床上不少患者用血管扩张剂或抗凝剂或溶栓剂治疗后，病情得到缓解，也可作为这一学说的旁证。再者，病毒感染也可通过影响局部的微循环而损害内耳：如病毒与红细胞接触引起血球黏集；内耳的血管内膜因感染而发生水肿，造成管腔狭窄或闭塞；病毒感染使血液处于高凝血状态，容易形成血栓等。此外，血压过低也是导致内耳供血不足的原因之一，Plath（1977）发现，不少突聋患者的血压较低。动物实验也证明，主动脉的血压和耳蜗的O_2分压之间有密切关系。

二、症状

本病多见于中年人，男女两性的发病率无明显差异。病前大多无明显的全身不适感，但多数患者有过度劳累、精神抑郁、焦虑状态、情绪激动、受凉或感冒史。患者一般均能回忆发病的准确时间（某月某日某时），地点，及当时从事的活动，约1/3患者在清晨起床后发病。

1. 听力下降　可为首发症状。听力一般在数分钟或数小时内下降至最低点，少数患者听力下降较为缓慢，在3天以内方达到最低点。听力损失为感音神经性。轻者在相邻的3个频率内听力下降达30dB以上；而多数则为中度或重度耳聋。如眩晕为首发症状，患者由于严重的眩晕和耳鸣，耳聋可被忽视，待眩晕减轻后，方始发现患耳已聋。

2. 耳鸣　可为始发症状。患者突然发生一侧耳鸣，音调很高，同时或相继出现听力迅速下降。经治疗后，多数患者听力虽可提高，但耳鸣可长期不消失。

3. 眩晕　约半数患者在听力下降前或听力下降发生后出现眩晕。这种眩晕多为旋转性眩晕，少数为颠簸、不稳感，大多伴有恶心、呕吐、出冷汗、卧床不起。以眩晕为首发症状者，常于夜间睡眠之中突然发生。与梅尼埃病不同，本病无眩晕反复发作史。

4. 其他　部分患者有患耳耳内堵塞、压迫感，以及耳周麻木或沉重感。

多数患者单耳发病，极少数可同时或先后相继侵犯两耳。

三、检查

1. 一般检查　外耳道，鼓膜无明显病变。
2. 听力测试　纯音听阈测试：纯音听力曲线示感音神经性聋，大多为中度或重度聋。可为以高频下降为主的下降性（陡降型或缓降型），或以低频下降为主的上升型，也可呈平坦型曲线。听力损失严重者可出现岛状曲线。

重振试验阳性，自描听力曲线多为Ⅱ型或Ⅲ型。

声导抗测试：鼓室导抗图正常。镫骨肌反射阈降低，无病理性衰减。

耳蜗电图及听性脑干诱发电位示耳蜗损害。

3. 前庭功能试验　本检查一般在眩晕缓解后进行。前庭功能正常或明显降低。
4. 瘘管试验（Hennebert征，Tullio试验）　阴性。
5. 实验室检查　包括血、尿常规，血液流变学等。
6. 影像学检查　内耳道脑池造影、CT、MRI（必要时增强）示内耳道及颅脑无病变。

四、诊断及鉴别诊断

只有在排除了由其他疾病引起的突聋后，本病的诊断方可成立，如听神经瘤、梅尼埃病、窗膜破裂、耳毒性药物中毒、脑血管意外、化脓性迷路炎、大前庭水管综合征、梅毒、多发性硬化、血液或血管疾病、自身免疫性内耳病等等。

听神经瘤可能由于肿瘤出血、周围组织水肿等而压迫耳蜗神经，引起神经传导阻滞；或因肿瘤压迫动脉，导致耳蜗急性缺血，故可引起突发性感音神经性聋。据文献报告，其发生率为 10%~26% 不等。应注意鉴别。

艾滋病患者发生突聋者已有报告，突聋也可为艾滋病的首发症状，两者之间的关系尚不明了。由于艾滋病可以并发中枢神经系统的感染、肿瘤以及血管病变等，如这些病变发生于听系、脑干等处，则可发生突聋。此外，艾滋病患者在治疗中如使用耳毒性药物，也可引起突聋。

少数分泌性中耳炎患者也可主诉突聋，鼓膜像和听力检查结果可资鉴别。反之，临床上也有将特发性突聋误诊为分泌性中耳炎者，这种错误并不罕见。

由于本病容易发生误诊，为慎重起见，建议对特发性突聋患者进行 6~12 个月的随诊观察，以了解听力的变化情况，病情的转归，进一步排除其他疾病。

五、预后

本病有自愈的倾向。国外报告，约有 50%~60% 的病例在发病的 15 天以内，其听力可自行得到程度不等的恢复。据我们观察，虽然确有一些病例可以自愈，但其百分率远无如此之高，许多患者将成为永久性聋。伴有眩晕者，特别是初诊时出现自发性眼震者，其听力恢复的百分率较不伴眩晕者低。耳鸣的有无与听力是否恢复无明显关系。听力损失严重者，预后较差；听力曲线呈陡降型者较上升型者预后差。治疗开始的时间对预后也有一定的影响。一般在 7~10 天以内开始治疗者，效果较好。老年人的治疗效果较青、中年人差。

据报告，有个别病例于突聋后数年出现发作性眩晕，其中有些病例在突聋发生时甚至无任何前庭症状（迟发性膜迷路积水）。目前尚不了解两者间的关系。这些病例最终大多需要作前庭神经切除术。

六、治疗

本病虽有自愈倾向，但切不可因此等待观望或放弃治疗。前已述及，治疗开始的早晚和预后有一定的关系，因此，应当尽一切可能争取早期治疗。治疗一般可在初步筛查后（一般在 24 小时内完成）立即开始。然后在治疗过程中再同时进行其他的（如影像学）检查。

1. 10%低分子右旋糖酐　500mL，静脉滴注，3~5 天。可增加血容量，降低血液黏稠度，改善内耳的微循环。并发心功能衰竭及出血性疾病者禁用。

2. 血管扩张药　血管扩张剂种类较多，可选择以下一种，至多不超过 2 种。

（1）钙通道拮抗剂：如尼莫地平或尼莫通 30~60mg，2~3 次/天；或西比灵（sibelium，盐酸氟桂利嗪）5mg，1 次/天。钙通道拮抗剂具有扩张血管、降低血黏度、抗血小板聚集、改善内耳微循环的作用。注意仅能选其中 1 种应用之。

（2）组胺衍生物：如倍他啶（β-histin）4~8mg，3 次/天；或敏使朗 6~12mg，3 次/天。

（3）活血化瘀中药：如复方丹参 8~16mL，加入 10% 葡萄糖液中静脉滴注，1 次/天，或 3 片，3 次/天；或川芎嗪 200mL，以 5% 葡萄糖液或生理盐水稀释后静脉滴注，1 次/天。

亦可用银杏叶制剂（舒血宁）20mL 溶于 5% 葡萄糖 250mL 中静脉滴注，1 次/天。

许多实验证明，烟酸对内耳血管无扩张作用。

3. 糖皮质激素 可用地塞米松 10mg，静脉滴注，1 次/天，3 天，以后逐渐减量。Hughes 推荐的治疗方案为：1mg/kg·d，5 天后逐渐减量，疗程至少 10 天。对包括糖皮质激素在内的全身药物治疗无效者，或全身应用糖皮质激素禁忌者，有报告采用经鼓室蜗窗给地塞米松治疗而在部分病例取得较好疗效者。因为蜗窗投药可避开位于血管纹和螺旋韧带处的血迷路屏障，使内、外淋巴液中的药物有较高的浓度，药物的靶定位性好，而且不存在全身用药的不良反应。糖皮质激素应用于本病是由于它的免疫抑制作用，大剂量可扩张血管，改善微循环，并可抗炎、抗病毒感染。但在疾病早期用药效果较好。

4. 溶栓、抗凝药 当血液流变学检查表明血液黏滞度增高时，可选用以下一种。

（1）东菱迪芙（巴曲酶）5U 溶于 200mL 生理盐水中，静脉滴注，隔日 1 次，共 5~9 次，首剂巴曲酶用量加倍。

（2）蝮蛇抗栓酶 0.5~1U，静脉滴注，1 次/天。

（3）尿激酶 0.5~2 万 U，静脉滴注，1 次/天。

其他尚有链激酶。用药期间应密切观察有无出血情况，如有出血倾向，应立即停药。如有任何出血性疾病或容易引起出血的疾病，严重高血压和肝、肾功能不全，妇女经期，手术后患者等忌用。

5. 维生素 可用维生素 B_1 100mg，肌内注射，1 次/天，或口服 20mg，3 次/天。维生素 E 50mg，3 次/天。维生素 B_6 10mg，3 次/天。或施尔康 1 片，1 次/天。

6. 改善内耳代谢的药物 如都可喜 1 片，2 次/天。吡拉西坦 0.8~1.6g，3 次/天。ATP 20mg，3 次/天。辅酶 A 50~100U，加入液体中静脉滴注。或腺苷辅酶 B_{12} 口服。

7. 气罩吸入 5% CO_2 及 95% O_2 每次 30 分钟，8 次/天。或高压 O_2。

8. 星状神经节封闭 方法：患者仰卧，肩下垫枕，头后伸。首先对第 7 颈椎横突进行定位：第 7 颈椎横突的位置相当于颈前体表面中线外 2 横指和胸骨上切迹上方 2 横指之交界处。在此交界处之上方，即为进针点，从此可触及第 6 颈椎横突。注射时用左手中指和示指从同侧胸锁乳突肌前缘将胸锁乳突肌和颈动脉向外牵移，即将注射针头刺入进针点之皮肤（图 11-2），向皮内注射少许 2% 利多卡因后，再进针约 0.3cm，回抽之，若无空气，则可继续进针，直达颈椎横突，然后略向后退少许，注入 2% 利多卡因 2mL，观察 15~30 秒，若无特殊不适，则可将剩余之 4~6mL 利多卡因注入。如注射部位准确，则患侧迅速出现霍纳征（瞳孔缩小，上睑下垂，结膜充血）。除治疗突聋外，本方法亦有用于治疗梅尼埃病者。由于本术可引起气胸、迷走神经或喉返神经麻痹、食管损伤、脑部空气栓塞等并发症，故应谨慎行之。以上治疗无效者，可选佩戴助听器。

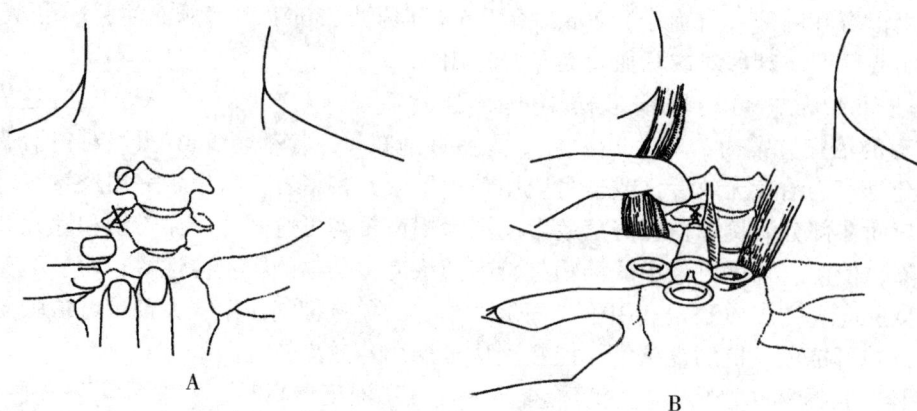

图 11-2 星状神经节封闭
A. 定位；B. 进针

（刘翔毅）

第六节 老年性聋

老年性聋是指因听觉系统老化而引起的耳聋；或者是指在老年人中出现的、而非由其他原因引起的耳聋。

人体随着年龄的老化而会出现神经细胞减少，神经递质和神经活性物质异常，神经纤维传导速度减慢，自由基代谢障碍，酶的活性下降，结缔组织变性等，临床上表现为记忆力衰退、毛发变白、牙齿脱落以及肌肉萎缩，血管硬化等衰老现象。因听觉系统衰老而引起的功能障碍即为老年性聋。但是，临床上所见老年性聋的发病机制不仅包括听觉系统衰老的生理和病理过程，还与每一个体在其过去的生命历程中所经受的各种环境和社会因素的综合影响有关。在实践中不可能将其与听系的纯衰老过程决然分开，故又将在老年人中出现的、并可排除其他致聋原因的耳聋称为老年性聋。

随着人类寿命的延长，老龄人口的增多，老年性聋的发病率也有了增加。近 100 余年以来，西欧 65 岁以上的人口增加了近 6 倍。我国人口亦出现了老龄化趋势，仅以北京为例，据我国第 4 次全国人口普查资料显示，北京市老年人口占总人口的 10.40%（刘长松，1992）。2000 年统计资料显示，全国 60 岁以上人口系数为 10.46%，标志着我国的人口年龄结构已进入"老年型"。根据美国于 1935—1936 年、1954 年和 1959—1962 年 3 次分别对不同年龄段的居民共约 19 000 人所进行的听力学调查发现，随着居民年龄的增加，其听力亦逐渐下降，其中，高频听力的下降较低频听力的下降显著，男性较女性严重（Nixon 等，1962）。Hincheliffe（1959）对英国不同年龄组的农民进行的调查亦发现，随着年岁的增高，波及 2~8kHz 的感音性聋亦增多。据统计，在老年人群中，听力障碍的发病率为 30%~60%（周光婉，1985；Moscicki，1985；Gastes，1991），北京市 1996 年抽样调查发现，北京市区老年人的耳聋患病率为 41.84% 左右，性别间无显著差异（王树峰等，1997）。

一、病因

1. 听觉系统的衰老　和机体的衰老一样，它是组织、细胞衰老的结果。细胞的衰老可能与细胞中沉积的代谢废物（如脂褐素等）影响了细胞的正常活动有关；亦可能与蛋白质合成过程中的差错积累有关。

2. 遗传因素　在听觉器官的衰老过程中具有重要作用，据估计，约40%～50%的老年性聋与遗传有关。老年性聋的发病年龄及其发展速度，在很大的程度上与遗传因素有关。有人认为，身体的衰老是由于存在着衰老基因的缘故，它在生命的早期并未表达，直至生命后期方开始活化。近年来的研究发现，人类mtDNA4977缺失，鼠mtDNA4834缺失与部分老年性聋有关；在鼠的研究中还发现了ahl、ahl2、ahl3等数个核基因与老年性聋相关。

3. 外在环境因素的影响　除上述组织、细胞的自然衰老过程外，老年性聋还与个体在过去所遭受的各种外在环境因素的综合影响有关，但它们并未构成某种或某些种耳聋疾病。

（1）微弱噪声的损伤：所谓微弱噪声的损伤是人体在其生命过程中，间断受到的交通噪声、打击音乐、摇滚音乐、火器发射等各种噪声损伤长期积累的结果，这种损伤对老年性聋的发生具有不同程度的影响。

（2）血管病变：动脉硬化等血管病变也是人体衰老的基本表现之一。由于全身、也包括听觉系统在内的血管病变，以及其伴随的O_2交换减少及代谢障碍等，亦属老年性聋的致病因素之一。

（3）感染：如儿童或成年时期的急性中耳炎等感染疾病，亦可能对老年性聋具有一定的影响。虽然有些老年人已遗忘了过去的有关病史，鼓膜上亦未遗留任何病变的痕迹。

（4）由耳毒性药物或化学试剂、酒精等引起的轻微损害。

Rosen等（1962）检测了苏丹东南部一个孤立的生活区——Mabaans居民的听力，发现该地区老龄人的高频平均听力较西方工业化国家同年龄组居民的听力好。多数人认为，这是由于Mabaans居民所接触的噪声少，动脉硬化的发病率较低的缘故。Drettner（1975）对1000名瑞典居民的调查结果却显示，无论是患有高血压、高血脂的老年患者或正常老年人，其高频听力并无任何区别。

此外，某些神经递质和神经活性物质的改变，如谷氨酸盐、GABA等，也与听觉器官的老化有关。

二、病理

老年性聋的病理变化发生于包括外耳、中耳、内耳、蜗神经及其中枢传导径路和皮层的整个听觉系统中。

外耳：耳郭和外耳道皮肤、软骨等均可出现老年性改变，如皮肤粗糙、脱屑、软骨弹性降低等，但这对听力并无明显影响。

中耳：由于结缔组织的退行性变，如弹性纤维减少，透明变性，钙质沉着，以及肌肉萎缩等，可使鼓膜、鼓室内的韧带和听骨链中的关节等物理特性发生改变，镫骨周围环状韧带的弹性减退，可影响足板的活动，甚至发生固定，而出现传导性听力障碍。

内耳：基底膜可出现增厚，钙化，透明变性；螺旋韧带萎缩；内、外毛细胞萎缩，伴支持细胞减少；血管纹萎缩；螺旋神经节细胞退变，耳蜗神经纤维变性，数量减少。内耳血管亦随年龄的逐渐增高而出现退化、萎缩，如耳蜗内的放射状细动脉，毛细血管等。迷路动脉的硬化，管腔狭窄亦与内耳的退变有关。

听觉中枢神经系统：在老年性聋中，其听觉传导通路和皮层中的神经核团亦可发现神经节细胞萎缩凋亡，数量减少，核固缩等改变，如蜗腹侧核、上橄榄核、外侧丘系、下丘及内侧膝状体等。

综上所述，可见老年性聋的病理变化比较复杂，范围广泛，但每一位个体的主要病变部位，一般仅限于1~2处，且个体差异较大。在此基础上，Schuknecht（1974）将老年性聋的病理变化分为4种不同的类型。

1. 感音性老年性聋　此型以内、外毛细胞和与其相联系的神经纤维萎缩、消失为主要特点。病变从底周末端开始，逐渐向顶周缓慢发展。外毛细胞一般首先受损，然后累及内毛细胞。纯音听力图以高频陡降型为特点，早期低频听力正常。Covel（1957）等曾认为毛细胞的这种病变属于耳蜗螺旋神经节细胞萎缩的继发性改变，但随后 Johnsson 等（1972）通过大量的病理解剖发现，从儿童时期开始，毛细胞已出现萎缩，随着年龄的增长，它以非常缓慢的速度逐渐发展，加重。亦有人认为，支持细胞可能是最早发生退变的细胞。

2. 神经性老年性聋　耳蜗螺旋神经节和神经纤维的退行性变是本型的主要特征。表现为神经节细胞大小不一、核固缩、偏移，细胞数量减少，伴神经纤维变性，数量减少。但施万细胞正常。病变以底周和顶周较重。Schuknecht（1955）观察到，虽然猫的耳蜗底周螺旋神经节细胞消失多达80%，但仍可维持正常的听阈；而在人体，如耳蜗某一部位的螺旋神经节细胞有75%以上发生退变，则其相应频率的听阈可出现变化。临床上表现为，在纯音听阈的所有频率均出现提高的基础上，高频听力通常受损较重，言语识别能力明显下降，与纯音听阈变化程度不一致。

3. 血管性老年性聋　又称代谢性老年性聋。因为在生理状态下血管纹产生能量，以调控内淋巴的电离子浓度，维持正常的蜗内电位，从而保证耳蜗的正常生理功能，故本型又有"代谢性老年性聋"之称。本型以耳蜗血管纹萎缩为病变特点。病损常波及到包括从顶周到底周的全部血管纹，所以患者的听力曲线多呈平坦型，言语识别率可正常。

4. 耳蜗传导性老年性聋　或称机械性老年性聋。在本型，耳蜗及听神经均无明显病变，但基底膜因增厚、透明变性、弹性纤维减少等而变得僵硬，特别是在底周末端基底膜最狭窄处，尤为明显。Schuknecht 认为，这是一种以基底膜弹性减退为特征的机械性或耳蜗传导性聋。纯音听力图表现为以高频听力下降为主的缓降型听力图。

三、症状

1. 听力下降　不明原因的双侧感音神经性聋，起病隐匿，进行性加重，但进展速度通常甚为缓慢。一般双耳同时受累，亦可两耳先后起病，或一侧较重。听力损失大多以高频听力下降为主，言语识别能力明显降低。在部分患者，言语识别率可较纯音听力下降更为严重，并且往往是引起患者或家属注意的第 1 个症状。开始时该症状仅出现于特殊的环境中，如当许多人同时谈话，或参加大型的会议时，老年人常感听话困难。以高频听力下降为主者，患者常常对如鸟鸣、电话铃声、门铃声等高频声响极不敏感。病情逐渐发展后，患者对一般的交谈亦感困难。言语识别能力的降低与纯音听力下降的程度不相称的原因可能为：

（1）听觉通路中神经元的退变。

（2）高频听力下降明显，而中、低频听力尚可。

2. 耳鸣　多数病例均有一定程度的耳鸣，开始为间歇性，仅于夜深人静时出现，以后逐渐加重，可持续多日。耳鸣多为高调性如蝉鸣、哨声、汽笛声等，有些为数种声音的混合；有些患者诉搏动性耳鸣，可能与并发的高血压、动脉硬化有关。

3. 眩晕　不是老年性聋的症状，但老年性聋病例可有眩晕，可能与前庭系老化或椎-基底动脉的老年性病变有关。

4. 其他　疾病晚期，由于听力下降，社交能力差，精神状态受到不同程度的影响，甚至出现孤独、压抑、反应迟钝等精神变化。

四、检查

1. 鼓膜　无特征性改变。一般老年人鼓膜混浊者较多，有时在靠近鼓环处可见白色半环形条带，其他如钙斑、萎缩性瘢痕、鼓膜内陷等亦可见。

2. 纯音听力曲线有不同类型　如陡降型、缓降型、平坦型、盆型、马鞍型及轻度上升型等，其中以前 3 种类型最为常见。一般男性缓降型较多，女性平坦型较多。

除感音神经性聋以外，由于鼓膜、听骨链随年龄老化而发生僵硬，故老年性聋中亦可并发传导性听力下降而呈现混合性聋，但仍以感音神经性聋为主。

3. 阈上功能试验

（1）重振试验：耳蜗病变时重振试验阳性，如耳蜗病变和蜗后病变并存，阳性的机会也较多；或仅有轻度的重振或部分重振现象。

（2）短增量敏感指数试验（SISI）：正常或轻度增高。

4. 言语试验　言语识别率降低者多，与纯音听力下降的程度常不一致，有些病例的纯音听力图仅示轻、中度损害，而其言语识别率却明显下降；相反，有些言语识别率轻度降低，纯音听力却明显下降。

噪声干扰下的言语、滤波言语、竞争语句、交错扬扬格词、凑合语句等敏化言语（或称畸变言语）试验可出现识别力降低。

五、诊断

60 岁以上老年人出现的双耳渐进性感音神经性聋，在排除其他病因以后，即可诊断为老年性聋。然而，老年性聋的发病年龄并不固定，有 70 岁以上的老年人两耳听力仍相当敏锐，亦有少数人年仅 40 余岁，即出现听系统老化现象。诊断中可结合全身其他器官衰老情况综合分析，并仔细排除药物中毒性聋、噪声性声损伤、梅尼埃病、耳硬化症、鼓室硬化、中耳粘连、听神经瘤、高脂血症、糖尿病以及自身免疫性感音神经性聋、遗传性进行性感音性聋等，方可做出诊断。

六、预防

预防衰老始终是人类的理想，但至今并无良方。以下方法或可延缓听系统的衰老过程。

1. 注意饮食卫生，减少脂类食物，戒除烟酒嗜好，降血脂，防治心血管疾病。

2. 避免接触噪声。

3. 避免应用耳毒性药物。

4. 注意劳逸适度，保持心情舒畅。

5. 进行适当的体育活动。

6. 改善脑部及内耳血循环。

七、治疗

由于衰老是一种自然规律。目前，尚无方法加以逆转，故性激素，维生素（A、B、E等）和微量元素以及血管扩张剂等对本病均无确切的治疗效果。

建议早期佩戴适当的助听器。目前认为，老年人的言语识别能力差可能与中枢听系功能障碍以及患者的认知能力下降有关，故早期佩戴助听器可尽早保护患者中枢神经系统的言语识别功能。此外，应告知患者家属，与患者交谈时避免向患者大声喊叫，言语应尽量缓慢而清晰，必要时可借助于面部表情或手势，以帮助患者了解语意。

（刘翔毅）

第七节　伪聋

伪聋又称诈聋。顾名思义，诈聋不是一种疾病，而是伪聋者为了达到某种目的（包括诉讼、经济、政治等目的），在听功能完全正常的情况下伪装耳聋；或虽有轻微的听力障碍，而有意夸大其听力受损的程度，故这种伪聋又称为夸大性聋。

一、表现形式

1. 单侧伪聋　比较多见。因为单侧伪聋伪装起来比较容易，伪聋者认为，在这种装聋的情况下，可以照常生活、工作而不容易被察觉，可能达到目的。

2. 双侧伪聋　伪聋者佯装双侧耳聋。这种伪聋较单侧伪聋困难。

3. 部分性伪聋　少见。此类伪装者大多对听力测试内容和技术有所了解。

4. 伪装聋哑　伪聋者不仅伪装两耳全聋，而且装哑。短暂的"装聋作哑"不难，但若时间较长，终会被识破。

二、检查方法

检查时，医师宜戴口罩，亲自询问受试者的病史，如耳部或头部受伤史，受伤部位，打击方式；耳聋的程度；有无耳鸣、眩晕、平衡失调等伴发症状；以及过去的听力状况等。并同时观察受试者的举止行为、神态等，注意耳聋的程度是否与其行为反应的情况一致。然后检查受伤部位，外耳及鼓膜。遇有以下情况时，应疑及伪聋的可能，并进一步做以下相关检查：①耳语试验或言语测听时，受试者的反应迟疑不决，且可排除因智力障碍，方言不懂或严重的耳鸣而带来的影响。②受试者所述受伤情况与耳部初步检查结果不一致，如诉耳部拳击后发生全聋，但却无耳鸣，眩晕等内耳受损症状，外耳道及鼓膜完全正常。③正常情况下，手指塞非"聋"耳时，在1.5~4.5m处受试者应可听到语声，如受试者听不到，则有伪聋之可能。④音叉试验时骨导完全消失。⑤各种测试方法的结果不一致，同一测试方法，其前后各次检查结果亦有很大差异。

1. 单耳伪聋测试法

（1）音叉中线骨导试验：堵塞非"聋"耳，将振动的音叉置于头部中线上任何一点时，若受试者否认非"聋"耳能听到音叉声，示有伪聋可能。

（2）听诊器试验：测试前先用石蜡封闭听诊器一侧之耳塞孔，但表面不露任何痕迹，定不让受试者了解情况。测试时先将该耳塞置于非"聋"耳，另一侧耳塞置于"聋"耳，检查者口对漏斗形听诊器头讲若干语句，并请受试者复诵之。此时受试者均能复诵。继之，不用听诊器，而请受试者用手指堵塞非"聋"耳，再如法试之。若此时受试者不能复诵，则可能为伪聋。

（3）双语声管试验：通过听管或耳机，对受试者双耳分别播送内容和速度不同的语句。伪聋者，由于双耳所听到的语句互相干扰，仅能复诵少量单侧或双侧所播送的语句。而真为单侧耳聋者，仅健耳可听到语声，故能准确复诵健耳所听到的语句。

（4）朗诵试验：此试验的原理为：当环境有嘈杂声时，正常人必将不自觉地提高自己说话的声强，企图超过环境声的响度。测试时，先嘱受试者按平常一般声调朗读若干语句，不得中断，然后以噪声器向"聋"耳播放噪声，并逐渐提高其强度。如受试者随噪声强度的增加而提高其朗读声，提示可能为伪聋。而真聋者不会受到噪声的干扰。

（5）纯音听力计测试法：正常情况下，当测试条件（如仪器，操作人员，测听室等）不变时，数次复测的纯音听阈阈值的变动一般不超过10dB；如相邻两个以上频率的听阈变化大于10dB，示听力有变化。伪聋者，不仅数次测试结果明显不同，而且听力曲线多为平坦形或碟形，甚至可能出现数个起伏很大的波形，而且骨导听阈较气导听阈反可高出20dB或20dB以上（此时应排除前半规管裂）等。此外，若用强度级很高的纯音反复测试"聋"耳而健耳不加掩蔽时，不出现音影曲线，或数次出现的"音影曲线"差别很大，示有伪聋之可能。真正的耳聋患者，在相同的条件下，尽管反复测试，其"音影曲线"亦无明显区别。

（6）声导抗听力测试法：声反射阈正常或低于纯音"听阈"，表明受试者有伪聋或精神性聋的可能。

（7）电反应测听法：电反应测听法是一种不受受试者主观意识和行为配合影响的客观测听法，其结果客观，可靠，在伪聋的诊断中具有重要价值。凡ABR波Ⅴ反应阈正常或低于主观"听阈"，可提示为伪聋或精神性聋。疑为夸大性聋者可从ABR反应阈和（或）中潜伏期测试中进行鉴别。

2. 双耳伪聋测试法

（1）耳蜗眼睑反射试验：当受试者不注意时，乘其不备，以强声刺激之，受试者此时若出现眨眼运动，示有听力存在。

（2）睡眠惊醒试验：当受试者熟睡时，突然予以强声刺激，此时受试者若能被强声惊醒，证明其听力存在。而精神性聋患者在熟睡中"耳聋"仍然存在。故此法可用于鉴别伪聋和精神性聋。

（3）瞳孔反射试验：给一个强声刺激时，瞳孔的大小通常会出现变化，如系真聋，瞳孔的大小不变。

（4）纯音听力测试法、声导抗测试法和电反应测听法同单耳伪聋检查法。对伪聋的诊断必须本着实事求是的态度，认真、细致地进行检查，客观、科学、慎重地做出结论，在未获得确实可靠的检查结果以前，定不能轻率地做出结论。在诊断中，耳科医师仅应该从专业的角度对受试者作出听力是否正常，以及听力损失程度的可靠判断。

（刘翔毅）

第八节　功能性聋

一、概述

功能性聋又称癔症性聋或精神性聋。常由于精神因素刺激和长期心理过度忧虑，使听觉神经通路内突触阻力增加，发生"听而不闻"的现象。耳传音系统和感音系统及听神经无器质性病变。该病与伪聋的根本区别在于患者意识上毫无装聋的企图。

二、诊断与鉴别诊断

1. 诊断

（1）典型症状及病史：听力突然严重减退或丧失，不伴耳鸣和眩晕。起病前有明显的精神因素诱发史。说话声不因耳聋而加大声响。回答问题刻板、缓慢、变化多。

（2）癔症：症状多伴有不语。过度凝视、情绪过度激动或忧郁、四肢震颤等。

（3）专科检查

①语言听阈：明显低于纯音实用听阈，反复纯音测听结果变化大。

②声导抗检测：镫骨肌反射存在，无音衰，耳声发射存在。

③听性脑干诱发定位：测试正常。

2. 鉴别诊断　鉴别诊断应包括突发性聋、伪聋、夸大性聋等。对有伴发症状者必须排除器质性病变如癫痫、心血管疾病、颅内占位性病变等。诊断应注意收集有关精神心理创伤病史。纯音测听检查多为双耳重度聋或全聋，缓慢发生者可能为单侧发病。声导抗测试、耳声发射、听性脑干反应等客观测听多无异常发现。与伪聋的鉴别：伪聋患者有意识及企图，多为单侧，表情机敏，言谈正常；耳蜗瞳孔反射和耳蜗眼睑反射阳性。

三、治疗

本病可突然自愈。

1. 暗示疗法　先承认有器质性病变存在（阳性暗示），同时强调本病能完全治愈，再配合暗示治疗方案，使患者深信病变已经清除。

2. 戴助听器　有一定效果。

（刘翔毅）

第九节　自身免疫性聋

一、概述

自身免疫性聋系因自身免疫反应引起内耳损伤产生的耳聋。该病病因不清，治疗效果不理想。研究证实，患者血清中存在抗内耳组织的特异性抗体，听神经可以同时受累。自身免疫性聋可以源于耳蜗或蜗后。免疫复合物可引起膜迷路积水（内淋巴水肿）、螺旋神经节细胞变性、螺旋器及血管纹萎缩等免疫损害，好发于青壮年。

二、诊断与鉴别诊断

1. 诊断

（1）症状体征：双耳非对称性进行性听力减退。两耳可同时发生或先后发生。双耳听力下降，在数周内进行性加重，但可波动，时轻时重，年龄多在 20~50 岁，可同时存在全身性免疫性疾病。有头晕、不稳感，不伴眼震，提示累及前庭功能。

（2）专科检查：耳镜检查正常，但以下检查可异常①纯音测听为双耳感音神经性聋。②耳声发射可消失。③如听神经受累，ABR 无反应。

（3）实验室检查

①血清非特异性抗体检查：如抗线粒体抗体、抗血管内皮抗体、抗内质网抗体、抗核抗体（ANA）。ANA 阳性患者病情一般较 ANA 阴性者严重。

②血清内抗内耳组织特异性抗体检查：约 54% 阳性。

③白细胞移动抑制试验：将人内耳膜组织制成抗原，对待检患者血液白细胞进行刺激，若致敏白细胞游走受到抑制，可判断白细胞是否被内耳组织抗原致敏。

④淋巴细胞转化率：根据淋巴细胞转化率判断患者机体细胞免疫状态，诊断自身免疫性内耳病。

⑤淋巴细胞亚群分析：自身免疫性内耳病患者淋巴细胞 T_4/T_8 值升高。可能由于在自身免疫状态下抑制性 T 细胞数量减少，难以对 B 淋巴细胞产生抗体和其他 T 细胞亚群起到有效的抑制作用。

以上检查如有两项以上异常，对自身免疫性聋有重要的参考价值。由于本病无满意的客观诊断方法而可用治疗性诊断。

2. 鉴别诊断　全面系统地收集病史，详尽的耳鼻部检查，严格的听功能、前庭功能和咽鼓管功能检测，必要的影像学和全身检查等是诊断和鉴别诊断的基础。客观的综合分析则是其前提。

三、治疗

选用环磷酰胺、糖皮质激素等免疫抑制药效果较好；但停药后可复发，再次用药仍有效。

1. 糖皮质激素　如泼尼松龙，治疗 1 个月，成人可维持 2~3 个月。

2. 细胞毒性药物　环磷酰胺可与糖皮质激素联合应用。

3. 血浆抽提疗法　不能耐受药物疗法时可采用此法。将自体血过滤，加入 5% 白蛋白注射液再输入体内、每周 1 次，共 2 周，可提高听力。本疗法旨在抽提淋巴细胞，转移体液与细胞循环的免疫病理状态。

（刘翔毅）

第十二章

耳鸣

公元前 4—5 世纪，Hippocrates 已对耳鸣有所记录。而最早的文字记载，见于公元前 16 世纪埃及的沙草纸的古写本中。由于患者对耳鸣所致的烦恼常是主观的，而客观评定的方法不多，致使临床医师对其不甚了解，且定位诊断困难，治疗方法不足，而成为临床难题。

一、定义

耳鸣为无相应的外界声源或电刺激，而主观上在耳内或颅内有声音感觉。耳鸣是一类症状而非一种疾病。耳鸣的发生率平均为 3% 至 30%。随着年龄的增长，耳鸣发病率升高，高发年龄在 50~60 岁。两性患病率各家统计不一。

耳鸣不应包括声音幻觉及错觉，有认为也不包括来自身体其他部位的声音，如血管搏动声、腭咽喉肌阵挛的咔哒声、咽鼓管异常开放的呼吸声，这些可称为体声（somato-sounds），过去称为"客观性耳鸣"。颅内的鸣声，称为颅鸣，实为来自双耳立体声的听觉作用的表现形式。

耳鸣常为许多疾病的伴发症状，也是一些严重疾病（如听神经瘤）的首发症状，且常与听觉疾病同时存在，如耳聋及眩晕，且表现为首发症状，故临床上应加以重视。

二、耳鸣的分类

耳鸣是累及听觉系统的许多疾病的不同病理变化的结果，病因复杂，机制不清，故分类困难。传统的耳鸣分类法很多，如根据耳鸣的发源部位分为耳源性耳鸣和非耳源性耳鸣；根据耳鸣的病变部位分为传导性耳鸣、感音神经性耳鸣、中枢性耳鸣；根据耳鸣的病理生理特点分为生理性耳鸣、病理生理性耳鸣、病理性耳鸣、心理性耳鸣、假性耳鸣等；根据患者的感受情况分为主观性耳鸣和客观性耳鸣；根据耳鸣的发生情况分为自发性耳鸣和诱发性耳鸣；根据耳鸣的病因分为噪声性耳鸣、药物性耳鸣、中毒性耳鸣、外伤性耳鸣等；根据耳鸣声的来源分为神经源性耳鸣、血管源性耳鸣、肌源性耳鸣、呼吸性耳鸣等；根据耳鸣的音调分为低调性耳鸣、高调性耳鸣、复合音耳鸣；根据耳鸣的持续时间分为持续性耳鸣、间歇性耳鸣、发作性耳鸣；根据听力情况分为伴有听力损失的耳鸣、不伴有听力损失的耳鸣等。这些分类法都有它的局限性，临床上应用时要加以选择。为了便于诊断与治疗，最为实用的分类法是根据病因及功能障碍部位的分类。

1. 按听功能障碍部位的分类　耳鸣部位的诊断及病因诊断常常交杂在一起，通常根据功能障碍的部位而做出耳鸣的定位诊断。但是，相同部位的病变可能有着多种病因，如耳蜗的病变，可由噪声、药物、衰老等损害所致。且耳鸣的发生，往往是某一部位的病变达到某种程度所致。故从临床上，对耳鸣的了解与处理常常取决于听功能障碍的部位。但是由于对耳鸣的发病机制尚无深入的了解，因而引起耳鸣的确切解剖部位尚难确定。

（1）传导性耳鸣：多为低频、宽频带、持续性或搏动性耳鸣。能用相当于听阈的音量掩蔽。

（2）感音神经性耳鸣：常见于感音神经性听力损失耳，耳鸣为窄频带声，其频率常位于高频下降型听力损失区之外侧。

（3）中枢性耳鸣：见于脑干或中枢听觉通路的病变。可能为一种反射性表现，对掩蔽反应差。

2. 按病因的分类

（1）生理性耳鸣：主要为出现于颅内的体声。听力正常者在极安静的环境中可听到下列声音：①血液循环的嗡嗡声或肌肉的颤音。②空气在鼓膜上或耳蜗内液体的布朗尼运动产生的声音。③剧烈运动或情绪激动时的搏动性耳鸣。④头侧放于枕头上，颞区或耳区的动脉被压而致部分阻塞时，可出现搏动性耳鸣。上述情况乃由于"塞耳效应"，即堵耳效应及环境噪声降低所致。⑤吞咽时的咔哒声是因咽鼓管开放时，其黏膜的表面张力被打破之故。

（2）病理生理性耳鸣：可能为耳蜗或脑干功能的微小障碍所致；也可能是未被发现的疾患，而该疾患本身的病变程度尚不足以引起耳鸣，但加上发生耳鸣的"触发因素"。常表现为短暂耳鸣。

①自发性耳鸣：许多人曾偶然出现过数秒钟的哨声样耳鸣。约15%的人曾有过5分钟以上的耳鸣。

②噪声性耳鸣：耳鸣的发生与内耳神经元自发活动紊乱有关。

③药物性耳鸣：可分两类。

a. 不伴听力损失的药物：此类药物多达55种，如抗癌药（氨甲蝶呤）、抗惊厥药（卡马西平）、抗菌药及抗虫药〔磺胺类药、氨苯矾、四环素、多西环素（强力霉素）、甲硝唑、利尿剂（环戊丙甲胺）〕、精神病用药（莫灵顿、多虑平、阿米替林、优降宁等）、抗组胺药（苯海拉明、异丙嗪等）、影响β-肾上腺素能受体药（普萘洛尔）、麻醉镇痛药（丁哌卡因、利多卡因、吗啡等）、中枢神经系兴奋药（氨茶碱、咖啡因）、血管扩张药（硝酸异山梨酯）、糖皮质激素类药（氢化泼尼松等）、非甾体类镇痛药（布洛芬）、有机溶剂（甲醇、乙醇、苯）、免疫抑制剂（青霉胺）、降糖药（降糖灵）等。此类药物引起耳鸣的发生率尚不清楚。

b. 伴听力损失之药物：此类药物有抗癌药（顺铂、氮芥等）、氨基苷类、环肽类、复烯类、大环内脂类抗生素、4-基喹啉（氯喹等）、8-基喹啉（伯氨喹）、奎宁类药、利尿剂（利尿酸、速尿等）、解热镇痛药、水杨酸盐类（水杨酸盐制剂）、布洛芬及氯灭酸、甲灭酸等非甾体类抗炎镇痛药、口服避孕药、抗甲状腺素药等。发生的机制与耳蜗神经纤维自发放电率出现异常有关。

4）毒血症性耳鸣：毒血症可致短暂的或持久的耳蜗损害，或作为已存在缺陷的耳蜗的耳鸣触发因素。

（3）与某些疾病相关的耳鸣

①体声：听系统外的耳鸣。

A. 肌性：最常见的为腭肌阵挛，耳鸣为与肌阵挛同步的咔嗒声。常自发消失。此种耳鸣可被身旁之人听见。中耳肌阵挛所致之耳鸣可出现于眨眼时，或为自发，或自主性，也见于声刺激及耳郭皮肤刺激致镫骨肌收缩而出现。可用小量卡马西平治疗。咽鼓管开放或关闭也可出现咔嗒声耳鸣，颞颌关节异常时，张、闭口也可出现咔嗒声，另外，咬紧牙关时也可出现一种颤动型声音，适当的口腔科治疗可全部或部分缓解。

B. 呼吸性：咽鼓管异常开放，耳内常出现与呼吸同步的吹风样声，且可有自声过强。本病常发生于过度消瘦者；也可见于潜水、吹奏乐器等职业者。

C. 血管性：为搏动性耳鸣，难以确定是生理性还是病理性。常间歇性出现，它可以是唯一的耳鸣声或为一种附加的耳鸣声；或为一种高调感音神经性耳鸣叠加的搏动性变化。此种耳鸣有时是属于一些疾患的症状，故应注意：a. 确定耳鸣是否与心脏搏动同步。b. 测量血压。c. 对双耳、颈的双侧及头部进行听诊，可听见低调、搏动性声音。d. 压迫每侧颈静脉及乳突区，观察耳鸣是否消失或减轻。最常见的病因是同时存在高血压的动脉粥样硬化或血管扭曲引起动脉性涡流现象所致。不常见的病因为动脉性动脉瘤、动静脉瘘、颈静脉球体瘤，其中以乳突导静脉的畸形与高位颈静脉球常见。当头转向耳鸣的对侧、压迫患侧颈静脉时耳鸣减轻，可诊断为动静脉瘘。血管性耳鸣可由宽带噪声所掩蔽，但纯音不能掩蔽。

②传导性耳鸣：引起外耳道阻塞的疾病可致耳鸣，耵聍触及鼓膜时可引起耳鸣，鼓膜穿孔、急性或慢性中耳炎、听骨链病变，鼓室积液，鼓室肿瘤也可伴有耳鸣。当出现传导性听力损失时，由于堵耳效应以及环境噪声减低使正常掩蔽效应减小，致耳鸣被发现或加剧。

③感音神经性耳鸣：大部分来自蜗内疾患。感音神经性耳鸣可分为感音性、周围神经性及中枢神经性耳鸣。但较难明确分开，且常互相混合。

a. 感音性耳鸣：为耳鸣中最常发生的部位，常见的为老年性聋、耳毒性药物性听力损失、噪声性听力损失、梅尼埃病、迟发性膜迷路积水、外淋巴瘘、内耳感染、耳硬化症、Paget 病及耳蜗血管性缺陷等。耳蜗性耳鸣的特征千变万化，通常耳鸣的音调易匹配，且位于听力障碍的频率范围内或其附近。临床听力学检查有助于诊断。耳鸣的严重程度及发生率与听力损失有明显关系。感音性听力损失越重，越易产生耳鸣。耳鸣的响度也随听力损失加重而增加。但是，耳鸣亦可发生于听力正常者。约有 1/3 之中度及重度听力损失者不伴有耳鸣；这一点至今尚无法解释。

耳蜗性耳鸣发病的机制仍不甚清楚，从神经电生理和耳蜗微机制方面学说有：神经元自发放电节律异常，耳蜗的机械功能障碍，耳蜗的微力学活动异常，耳蜗内的机械反馈作用和外毛细胞摆动失调等。

b. 周围神经性耳鸣：听神经瘤的耳鸣为首发症状者约占 10%，单侧性耳鸣而听力正常者，一定要排除听神经瘤。听神经疾患致耳鸣者比耳蜗疾病者少见，且多为较大的嗡嗡声。其机制未明，可能与神经纤维的变性引起纤维间交互传递或神经纤维传递变慢有关。听神经纤维排放时静止状态的失真，神经纤维的传递变慢，可引起到达大脑的神经纤维异常点火模式，即可出现耳鸣。

c. 中枢神经性耳鸣：常发生于原有的或潜在的周围性听功能障碍之耳，如迷路或听神经手术后出现耳鸣。也可由紧张状态作为促发或加剧因素而致。肿瘤、血管性异常、局部炎症、多发性硬化等侵及听传导径路者皆可发生耳鸣。耳鸣常呈现为白噪声样。如耳鸣与脑血管疾病发作同时出现而无听力障碍时，多为中枢神经性耳鸣。另外，患者诉述耳鸣是在头内部时，有可能为中枢性，但也可能是无法描述耳鸣部位的双侧耳蜗性耳鸣。

④反射性（非听觉疾病性）耳鸣：a. 颞颌关节疾患或咬合不良。b. 颈椎关节病、颈损伤（甩辫子损伤或插管麻醉时），椎动脉功能障碍可能为部分原因。这些疾患常有嚼肌及颞肌、枕、额肌以及颈肌等肌肉痉挛。可致张力性头痛而使耳鸣加剧，耳鸣又可致肌张力增加转而加重耳鸣。

⑤全身疾病性耳鸣：某些疾患可导致耳鸣，如甲状腺功能异常、糖尿病、多发性硬化、碘、锌缺乏、贫血、偏头痛、高血压、高血脂、肾病、自身免疫性疾病等。

（4）假性耳鸣：为耳鸣样声，但不遵循耳鸣的定义。

①自然环境声：偶然，外来声音类似于耳鸣声，或附加于耳鸣之上，如钟声、风吹电线声、变压器、家用电器的嗡嗡声，环境声仅在家中某一房间才听见，或在特定的地理位置，且可为其他人所听见。但患者的听力在正常范围内。

②伪病：有些人为了某种目的，夸大了耳鸣的程度及影响，部分是属于法医学范畴。

（5）耳鸣发生机制的新假说——中枢高敏学说：过去一直认为，大部分耳鸣是耳蜗病变的结果。但越来越多的证据表明，中枢神经系统也参与了耳鸣的产生和维持。听系和非听系中枢、自主神经系统、边缘系统等均与耳鸣有关。

在迷路切除和第Ⅷ对脑神经切断后耳鸣患者仍感到耳鸣持续存在。耳鸣可以在人工耳蜗植入后通过电刺激第Ⅷ对脑神经而受到抑制。一侧耳的耳鸣可以被同侧和对侧噪声所掩蔽。电刺激耳鸣患者的中间神经时，可引起耳鸣响度的变化等等。而正电子发射断层成像、功能性 MRI（PET、fMRI）等研究发现耳鸣患者的左侧听皮层代谢活动显著升高，给动物注射水杨酸后单纤维记录显示部分听神经纤维、下丘神经元、初级听皮层内单个神经元的自发放电活动增加等。此外，心理学研究也提示，耳鸣与中枢神经系统功能（意识、注意力、情绪、学习和记忆）有关，连续耳鸣会对人造成长期心理负荷而影响身心健康，而不良情绪又可以加重耳鸣。

中枢高敏学说认为，耳鸣是一种由外周或中枢病变引起的、中枢神经系统参与的心身疾病的症状。外周或中枢病变后，听觉神经系统及其相关脑区的自发电活动是耳鸣发生的神经生理学基础。不管外周或中枢病变，中枢神经系统都参与长期耳鸣的维持，中枢敏感性的异常增高是耳鸣产生与维持的主要原因。心理因素与耳鸣密切相关，耳鸣是典型的心身疾病。

三、影响或触发耳鸣的因素

1. 噪声　噪声的接触可致原有的耳鸣加重，但也可使耳鸣减轻或缓解（故可采用掩蔽声以治疗耳鸣），或促发出另一种耳鸣声而与原有的耳鸣声混合。急、慢性声创伤（慢性声创伤如响度很高的音乐）也可引起耳鸣。

2. 心理学等其他因素　因家庭、婚姻、职业、意外事件等方面的精神压力可触发耳鸣发生。而耳鸣又可使患者出现压抑、忧郁、烦躁、情绪波动、过分忧虑等心理障碍，心理障碍又加重耳鸣，从而互相影响，出现恶性循环。疲劳时可使耳鸣加重，心情愉快可使耳鸣减轻，大部分患者卧位时耳鸣加重，但有少部分患者感到减轻，女性月经期可致耳鸣加重，减肥食品既可使耳鸣患者症状加重，但也可使耳鸣缓解，某些食品可使体内产生变态反应而致耳鸣，奶酪类食品、巧克力、含咖啡因的饮料、酒精、烟草可加重耳鸣。

四、儿童的耳鸣

何以感音神经性听力损失的儿童耳鸣的主诉不若成人那样多。实际上，儿童与成人一样，耳鸣常发生于听力障碍者，其发病率约为56%～66%。先天性耳聋很少出现耳鸣的主诉。儿童耳鸣的高发生率与缺乏主诉之间的明显不一致，可能是由于患者认为耳鸣是正常情况，缺少心理上的负担。

1. 听力正常儿童的耳鸣　Nodar（1972）报告，在2 000名学生中通过听力测试的儿童中有13.3%有过"噪音"，未通过听力测试的儿童58.6%耳内曾经有过"噪音"。耳鸣最常见于13～15岁的孩子，93例5～16岁的英国儿童中有29%的人曾经感受到耳鸣（Mills，1986），7～10岁的加拿大儿童耳鸣发生率为36%，美国为32%，英国17%（Stouffer，1992）。

2. 听力异常儿童的耳鸣　Mills（1984）报告，66例5～15岁的分泌性中耳炎儿童中3%有耳鸣，与没有听力损失儿童的耳鸣发生率相似，复发性中耳炎也不增加耳鸣的发生。

与听力正常或全聋者比较，耳鸣更容易发生在听力下降的儿童。多数情况下，耳鸣常发生于听力损失耳。但有学者报告，89%单侧感音神经聋患者的耳鸣出现在听力较好耳；因重度感音神经聋而佩戴助听器的患者，70%报告耳鸣常发生于戴助听器的一侧。深度聋的患儿很少有耳鸣，但研究发现，平均听阈在70～110dB的患儿35%有耳鸣。

3. 儿童与成年人耳鸣的差异　与成年人不同的是，儿童很少单独主诉耳鸣，一般是先主诉耳聋。儿童可能认为耳鸣是与生俱来的，每个人都有耳鸣。

有听力损失的儿童常为间断耳鸣，有听力损失的成年人常为持续耳鸣，听力正常的儿童则常有持续耳鸣。先天性聋哑儿童一般无持续的耳鸣，这是因为异常的传入神经活动尚不能达到听觉阈值，在成年人这种异常传入神经活动已超过其听觉阈值因而成为耳鸣。儿童间断性耳鸣的另一个解释是，间断性耳鸣比持续耳鸣更容易分散注意力。

五、耳鸣的临床意义

1. 耳鸣的后果　耳鸣对患者影响程度的大小，按其顺序为失眠、听功能障碍、头昏、注意力不集中、情绪激动、焦虑、忧郁、孤独。

2. 耳鸣的严重程度　必须对耳鸣严重性的程度做出评定，以确定是否需进行治疗，以及对治疗的结果进行评价。耳鸣严重程度的分级如下。

（1）轻度耳鸣：耳鸣为间歇性发作，或仅在夜间或很安静的环境下才感到有轻微耳鸣。

（2）中度耳鸣：耳鸣为持续性，即使在嘈杂的环境中也感到耳鸣的存在。

（3）重度耳鸣：耳鸣为持续性，严重地影响患者的听力、情绪、睡眠、生活、工作和社交活动等。

（4）极重度耳鸣：耳鸣为长期持续性，且响声极大，患者难以忍受，极度痛苦，甚至无法正常生活。

3. 耳鸣的心理学问题　大量事实表明，耳鸣与心理因素密切相关。心理因素可以是耳鸣的原因，也可以是耳鸣的结果。心理因素引起的耳鸣，是典型的心身疾病。耳鸣成为第一主诉，可能是由于这部分人对耳鸣的耐受阈较低，或中枢神经系统的敏感性较高之故。在遇到这类耳鸣患者时，应仔细追问病史，并首先取得患者及其家属的信任，争取弄清心理和社会方面的原因。耳鸣也可以引起严重的心理反应，甚至心理障碍，其耳鸣严重到不能忍受、不能进行正常的工作和生活、并有自杀行为或倾向。治疗这类患者，在积极治疗原发疾病的同时，耳鸣习服疗法有较好的效果。即帮助患者树立正确的"耳鸣观"，纠正对耳鸣的错误认识，增加对耳鸣及其原发病的心理认同和心理适应，消除"耳鸣情绪"，配合全身松弛训练、转移注意力和自我心理调适等方法，争取忽略和习惯耳鸣，提高生存质量，成为新的"耳鸣感受"。因为观点不同，情绪不同，耳鸣感受也不同。

六、耳鸣的诊断

1. 病史的采集　病史采集极为重要，是耳鸣诊断的关键。

（1）耳鸣是否并发听力损失及眩晕：三者之间出现时间先后的关系。

（2）耳鸣出现的时间：持续时间，变化的过程，诊断及治疗过程，目前现状。

（3）耳鸣的特征：包括部位及耳别，持续性或间断性，间断的时间以及有无规律性变化。

（4）耳鸣音调的性质：是高调，还是中调、低调，耳鸣声的具体描述，如蝉鸣、哨音、汽笛声、隆隆声、风吹电线声、风声、拍击声及咔嗒声等。是搏动性还是非搏动性，搏动性是否与心跳或脉搏同步，是否与呼吸有关，音调性质有否变化。

（5）耳鸣响度：可与环境声或生活声比较。

（6）耳鸣的严重性：对情绪及生活、工作的影响，使患者感到烦恼的程度，焦虑及抑郁是原因还是后果，是否可逐渐适应。

（7）耳鸣的可能原因：耳鼻咽喉科尤其是耳科的过去病史、头外伤、声创伤、耳毒性药物史、心脑血管疾病史、变态反应疾病史等。女性患者应了解与月经期的关系。

（8）耳鸣的触发或加剧等影响因素。

（9）耳病及与耳病有关的全身性疾病情况：特别是神经系统疾病的病史询问，以便确定耳鸣是否与神经系统疾病有关。

（10）患者自身控制耳鸣的方法：如听音乐、散步、旅游等。

（11）家族史：特别是与耳鸣有关的疾病史。

2. 临床一般检查

（1）系统检查：应与内科及神经科医师合作，根据需要，进行有关病变及功能状态的检查。

（2）耳鼻咽喉科检查：尤其是耳科的详细检查。并应做颈部、颞颌关节功能检查。如为搏动性耳鸣，应做头及颈侧及耳的听诊，以了解有无血管搏动声，转动颈部，了解压迫颈静脉后对耳鸣的影响。

（3）心理学评价：由于耳鸣与焦虑互为因果，故应与心理学家合作，对耳鸣患者做出心理学的评价。

（4）影像学检查、实验室检查（含免疫学检查）：应根据患者的病史，怀疑局部或全身疾患与耳鸣有关时才进行相关检查，结果如有异常也应小心分析。

3. 听力学测试　听力学测试对于耳鸣的诊断极为重要，尤其是病因及病变部位的确定及治疗效果评定。但应注意少数患者听力可能完全正常。对于未发现听阈损失的被检者，扩展高频纯音听阈测试，有时可有异常发现而有助于诊断。

4. 前庭功能检查　前庭功能检查应包括自发性及诱发性前庭功能检查，进行眼震图记录，姿势图检查等。

5. 耳鸣测试　由于耳鸣本身是一种主观症状，故目前尚缺乏客观测试指标以判断有无耳鸣存在及耳鸣的严重程度。下列的行为反应测试，其可靠性及精确性还存在一定问题。

（1）耳鸣音调的频率匹配：通过音调的匹配来确定其音调的频率或是最令患者心烦的主调，临床上仅需以纯音听力计来进行匹配。

（2）耳鸣的响度匹配：为了解对耳鸣完全掩蔽所需的强度，应做响度匹配。但是，在实际进行时，由于重振现象及掩蔽效应的存在而有一定的困难。

（3）最小掩蔽级：也称耳鸣掩蔽曲线测试，为测定刚可掩蔽耳鸣的测试音的最小强度级。掩蔽曲线可分五型（图12-1）：①Ⅰ型，聚合型，听阈曲线与掩蔽曲线从低频至高频逐渐接近，多见于噪声性听力损失。②Ⅱ型，分离型，两曲线从低频至高频逐渐分开，约占3%，病变不明。③Ⅲ型，重叠型，两曲线近乎重合，耳鸣为宽带噪声样，约占32%，见于梅尼埃病，特发性突聋及耳硬化症。④Ⅳ型，远离型，耳鸣为宽带噪声样，见于中耳及内耳病变。⑤Ⅴ型，抗拒型，任何强度的掩蔽声皆不能将耳鸣掩蔽。

（4）为准备掩蔽治疗尚应测试掩蔽的时间衰减，后效抑制，响度不适阈等。

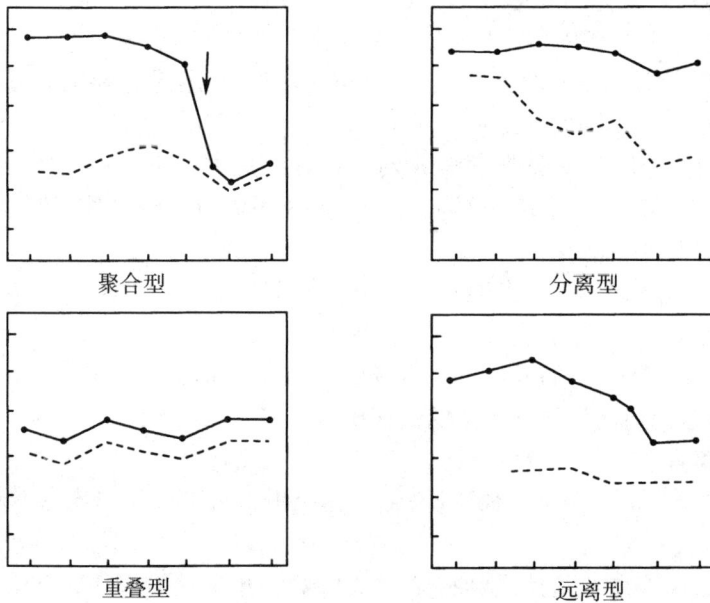

| 聚合型 | 分离型 |
| 重叠型 | 远离型 |

图 12-1　耳鸣掩蔽图型

七、耳鸣的治疗

目前耳鸣的治疗还存在着较大的困难，因为引起耳鸣的疾病与因素极多，有时难以做出正确的病因、病变部位的诊断，而即使能做出病因及病变部位的诊断，病因治疗有时也存在困难，或者，即使引起耳鸣的疾病得到治疗，而耳鸣仍然存在，故有学者认为应用治疗一词，不如代以处理一词更为恰当。因此，尽管耳鸣的治疗方法很多，但迄今尚无特殊有效的方法。但是，在临床实际中，耳科医师不能断然告诉患者耳鸣无治疗方法，以免引起患者新的心理障碍。耳鸣治疗效果的评价是：耳鸣的减轻及焦虑的解除，并非如其他疾病一样称为治愈。此外，对耳鸣的治疗并不是一位临床医师能够解决的，必须有耳鼻咽喉科医师、听力学家、神经学家、精神科医师、心理学医师等共同研究制定治疗方案。

1. 病因治疗　病因治疗是医学上首要而且是最理想的治疗方法。但如病因无法确定，或是病因虽能确定但却无法治疗，故病因治疗并不如想象中那样容易收效。病因治疗可分内科药物治疗及外科手术治疗两种。外科治疗是对引起耳鸣的部分疾病进行手术治疗，如动静脉瘘、动脉瘤等。而耳蜗神经切断术、前庭神经切断术、听神经瘤的手术治疗、鼓丛神经切断术等对于耳鸣的疗效很难确定，这些手术除非是针对疾病本身的需要，否则，不应以外科手术作为治疗耳鸣的方法。

2. 药物治疗　用于治疗耳鸣的药物基本上分为两大类，一是伴发有耳鸣的基本疾病的治疗，二是对症治疗。

（1）基本疾病的治疗：如对中耳炎、梅尼埃病、甲状腺功能异常等的药物治疗。此外，维生素 B（尤其是维生素 B_{12}）、锌制剂、银杏叶制剂，可能有助于对无选择性耳鸣的治疗，但疗效尚待临床证实。低血糖可为耳鸣的病因，如耳鸣在睡眠后或清晨加剧，而饮用葡萄糖水，10~20 分钟后耳鸣减轻即可证实。

（2）对症治疗：可分两类，一为减轻耳鸣对患者的影响，一为耳鸣的抑制药。

①减轻耳鸣影响的药物：此类药物主要包括抗焦虑、抗抑郁药，但这些药物均有不同程度的不良反应，甚至有些药物可加重耳鸣，故用药时应该慎重，且不能过量。

A. 抗抑郁药：不良反应较小的有：a. 多虑平，口服 25mg，3 次/天，多在 1 周内见效。b. 马普替林，口服 25mg，3 次/天。

B. 抗焦虑药：通常应用：a. 艾司唑仑（舒乐安定，surazepam），口服 1mg，3 次/天。b. 阿普唑仑、佳静安定、佳乐定，口服 0.4mg，2 次/天，最大限量 4mg/d。

②耳鸣的抑制药

A. 利多卡因：利多卡因对耳鸣的抑制，有认为作用于中枢，也有认为作用于末梢。已知利多卡因是一种膜稳定剂，阻滞钠通道，故可阻滞由于病变所致之中枢听径路的异常兴奋活动，从而减轻耳鸣。最近认为：利多卡因的四价氨衍生物 QX572 不能通过血脑屏障，故其抑制耳鸣作用在螺旋器，但仍无一致的结论。该药对绝大部分病例，耳鸣的减轻或抑制是肯定的。虽然有时作用时间较短（仅几小时），但是对于一些严重耳鸣者已感到极大的满足。利多卡因治疗的常规剂量为 1~2mg/kg，以 1%溶液缓慢注入静脉，5 分钟注完（不能太快！），每日 1 次，7 天为 1 疗程，休息 1 周后可做第 2 疗程。

B. 氯硝西泮（氯硝安定，clonazepam）：为首选药，为抗惊厥药。剂量为 0.5mg，每晚 1 次，共 1 周，如无效可用 0.5mg，2 次/天，共 1 周，然后 0.5mg，3 次/天，共 2 周，如无效即停药，有效则减至 0.5mg，1 次/天或 2 次/天。

C. 哌氟酰胺：100mg，2 次/天，1 周，然后 150mg，2 次/天，2 周，维持量 100mg，2 次/天。

D. 卡马西平或称酰胺咪嗪：a. 剂量增加法，100mg，睡前 1 次，以后每天增加 100mg，共 1 周，直至达到 200mg，3 次/天。b. 全量法，200mg，3 次/天。

E. 扑痫酮，或称麦苏林：为抗癫痫药，当卡马西平无效时可用此药，首次 0.15mg，以后每周增加 0.25mg/d 直至 700mg/d。

F. 麦奥那（eperijone hydrochloride，亦称 myonol）：一种肌肉松弛剂，150mg/d，口服 2 周对耳鸣有明显疗效。

G. 舒必利亦称硫苯酰胺，舒宁：为抗精神病用药，对抑郁症有效，口服 600～1 200mg/d。

从以上情况说明，耳鸣抑制药治疗存在着疗效不甚肯定，而不良反应较多的问题，故临床医师应全面斟酌，慎重使用。

3. 掩蔽疗法　掩蔽疗法为目前耳鸣治疗中较为有效的方法。实际上，许多耳鸣患者早已发现在嘈杂环境中耳鸣有减轻或消失的现象。掩蔽疗法的机制是基于耳鸣的外毛细胞补偿学说，即耳蜗某部位的外毛细胞受损时，其邻近的正常毛细胞将加强其电机械作用以试图补偿之，如补偿活动的能量超过了正常阈值就会产生耳鸣。故产生了临床上用掩蔽声置于患耳而使外毛细胞的"补偿"活动受到抑制，来减轻耳鸣的方法。从心理学角度看，耳鸣患者对掩蔽声听起来比自身的耳鸣声愉快，掩蔽器发出的掩蔽声可由患者自己调节音量并选择是否使用，可取得较好的效果。

掩蔽疗法的作用基本上可出现 4 种作用。

（1）连续性完全掩蔽：掩蔽器的掩蔽噪声连续出现，从而掩盖了耳鸣。应用持续性完全掩蔽取决于几个因素，最重要的是，掩蔽噪声的最小掩蔽级不能过分大于耳鸣响度，即最小掩蔽级的值减去耳鸣的响度匹配值，不能>10dB，最大不超过 15dB。其次，所应用的噪声应比耳鸣有更易于接受的性质。再者是掩蔽效应不随时间而衰减。

（2）连续性部分掩蔽：如果对耳鸣起到完全掩蔽的声音过大而不能接受时，此种患者在安静环境中多出现耳鸣加剧。对于此类患者可采取部分掩蔽，即掩蔽器仅提供与耳鸣响度相等的低强度掩蔽声。另外，掩蔽试验如出现 10dB 以上的掩蔽衰减，则也应采用部分掩蔽。

（3）抑制性掩蔽：耳鸣的全部或部分抑制，可作为连续掩蔽的一种替代方法或附加作用，如后效抑制试验结果为全抑制，则治疗性掩蔽的后效抑制的效果更好，如无后效抑制，或后效抑制试验时响度加强，则应做较长时间的掩蔽，可出现一定程度的后效抑制。故掩蔽器的使用应给予高强度级的声音，且掩蔽时间应在 1 小时以上，以便确定是否出现后效抑制。

采用特异性频率的掩蔽声其抑制掩蔽的作用有可能更大，为了选择更理想的后效抑制效应，应做各种宽频谱的一定范围的掩蔽声进行掩蔽。使用程序化掩蔽是否能产生更有效的抑制掩蔽，仍有待于进一步研究。有些研究指出：产生最大后效抑制的频率，常比耳鸣频率低，少数可低 1～2 倍频（Terry 等，1983）。

另外，也可采用间歇掩蔽声，可更有效的出现更大的后效抑制效应，但起止时间应为 10 分钟。也需进一步研究。

（4）掩蔽的脱敏化作用：许多耳鸣患者的不适响度级降低，常需佩戴耳塞或避开噪声环境，但耳塞常导致耳鸣加剧。耳鸣掩蔽器可减少此一难题，即规则地短时间佩戴掩蔽器，掩蔽时间每天累积达 6 小时，掩蔽强度应调节为清楚听见但无不适感（不需要全掩蔽）。此法可进行数天至 6 个月，许多患者可重新获得对强声的耐受。

作为掩蔽疗法的掩蔽器种类很多，如①环境声：有些患者晚上入睡困难时，可用钟声、流水声等掩蔽耳鸣或分散对耳鸣的注意力，而促使患者入睡。②一种具有调频装置的小收音机或单放机，可先将适合于患者的窄带掩蔽噪声录成磁带，放入单放机中播放，作耳鸣掩蔽用，且可播放音乐声、雨声或流水声等。③用助听器减轻耳鸣，主要应用于低调耳鸣的患者。助听器多引入频率为 4kHz 以下的环境噪声，同时，此类噪声得到了放大，从而使耳鸣受到部分或完全掩蔽，偶尔还可出现后效抑制效应。④专用的耳鸣掩蔽器，其外形极似助听器，有耳后型、耳内型和程序式 3 种。⑤合并型掩蔽器。耳鸣掩蔽器连接或藏于助听器内，其助听器与掩蔽器音量控制各自独立，使用时，先调节助听器音量，然后再调节掩蔽器音量，则掩蔽效果更佳。

4. 心理学治疗　耳鸣的心理学治疗是指通过语言的和非语言的交流方式等方法，来影响及改变被治疗者的心理状态及心理障碍，从而达到打断恶性循环、治疗耳鸣的目的。

（1）认知疗法：向患者介绍耳鸣的可能病因或病因，耳鸣的特点。使患者认识到耳鸣并非是一种严重的、致命的进行性疾病，以消除顾虑。说明耳鸣是可以治疗的，但需要较长的时间，必须有信心。介绍有关耳鸣的治疗方法，并且说明耳鸣的治疗效果与情绪有关。通过这些认识，使患者了解耳鸣对生活及工作的影响并不是那样大，从而认识到过分强调耳鸣对身心的影响是不必要的。

（2）生物反馈疗法：采用电子仪器，将人体内的生理功能信息加以采集，然后在监视器上显示，而反馈给人体，使患者根据这种反馈信号来训练自己，以对体内不随意的功能活动（如肌肉放松，改变心率，镇静情绪等）进行调节，以期控制某种病理过程，促进功能恢复，从而达到治病的目的。

目前认为：本疗法对耳鸣所起的作用在于患者紧张状态的减轻或消失，而使耳鸣易于耐受。而客观的耳鸣响度匹配与音调匹配并无改变。

5. 电刺激疗法　电刺激疗法是指利用电流直接刺激听觉系统达到抑制耳鸣的目的。根据电刺激电极部位分为外刺激（颅或外耳）及内刺激（中耳及内耳）两类。治疗对象主要为耳蜗性耳鸣患者，这种方法目前极少应用于临床。

6. 耳鸣习服疗法　耳鸣习服疗法又称再训练法。目的是使患者尽快达到对耳鸣的适应和习惯，主要方法则是由专科医师定期给予习服训练的详细指导，包括耳鸣不全掩蔽、松弛训练、转移注意力和心理咨询等。患者应长期坚持训练，并且必须使用如耳鸣掩蔽器、音乐光盘、磁带等以协助达到对耳鸣适应和习惯的目的。

7. 耳鸣的联合治疗　耳鸣的治疗方法虽然很多，但很难确定何种治疗方法更为有效，基于此，除进行病因治疗外，联合治疗——包括药物、生物反馈、声掩蔽、电刺激，以达到缩短治疗时间，减少具有不良反应药物用量，增加协同疗效，可取得更为有效的结果。

八、搏动性耳鸣

搏动性耳鸣是一种有节律的耳鸣。是由患者头颈部的血管或肌肉产生，并通过骨骼、血管和血流传导至耳蜗而感知的。搏动性耳鸣可分为血管性和非血管性两大类：血管性搏动性耳鸣较多见，其耳鸣节律与患者自身的心跳节律一致，主要由血管的解剖变异或血管的其他病变引起的管径狭窄、血流加速和血流紊乱所致。非血管性搏动性耳鸣与头颈部的肌阵挛有关，如腭肌阵挛，镫骨肌或鼓膜张肌肌阵挛，这种耳鸣的节律与心跳节律不一致，而与肌阵挛发作时的阵挛节律相关。搏动性耳鸣大多为主观性，有些为他觉性。大多单侧发病，双侧较少见。女性较男性多发。

（一）病因

1. 颈静脉球或颅底血管病变

（1）颈静脉球体瘤或鼓室球瘤：一侧搏动性耳鸣，节律与心律一致；指压同侧颈内静脉时耳鸣消失，压迫停止，耳鸣复现。Sigele 耳镜检查时鼓膜呈蓝色，可见搏动点。如未见搏动点，通过耳镜加压后可见搏动点，进一步加压，鼓膜蓝色消退，搏动停止。可并发第Ⅶ~Ⅺ对脑神经症状。

（2）高位颈静脉球：当颈静脉球位置高达外耳道平面，且外耳道底骨板缺裂时，可并发蓝鼓膜，但在因其他疾病所进行的颞骨 CT 检查中发现有颈静脉球高位者，大多并无搏动性耳鸣。

（3）颅底和颞骨血管瘤。

2. 颅内外血管畸形

（1）先天性血管畸形：如胚胎期颈内动脉发育不良，其邻近颅底的垂直段和水平段交叉处移位，血管狭窄，可因该处血流紊乱，或咽升动脉血流量增加，引起搏动性耳鸣。

（2）后天性血管畸形：后天性血管畸形大多由外伤、手术、感染、肿瘤、妊娠等引起的脑膜或静脉窦血栓性静脉炎所致，常见于横窦、乙状窦、海绵窦、颅前底和小脑幕等部位。

3. 硬脑膜动静脉瘘　硬脑膜的动静脉瘘可能继发于硬脑膜静脉窦的血栓形成或窦腔闭合，瘘道由窦壁上丰富的小动脉网与静脉窦或小静脉之间的许多微小交通支形成。由于病变的静脉窦直接接受动脉的血流，容易形成逆行血流，而引起搏动性耳鸣。不仅位于硬脑膜的动静脉瘘可引起搏动性耳鸣，颞骨内的动-静脉瘘也是搏动性耳鸣的原因之一，例如侵犯颅骨的 Paget 病，可能因颞骨内有新生血管和动静脉瘘，而出现搏动性耳鸣，并伴有听力下降和眩晕。

动静脉瘘和颅内、外血管畸形除搏动性耳鸣外，还可因病变位置和范围不同而出现头痛、面部疼痛、视力下降、复视，重者伴有恶心、呕吐等，并可发生严重的颅内并发症（如颅内出血，血肿，静脉梗死，颅内高压等）。头部外伤或经鼻径路垂体肿瘤切除术后继发的颈内动脉-海绵窦-动静脉瘘，可于术后数日或数周出现眼球突出，球结膜水肿，第Ⅲ、Ⅳ、Ⅵ对脑神经麻痹等。

4. 动脉粥样硬化　动脉粥样硬化引起的搏动性耳鸣，是因动脉狭窄引起血流紊乱所产生的响声经岩骨传导至耳蜗所致。这种患者患有高血压、高血脂、糖尿病，可有脑血管意外或短暂的脑局部缺血史。

5. 良性颅内高压综合征　良性颅内高压综合征以颅内压升高，而无局灶性神经症状为特征；有时可出现眼外展麻痹。而搏动性耳鸣和其他的耳部症状（如听力下降、耳内胀感、眩晕等）可能是本病的主要或唯一症状，其中 1/3 患者的 ABR 出现异常，包括波Ⅰ~Ⅲ间期或（和）Ⅲ~Ⅴ间期延长，或波Ⅴ潜伏期延长。

6. 自发性颈动脉内膜剥脱　不常见。是引起中、青年人脑缺血的原因之一。有认为，颈动脉纤维肌性发育不良、高血压、动脉硬化、外伤是本病的诱因。除突发性搏动性耳鸣外，本病还伴有患侧偏头痛、颈面部疼痛、晕厥、Horner 征及脑神经症状。

7. 肌阵挛　如鼓膜张肌肌阵挛，镫骨肌阵挛，腭肌阵挛等。这种搏动性耳鸣常为阵发性，可因声刺激或眨眼、耳郭皮肤受刺激时发作，亦可为自发性。耳鸣发作与肌阵挛发作同步，节律一致。该耳鸣常为他觉性。

（二）检查

1. 耳镜检查　Siegle 耳镜检查时如发现鼓膜后方有搏动性包块，或鼓膜呈蓝色，应疑及颈静脉球病变或异位颈动脉。鼓膜有与脉搏不一致的节律的运动为鼓膜张肌阵挛的表现。

2. 耳周及颈部触诊　指压同侧颈内静脉时，嘱患者注意其耳鸣，如耳鸣减轻或消失，提示为静脉源性耳鸣。动脉源性耳鸣不会因指压而改变。将患者头部转向患侧，耳鸣变弱或消失，也提示为静脉源性。触诊耳周部位，发现震颤时，应疑及颈部动、静脉畸形。

3. 听诊　在患者耳边倾听，了解耳鸣是否为他觉性，并注意其节律是否与患者的脉搏一致，如不一致，可能为非血管性搏动性耳鸣，并寻找肌阵挛的部位。腭肌阵挛者，可见软腭有阵挛性收缩，但若患者张口过大，可致阵挛消失而不可见。

4. 听力学检查　纯音听阈测试应作为常规检查。听力损失超过 20dB 时，指压同侧颈静脉重新测试听力，若此时听力改善或恢复正常，提示耳鸣为静脉源性或良性颅内高压综合征，若为后者，宜再做 ABR。

5. 颈动脉超声检查　有助于诊断颈动脉粥样硬化。

6. 放射学检查　鼓膜正常者，做颅脑 MRI，结合高清晰度磁共振血管造影，如出现扩张的皮质静脉，提示为硬脑膜动静脉畸形。良性颅内高压综合征者常可发现小室或空鞍。蓝鼓膜或耳后有包块者，应做颞骨 CT 以排除颈静脉球体瘤。

（三）治疗

1. 颈静脉球体瘤、颅底和颞骨血管瘤引起的搏动性耳鸣，在查明病因后，采用相应的治疗。

2. 头颈部血管畸形，动静脉瘘等可根据情况做血管改道、结扎、成形等，或选择性动脉栓塞，血管内支架等。

3. 不明原因的特发性静脉源性耳鸣，在排除了其他原因后，可考虑做颈内静脉结扎术。

4. 与肌阵挛相关的搏动性耳鸣，可给卡马西平 0.1g，3 次/天，在药物治疗无效时，可切断相关肌肉予以治疗。

（刘翔毅）

第十三章

眩晕

前庭系统及平衡相关系统（包括本体感觉系统和视觉系统）在其与中枢联系通路中的任何部位受到生理性刺激或病理性因素的影响，其结果在客观上将表现为平衡障碍，主观感觉则为眩晕。眩晕是临床常见的症状，70 岁以上的男性及女性老人眩晕的发病率分别达47%和61%。本章在对眩晕的分类、眩晕的诊断与鉴别诊断原则进行扼要介绍的基础上，主要讲解梅尼埃病、前庭神经炎以及良性阵发性位置性眩晕等耳源性眩晕疾病。眩晕的鉴别诊断以及梅尼埃病的发病机制、临床表现和诊断方法是本章的学习重点。

第一节　概述

眩晕是因机体对空间定位障碍而产生的一种运动性或位置性错觉。眩晕为临床常见的症状之一，眩晕疾病的发病率较高。

人体的平衡是由前庭系统、本体感觉系统（包括皮肤浅感受器和颈、躯体的深部感受器）和视觉系统这三个系统互相作用，以及周围与中枢神经系统之间的复杂联系和整合而维持的。前庭系统在维持机体平衡中起主导作用。在静止状态下，两侧前庭感受器不断地向同侧的前庭神经核对称地发送等值的神经冲动，通过一连串复杂的姿势反射，维持人体的平衡。前庭系统及其与中枢联系过程中的任何部位受生理性刺激或病理性因素的影响，都可能使这种信息发送的两侧对称性或均衡性遭到破坏，其结果在客观上将表现为平衡障碍，主观感觉则为眩晕。因此，除耳鼻咽喉科疾病可致眩晕外，其与内科、神经内科、神经外科、骨科、眼科、妇产科及精神病科的关系都极为密切。

一、分类

眩晕的分类至今尚不统一。传统的分类包括耳源性与非耳源性眩晕；真性（旋转性）与假性（非旋转性）眩晕；外周性眩晕与中枢性眩晕等。下面介绍按病变部位及发病原因的眩晕分类法。

（一）前庭性眩晕

1. 前庭外周性眩晕

（1）耳蜗前庭疾患：包括①迷路内，如梅尼埃病等。②迷路内外，如氨基糖苷类耳中毒。

（2）前庭疾患：包括①迷路内，如良性阵发性位置性眩晕。②迷路外，如前庭神经元炎。

2. 前庭中枢性眩晕　包括①血管性。②肿瘤。③外伤。④变性疾患。

（二）非前庭性眩晕

包括：①眼性眩晕。②颈性眩晕。③循环系统疾病。④血液病。⑤内分泌及代谢性疾病。⑥精神性眩晕。

此外，某些外耳和中耳疾病尚可引起眩晕症状。

二、检查

应进行下列各项检查，以便明确眩晕的病因及病变部位。

1. 全身一般检查。

2. 耳鼻咽喉科专科检查。

3. 神经系统检查　①脑神经功能检查。②感觉系统检查。③运动系统检查。④过度换气试验。

4. 精神心理状态评估　应包括精神状态及心理应激状态的评估。

5. 听力学检查　可协助对眩晕进行定位诊断及定性诊断。

6. 前庭与平衡功能检查　平衡试验、协调试验、眼动检查、瘘管试验、甘油试验等。

7. 眼科检查　有助于判断是否为眼性眩晕。

8. 颈部检查　对疑为颈性眩晕者，应进行颈部检查。

9. 影像学检查　有助于了解中耳、内耳道及颅内情况，作 X 线、CT、MRI、TCD、SPECT 等检查。

10. 脑电图检查。

11. 实验室检查。

三、诊断

眩晕的诊断应做到定位、定性、定因和定态，方可有利于指导治疗。

（一）病史的采集与分析

应特别注意以下 7 个方面的内容。

1. 眩晕发作的形式　眩晕发作的形式可有：

（1）运动错觉性眩晕：①旋转性眩晕。②直线眩晕或称移位性眩晕。

（2）平衡失调、失平衡或平衡障碍：表现为姿势及步态平衡障碍，患者站立或行走时向一侧倾斜或偏倒感，不稳感，行走时蹒跚或酩酊感。

（3）头晕、头昏：患者常无法明确表示其不适感觉，如头昏、头重脚轻、头内麻木感、空虚感、头紧箍、头沉重压迫感、眼前发黑等。多为中枢性前庭疾患如脑血管缺血性脑病所致，或为过度换气综合征，全身性疾患累及前庭系等所致。但也不能排除前庭系病变，有可能为前庭病变处于前庭代偿阶段的表现。

2. 眩晕发作的时间特征　如发作性、迁延性，起病的速度、持续的时间。

3. 眩晕发作的次数与发作频率

（1）眩晕持续数分钟至数小时

①特发性膜迷路积水：梅尼埃病。

②继发性膜迷路积水：如耳梅毒、迟发性膜迷路积水、Cogan 综合征（Cogan 病）。

（2）眩晕持续数秒钟至数十秒：见于良性阵发性位置性眩晕（BPPV）。

（3）眩晕持续数十分钟至数小时：如梅尼埃病。

（4）眩晕持续数天至数周：如前庭神经炎。

（5）眩晕病程不定

①迷路瘘管。

②内耳损伤：非穿透性内耳损伤。如迷路震荡；穿透性内耳损伤，如颞骨横行骨折波及内耳；内耳气压伤。

③家族性前庭病。

④双侧前庭缺损。

不同前庭外周性眩晕疾病具有不同的眩晕病程，故按眩晕发作病程分类者，有利于外周性眩晕的鉴别诊断。

4. 眩晕发作时情况　眩晕在何种情况下，如何种体位、强声刺激、外界压力变化下发生极为重要。

5. 眩晕的伴发症状　如耳蜗症状、神经系统症状、自主神经症状，尤其注意有无意识障碍。

6. 发病前的诱因　应了解眩晕发作前一天或数天内有无上感史，情绪激动史及重体力活动史。

7. 既往史　包括各系统病史。

（二）眩晕患者的精神心理学评价

利于分析症状及制订治疗方案。

（三）眩晕的临床检查评价

需对上述各种临床检查结果进行全面综合分析，作出诊断。外周性眩晕与中枢性眩晕的一般特性如下。

1. 外周性眩晕的一般特征

（1）眩晕为突发性旋转性，持续时间短暂，可自然缓解或恢复，但可反复发作。

（2）眩晕程度较剧烈，伴波动性的耳鸣、听力下降，以及恶心、呕吐、面色苍白、出冷汗、血压下降等自主神经症状，而无意识障碍和其他神经系统症状。

（3）自发性眼震为水平性或水平旋转性，Ⅰ～Ⅱ度，发病初期眼震向患侧，稍后转向健侧。各项前庭反应协调，眼震与眩晕的方向一致，倾倒与自示偏斜方向一致，前、后两者方向相反。自发反应与诱发反应以及自主神经反应的程度大体相仿。

（4）变温试验可出现前庭重振现象（一侧前庭功能减弱，增强刺激则反应正常），很少有优势偏向。

2. 中枢性眩晕的一般特征

（1）眩晕可为旋转性或非旋转性，持续时间较长（数天、数周或数月），程度不定，一般较轻，有时可进行性加重，与头和身体的位置变动无关。

（2）可无耳部症状，前庭其他症状也不一定齐全。自主神经反应的程度与眩晕不相协调。

（3）多伴有其他脑神经、大脑或小脑症状。眩晕发作时可有意识丧失。

（4）自发性眼震粗大，为垂直性或斜行性，也可为无快慢相的摆动性，持续久，程度不一，方向多变，甚至呈双相性。

（5）各种前庭反应有分离现象，自发与诱发反应不一致，可出现前庭减振现象（弱刺激引起强反应，强刺激引起的反应反而弱）。

（6）变温试验结果冷热反应分离，有向患侧的优势偏向。

附：【眩晕的鉴别诊断】

1. 根据外周性眩晕与中枢性眩晕的一般特征鉴别　见表 13-1。

表 13-1　外周性眩晕与中枢性眩晕的一般特征

鉴别点	外周性眩晕	中枢性眩晕
眩晕类型	突发性旋转性	旋转或非旋转性
眩晕程度	较剧烈	程度不定
伴发耳部症状	伴耳胀满感、耳鸣、耳聋	多无耳部症状
伴发前庭神经症状	常前庭反应协调	常前庭反应分离
体位及头位影响	头位或体位变动时眩晕加重	与变动体位或头位无关
发作持续时间	持续数小时到数天，可自然缓解或恢复	持续时间长，数天到数月
意识状态	无意识障碍	可有意识丧失
中枢神经系统症状	无	常有
自发性眼震	水平旋转或旋转性与眩晕方向一致	粗大，垂直或斜行，方向多变
冷热试验	可出现前庭重振现象	可出现前庭减振或反应分离

2. 根据眩晕发作特征与病程鉴别　见表 13-2。

表 13-2　眩晕疾病发作特征与病程鉴别诊断

眩晕发作	前庭外周疾病	中枢疾病	非前庭疾病
单次发作	迷路炎	多发性硬化	
持续存在	前庭功能丧失	神经系统疾病	精神性疾病
多次发作			
数秒钟	良性阵发性位置性眩晕	椎基底动脉功能不全癫痫	心律失常
数小时	梅尼埃病	偏头痛	
数天	失代偿迷路炎		

3. 根据伴发症状鉴别　见表 13-3。

表 13-3　眩晕发作伴发症状鉴别诊断

伴发症状	眩晕疾病
耳聋和/或耳鸣	耳蜗和/或第八脑神经疾病
脑干、小脑、基底神经节症状	中枢神经系统疾病
焦虑、胃肠症状、心悸、呼吸急促、心绞痛	贫血、心血管疾病、甲状腺疾病、糖尿病

四、治疗

除不同的病因治疗外，可参见本章第二节梅尼埃病的治疗。近年来，前庭康复治疗已成为治疗眩晕的重要方法。

（林思秀）

第二节　梅尼埃病

法国医师 Prosper Meniere 于 1861 年首次报道该病。本病可影响世界范围内大量人群的健康。本病的特点是发作性眩晕、波动性听力下降，耳鸣和耳胀满感。迄今为止，该病病因不明。尽管目前尚不能完全治愈该病，约 85% 的患者可通过以下治疗改善：生活习惯的改变、药物治疗、中耳压力治疗、中耳给药治疗、手术治疗等。梅尼埃病（Meniere disease）是一种以特发性膜迷路积水为病理特征的内耳病，临床表现为反复发作的旋转性眩晕，波动性感音神经性听力损失，耳鸣和（或）耳胀满感。

一、流行病学

文献报道该病发病率差异较大，约为（7.5~157）/10 万。发病年龄 4~90 岁，多发于青壮年，发病高峰为 40~60 岁。男女发病率约 1~1.31。一般单耳发病，随着病程延长，可出现双耳受累，Kitahara 报道，首发症状 20 年后，约 41.5% 的患者双耳受累。

二、病因

迄今不明。因其主要病理表现是膜迷路积水，而且内淋巴由耳蜗血管纹及前庭暗细胞产生后，通过局部环流及纵流方式达内淋巴囊而被吸收，借以维持其容量的恒定。故梅尼埃病发生机制主要是内淋巴产生和吸收失衡。主要学说如下：

1. 内淋巴管机械阻塞与内淋巴吸收障碍　在内淋巴纵流中任何部位的狭窄或梗阻，如先天性狭窄、内淋巴囊发育不良、炎性纤维变性增厚等，都可能引起内淋巴管机械性阻塞或内淋巴吸收障碍，是膜迷路积水的主要原因，该学说已为动物实验所证实（Kimura，1967）。

2. 免疫反应学说　近年来大量研究证实内耳确能接受抗原刺激并产生免疫应答，以不同方式进入内耳或由其本身所产生的抗原，能刺激聚集在血管、内淋巴管和内淋巴囊周围的免疫活性细胞产生抗体。抗原抗体反应导致内耳毛细血管扩张，通透性增加，体液渗入膜迷路，加上血管纹等结构分泌亢进，特别是内淋巴囊因抗原抗体复合物沉积而吸收功能障碍，可引起膜迷路积水。

3. **内耳缺血学说**　自主神经功能紊乱、内耳小血管痉挛可导致内耳及内淋巴囊微循环障碍，引起组织缺氧、代谢紊乱、内淋巴理化特性改变，渗透压增高，外淋巴及血液中的液体移入，形成膜迷路积水。

4. **其他学说**

（1）内淋巴囊功能紊乱学说：内淋巴囊功能紊乱可引起糖蛋白分泌或产生异常，导致内淋巴环境异常。

（2）病毒感染学说：认为病毒感染可能破坏内淋巴管和内淋巴囊。

（3）遗传学说：部分患者有家族史，但其遗传方式有多变性。

（4）多因素学说：由于多种因素如自身免疫病、病毒感染，缺血或供血不足等皆可能与之有关。有可能梅尼埃病为多因性，或者为多种病因诱发的表现相同的内耳病。

三、病理

基本病理表现为膜迷路积水膨大，膜蜗管和球囊较椭圆囊和壶腹明显。膜半规管与内淋巴囊不膨大。膜蜗管膨大，前庭膜被推向前庭阶，重者可贴近骨壁而阻断外淋巴流动。前庭膜内皮细胞可增生。球囊膨大，充满前庭，向外抵达镫骨足板，向后上压挤椭圆囊使之扭曲移位。椭圆囊膨胀可使壶腹发生类似改变。内淋巴压力极高时可使前庭膜破裂，内外淋巴混合。裂孔小者多能自愈，亦可反复破裂。裂孔大者可形成永久性瘘道。

内淋巴囊虽不膨大，但其上皮皱褶可因长期受压而变浅或消失，上皮细胞亦可由柱状、立方变扁平，甚或部分脱落，上皮下纤维组织增生，毛细血管减少。

积水持久，尤当膜迷路反复破裂或长期不愈时，血管纹、盖膜、耳蜗毛细胞及其支持细胞、传入神经纤维及其螺旋神经节细胞均可退变。而前庭终器病变常较耳蜗为轻。

内、外淋巴交混而导致离子平衡破坏，生化紊乱，是梅尼埃病临床发病的病理生理基础，膜迷路扩张与变形亦为其发病机制之一。

四、临床表现

1. **典型症状表现**　典型的梅尼埃病症状包括发作性眩晕，波动性、渐进性听力下降，耳鸣以及耳胀满感。

（1）眩晕：多呈突发旋转性，患者感到自身或周围物体沿一定的方向与平面旋转，或感摇晃、升降或漂浮。眩晕均伴有恶心、呕吐、面色苍白、出冷汗、脉搏迟缓、血压下降等自主神经反射症状。上述症状在睁眼转头时加剧，闭目静卧时减轻。患者神志清醒，眩晕持续短暂，多数十分钟或数小时，通常 2~3 小时转入缓解期，眩晕持续超过 24 小时者较少见。在缓解期可有不平衡或不稳感，可持续数天。眩晕常反复发作，复发次数越多，持续越长、间歇越短。有报道在发病的最初 20 年内，一般平均发作 6~11 次/年，20 年后常为 3~4次/年。

（2）听力下降：患病初期可无自觉听力下降，多次发作后始感明显。一般为单侧，发作期加重，间歇期减轻，呈明显波动性听力下降。听力丧失轻微或极度严重时无波动。听力丧失的程度随发作次数的增加而每况愈下，但极少全聋。

患者听高频强声时常感刺耳难忍。有时健患两耳能将同一纯音听成音调与音色截然不同的两个声音，临床称为复听。

（3）耳鸣：多出现在眩晕发作之前。初为持续性低音调吹风声或流水声，后转为高音调蝉鸣声、哨声或汽笛声。耳鸣在眩晕发作时加剧，间歇期自然缓解，但常不消失。

（4）耳胀满感：发作期患侧耳内或头部有胀满、沉重或压迫感，有时感耳周灼痛。

2. 梅尼埃病的特殊临床表现形式

（1）Tumarkin 耳石危象：Tumarkin 耳石危象指患者突然倾倒而神志清楚，偶伴眩晕，又称发作性倾倒。发生率2%~6%。

（2）Lermoyez 发作：Lermoyez 发作表现为患者先出现耳鸣及听力下降，而在一次眩晕发作之后，耳鸣和眩晕自行缓解消失。又称 Lermoyez 综合征，发生率极低。

五、检查

1. 耳镜检查鼓膜正常　声导抗测试鼓室导抗图正常。咽鼓管功能良好。

2. 前庭功能检查　发作期可观察到或用眼震电图描记到节律整齐、强度不同、初向患侧继而转向健侧的水平或旋转水平性自发性眼震和位置性眼震，在恢复期眼震转向患侧。动静平衡功能检查结果异常。间歇期自发性眼震和各种诱发试验结果可能正常，多次复发者耳前庭功能可能减退或丧失。冷热试验有优势偏向。镫骨足板与膨胀的球囊粘连时，增减外耳道气压时诱发眩晕与眼震，称 Hennebert 征（Hennebert Sign）阳性。

3. 听力学检查　呈感音性聋，多年长期发作者可能呈感音神经性聋表现。纯音听力图早期为上升型或峰型（低、高频两端下降型，峰值常位于2KHz处）、晚期可呈平坦型或下降型。阈上功能检查有重振现象，音衰试验正常。耳蜗电图的-SP 增大、SP-AP 复合波增宽，-SP/AP 比值增加（-SP/AP>0.4），AP 的振幅-声强函数曲线异常陡峭。长期发作患者的平均言语识别率约为53%，平均听阈提高50%。

4. 脱水剂试验　目的是通过减少异常增加的内淋巴而检测听觉功能的变化，协助诊断。临床常用甘油试验：按 1.2~1.5/kg 的甘油加等量生理盐水或果汁空腹饮下，服用前与服用后3小时内，每隔1小时做1次纯音测听。若患耳在服甘油后平均听阈（见诊断依据）提高15dB 或以上、或言语识别率提高16%以上者为阳性。本病患者常为阳性，但在间歇期、脱水等药物治疗期为阴性。而听力损害轻微或重度无波动者，结果也可能为阴性，服用甘油后耳蜗电图中-SP 幅值减小、耳声发射由无到有，均可作为阳性结果的客观依据。

5. 颞骨 CT　偶显前庭导水管周围气化差，导水管短而直。

6. 内耳 MRI 成像　部分患者可显示前庭导水管变直变细。近年来，应用造影剂钆（Gd）鼓室给药后进行膜迷路积水评价，该技术可以较为直观检查膜迷路积水程度。

六、诊断与鉴别诊断

梅尼埃病的诊断主要依靠翔实的病史、全面的检查和仔细的鉴别诊断，在排除其他可引起眩晕的疾病后，可作出临床诊断，而甘油试验阳性有助于对本病的诊断。美国耳鼻咽喉头颈外科学会听力平衡委员会1995年制定了梅尼埃病的诊断标准。中华医学会耳鼻咽喉科学分会及中华耳鼻咽喉头颈外科杂志编委会2006年贵阳会议亦修订了梅尼埃病的诊断依据。

1. 梅尼埃病诊断依据

（1）发作性旋转性眩晕2次或2次以上，每次持续20分钟至数小时。常伴自主神经功能紊乱和平衡障碍。无意识障碍。

（2）波动性听力损失，早期多为低频听力损失，随病情进展听力损失逐渐加重。至少 1 次纯音测听为感音神经性听力损失，可出现听觉重振现象。

（3）伴有耳鸣和（或）耳胀满感。

（4）排除其他疾病引起的眩晕，如良性阵发性位置性眩晕、迷路炎、前庭神经元炎、药物中毒性眩晕、突发性聋、椎基底动脉供血不足和颅内占位性病变等。

2. 梅尼埃病可疑诊断（梅尼埃病待诊）

（1）仅有一次眩晕发作，纯音测听为感音神经性听力损失，伴耳鸣和耳胀满感。

（2）发作性眩晕 2 次或 2 次以上，每次持续 20 分钟至数小时。听力正常，不伴耳鸣和耳胀满感。

（3）波动性低频感音神经性听力损失。可出现重振现象。无明显眩晕发作。

符合以上任何一条为可疑诊断。对于可疑诊断者根据条件可进一步行甘油试验、耳蜗电图、耳声发射及前庭功能检查。

3. 常见外周性眩晕疾病鉴别诊断

（1）良性阵发性位置性眩晕：良性阵发性位置性眩晕（benign paroxysmal positional vertigo，BPPV）系特定头位诱发的短暂（数秒钟）阵发性眩晕，伴有眼震，由于不具耳蜗症状而易与梅尼埃病相鉴别。

（2）前庭神经炎：前庭神经炎可能因病毒感染所致。临床上以突发眩晕，向健侧的自发性眼震，恶心、呕吐为特征。前庭功能减弱而无耳鸣和耳聋。数天后症状逐渐缓解，但可转变为持续数月的位置性眩晕。痊愈后极少复发。该病无耳蜗症状是与梅尼埃病的主要鉴别点。

（3）前庭药物中毒：有应用耳毒性药物的病史，眩晕起病慢，程度轻，持续时间长，非发作性，可因逐渐被代偿而缓解，伴耳聋和耳鸣。

（4）迷路炎：迷路炎有化脓性中耳炎及中耳手术病史。

（5）突发性聋：约半数突发性聋患者伴眩晕，但极少反复发作。听力损失快而重，以高频为主，无波动。

（6）Hunt 综合征：Hunt 综合征（Rumsay-Hunt syndrome）可伴轻度眩晕、耳鸣和听力障碍，耳郭或其周围皮肤的带状疱疹及周围性面瘫有助于鉴别。

（7）Cogan 综合征：Cogan 综合征除眩晕及双侧耳鸣、耳聋外，非梅毒性角膜实质炎与脉管炎为其特点，糖皮质激素治疗效果显著，可资区别。

（8）前庭型偏头痛：该病具有与某些类似梅尼埃病临床症状，但其诊断标准包括：至少五次中到重度眩晕症状发作，持续 5 分钟到 72 小时；按照"国际头痛疾病分类"（ICHD），有或前期有伴或不伴先兆的偏头痛发作史；或具有一个或多个偏头痛特征：伴随至少两个下列特征的头痛：一侧、搏动性、中到重度疼痛，可以被日常活动加剧；畏光、畏声；视觉先兆。前庭型偏头痛可与梅尼埃病伴发。详细病史是主要鉴别点。

（9）迟发性膜迷路积水：迟发性膜迷路积水先出现单耳或双耳听力下降，一至数年后出现发作性眩晕。可分为同侧型和对侧型。该病病因未明，同侧型可能与病毒感染有关，而对侧型可能与免疫反应有关。

（10）外淋巴瘘：蜗窗或前庭窗自发性或（继手术、外伤等之后的）继发性外淋巴瘘，除波动性听力减退外，可并发眩晕及平衡障碍。可疑者宜行窗膜探查证实并修补之。

（11）损伤：头部外伤可引起眩晕，包括颈部外伤、中枢神经系统外伤、前庭外周部损伤等皆可引起前庭症状。如颞骨横行骨折常有严重眩晕、自发眼震、耳鸣、耳聋与面瘫。2~3周后可缓解而遗留位置性眼震与位置性眩晕。

（12）前半规管裂隙综合征：上半规管裂隙综合征的发作性眩晕常有强声或外耳道压力变化引起。高分辨率CT有助于鉴别。

七、治疗

由于病因及发病机制不明，目前多采用以调节自主神经功能、改善内耳微循环，以及解除迷路积水为主的药物综合治疗或手术治疗。

1. 药物治疗

（1）一般治疗：发作期应卧床休息，选用低盐饮食。避免含咖啡因饮料、烟、酒等。症状缓解后宜尽早逐渐下床活动。避免劳累及不良精神心理状态。对久病、频繁发作、伴神经衰弱者要多作耐心解释，消除其思想负担。饮食调节及精神状态治疗的作用不容忽视。

（2）对症治疗药物

①前庭神经抑制剂：常用者有地西泮、苯海拉明、地芬尼多等，仅在急性发作期使用。

②抗胆碱能药：如山莨菪碱和东莨菪碱。

③血管扩张药及钙离子拮抗剂：常用者有桂利嗪、氟桂利嗪即西比灵、倍他司汀（betahistine）、尼莫地平等。

④利尿脱水药：常用者有氯噻酮、70%二硝酸异山梨醇等。依他尼酸和呋塞米等因有耳毒性而不宜采用。

（3）中耳给药治疗：利用圆窗膜的半渗透作用原理，鼓室注射的药物可通过渗透作用进入内耳达到治疗目的。目前常用的两类鼓室注射药物是庆大霉素和地塞米松。前者通过化学迷路切除作用达到治疗梅尼埃病，后者的作用原理与免疫调节有关。循证医学证据表明，鼓室注射庆大霉素及地塞米松具有良好的眩晕控制率。

2. 中耳压力治疗　常用的方法有Meniett低压脉冲治疗，可短期或较长时间控制眩晕症状。

3. 手术治疗　凡眩晕发作频繁、剧烈，长期保守治疗无效，耳鸣且耳聋严重者可考虑手术治疗。手术方法较多，宜先选用破坏性较小又能保存听力的术式。

（1）听力保存手术：可按是否保存前庭功能而分两个亚类。

①前庭功能保存类：包括a.颈交感神经节普鲁卡因封闭术；用含甘露醇的高渗溶液经圆窗做鼓阶耳蜗透析术。b.内淋巴囊减压术。c.内淋巴分流术等。

②前庭功能破坏类：a.经物理方法破坏前庭或半规管的膜迷路。b.化学药物前庭破坏术。c.各种进路的前庭神经截除术等。

近年来，半规管阻塞术逐渐应用于梅尼埃病的治疗。该手术最早应用于难治性良性阵发性位置性眩晕的治疗，近来有国内学者应用该手术治疗听力欠佳的梅尼埃病，眩晕的控制率高（100%），术后前庭代偿时间较前庭神经截断术明显缩短，但有约1/3的患者会听力减退。

（2）非听力保存手术：即迷路切除术。

4. 前庭康复治疗　由于梅尼埃病的反复发作性眩晕特点，传统上本病并不适用前庭康复治疗。但对于已经经化学或手术迷路切除的梅尼埃病患者，则是进行前庭康复治疗的良好适应证。

5. 疗效评定　本病间歇期时程变化较大，且有自愈倾向，故评价治疗效果的客观标准争论颇多。美国耳鼻咽喉头颈外科学会听力与平衡委员会 1995 年提出梅尼埃病的疗效评价标准，我国亦于 2006 年修订的梅尼埃病疗效分级标准（中华医学会耳鼻咽喉科学分会及中华耳鼻咽喉头颈外科杂志编委会）如下。

（1）眩晕评定：采用治疗后 18~24 个月之间眩晕发作次数与治疗前 6 个月眩晕发作次数进行比较，按分值计：

所得分值 =（治疗后 18~24 个月间发作次数）/（治疗前 6 个月发作次数）×100

眩晕程度分为 5 级：

A 级：0（完全控制，不能理解为"治愈"）。

B 级：1~40（基本控制）。

C 级：41~80（部分控制）。

D 级：81~120（未控制）。

E 级：>120（加重）。

（2）听力评定：以治疗前 6 个月最差一次 0.25kHz、0.5kHz、1kHz、2kHz 和 3kHz 听阈（听力级）平均值减去治疗后 18~24 个月最差的一次相应频率听阈平均值进行评定。

A 级：改善>30dB，各频率听阈<20dBHL。

B 级：改善 15~30dB。

C 级：改善 0~14dB（无效）。

D 级：改善<0（恶化）。

如果诊断为双侧梅尼埃病，应分别评定。

（3）活动能力评定：采用治疗后 18~24 个月之间活动受限日与治疗前 6 个月活动受限日进行比较，按分值计：

所得分值 =（治疗后 18~24 个月间活动受限日）/（治疗前 6 个月活动受限日）×100

活动能力分为 5 级：

A 级：0（完全改善）。

B 级：1~40（基本改善）。

C 级：41~80（部分改善）。

D 级：81~120（未改善）。

E 级：>120（加重）。

附：活动受限日是指当日活动评分为 3、4 分的天数。

活动评分：①0 分：任何活动不受影响。②1 分：轻度活动受影响。③2 分：活动中度受影响。④3 分：活动受限，无法工作，必须在家中休息。⑤4 分：活动严重受限，整日卧床或绝大多数活动不能。

（林思秀）

第三节 良性阵发性位置性眩晕

良性阵发性位置性眩晕是最常见的眩晕疾病，表现为与特定头动变化有关的短暂眩晕、眼震及自主神经症状。近年来，由于治疗手段的进步，本病逐渐受到临床医师的高度重视，诊疗水平得以提高。耳石复位是治疗该病的有效方法。

良性阵发性位置性眩晕（benign paroxysmal positional vertigo，BPPV）是头部运动到某一特定位置时诱发的短暂眩晕，是一种自限性外周前庭疾病。临床上表现为头部运动在某一特定头位时诱发短暂的眩晕伴眼球震颤。Barany（1921）首次报道了本病，Dix 和 Hallpike 建立了 Dix-Hallpike 变位试验检查法，Schuknecht（1969）提出本病的半规管壶腹嵴顶结石学说，Hall 等人（1979）提出半规管结石学说。本病为最常见的外周性眩晕疾病。

一、流行病学

良性阵发性位置性眩晕的发病率在前庭外周性疾病中列为首位。粗略估计其发病率在日本为（10.7～17.3）/10 万（Mizukoshi 等，1988），在美国约为 64/10 万（Froehling 等，1991）。发病率在中老年中逐步上升，发病年龄与病因有一定的关系。

二、病因

约半数患者的病因仍不明确（特发性 BPPV），半数患者的病因与下列疾病有关，或继发于下列疾病（继发性 BPPV）。

1. 头部外伤 头部外伤、特别是多发于轻度头颅外伤后数日及数周，或乘车时突然加速，减速运动致颈部"挥鞭伤"等。

2. 病毒性神经炎。

3. 椎-基底动脉短暂缺血性眩晕，内耳血液循环障碍。

4. 耳部其他疾病，如中耳及乳突炎，耳部手术后，药物性耳中毒等；或其他内耳疾病，如梅尼埃病、特发性突聋等。

5. 全身钙离子代谢异常可能和本病发生有关。

三、发病机制

1. 嵴顶结石病学说 Schuknecht（1962，1969）提出，变性的耳石从椭圆囊斑处脱落，此种碱性颗粒沉积于后半规管的嵴顶，引起的内淋巴与嵴顶处密度不同，从而使比重发生差异（正常情况下，两处重力作用相同），导致对重力作用的异常感知。根据半规管生理学原则，当激发的头位不变时，由于重力作用所引起的嵴顶也偏斜不变，故引起的眩晕及眼震应持续存在。但是，实际情况是：此种眩晕或眼震仅持续数秒钟而停止，显然，眩晕及眼震并非由于重力直接作用于嵴顶所致。另外，根据解剖位置分析，当头位处于悬垂位时，后半规管嵴顶接近于中间位置，故不可能产生重力的矢量。但乙醇性位置性眩晕的临床表现，支持了此学说。

2. 半规管结石病学说 Hall，Ruby 和 Muclure（1979）提出，由于各种原因致耳石脱落或变性的耳石聚集于后半规管近壶腹处，当头位移动至激发位置（悬头位）时，半规管成为垂直方向，管石开始受到重力的作用，向离开壶腹的方向移动而牵引内淋巴。为了克服嵴顶的弹性以及半规管内内淋巴的惯性，需经数秒钟后，内淋巴及嵴顶才产生移位，此即为产生眩晕及眼震的潜伏期。眼震的快相朝向位置在下的耳。当管石移动至半规管近水平的位置时，对内淋巴的牵引力减少或停止，弹性使嵴顶回至中间位，故眩晕及眼震停止。头位回复至直立位置时，管石的重力作用与悬头位方向相反，故眼震的方向与悬头位相反。当反复进行激发头位时，管石散开，在管内往返移动的次数减少，从而使眩晕感或眼震减弱或不发生。良性阵发性位置性眩晕最常发生于后半规管，但外半规管和前半规管亦可受累。

四、临床表现

1. 症状　发病突然，患者在头位变化时出现强烈旋转性眩晕，常持续于 60 秒之内，伴眼震，恶心及呕吐。症状常发生于坐位躺下，或从躺卧位至坐位时，或出现于在床上翻身时，患者常可察觉在向某一头位侧身时出现眩晕，常于睡眠中因眩晕发作而惊醒。眩晕的程度变化较大，严重者于头部轻微活动时即出现，眩晕发作后可有较长时间的头重脚轻，漂浮感及不稳感。整个发作的病程可为数小时至数日，个别可达数月或数年。本病症状的出现，可呈现周期性加剧或自发缓解。间歇期长短不一，有时可 1 年或数年不发病，甚至可长达 10~20 年不发病者。

2. 检查

（1）Dix-Hallpike 试验：为后半规管和前半规管 BPPV 重要的常规检查方法（图 13-1）①患者坐于检查床上，头向右侧转 45°。②检查者位于患者侧方，双手持头，迅速移动受检者至仰卧侧悬头位，头应保持与矢状面成 45°。观察 30 秒或至眼震停止后，头部和上身恢复至端坐位，然后，进行向对侧的侧悬头位检查。检查眼震电图应采用水平及垂直双导联记录，可记录在何种头位时出现眼震，并能准确了解潜伏期及持续时间，眼震渐强渐弱情况，以及反复激发后的衰减情况。旋转性眼震可采用 Frenzel 眼镜或红外视眼震仪直接观察。

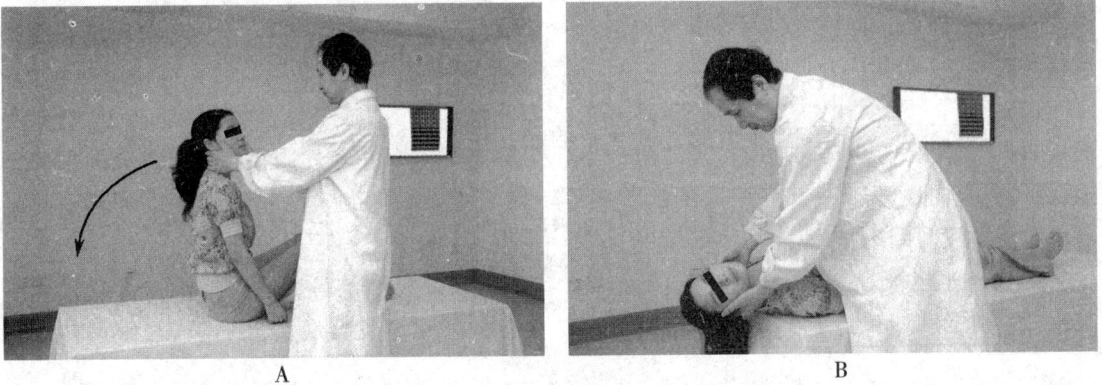

图 13-1　Dix-Hallpike 变位性眼震试验

后半规管 BPPV 的眼震有下列特征：①患耳向地时出现以眼球上极为标志的垂直扭转性眼震（垂直成分向眼球上极，扭转成分向地）。②有潜伏期，约为 2~10 秒。③持续时间短，管结石症眼震持续时间<1 分钟；嵴顶结石症眼震持续时间≥1 分钟。④易疲劳性。⑤眼震迅速增强而后逐渐减弱。⑥从悬头位恢复至坐位时，可出现逆向低速的极短暂眼震。

前半规管 BPPV 的眼震有下列特征：①患耳向地时出现以眼球上极为标志的垂直扭转性眼震（垂直成分向眼球下极，扭转成分向地，但部分患者眼震的扭转成分可能不明显）。②管结石症眼震持续时间<1 分钟；嵴顶结石症眼震持续时间≥1 分钟。③有潜伏期。④易疲劳性。⑤回到坐位时眼震方向逆转。

（2）滚转试验（Roll test）为外半规管 BPPV 的检常规查方法：受试者平卧，头垫高 30°，检查者双手持头，迅速向左或右侧转头 45°，观察 1 分钟或至眼震停止。同样观察对侧眼震情况。

外半规管 BPPV 的眼震特征：管结石症在双侧变位检查均可诱发向地性或背地性水平眼震，眼震持续时间<1 分钟；嵴顶结石症在双侧变位检查可诱发背地性水平眼震，眼震持续时间≥1 分钟。

（3）听力学检查：一般无听力学异常改变，但半规管结石症如继发于某些耳源性疾病，则可出现患耳听力异常。

（4）其他前庭功能检查：可选择冷热试验、旋转试验、甩头试验、前庭肌源性诱发电位和姿势描记检查，主要用于判断前庭功能障碍的部位、性质、程度以及中枢代偿情况。

（5）影像学检查：颞骨 CT、内耳及桥小脑角高分辨率 MRI 不作为常规检查项目，但可为部分不典型或难治性的位置性眩晕提供诊断线索。

五、诊断与鉴别诊断

病史的特征性极为重要，间歇期无异常发现。结合病史、变位试验可确诊，但变位性眼震检查最好在发作期进行。应与中枢性位置性眼震、前庭神经炎、梅尼埃病、脑血管病变等导致的眩晕相鉴别。部分患者在发病前已存在后循环缺血性疾病，迷路也存在缺血性改变，从而使诊断更为复杂。应根据不同变位试验明确受累半规管及其侧别，以及是半规管结石还是嵴顶结石。中华医学会耳鼻咽喉科学分会及中华耳鼻咽喉头颈外科杂志编委会 2006 年贵阳会议制订了 BPPV 的诊断依据如下。

1. 诊断 BPPV 的变位试验
（1）Dix-Hallpike 试验：是确定后或前半规管 BPPV 的常用方法。
（2）滚转试验：是确定外半规管 BPPV 的最常用的方法。

2. BPPV 变位检查的眼震特点
（1）后半规管 BPPV 的眼震特点：患者头向患侧转 45°后快速卧倒，使头悬至床下，与床平面成 20°~30°夹角，患耳向地时出现以眼球上极为标志的垂直扭转性眼震（垂直成分向眼球上极，扭转成分向地）；回到坐位时眼震方向逆转。管结石症眼震持续时间<1 分钟；嵴顶结石症眼震持续时间≥1 分钟。

（2）前半规管 BPPV 的眼震特点：患者头向患侧转 45°后快速卧倒，使头悬至床下，与床平面成 20°~30°夹角，患耳向地时出现以眼球上极为标志的垂直扭转性眼震（垂直成分向眼球下极，扭转成分向地，但部分患者眼震的扭转成分可能不明显）；回到坐位时眼震方向逆转。管结石症眼震持续时间<1 分钟；嵴顶结石症眼震持续时间≥1 分钟。

（3）外半规管 BPPV 的眼震特点：管结石症在双侧变位检查均可诱发向地性或背地性水平眼震，眼震持续时间<1 分钟；嵴顶结石症在双侧变位检查可诱发背地性水平眼震，眼震持续时间≥1 分钟。

3. 诊断依据

（1）头部运动到某一特定位置出现短暂眩晕的病史。

（2）变位试验显示上述眼震特点，且具有短潜伏期和疲劳性。

六、治疗

虽然 BPPV 是一种有自愈倾向的疾病，但其自愈的时间有时可达数月或数年，严重的可致工作能力丧失，故应尽可能地进行治疗。

1. 抗眩晕药　如异丙嗪（非那根）、倍他司汀等有一定的效果，但临床中并不推荐使用中枢抑制剂。

2. 管石复位法　近年来，因复位治疗操作简便，可徒手或借助仪器完成，且有较好效果而得到广泛的重视。常根据 BPPV 的不同类型选择相应的方法。

（1）后半规管 BPPV：常选择 Epley 耳石复位治疗或 Semont 手法治疗。

（2）水平半规管 BPPV：①水平向地性眼震：常选择 Barbecue 法、Gufoni 法或强迫侧卧体位疗法。②水平背地性眼震：可采用 Gufoni 法或强迫侧卧体位疗法。部分患者可能转换为水平向地性眼震，即按前述方法治疗。

（3）前半规管 BPPV：可采用反向 Epley 复位法或改良 Epley 复位法。

有学者认为，乳突部振荡可能对上述手法复位效果有提高作用，但该观点尚有争议。

3. 其他前庭康复治疗训练　如习服治疗方法：Brandt-Daroff 治疗，此外，平衡功能训练可提高部分耳石复位后患者的姿势稳定性。

4. 手术疗法　如上述疗法无效，且影响生活质量者，可行半规管阻塞术或后壶腹神经切断术，但近年来后者的应用越来越少。

（林思秀）

第四节　前庭神经炎

前庭神经炎是一种常见的眩晕疾病，其确切的病因不明，病理学证据和流行病学特点支持其为病毒感染所致，这一点与 Bell 面瘫和特发性突聋类似。本病的临床表现以持续的眩晕为特点，不影响听力。可通过药物和前庭康复治疗获得良好预后。

前庭神经炎又称为流行性眩晕，现认为是由病毒感染所致的前庭神经疾病。其临床表现以突发性单侧前庭功能减退或前庭功能丧失为特征。Rattin（1909）和 Nylen（1924）最早描述该病症。Hallpike（1949）以及 Dix 和 Hallpike（1952）称之为前庭神经元炎，因病理发现该病主要表现为前庭神经病变，故应称之为前庭神经炎。

一、病因与病理

该病的病因尚未完全阐明，多年来，有两种主要学说：

1. 前庭神经病毒感染学说　患者颞骨病理研究发现该疾病的主要病理改变为前庭神经退变（Friedman&House，1980；Schuknecht&Ruby，1981）。Schuknecht 和 Kitamura（1981）提出，本病为病毒感染所致。临床观察到，约23%～100%的前庭神经炎患者发病前有上呼吸道前驱感染病史。患者血清中疱疹病毒抗体滴度增加、部分患者伴有皮肤带状疱疹。病毒感染学说为目前多数学者所接受。

2. 前庭血供障碍学说　部分学者曾提出，前庭迷路缺血（Lindsay&Hemenway，1956）或感染引起的迷路微循环障碍（Meran&Pfaltz，1975）可能为本病的病因。

二、临床表现

1. 症状　突然发生的旋转性眩晕、自发性眼震及平衡障碍，伴恶心、呕吐等自主神经症状。眩晕常持续数天，一般 3~5 天后逐渐减轻。发病 1~6 周后，大多数患者感觉眩晕症状基本消失。极少数患者在发病后数年内有复发现象，但眩晕程度减轻。无主观听觉障碍或中枢神经病变表现。

2. 检查　包括全身物理检查、耳科学检查、神经系统检查、听力学检查、前庭功能检查及必要的影像学和实验室检查（主要阳性体征见诊断依据）。冷热试验是确定患耳的主要检查方法。

三、诊断

前庭神经炎尚无特异性的诊断标准或方法，结合鉴别诊断，如下内容可作为诊断依据。

1. 前驱性上感病史。

2. 突然发作性旋转性眩晕，伴恶心、呕吐，眩晕常持续数天。

3. 自发性眼震，呈水平旋转性，快相向健侧。

4. 平衡障碍，Romberg 试验向患侧倾倒。

5. 冷热试验患侧前庭功能明显减退或丧失。

6. 无耳蜗功能障碍。

7. 无其他神经系统病变表现。

8. 血清疱疹病毒抗体滴度增加有助于支持本病的诊断。

四、治疗

1. 支持疗法　发病初期眩晕及恶心、呕吐症状严重者，可适当输液，纠正酸碱平衡失调。

2. 对症疗法　病初当恶心症状严重时，可适当给予抗组胺药或抗胆碱药。由于该类药物不利于前庭中枢代偿的形成，故一旦恶心症状减轻（24~72 小时后）应立即停药。

3. 糖皮质激素治疗　如泼尼松。

4. 抗病毒药物　如阿昔洛韦。

5. 前庭康复训练　前庭中枢抑制剂停用后即可进行前庭康复治疗，愈早康复治疗恢复愈快，方法有一般康复和个体化康复方法等，目的是提高凝视稳定和姿势平衡。

（林思秀）

第十四章

鼻腔炎性疾病

第一节　急性鼻炎

急性鼻炎是鼻腔黏膜急性病毒感染性炎症，多称为"伤风"或"感冒"，但与流行性感冒有别。故又称为普通感冒。常延及鼻窦或咽部，传染性强，多发于秋冬行季气候变换之际。

一、概述

1. 致病原因　此病先系病毒所致，后继发细菌感染，亦有认为少数病例由支原体引起。在流行季节中，鼻病毒在秋季和春季最为流行，而冠状病毒常见于冬季。至于继发感染的细菌，常见者为溶血性或非溶血性链球菌、肺炎双球菌、葡萄球菌、流行性感冒杆菌及卡他球菌。这些细菌常无害寄生于人体的鼻腔或鼻咽部，当受到病毒感染后，局部防御力减弱，同时全身抵抗力亦减退，使这些病菌易侵入黏膜而引起病变。

2. 常见诱因

（1）身体过劳，烟酒过度以及营养不良或患有全身疾病，常致身体抵抗力减弱而患此病。

（2）受凉受湿后，皮肤及呼吸道黏膜局部缺血，如时间过久，局部抵抗力减弱，于是病毒、细菌乘机侵入而发病。

（3）鼻部疾病如鼻中隔偏曲、慢性鼻咽炎、慢性鼻窦炎、鼻息肉等，均为急性鼻炎诱因。

（4）患腺样体或扁桃体炎者。

另外，鼻部因职业关系常受刺激，如磨粉、制皮、烟厂工人易患此病；受化学药品如碘、溴、氯、氨等刺激。或在战争时遭受过毒气袭击，亦可发生类似急性鼻炎的症状，一次伤风之后，有短暂免疫期，一般仅1个月左右，故易得病者，常在1年之中有数次感冒。

二、临床表现

为一种单纯炎症变化，当病变开始时，因黏膜血管痉挛，局部缺血，腺体分泌减少继而发生反射性神经兴奋作用，很快使黏膜中血管和淋巴管扩张，腺体及杯状细胞扩大，黏膜水肿，分泌物增多而稀薄似水，黏膜中有单核细胞及多形核白细胞浸润。此后，白细胞浸润加重，大量渗出黏膜表面，上皮细胞和纤毛坏死脱落，鼻分泌物渐成黏液脓性或脓性，若无并发症，炎症逐渐恢复，水肿消除，血管已不扩张，表皮细胞增殖，在 2 周内即恢复至正常状态。

三、症状

1. 潜伏期　一般于感染后 1~3 天有鼻腔内不适感、全身不适及食欲减退等。

2. 初期　开始有鼻内和鼻咽部瘙痒及干燥感，频发喷嚏，并有畏寒、头胀、食欲减退和全身乏力等。鼻腔检查可见黏膜潮红，但较干燥。

3. 中期　初期持续 2 周后，出现鼻塞，流出多量水样鼻涕，常伴有咽部疼痛、发热；热因人而异，一般在 37~38℃，小儿多有高热达 39℃ 以上者。同时头重头痛，头皮部有痛觉过敏及四肢酸软等。此期持续 1~2 天。鼻腔检查可见黏膜高度红肿，鼻道分泌物较多，为黏脓性。

4. 晚期　鼻塞更重，甚至完全用口呼吸，鼻涕变为黏液脓性或纯脓性。如鼻窦受累，则头痛剧烈，鼻涕量亦多。若侵及咽鼓管，则有耳鸣及听力减退等症。炎症常易向下蔓延，致有咽喉疼痛及咳嗽。此时检查可见下鼻甲红肿如前，但鼻道内有多量脓涕。此期持续 3~5 天，若无并发症，鼻塞减退，鼻涕减少，逐渐恢复正常。但一般易并发鼻窦炎及咽、喉及气管等部位化脓性炎症，使流脓涕、咳嗽及咳痰等拖延日久。

5. 免疫期　一般在炎症消退后可有 1 个月左右的免疫期，之后免疫力迅速消失。

四、诊断

根据患者病史及鼻部检查，不难确定诊断，但应注意是否为其他传染病的前驱症状。此病应与急性鼻窦炎、鼻部白喉及变态反应性鼻炎相鉴别。

1. 急性鼻窦炎　多位于一侧，白细胞增多，局部疼痛和压痛，前鼻孔镜检有典型发现。

2. 变态反应性鼻炎　有变态反应发作史，无发热，鼻黏膜肿胀苍白，分泌物清水样，其中嗜酸性粒细胞增多。

3. 鼻白喉　具有类似症状，但鼻腔内常流血液，且有假膜形成，不难鉴别。

五、治疗

以支持和对症治疗为主，同时注意预防并发症。

（一）全身治疗

1. 休息、保暖，发热患者需卧床休息，进高热量的饮食，多饮水，使大小便通畅，以排出毒素。

2. 发汗疗法　①生姜、红糖、葱白煎汤热服。②解热镇痛药，复方阿司匹林 1~2 片，每日 3 次，阿司匹林 0.3~0.5g，每日 3 次或克感敏 1~2 片，每日 3 次等。

3. 中西合成药　板蓝根冲剂、吗啉胍等。

4. 并发细菌感染或有并发症可疑时，应用磺胺类及抗生素药物。

（二）局部治疗

1. 对鼻塞者可用 1% 麻黄碱液滴鼻或喷雾，使黏膜消肿，以利引流。对儿童用药须使用低浓度（0.5%）。

2. 针刺迎香、上星、神庭、合谷穴。

3. 急性鼻炎中期，应提倡正确的擤鼻法，切忌用力擤鼻，否则可引起中耳炎或鼻窦炎。

六、预防

患急性鼻炎后，可以产生短期免疫力，1个月左右后可以再发病，应特别注意预防。预防原则为增强抵抗力、避免传染和加强治疗等几方面。

1. 增强机体抵抗力 经常锻炼身体，提倡冷水洗脸、冷水浴、日光浴，注意劳逸结合与调节饮食，节制烟酒。由于致病病毒种类繁多，而且相互间无交叉免疫，故目前尚无理想的疫苗用于接种。在小儿要供以足够的维生素 A、维生素 C 等，在流行期间，可采用丙种球蛋白或胎盘球蛋白或流感疫苗，有增强抵抗力以及一定的预防感冒之效。

2. 避免传染 患者要卧床休息，可以减少互相传染。应养成打喷嚏及咳嗽时用手帕盖住口鼻的习惯。患者外出时要戴口罩，尽量不去公共场所。流行期间公共场所要适当消毒等。

3. 加强治疗 积极治疗上呼吸道病灶性疾病，如鼻中隔偏曲、慢性鼻窦炎等。

（林思秀）

第二节　慢性鼻炎

慢性鼻炎是鼻黏膜和黏膜下层的慢性炎症。临床表现以黏膜肿胀、分泌物增多、无明确致病微生物感染、病程持续 4 周以上或反复发作为特征，是耳鼻咽喉科的常见病、多发病，也可为全身疾病的局部表现。按照现代观点，慢性炎症反应是体液和细胞介导的免疫机制的表达，依其病理和功能紊乱程度，可分为慢性单纯性鼻炎和慢性肥厚性鼻炎，二者病因相同，且后者多由前者发展而来，病理组织学上没有绝对的界限，常有过渡型存在。

一、概述

（一）病因

慢性鼻炎病因不明，常与下列因素有关。

1. 全身因素

（1）慢性鼻炎常为一些全身疾病的局部表现。如贫血、结核、糖尿病、风湿病以及慢性心、肝、肾疾病等，均可引起鼻黏膜长期淤血或反射性充血。

（2）营养不良：维生素 A、维生素 C 缺乏，烟酒过度等，可使鼻黏膜血管舒缩功能发生障碍或黏膜肥厚，腺体萎缩。

（3）内分泌失调：如甲状腺功能低下可引起鼻黏膜黏液性水肿；月经前期和妊娠期鼻黏膜可发生充血、肿胀，少数可引起鼻黏膜肥厚。同等的条件下，青年女性慢性鼻炎的发病率高于男性，考虑可能与机体内性激素水平尤其是雌激素水平增高有关。

2. 局部因素

（1）急性鼻炎的反复发作或治疗不彻底，演变为慢性鼻炎。

（2）鼻腔或鼻窦慢性炎症可使鼻黏膜长期受到脓性分泌物的刺激，促使慢性鼻炎发生。

（3）慢性扁桃体炎及增殖体肥大，邻近感染病灶的影响。

（4）鼻中隔偏曲或棘突时，鼻腔狭窄妨碍鼻腔通气引流，以致易反复发生炎症。

（5）局部应用药物：长期滴用血管收缩剂，引起黏膜舒缩功能障碍，血管扩张，黏膜肿胀。丁卡因、利多卡因等局部麻药，可损害鼻黏膜纤毛的传输功能。

3. 职业及环境因素　由于职业或生活环境中长期接触各种粉尘如煤、岩石、水泥、面粉、石灰等，各种化学物质及刺激性气体如二氧化硫、甲醛及酒精等，均可引起慢性鼻炎。环境温度和湿度的急剧变化也可导致本病。

4. 其他

（1）免疫功能异常：慢性鼻炎患者存在着局部免疫功能异常，鼻塞可妨碍局部抗体的产生，从而减弱上呼吸道抗感染的能力。此外，全身免疫功能低下，鼻炎容易反复发作。

（2）不良习惯：烟酒嗜好容易损伤黏膜的纤毛功能。

（3）过敏因素：与儿童慢性鼻炎关系密切，随年龄增长，过敏因素对慢性鼻炎的影响逐渐降低。

（二）病理

慢性单纯性鼻炎鼻黏膜深层动脉和静脉，特别是下鼻甲的海绵状血窦呈慢性扩张，通透性增加，血管和腺体周围有以淋巴细胞和浆细胞为主的炎细胞浸润，黏液腺功能活跃，分泌增加。而慢性肥厚性鼻炎，早期表现为黏膜固有层动、静脉扩张，静脉和淋巴管周围淋巴细胞和浆细胞浸润。静脉和淋巴管回流障碍，静脉通透性增加，黏膜固有层水肿；晚期发展为黏膜、黏膜下层，甚至骨膜和骨的局限性或弥漫性纤维组织增生、肥厚，下鼻甲最明显，其前、后端和下缘可呈结节状、桑葚状或分叶状肥厚，或发生息肉样变，中鼻甲前端和鼻中隔黏膜也可发生。二者病因基本相似，病理学上并无明确的界限，且常有过渡型存在，后者常由前者发展、转化而来，但二者临床表现不同，治疗上也有区别。

鼻黏膜的肿胀程度和黏液分泌受自主神经的影响，交感神经系统通过调节容量血管的阻力而调节鼻黏膜的血流，副交感神经系统通过调节毛细血管而调节鼻黏膜的血容量。交感神经兴奋时，鼻黏膜血管阻力增加，进入鼻黏膜的血流减少，导致鼻黏膜收缩，鼻腔脉管系统的交感神经兴奋性部分受颈动脉、主动脉化学感受器感受 CO_2 的压力影响。副交感神经兴奋导致毛细血管扩张，鼻黏膜充血、肿胀，翼管神经由源自岩浅大神经的副交感神经和源自岩深神经的交感神经构成，分布于鼻腔鼻窦的黏膜，支配鼻腔鼻窦黏膜的血液供应，影响鼻黏膜的收缩和舒张。

鼻腔感受鼻腔气流的敏感受体主要位于双侧下鼻甲，这些受体对温度敏感，故临床上有时用薄荷醇治疗鼻塞，这也是下鼻甲切除术后鼻阻力与患者的自觉症状不相符合的原因所在。此外，下鼻甲前部也是组成鼻瓣区的重要结构，鼻瓣区是鼻腔最狭窄的区域，占鼻阻力的 50%，下鼻甲前端的处理对鼻塞的改善具有重要作用。

二、临床表现

1. 鼻塞　鼻塞是慢性鼻炎的主要症状。单纯性鼻炎引起的鼻塞呈间歇性和交替性，平卧时较重，侧卧时下侧较重。平卧时鼻黏膜肿胀似与颈内静脉压力有关，斜坡位与水平位呈 20° 时，静脉压几乎等于 0，<20° 时静脉压相应增加，静脉压增加对健康的鼻黏膜无太大影响，但患有鼻炎者则可引起明显的鼻塞症状。侧卧时下侧的鼻腔与同侧邻近的肩臂的自主神

经系统有反射性联系。安静时鼻塞加重，劳动时减轻，是因为劳动时交感神经兴奋，鼻黏膜收缩所致。此外，慢性鼻炎患者鼻黏膜较正常鼻黏膜敏感，轻微的刺激便可引起明显的反应而出现鼻塞症状。肥厚性鼻炎的主要症状也为鼻塞，但程度较重，呈持续性，轻重不一，单侧阻塞或两侧阻塞均可发生。鼻黏膜肥厚、增生，呈暗红色，表面不平。呈结节状或桑葚样，有时鼻甲骨也肥大、增生，舒缩度较小，故两侧交替性鼻塞并不常见，严重时，患者张口呼吸，严重影响患者的睡眠。

2. 嗅觉障碍　慢性鼻炎对嗅觉的影响较小，鼻黏膜肿胀严重阻塞嗅裂时或中下鼻甲肿大使鼻腔呼吸气流减少可以引起呼吸性嗅觉减退或缺失；若长期阻塞嗅区，嗅区黏膜挤压致嗅区黏膜上皮退化或并发嗅神经炎时，则成为感觉性嗅觉减退或缺失。

3. 鼻涕　单纯性鼻炎鼻涕相对较多，多为黏液性，继发感染时可为黏脓性或脓性。肥厚性鼻炎鼻涕相对较少，为黏液性或黏脓性。

4. 头痛　鼻黏膜肿胀堵塞窦口可以引起负压性头痛；鼻黏膜发炎时鼻黏膜的痛阈降低，如挤压鼻黏膜常可引起反射性头痛。此外，若中鼻甲肥大挤压鼻中隔，由于接触处的后方吸气时负压较高，使其黏膜水肿及形成瘀斑，这些局部改变对于敏感的人则可引起血管扩张性头痛。

5. 闭塞性鼻音　慢性鼻炎由于鼻黏膜弥漫性肿胀，鼻腔的有效横截面积明显减少，患者发音时呈现闭塞性鼻音。

6. 其他

（1）影响鼻窦的引流功能，继发鼻窦炎：慢性鼻炎时鼻黏膜弥漫性肿胀，特别是中下鼻甲肥大对鼻窦的通气引流功能具有重要影响。中鼻甲是窦口鼻道复合体中重要的组成部分，首先中鼻甲位于鼻腔的正中位、窦口鼻道复合体的前部，像一个天然屏障保护着中鼻道及各个窦口，鼻腔呼吸的气流首先冲击中鼻甲；此外，中鼻甲存在丰富的腺体，是鼻腔分泌型抗体的主要来源，因此中鼻甲病变影响窦口的通气引流，继发鼻窦炎。此外，下鼻甲肥大不仅影响鼻腔的通气，而且可以造成中鼻道的狭窄，影响鼻窦的通气引流，继发鼻窦炎。

（2）继发周围炎症：鼻涕流向鼻咽部可继发咽喉炎；若鼻涕从前鼻孔流出，可造成鼻前庭炎。若下鼻甲前端肥大明显可阻塞鼻额管，造成溢泪及泪囊炎；若后端肥大明显；突向鼻咽部影响咽鼓管咽口，可造成中耳炎。

7. 检查　慢性单纯性鼻炎双侧下鼻甲肿胀，呈暗红色，表面光滑、湿润，探针触诊下鼻甲黏膜柔软而富有弹性，轻压时有凹陷，探针移去后立即恢复；鼻黏膜对血管收缩剂敏感，滴用后下鼻甲肿胀即消退；鼻底、下鼻道或总鼻道内有黏稠的黏液性鼻涕聚集，总鼻道内常有黏液丝牵挂。而慢性肥厚性鼻炎鼻黏膜增生、肥厚，呈暗红色和淡紫红色，下鼻甲肿大，阻塞鼻腔，黏膜肥厚，表面不平，呈结节状或桑葚状，触诊有硬实感，不易出现凹陷，或虽有凹陷，但不立即恢复，黏膜对1%麻黄碱棉片收缩反应差。

三、诊断与鉴别诊断

依据症状、鼻镜检查及鼻黏膜对麻黄碱等药物的反应，诊断并不困难，但应注意与结构性鼻炎伴慢性鼻炎者相鉴别。鼻内镜检查及鼻窦CT能全面了解鼻腔鼻窦的结构及有无解剖变异和鼻窦炎。全面衡量结构、功能与症状的关系，正确判断病因及病变的部位，治疗才能取得较好的效果。

慢性单纯性鼻炎和慢性肥厚性鼻炎鉴别要点，见表 14-1。

表 14-1 慢性单纯性鼻炎和慢性肥厚性鼻炎鉴别要点

	慢性单纯性鼻炎	慢性肥厚性鼻炎
鼻塞	间歇性（冬季、夜间、静坐时明显，夏季、白天、运动时减轻或消失），两侧交替性	持续性
鼻涕	略多，黏液性	多，黏液性或黏脓性，不易擤出
味觉减退	不明显	可有
闭塞性鼻音	无	有
头痛、头昏	可有	常有
咽干、耳塞闭感	无	可有
前鼻孔镜所见	下鼻甲黏膜肿胀，表面光滑，暗红色	下鼻甲黏膜肥厚，暗红色，表面光滑或不平，或呈结节状、桑葚状或分叶状，鼻甲骨可肥大
下鼻甲探针触诊	柔软，有弹性，轻压时有凹陷，探针移去后立即恢复	有硬实感，轻压时无凹陷，或虽有凹陷，但不立即恢复
对 1%~2% 麻黄碱的反应	黏膜收缩明显，下鼻甲缩小	黏膜不收缩或轻微收缩，下鼻甲大小无明显改变
治疗	非手术治疗	一般宜手术治疗

四、治疗

慢性鼻炎的治疗应以根除病因、改善鼻腔通气功能为原则。首先应该积极消除全身与局部可能致病的因素，改善工作生活环境条件，矫正鼻腔畸形，避免长期应用血管收缩剂。其次是加强局部治疗，抗感染，消除鼻黏膜肿胀，使鼻腔和鼻窦恢复通气及引流，尽量恢复纤毛和浆液黏液腺的功能。慢性鼻炎并发感染的，可用适合的抗生素溶液滴鼻。为了消除鼻黏膜肿胀，使鼻腔及鼻窦恢复通气和引流，可用血管收缩剂如麻黄碱滴鼻液滴鼻，但儿童尽量不用，即使应用不宜>1 周，防止多用、滥用血管收缩剂。采取正确的擤鼻涕方法清除鼻腔过多的分泌物，有助于鼻黏膜生理功能的恢复，避免继发中耳炎。慢性单纯性鼻炎的组织病理改变属可逆性，局部治疗应避免损害鼻黏膜的生理功能。肥厚性鼻炎同单纯性鼻炎的治疗一样首先消除或控制其致病因素，然后才考虑局部治疗，但局部治疗的目的随各阶段的病理改变而异，在鼻黏膜肥厚、但无明显增生的阶段，宜力求恢复鼻黏膜的正常生理功能，如已有明显增生，则应以减轻鼻部症状和恢复肺功能为主。局部治疗的方法如下。

（一）局部保守治疗

适合于慢性单纯性鼻炎及慢性肥厚性鼻炎局部应用血管收缩剂尚能缩小者。

1. 单纯性鼻炎　以促进局部黏膜恢复为主，可利用 0.25%~0.5% 普鲁卡因在迎香穴和鼻通穴做封闭，或双侧下鼻甲前端黏膜下注射，给以温和的刺激，改善局部血液循环，每次 1~1.5mL，隔日 1 次，5 次为 1 疗程。此外，可以配合三磷腺苷、复方丹参、654-2、转移因子、干扰素、类固醇皮质激素等进一步加强局部的防御能力，以利于黏膜的恢复，但应防止视网膜中央动脉栓塞。预防措施：不提倡以乳剂或油剂做下鼻甲注射。下鼻甲注射前应常规做鼻甲黏膜收缩，乳剂或油剂中可加入 1∶1 的 50%葡萄糖液稀释，注射过程中应边注边退。避开下鼻甲近内侧面与上面交界处进针。高新生在表面麻醉下用冻干脾转移因子粉剂 1mL 加生理盐水 2mL 溶解后于每侧下鼻甲内注射 1mL，每周 1 次，4 次为 1 疗程，总有效率 97.8%，其机制为转移因子是一种新的免疫调节与促进剂，可增强人体的细胞免疫功能，提高人体的防御能力，从而使鼻黏膜逐渐恢复其正常的生理功能。王立平利用三磷腺苷下鼻甲注射治疗慢性单纯性鼻炎 280 例也取得了 93.2%的良好效果。陈仁物等对下鼻甲注射针头进行了研制和临床应用，具有患者痛苦小、药液分布均匀、见效快、明显缩短疗程、提高疗效等优点。其具体方法：将 5 号球后针头的尖端四面制成筛孔状的一种专用针头，分为Ⅰ、Ⅱ、Ⅲ3 种型号。①Ⅰ号：2 个孔，孔距 4mm，适合下鼻甲肥大局限和青年患者。②Ⅱ号：3 个孔，孔距 5mm，适合下鼻甲前端肥大者。③Ⅲ号：4 个孔，孔距 5mm，适合弥漫性下鼻甲肥大及下鼻甲手术的麻醉。

2. 慢性肥厚性鼻炎　以促进黏膜瘢痕化，从而改善鼻塞症状为主，可行下鼻甲硬化剂注射。常用的硬化剂有 80%甘油、5%苯酚甘油、5%鱼肝油酸钠、50%葡萄糖、消痔灵、磺胺嘧啶钠等。周全明等报告消痔灵治疗慢性鼻炎 300 例，治愈 291 例，有效 9 例。其方法：消痔灵注射液 1mL 加 1%利多卡因 1mL 混合后行下鼻甲注射，每侧 0.5～1mL，7～10 天一次，3 次为 1 疗程，间隔 2 周后可行下一疗程。刘来生等利用磺胺嘧啶钠下鼻甲注射治疗慢性肥厚性鼻炎也取得了良好的效果，其机制为局部产生化学性反应，引起下鼻甲肥厚的黏膜组织萎缩从而改善鼻塞症状。

近年来，随着激光、微波、电离子治疗仪的普及，这方面治疗慢性肥厚性鼻炎的报道愈来愈多。已形成相当成熟的经验。Nd：YAG 激光是利用瞬间高热效应使肥厚的黏膜凝固或气化，造成下鼻甲回缩而改善鼻腔通气，不仅可以直接凝固、气化肥厚的黏膜，而且可以插入黏膜下进行照射，效果可靠但是由于 Nd：YAG 激光水吸收性较低，破坏深度不易控制，而且该激光辐射能 30%～40%被反向散射，术中可造成周围正常黏膜较大面积的损伤，此外导光纤维前端易被污染，容易折断在黏膜下，术后反应重。微波不仅可以表面凝固黏膜，而且可以将探头直接插入黏膜下，利用微波的生物热效应而凝固黏膜下组织，具有可保持黏膜的完整性、不影响鼻黏膜的生理功能、恢复快、无痂皮形成等优点，另外无探头折断在黏膜下之忧，是治疗慢性肥厚性鼻炎较为理想的方法。电离子治疗仪利用其良好的切割性可以对重度慢性肥厚性鼻炎的肥厚黏膜进行切割而达到改善鼻腔通气的效果，而且术中不易出血，术后反应也轻；术中利用短火火焰凝固、汽化、切割组织，长火火焰凝固止血，但术中应充分收敛鼻黏膜，以防止伤及正常的鼻中隔黏膜。射频利用发射频率 100～300kHz、波长 0.3km 的低频电磁波作用于病变的组织细胞，致组织细胞内外离子和细胞中的极性分子强烈运动而产生特殊的内生热效应，温度可达 65～80℃，使组织蛋白变形、凝固，病变区出现无菌性炎症反应，血管内皮细胞肿胀，血栓形成而阻塞血管，组织血供减少，黏膜逐渐纤维化而萎缩从而达到治疗增生性病变的目的，并且具有无散射热效应、无火花、不损伤正常组织、深浅容易控制的优点。辛朝风利用射频治疗慢性肥厚性鼻炎 56 例取得了良好的治疗效果，认为慢性鼻炎的病理基础是鼻甲黏膜下组织增生伴血管扩张，是射频治疗的最好适应证。国外学者认为射频是在黏膜下形成热损伤而不破坏表面黏膜，可以避免术后出血、结痂、出现恶臭味、疼痛、嗅觉减退和鼻腔粘连的缺点，是治疗鼻甲肥大的一种安全而有效的方法。

（二）手术治疗

鼻腔结构复杂。鼻腔每一结构对鼻腔正常生理功能的维持都具有一定作用。正常人中鼻腔的每一结构都完全正常也是很少的。鼻部症状的产生原因是多方面的，或某一结构的形态或结构异常，或几种结构均明显异常，或几种结构轻度异常的协同作用。其中对于多结构的轻度异常和某一结构的形态异常（如下鼻甲过度内展，其本身并不肥大）等情况难以诊断，这种情况常笼统地被称为"结构性鼻炎"。临床上，我们也时常遇到有些人鼻腔某些结构明显异常，但却没有自觉症状；相反，无明显结构异常者，有时也会有明显的自觉症状。因此，在慢性鼻炎的手术治疗中，应仔细检查，全面衡量，解除引起症状的病因，方可获得满意的治疗效果。

1. 中鼻甲手术　中鼻甲手术包括传统的常规手术（中鼻甲部分切除术及中鼻甲全切除术）和中鼻甲成形术。传统的中鼻甲切除术虽然能解除鼻塞症状，但中鼻甲功能受损，并失去了再次手术的解剖标志，同时常规中鼻甲手术后中鼻甲周围的正常黏膜可以出现代偿性增生，导致症状的复发，同时也说明中鼻甲在保持鼻腔的生理功能方面具有重要的作用。目前常用的中鼻甲成形术则在解除症状的同时又避免了传统常规中鼻甲手术所造成的缺陷。

2. 下鼻甲手术　下鼻甲手术包括传统的下鼻甲部分切除术、下鼻甲黏骨膜下切除术，下鼻甲骨折外移术和下鼻甲成形术。最近许多学者对传统的下鼻甲手术进行了改进，并且利用先进的手术器械，对慢性鼻炎的治疗取得了良好的临床效果。下鼻甲黏膜血供丰富。术中极易出血。采用翼腭管注射法可以减少出血，又提高麻醉效果。下鼻甲的大小与鼻腔的阻力关系密切，尤其是下鼻甲的前端，故行下鼻甲手术时应正确估计切除的范围，以便获得满意的临床效果。

近年来，国外有学者报道仅做下鼻甲黏骨膜下分离，破坏黏膜下的血管网，肥厚的下鼻甲黏膜呈瘢痕化收缩，而达到改善鼻塞的效果。此方法仅适用于病变程度较轻者。由于引起鼻塞的因素很多，单一手段治疗效果较差，采用阶梯疗法综合治疗方可取得满意的效果，但也不能作为固定模式，可根据具体情况灵活掌握，可考虑优先采用操作简便、患者痛苦小、费用低、疗效好的方法。只有这样才能正确地选择合适的术式，从而达到满意的效果，避免多次手术。总之，慢性鼻炎的手术趋向应以解除患者的症状、创伤小、能保持鼻甲的生理功能为目的。此外，由于慢性鼻炎的病因解除后，肥大的下鼻甲可以转归，故尽量减少下鼻甲手术，特别是防止下鼻甲切除过多造成空鼻综合征。

（林思秀）

第三节　萎缩性鼻炎

萎缩性鼻炎是一种发展缓慢的鼻腔慢性炎性疾病，又称臭鼻症、慢性臭性鼻炎、硬化性鼻炎。其主要表现是鼻腔黏膜、骨膜、鼻甲骨（以下鼻甲骨为主）萎缩。鼻腔异常宽大，鼻腔内有大量的黄绿色脓性分泌物积存，形成脓性痂皮，常有臭味，发生恶臭者，称为臭鼻症，患者有明显的嗅觉障碍。鼻腔的萎缩性病变可以发展到鼻咽、口咽、喉腔等处。提示本病可能是全身性疾病的局部表现。

一、概述

（一）病因

萎缩性鼻炎分为原发性萎缩性鼻炎和继发性萎缩性鼻炎两大类。

1. 原发性萎缩性鼻炎　可以发生于幼年，多因全身因素如营养不良、维生素缺乏、内分泌功能紊乱、遗传因素、免疫功能紊乱、细菌感染、神经功能障碍等因素所致。

2. 继发性萎缩性鼻炎　多由于外界高浓度工业粉尘、有害气体的长期刺激，鼻腔鼻窦慢性脓性分泌物的刺激，或慢性过度增生性炎症的继发病变，鼻部特殊性的感染，鼻中隔的过度偏曲，鼻腔手术时过多损坏鼻腔组织等所致。

本病最早由 Frankel 所描述，是一种常见的耳鼻咽喉科疾病，占专科门诊的 0.7%～3.99%。我国贵州、云南地区多见，其原因不详，有报道可能与一氧化硫的刺激有关；还有报道可能与从事某些工种的职业有关。有学者曾报道灰尘较多的机械厂的调查发现，鼻炎 118 人中萎缩性鼻炎 35 人，占病人数的 30%。国外报道本病女性多于男性，多发病于青年期，健康状况和生活条件差者易患此病。据报道我国两性的发病率无明显差别，以 20～30 岁为多。在西方，本病发病率已明显降低，但是在许多经济不够发达的国家和地区，发病率仍较高。

（二）病理

疾病发生的早期，鼻腔黏膜仅呈慢性炎症改变，逐渐发展为萎缩性改变，假复层柱状纤毛上皮转化为无纤毛的复层鳞状上皮，腺体萎缩，分泌减少。由于上皮细胞的纤毛丧失。分泌物停滞于鼻腔，结成脓痂。病变继续发展，黏膜以及骨部的血管因为发生闭塞性动脉内膜炎与海绵状静脉丛炎，血管的平滑肌萎缩，血管壁纤维组织增生肥厚，管腔缩窄或闭塞。血液循环不良，导致腺体和神经发生纤维性改变，黏膜下组织变为结缔组织，最后发生萎缩以及退化现象。骨和骨膜也发生纤维组织增生和骨质吸收，鼻甲缩小，鼻腔极度扩大，但是鼻窦常常因为骨壁增殖硬化性改变，反而使窦腔缩小。

二、临床表现

1. 鼻及鼻咽干燥感　在吸入冷空气时，症状更加明显，而且还有寒冷感。

2. 鼻塞　与鼻内脓痂堆滞堵塞有关；没有脓痂，则与神经感觉迟钝有关，有空气通过而不能感觉到。

3. 头痛　部位常常在前额、颞侧或枕部，或头昏，多因为大量冷空气的刺激反射造成，或者伴发鼻窦炎之故。

4. 鼻内痛或鼻出血　多因鼻黏膜干燥破裂所致。

5. 嗅觉减退或者丧失　因为含气味的气味分子不能到达嗅区或者嗅区黏膜萎缩所致。

6. 呼气恶臭　因为臭鼻杆菌在鼻腔脓痂下繁殖生长，脓痂内的蛋白质腐败分解，而产生恶臭气味。也有人认为是因为炎性细胞以及腺细胞脂肪发生变性，脂肪转变为脂酸，易于干燥，乃产生臭味。妇女月经期臭味加重，绝经期则开始好转，但鼻腔黏膜没有好转。

7. 其他　鼻腔黏膜萎缩涉及鼻咽部，可能影响咽鼓管咽口，发生耳鸣和耳聋。涉及咽喉部则发生咽喉部干燥、刺激性咳嗽、声音嘶哑等症状。

三、诊断与鉴别诊断

根据患者的症状、体征，结合临床检查所见。主要根据鼻黏膜萎缩、脓痂形成情况以及可能具有的特殊气味等特点，诊断不难。但是应该与鼻部特殊的传染病，例如结核、狼疮、硬结病，或者鼻石、晚期梅毒、麻风等病症相鉴别。

少部分萎缩性鼻炎患者具有特殊的鼻部外形，如鼻梁宽而平，鼻尖上方轻度凹陷，鼻前孔扁圆，鼻翼掀起，如果儿童时期发病，可以影响鼻部的发育而成鞍鼻畸形。鼻腔内的检查，可以见到鼻腔宽敞，从鼻前孔可以直接看到鼻咽部。鼻甲缩小，有时下鼻甲几乎看不到或者不能辨认，如果因为慢性化脓性鼻窦炎而引起，则虽然下鼻甲看不到或不能辨认，但是中鼻甲却常常肿胀或肥大，甚至息肉样变。鼻腔黏膜常常覆盖一层灰绿色脓痂，可以闻及特殊恶臭。除去脓痂后下边常常有少许脓液，黏膜色红或苍白，干燥，或者糜烂，可有渗血。鼻咽部、咽部黏膜或有以上黏膜的改变，或有脓痂附着，严重者喉部也可以有此改变。轻症的萎缩性鼻炎，多只是在下鼻甲和中鼻甲的前端或嗅裂处可以见到少许痂皮，黏膜少许萎缩。

鼻腔的分泌物或者脓痂取出做细菌培养，可以检测到臭鼻杆菌、臭鼻球杆菌、类白喉杆菌或者白喉杆菌，但是后两者均无内毒素。

四、治疗

（一）药物治疗

药物治疗萎缩性鼻炎至今仍无明显进展，有学者对微量元素代谢紊乱是否为萎缩性鼻炎的病因进行了研究。文献报道测定83例上颌窦炎的血清铁含量，其中47例有萎缩性鼻炎，通过对照治疗，证实缺铁程度与鼻黏膜的萎缩程度成正比，故提出治疗时宜加用含铁制剂。但李忠如测定患者发样中的铜、锰含量明显低于对照组，而锌、铁含量正常。因此，微量元素是否与萎缩性鼻炎的发病有关尚待探讨。有报道应用羧甲基纤维钠盐软膏治疗萎缩性鼻炎17例，获得了一定的效果。因羧甲基纤维钠盐具有生理惰性，对组织无刺激性，亲水，可与多种药物结合并能溶于鼻分泌物中或炎症渗液中，易为鼻黏膜吸收而迅速产生药效。黄维国等报道应用滋鼻丸（生地黄、玄参、麦冬、百合各等份为丸）每次15g，每日2次口服，同时加用鼻部蒸汽熏蒸，治疗数十例，效果满意。纪宏开等应用鱼腥草制剂滴鼻取得了一定的效果。肖涤余等用活血化瘀片（丹参、川芎、赤芍、红花、鸡血藤、郁金、山楂、黄芪、党参）治疗萎缩性鼻炎也取得了一定的效果。

Sinha采用胎盘组织液行中、下鼻甲注射60例，经2年的观察，临床治愈76.6%，改善11.6%，无效11.4%；经组织病理学证实，萎缩的黏膜上皮恢复正常，黏液腺及血管增加，细胞浸润及纤维化减少43.3%，形态改善45%，无变化11.7%。郝雨等报道采用复方丹参注射液4mL行下鼻甲注射，隔日1次，10次为1疗程，或用复方丹参注射液迎香穴封闭，疗法同上，同时合并应用小檗碱软膏涂鼻腔，73例中治愈40例，好转17例，无效6例，总有效率97%。钟衍深等报道，应用AIP下鼻甲封闭治疗萎缩性鼻炎122例，常用量10~20mg，3天1次，10~20次为1疗程，88.5%的患者症状改善，经6~18个月随访无复发。

（二）氦-氖激光照射治疗

有学者在给予维持量甲状腺素的同时，采用氦-氖激光鼻腔内照射治疗87例萎缩性鼻炎，激光照度 10mW/cm^2，每次照射 3 分钟，8~10 次为 1 疗程，7~8 次后，60% 的患者嗅觉改善，5~6 次后鼻血流图波幅增大，波峰陡峭，流变指数增大，脑血流图检查血流量也明显改善。经治疗后全身情况改善，痂皮消失，鼻黏膜变湿润，59 例嗅觉恢复。其作用机制是小剂量、低能量激光照射具有刺激整个机体及组织再生、抗炎和扩张血管的作用，改善了组织代谢的过程。

（三）手术治疗

1. 鼻腔黏软骨膜下填塞术　Fanous 和 Shehata 应用硅橡胶行鼻腔黏骨膜下填塞术，在上唇龈沟做切口，分别分离鼻底和鼻中隔的黏软骨膜，然后填入硅橡胶模条至鼻底或鼻中隔隆起，使鼻腔缩小，分别治疗 10 例和 30 例萎缩性鼻炎患者，前者 70% 症状明显改善，后者 90% 有效。硅橡胶作为缩窄鼻腔的植入物，优点是性能稳定，具有排水性，光滑软硬适度，容易造型，耐高压无抗原性，不被组织吸收，不致癌，手术操作简单，疗效较好，根据病情可分别植入鼻中隔、鼻底、下鼻甲等处。部分病例有排斥现象，与填塞太多、张力过大、黏膜破裂有关。

Sinha 应用丙烯酸酯在鼻中隔和鼻底黏骨膜下植入 60 例，切口同 Fanous 和 Shehata 的操作，36 例近期愈合，14 例好转，经 2 年的观察，由于植入物的脱出和鼻中隔穿孔，约 80% 的患者症状复原，20% 脱出者症状长期缓解，可能与植入物的稳定性有关，经临床比较效果逊于硅橡胶。

徐鹤荣、韩乃刚、虞竟等分别报道应用同种异体骨或同种异体鼻中隔软骨行鼻腔黏骨膜下填塞治疗萎缩性鼻炎，效果良好，未发现有软骨或骨组织吸收、术腔重新扩大的情况，认为同种异体骨或软骨是比较好的植入材料，但术后必须防止感染，虞竟报道有 4 例因感染、切口裂开而失败。

Sinha 报道应用自体股前皮下脂肪植入鼻腔黏骨膜下 4 例，2 例有效，2 例无效，可能与脂肪较易吸收有关。还有报道应用自体髂骨、自体肋软骨、自体鼻中隔软骨等行鼻腔黏骨膜下填塞，效果优于自体脂肪组织填塞，但均需另做切口，增加了损伤及患者的痛苦。

刘永义等采用碳纤维行下鼻甲、鼻中隔面黏骨膜下充填成形术，部分病例同时补以鼻旁软组织瓣或鼻中隔含血管的黏软骨膜瓣，总有效率达 90%，鼻黏膜由灰白色变为暗红色，干痂减少或消失，黏膜由干燥变为湿润。此手术方案可使下鼻甲、鼻中隔隆起，缩小鼻腔，并能改善局部血液循环，增加组织营养，促进腺体分泌，可从根本上达到治疗目的。

喻继康报道应用羟基磷灰石微粒人工骨种植治疗萎缩性鼻炎 10 例，效果满意。羟基磷灰石是骨组织的重要成分，为致密不吸收的圆柱形微粒，其生物相容性良好，无排斥反应，可诱导新骨生成，与骨组织直接形成骨性结合，细胞毒性为 0 级，溶血指数为 1.38%，是一种发展前景较好的填充物。

2. 鼻腔外侧壁内移术　亦称 Lautenslager 氏手术。这种手术有一定的疗效，能起到缩窄鼻腔的作用，但组织损伤多，患者反应大，有时内移之外侧壁又有复位。黄选兆为了解决这个问题，采用白合金有机玻璃片为固定物，克服了固定上的缺点，治疗 32 例 51 例患者，疗效满意，术后经 5~15 年随访，有效率达 88.24%。此手术可使鼻腔外侧壁内移 5~8mm，严重者虽可在鼻腔黏膜下加填塞物，但术前鼻腔宽度>9mm 者，效果较差。上颌窦窦腔小、内壁面积小或缺损者不宜行此手术。术前的上颌窦影像学检查可预知手术效果，而且十分必要。

3. 前鼻孔封闭术（Young 氏手术） Young 采用整形手术封闭一侧或两侧鼻孔，获得了优于鼻腔缩窄术的效果。手术方法为在鼻内孔处做环行切口，在鼻前庭做成皮瓣，然后缝合皮瓣封闭鼻孔，阻断鼻腔的气流。封闭 1 年以上再打开前鼻孔，可发现鼻腔干净，黏膜正常。封闭两侧前鼻孔时，患者需经口呼吸，有些患者不愿接受。林尚泽、罗耀俊等经过临床手术观察，<3mm 的鼻前孔部分封闭，不仅可以保留患者经鼻呼吸的功能，而且长期效果不亚于全部封闭者，但如前鼻孔保留缝隙>3mm，则成功率下降。

4. 鼻前庭手术 Ghosh 采用鼻前庭手术，系将呼吸气流导向鼻中隔，减少气流对鼻甲的直接冲击，有效率达到 92%。这种手术一期完成，不需再次手术，患者容易接受。

5. 腮腺导管移植手术 腮腺导管移植手术系将腮腺导管移植于鼻腔或上颌窦内，唾液可使窦腔、鼻腔的萎缩黏膜上皮得以湿润，经过一段时间的随访观察，效果良好。手术方法几经改进，最后将腮腺导管开口处做成方形黏膜瓣，以延长导管长度，在上颌窦的前外壁造口后引入上颌窦腔。此手术方法的缺点是进食时鼻腔流液。且易发生腮腺炎。

6. 中鼻甲游离移植手术 聂瑞增报道治疗鼻炎、鼻窦炎、继发萎缩性鼻炎的病例，对有中鼻甲肥大而下鼻甲萎缩者，将中鼻甲予以切除，将切除的中鼻甲游离移植于纵行切开的下鼻甲内，使下鼻甲体积增大重新隆起，治疗 10 例患者，经 0.5~4 年的随访观察，患者症状消失或明显减轻，效果满意。

7. 上颌窦黏膜游离移植术 日本学者石井英男报道对萎缩性鼻炎患者先行唇龈沟切口，将上颌窦前壁凿开，剥离上颌窦黏膜并形成游离块，然后将下鼻甲黏膜上皮刮除。将上颌窦游离黏膜块移植于下鼻甲表面。经过对患者的随访观察，大部分患者症状改善。

8. 带蒂上颌窦骨膜-骨瓣移植术 Rasmy 介绍应用上唇龈沟切口，在上颌窦前壁凿开一适宜的上颌窦前壁骨膜-骨瓣，将带骨膜蒂移植于预制好的鼻腔外侧壁黏膜下术腔。使鼻腔外侧壁隆起，以缩小鼻腔，但在分离鼻腔外侧壁黏膜时，应注意防止黏膜破裂。15 例手术后随访，13 例鼻腔外侧壁隆起无缩小，2 例缩小 1/4，干燥黏膜也趋于湿润，并渐恢复为假复层柱状纤毛上皮。

9. 带蒂唇龈沟黏膜瓣下鼻甲成形术 张庆泉报道应用上唇龈沟黏膜瓣下鼻甲成形术治疗萎缩性鼻炎。先在上唇龈沟做带眶下动脉血管蒂的唇龈沟黏膜及黏膜下组织瓣，长 2~5cm，宽 1cm，黏膜瓣的大小要根据鼻腔萎缩的程度来定。因为蒂在上方，所以黏膜瓣为 2 个断端。内侧端稍短，外侧端稍长，蒂长约 2cm，宽约 1cm，蒂的内侧要紧靠梨状孔，在鼻阈处做成隧道，隧道内侧端在下鼻甲前端，然后在下鼻甲表面做约 2cm 的纵行切口，稍做分离，使之成 "V" 形，将预制好的带蒂黏膜瓣穿经鼻阈处隧道，移植于做好的下鼻甲的 "V" 形创面上，使下鼻甲前端隆起，鼻腔缩小。这种手术方法，不仅缩小了鼻腔，还增加了鼻腔的血液循环，使鼻腔血流明显增加，萎缩黏膜营养增加，明显改善了临床症状，报道 20 例 33 侧，经过 4 年的随访观察，痊愈 18 例，好转 2 例。从症状消失的时间来看，鼻干、头昏和头痛、咽干等症状术后最先减轻或消失。术后鼻塞暂时加重，约 15 天后渐有缓解。术后鼻臭即有减轻，但完全消失需 1~3 个月痂皮消失时。黏膜渐变红润，潮湿，分泌物渐有增多。咽喉部萎缩情况恢复早于鼻腔。嗅觉减退者多数恢复较好，嗅觉丧失者多不能恢复。术前术后鼻血流图显示在术后短期无变化，6~12 个月复查鼻血流好转。术前术后鼻腔黏膜上皮变化显示，术后 1~2 年鼻腔黏膜均不同程度恢复为假复层柱状纤毛上皮。

10. 交感神经切断术 切断交感神经纤维或切除神经节以改善鼻腔黏膜血液循环。有人主张切断颈动脉外膜之交感神经纤维、切除蝶腭神经节，亦有提倡切除星状交感神经节者。这些手术操作复杂，效果亦不满意，故临床很少采用。

（林思秀）

第四节 干燥性鼻炎

干燥性鼻炎以鼻黏膜干燥，分泌物减少，但无鼻黏膜和鼻甲萎缩为特征的慢性鼻病。有学者认为干燥性鼻炎是萎缩性鼻炎早期表现，但多数学者认为二者虽临床表现相似，但属不同疾病，干燥性鼻炎多不会发展为萎缩性鼻炎。

一、病因

病因不明，可能与全身状况、外界气候、环境状况等有关。

1. 气候干燥、高温或寒冷，温差大的地区，易发生干燥性鼻炎，如我国北方，特别是西北地区，气候十分干燥，风沙和扬尘频繁，人群发病率很高。

2. 工作及生活环境污染严重，如环境空气中含有较多粉尘，长期持续高温环境下工作，好发本病。大量吸烟也易发病。

3. 全身慢性病患者易患此病，如消化不良、贫血、肾炎、便秘等。维生素缺乏：如维生素 A 缺乏，黏膜上皮发生退行性病变、腺体分泌减少。

4. 维生素 B_2 缺乏可导致上皮细胞新陈代谢障碍，黏膜抵抗力减弱，易诱发本病。

二、病理

鼻腔前段黏膜干燥变薄，上皮细胞纤毛脱落消失，甚至退化变性由假复层柱状纤毛上皮变成立方或鳞状上皮。基底膜变厚，含有大量胶质，黏膜固有层内纤维组织增生，并有炎性细胞浸润。腺体及杯形细胞退化萎缩。黏膜表层可有溃疡形成，大小、深度可不一。但鼻腔后部的黏膜及鼻甲不萎缩。

三、临床表现

中青年多见，无明显性别差异。

1. 鼻干燥感 为本病主要症状。涕少，黏稠不易排出，形成痂块或血痂。少数患者可出现鼻咽部和咽部干燥感。

2. 鼻出血 由于鼻黏膜干燥，黏膜毛细血管脆裂，极小的损伤也可引起鼻出血，如擤鼻、咳嗽、打喷嚏等。

3. 鼻腔刺痒感 患者常喜揉鼻、挖鼻、擤鼻以去除鼻内的干痂。

四、检查

鼻黏膜干燥、充血，呈灰白色或暗红色，失去正常光泽。其上常有干燥、黏稠的分泌物、痂皮或血痂。有时黏膜表面糜烂，出现溃疡，黏膜病变以鼻腔前段最为明显。少数溃疡深，累及软骨，可发生鼻中隔穿孔。

五、诊断及鉴别诊断

诊断不难，根据症状和鼻腔检查可明确，但需与萎缩性鼻炎、干燥综合征等鉴别。

1. 萎缩性鼻炎以鼻黏膜及鼻甲的萎缩为病变特征，鼻腔宽大，下鼻甲萎缩。晚期鼻内痂块极多，可呈筒状，味臭。嗅觉障碍常见。本病仅为鼻黏膜干燥而无鼻黏膜和鼻甲的萎缩，无嗅觉减退。

2. 干燥综合征除鼻干外，其他有黏膜的地方也会出现干燥感，如眼干、咽干、阴道分泌物减少。同时伴有腮腺肿大，关节肿痛等症状。免疫学检查可确诊。

3. 出现鼻中隔穿孔时，应除外鼻梅毒。鉴别要点：①鼻梅毒患者有梅毒病史或其他梅毒症状。②梅毒侵及骨质，穿孔部位常在鼻中隔骨部，本病鼻中隔穿孔多在软骨部。③梅毒螺旋体血清试验，包括荧光螺旋体抗体吸收试验（FTA-ABS）、梅毒螺旋体微量血凝试验（MHA-TP）等。试验以梅毒螺旋体表面特异性抗原为抗原，直接测定血清中的抗螺旋体抗体。

六、治疗

1. 根据病因彻底改善工作、生活环境，加强防护。
2. 适当补充各种维生素，如维生素 A、维生素 B、维生素 C 等。
3. 鼻腔滴用复方薄荷滴鼻剂，液体石蜡、植物油等。
4. 鼻腔涂抹金霉素或红霉素软膏。
5. 每天用生理盐水进行鼻腔冲洗。
6. 桃金娘油 0.3g，2 次／日。稀释黏液，促进分泌刺激黏膜纤毛运动。

（林思秀）

第五节　职业性鼻炎

职业性鼻炎是指由于接触出现在工作环境中的气传颗粒而导致的鼻炎，可为变态反应或理化刺激引起高敏反应。在特定的工作环境下出现的间断或者持续的鼻部症状（如鼻塞、打喷嚏、流鼻涕、鼻痒）和（或）鼻部气流受限及鼻分泌物增多，脱离工作环境则不会被激发。根据与工作的关系可分为两种，一种是完全由特定的工作环境引起，第二种是既往就有鼻炎，在工作环境下症状加重。职业性鼻炎患者会发展为哮喘的比例尚不明确，但职业性鼻炎的患者出现职业性哮喘的危险性明显增加。

一、病因

病因可包括实验室动物（大鼠、小鼠、豚鼠）、木屑（特别是硬木如：桃花心木、西部红松）、螨虫、乳胶、酶、谷类，以及化学试剂如无水物、胶水、溶剂等。

二、临床表现

1. 病史　病史包括患者有典型的鼻炎症状（如鼻塞、打喷嚏、流鼻涕、鼻痒），与非职业性鼻炎症状类似，IgE 介导的职业性鼻炎患者结膜炎症状更明显。症状与工作密切相关，患者在从事目前工作尚未发病时间（潜伏阶段）；可能接触的引起或者加重症状的试剂，离开工作后症状缓解的时间（如：周末或假期）。

2. 查体　用前鼻镜或者鼻内镜检查鼻黏膜，排除其他类型鼻炎或者加重鼻塞的疾病（如：鼻中隔偏曲、鼻息肉）。

3. 鼻塞的评估　用鼻阻力测量、鼻声反射、峰流速仪等客观方法评估鼻塞程度，缺点是个体差异大，不能完全依赖检测数据，但在鼻激发后测量数据更有意义。

4. 鼻腔炎症的检测　鼻分泌物检测炎症细胞和介质，鼻腔盥洗和活检的方法并不实用。非特异性鼻反射检测：用组胺、乙酰胆碱或者冷空气等进行激发试验来检测。

5. 免疫学检测　IgE 介导的职业性鼻炎，可用皮肤点刺试验和血清特异性 IgE 检测，但其敏感性和特异性比鼻激发试验差，无症状的暴露个体可出现阳性结果，如变应原选择合适，阴性结果可除外职业性鼻炎。

6. 鼻激发试验　目前该方法被认为是诊断职业性鼻炎的金标准，鼻激发试验可在实验室进行，也可在工作环境进行，该方法被 EAACI（欧洲变态反应和免疫协会）推荐使用，该方法的主要局限性是阳性标准未统一。

三、诊断及鉴别诊断

诊断包括评估患者是否有鼻炎症状，及鼻炎症状同工作的关系，需要通过客观方法来证实，因为误诊可能会导致严重的社会和经济问题，诊断步骤包括病史、鼻腔检查、免疫学检查和鼻激发试验，另外关于患者是否累及下呼吸道则需要通过调查问卷、峰流速仪、非特异性的气道反应监测来明确。

四、治疗

治疗目的：减少鼻部症状对患者生活质量的影响及防止发展为哮喘。

1. 环境干预　减少接触致病试剂，是最有效办法，但这往往意味着更换工作从而产生实际的社会经济问题。

2. 药物治疗　与非职业性变应性鼻炎治疗方法相似，但与避开或者减少接触致敏试剂相比，后者更合适。

3. 免疫治疗　有报道用啮齿动物蛋白、面粉和乳胶等进行免疫治疗控制职业性鼻炎，但其效果仍需更多的研究资料证实。

4. 预防　一级预防就是控制工作环境，防止暴露于易致敏的试剂环境，这是防止发展成为职业性鼻炎最有效的方法，二级预防是早期发现职业性鼻炎患者，采取有效措施控制鼻炎的持续时间和严重程度。三级预防仅适用于已确诊患者，因为职业性鼻炎是发展成为职业性哮喘的危险因素，故预防职业性鼻炎也预防了职业性哮喘。

（林思秀）

第六节　鼻息肉

一、概述

鼻息肉是鼻-鼻窦黏膜慢性炎症性疾病，以极度水肿的鼻黏膜在中鼻道形成息肉为临床特征。发病率占总人数的 1%~4%，但在支气管哮喘、阿司匹林耐受不良、变应性真菌性鼻窦炎及囊性纤维化患者中，发病率在 15% 以上。发病多在中年以上，男性多于女性。息肉多源自窦口鼻道复合体和嗅裂。

二、临床表现及诊断

1. 症状　持续性鼻塞，嗅觉减退；鼻腔分泌物增多；影响鼻窦引流，可引起鼻窦炎；阻塞咽鼓管咽口可出现耳鸣、耳闷和听力下降；后鼻孔息肉常表现为单侧进行性鼻塞，呼气时经鼻呼气困难。

2. 鼻腔检查　鼻腔内可见一个或多个表面光滑，灰白色、淡黄色或淡红色的半透明如荔枝肉状肿物，触及柔软，一般不易出血，但出血坏死性息肉则触及易出血；多次手术复发者基地宽，不易移动；息肉小者需收缩鼻腔后可见，息肉大者可突至前鼻孔，向后突至后鼻孔及鼻咽部；后鼻孔息肉可见蒂茎自中鼻道向后伸展，位于后鼻孔或鼻咽部。巨大鼻息肉可致外鼻变形，鼻背变宽，形成"蛙鼻"。

3. 影像学检查　鼻窦 CT 扫描，了解病变程度和范围，包括鼻腔的结构。

4. 本病应与下列疾病相鉴别　鼻腔内翻性乳头状瘤、鼻咽纤维血管瘤、鼻腔恶性肿瘤、鼻内脑膜-脑膨出。

三、治疗

鼻息肉的治疗主张综合治疗，包括药物治疗和手术治疗。值得注意的是，鼻息肉的复发多数是因缺乏有效的、规范的和系统的药物治疗。

1. 药物治疗　如下所述。

（1）糖皮质激素：目前除手术之外，糖皮质激素是治疗鼻息肉最有效的药物之一，术前应用可使鼻息肉体积缩小，鼻塞改善，术后应用可防止或延缓鼻息肉复发。

1）鼻用糖皮质激素：鼻用糖皮质激素具有较强的局部抗炎作用，可减少鼻息肉组织中淋巴细胞数目，抑制细胞因子的合成，亦可减少鼻息肉组织中嗜酸粒细胞的数目和活化状态。鼻息肉术后鼻内局部使用激素时间通常为 3~6 个月。

2）全身用糖皮质激素：短期全身使用糖皮质激素可减小和控制鼻息肉的生长。术前在鼻用激素的基础上，配合口服激素 3~5 天，可以明显减小鼻息肉。对伴有哮喘患者或有明显变应性因素者，给予激素口服可减少支气管高反应性，缓解症状。

（2）黏液稀化剂：慢性鼻窦炎鼻息肉患者，尤其是由前期手术史者，鼻腔鼻窦黏液纤毛清除功能遭破坏，导致炎症的恶性循环。黏液稀化剂的作用包括：①碱化黏液，降低黏液的黏滞度。②β拟交感效应，增强纤毛活性，调节分泌。③恢复黏液毯的构成比例：对维护和促进恢复黏液纤毛清除系统功能有重要意义。如桃金娘科树叶提取物（如标准桃金娘油

0.3g 口服，每日 2 次，疗程 3~6 个月），鼻息肉术后使用一般应持续 3~6 个月，最好根据鼻腔分泌物的多少和黏膜状况，确定使用时间。

（3）鼻用减充血剂：建议使用盐酸羟甲唑啉喷鼻，如果连续使用应限制在 7 天以内。

（4）其他药物：如白细胞三烯受体拮抗剂、抗组胺药（如氯雷他定片 10mg 空腹，每日 1 次，口服 5~7 天）等，可以起到抗变态反应和抗炎的作用。

2. 手术治疗　如下所述。

（1）手术时机：规范化药物治疗 6~8 周以上仍无效时。治疗无效的判断标准包括：①症状无明显缓解，或者患者自觉症状缓解不满意要求手术。②鼻内镜检查鼻黏膜炎症未得到有效控制，或与此有关的分泌物无明显减少。③鼻窦影像学检查提示病灶仍较广泛或窦口引流不畅等。

（2）术前处理：①术前检查鼻窦 CT，变应性因素评估及与手术有关的检查，如心电图、胸片、血常规、凝血功能、术前标志物、肝功肾功等。②术前用药，如同前述规范药物治疗方案，最好于术前 2 周开始。③术前对患者症状评估，知情同意及沟通。④手术前修剪鼻毛，术前 30 分钟使用止血药、镇静药物。⑤麻醉方式选择应依据病情的严重程度及结合患者要求，选择局部麻醉或全身麻醉。⑧手术器械应选择合适正确的手术器械对手术效果起一定作用。

（3）手术方法：主要有圈套法和电动切吸法。

①圈套法：鼻腔在丁卡因+肾上腺素表面麻醉下，用鼻镜或鼻内窥镜，明视下，了解息肉大小，范围以及根蒂位置，和周围组织有无粘连，用鼻圈套器伸入鼻腔，沿鼻中隔平面插至息肉下部，转动钢丝圈套住息肉，并将圈套器顶端向息肉的蒂部推进，逐渐收紧钢丝圈，但又不能紧到切除息肉程度，然后用力向下急速拉出，使息肉连同根蒂一并摘除。可用丁卡因+肾上腺素棉片压迫止血，稍待片刻后取出，再将深部息肉同法切除。若有残留根蒂可用鼻息肉钳挟住后，旋转拉下，拉出息肉时，有时筛房被开放，鼻窦内有息肉应将息肉、息肉样变的黏膜切除，鼻窦内无息肉，有脓，应扩大窦口，吸净脓液，清除病变黏膜。术后鼻腔填塞。

②电动切吸法：鼻内窥镜直视下，手术中借助电动切割器将息肉或息肉样变的黏膜组织切吸干净。术后鼻腔填塞。

（4）术后处理：①术后注意避免用力擤鼻，避免剧烈活动，清淡温凉饮食。②应用抗生素 1 周，预防感染（如青霉素钠粉针 800 万 U，静脉滴注，每日 1 次）。③术后全身使用糖皮质激素，抽出鼻腔填塞物后局部使用糖皮质激素 3 个月以上。④酌情使用抗组胺药物（如氯雷他定片 10mg 空腹口服，每日 1 次）。⑤术后黏液稀化剂口服（如标准桃金娘油 0.3g 口服，每日 2 次，疗程 3~6 个月）。⑥鼻腔局部使用油剂，软化结痂，有利于结痂排出。⑦局部鼻用减充血剂。⑧鼻腔冲洗对术腔清洁和保持湿润起重要作用，通常持续 3 个月左右。⑨鼻窦内窥镜复查半年。

（5）手术并发症及其处理

①出血：术中损伤筛前动脉、筛后动脉、蝶腭动脉或其分支如鼻腔后外侧动脉等，处理：a. 因鼻部血管损伤引起的出血可经鼻腔填塞或双极电凝止血；b. 保守治疗出血不止者，可考虑行经上颌窦做蝶腭动脉结扎术。

②鼻腔粘连：鼻腔粘连常因术后换药不及时或清理不当，特别是中鼻甲与鼻腔外侧壁粘

连，可以阻塞上颌窦和额窦开口，导致炎症经久不愈或复发。多数的鼻腔粘连不会引起临床症状，如随访中发现粘连可在局部麻醉下分离。

鼻息肉的基本病理改变是鼻腔鼻窦黏膜的慢性炎症反应，外科手术并不能改变黏膜的这种状态，只能除去息肉解除鼻塞，易再复发。临床观察大约 1/5 鼻窦炎鼻息肉术后复发病例与变应性鼻炎有关。单纯鼻息肉的术后复发率通常为 15%~20%，而有变态反应素质的鼻息肉患者术后复发率可上升至 40%~70%。

（林思秀）

第七节 变应性鼻炎

变应性鼻炎是发生在鼻黏膜的变态反应性疾病，以鼻痒、喷嚏、鼻分泌亢进、鼻黏膜肿胀等为其主要特点。分为常年性和季节性，后者又称"花粉症"。变应性鼻炎的发病与遗传及环境密切相关。

一、概述

（一）病因

常年性变应性鼻炎的变应原和季节性变应性鼻炎的变应原不同，引起常年性变应性鼻炎的变应原主要为吸入物，临床上常见的主要的变应原有屋尘、螨、昆虫、羽毛、上皮、花粉、真菌等，其次是食物和药物。临床上引起花粉症者大多属于风媒花粉（靠风力传播的花粉）。

（二）发病机制

本病发病机制属 IgE 介导的 I 型变态反应。

当特应性个体吸入变应原后，变应原刺激机体产生特异性 IgE 抗体结合在鼻黏膜浅层和表面的肥大细胞、嗜碱性粒细胞的细胞膜上，此时鼻黏膜便处于致敏状态。当相同变应原再次吸入鼻腔时，即与介质细胞表面的 IgE "桥连"，导致以组胺为主的多种介质释放，这些介质引起毛细血管扩张，血管通透性增加，平滑肌收缩和腺体分泌增多等病理变化，机体处于发敏状态，临床上则表现为喷嚏、清涕、鼻塞、鼻痒等症状。上述病理改变在缓解期可恢复正常，如多次反复发作，导致黏膜肥厚及息肉样变。

二、临床表现

1. 喷嚏　每日数次阵发性发作，每次>3 个，甚至连续十几个或数十个。多在晨起或夜晚或接触过敏源后立即发作。
2. 鼻涕　大量清水样鼻涕，有时可不自觉地从鼻孔滴下。
3. 鼻塞　轻重程度不一，季节性变应性鼻炎由于鼻黏膜水肿明显，鼻塞常很重。
4. 鼻痒　季节性鼻炎尚有眼痒和结膜充血。
5. 嗅觉减退　由于鼻黏膜水肿引起，但多为暂时性。

三、检查

鼻镜所见，常年性者，鼻黏膜可为苍白、充血或浅蓝色。季节性者，鼻黏膜常呈明显水肿。如并发感染，则黏膜暗红，分泌物呈黏脓性或脓性。

四、诊断

1. 常年性变应性鼻炎　根据其常年发病的特点以及临床检查所见。但需与其他类型的非变应原性的常年性鼻炎相鉴别。

2. 季节性变应性鼻炎　发病具有典型的地区性和季节性，就某一地区的某一患者而言，其每年发病的时间相对固定。

五、鉴别诊断

常年性变应性鼻炎需与其他类型的非变应原性的常年性鼻炎相鉴别，见表14-2。

表14-2　不同类型常年性鼻炎的鉴别要点

鉴别要点	常年性变应性鼻炎	嗜酸性粒细胞增多性非变应性鼻炎	血管运动性鼻炎
病因	I 型变态反应	不清楚	血管反应性增多
鼻痒和喷嚏	+++	++++	+
鼻分泌物量	+++	++++	+
鼻涕倒流	+-	+-	++
鼻黏膜充血	-	-	++
鼻黏膜苍白	++	++	-
鼻黏膜水肿	+++	+++	+-
鼻分泌物嗜酸性粒细胞	+	+	
特异性皮肤试验	阳性	阴性	阴性
特异性IgE	升高	正常	正常
个人及家庭病史	+	-	
治疗	糖皮质激素、抗组胺药	糖皮质激素	减充血剂

六、并发症

主要有变应性鼻窦炎、支气管哮喘和分泌性中耳炎。

七、治疗

（一）非特异性治疗

1. 糖皮质激素　具有抗炎抗过敏作用。临床上分全身和局部用药2种，局部为鼻喷雾剂，是糖皮质激素的主要给药途径。局部不良反应主要是鼻出血和鼻黏膜萎缩。因此不论全身或局部用药都要掌握好剂量和适应证。

2. 抗组胺药　实为 H_1 受体拮抗剂，可以迅速缓解鼻痒、喷嚏和鼻分泌亢进。传统的抗组胺药如氯苯那敏等，其中不良反应主要是嗜睡与困倦。新型的抗组胺药如阿司咪唑、氯雷他定等，抗 H_1 受体的作用明显增强，但临床使用要掌握适应证，权衡利弊，防止心脏并发症的发生。

（二）特异性治疗

1. 避免与变应原接触。

2. 免疫疗法：主要用于治疗吸入变应原所致的Ⅰ型变态反应。

（三）手术治疗

1. 并发鼻中隔偏曲，变应性鼻窦炎鼻息肉者可考虑手术治疗。

2. 选择性神经切断术包括翼管神经切断、筛前神经切断等，是用于部分患者，不应作为首选治疗。

3. 可行下鼻甲冷冻、激光、射频、微波等可降低鼻黏膜敏感性。

（林思秀）

第八节　血管运动性鼻炎

一、概述

血管运动性鼻炎是神经内分泌对鼻黏膜血管、腺体功能调节失衡而引起的一种高反应性鼻病。该病以青壮年居多，无性别差异。其发病机制一般认为与自主神经功能失调有关。

二、临床表现及诊断

1. 临床类型　如下所述。

（1）鼻溢型：大量清水样鼻涕为主要特征，多伴有发作性喷嚏。鼻内发痒，常无结膜受累、眼痒等症状。

（2）鼻塞型：鼻塞为主要症状，多为间歇性。

2. 鼻镜检查　鼻黏膜暗红色或浅蓝色或苍白色；有时一侧暗红一侧苍白水肿。鼻甲肿大者对1%麻黄碱反应良好，病程长或反复使用血管收缩剂者，则对1%麻黄碱反应差。

3. 诊断与鉴别　几乎每个人都会有偶然的鼻部症状，区分正常鼻和患病鼻有时比较困难。这需要接诊医师仔细询问病史，细心检查，认真分析诱发因素，鼻部症状每天累计超过1小时，病程长达一个月以上者，在排除下列疾病后，可考虑为血管运动性鼻炎。

（1）变应性鼻炎：症状同于鼻溢型血管运动性鼻炎，但变应原皮肤试验阳性，鼻分泌物中有大量嗜酸性粒细胞和嗜碱性细胞。

（2）高反应性鼻炎：病因不明，可能与鼻黏膜感觉神经C类纤维功能亢进有关。鼻黏膜高度敏感，温度、触觉、味觉的变化均可作为诱因，临床症状以发作性喷嚏为主，发作突然，消失亦快，各项检查一般无典型发现。

（3）非变应性鼻炎伴嗜酸性粒细胞增多综合征：鼻分泌物中有大量嗜酸性粒细胞，但无其他变态反应依据，也无明显诱因使症状发作，发病机制不清。

（4）急性鼻炎和慢性鼻炎：鼻分泌物常为黏液性或黏脓性，鼻分泌物中多为嗜中性粒细胞。

（5）阿司匹林不耐受三联征：鼻分泌物中可有大量嗜酸性粒细胞，患者有对水杨酸制剂或其他解热镇痛药过敏史和哮喘史，鼻内常有鼻息肉。

三、治疗

本病诱发因素多，发病机制复杂，治疗多采用综合治疗。

1. 避免或祛除诱发因素　改善工作环境和条件，稳定情绪，避免过度疲劳与紧张。对患者实施心理治疗或暗示性语言，有时也会收到明显效果。有内分泌因素引起者，可视情况请内分泌科医师协助治疗。

2. 药物治疗　如下所述。

（1）鼻减充血剂：鼻塞为主要症状者可选用。需注意药物性鼻炎的发生，可采取间断性或交替性给药。

（2）抗组胺药：不少非免疫性因素可引起肥大细胞释放组胺，故抗组胺药（如氯雷他定片 10mg 空腹口服，每日 1 次）对不少病例有较好疗效，对鼻痒和喷嚏症状明显者，可首选。

（3）抗胆碱药：适用于以鼻溢为主要症状者。

（4）糖皮质激素：通过减少细胞因子和趋化因子的释放而产生强烈的抗炎作用，故对血管运动性鼻炎的一些喷嚏症状明显、水样鼻涕较多且黏膜水肿明显的病例，有显著疗效。

3. 手术治疗　如下所述。

（1）手术时机：①经保守治疗 1 年以上症状不能控制且有加重趋势。②鼻内结构解剖异常影响通气或引流。③鼻黏膜增生性改变或有较大息肉。

（2）手术方式

①解剖结构异常的矫正：能加重血管运动性鼻炎症状的鼻内结构解剖异常有：鼻中隔偏曲和鼻内孔狭小。上述结构早期矫正可明显减轻症状，甚至可以治愈。

②鼻黏膜增生或有较大息肉组织的切除：引起鼻塞的增生肥厚鼻甲或息肉组织，均应及时切除。

③降低鼻内神经兴奋性：切断副交感神经纤维对鼻腔的支配，降低其兴奋性。具体手术有：a. 岩浅大神经切断术，手术需要开颅，一般患者不易接受。b. 翼管神经切断术，该手术可使喷嚏、水样鼻涕得到控制，但对鼻塞的改善较差，术后常并发眼干不适等，且远期疗效不肯定。翼管神经切断术，有经上颌窦进路、经腭进路、经鼻进路等传统的手术方法，应用于治疗血管运动性鼻炎和变应性鼻炎已取得了一定的效果。近年来由于鼻内窥镜技术的发展，提供了良好的视野和视角，增加了经鼻进路找到翼管外口和翼管神经的准确性。c. 筛前神经切断术，鼻黏膜表面麻醉，中鼻甲前端水平切口，暴露前筛区。打开筛漏斗进入前、中筛泡，向上清除筛房并于前颅底处寻找筛前神经进入鼻腔的骨管，切断筛前神经，关闭术腔。鼻腔填塞，术后给足量抗生素，2 天后抽除鼻内纱条。但术后复发率高。

（林思秀）

第十五章

高黏膜反应性疾病

第一节　变态反应性鼻炎

　　鼻腔与外界直接相通，鼻黏膜对外界各种刺激首当其冲，因而构成了呼吸道第一道屏障。鼻黏膜含有大量血管和腺体，并受丰富的感觉神经和自主神经末梢支配，鼻黏膜又是整个机体黏膜免疫系统——黏膜相关淋巴样组织的主要部位之一，这种特点使其成为一精细、敏感和活跃的终末器官。机体通过神经-免疫和内分泌径路对内源性或外源性刺激产生生理性反应和免疫应答，以维持上呼吸道内环境的平衡。这类反应包括血管的舒缩、腺体的分泌和喷嚏反射以及鼻黏膜免疫细胞的激活。鼻高反应性（nasal hyper-reactivity）则是指鼻黏膜对某些刺激因子过度敏感而产生超出生理范围的过强反应。由此引起的临床状态称为鼻黏膜高反应性鼻病（hyper-reactive rhinopathy）。刺激因子可有免疫性（变应原）、非免疫性（神经性、体液性、物理性）之分，前者即由免疫学机制构成的变态反应性鼻炎，后者则是由非免疫学机制引发的非变态反应性鼻炎。

　　变应性鼻炎一般常称"过敏性鼻炎"（hypersensitive rhinitis），但不能简单地将变应性鼻炎等同为过敏性鼻炎。过敏性鼻炎是泛指包括免疫学机制和非免疫学机制介导的鼻黏膜高反应性鼻病。只有免疫学机制诱发的鼻炎方可称为变态反应性鼻炎。变应性鼻炎（allergic rhinitis，AR）是易感个体接触变应原（allergen）后，主要由免疫球蛋白 E（IgE）介导的以发作性喷嚏、流涕和鼻塞为主要症状的鼻黏膜慢性炎症。

一、流行病学

　　变应性鼻炎（AR）是上呼吸道常见慢性炎症。在全球范围内该病流行率呈高发趋势。本病以儿童、青壮年居多，男女性别发病比无明显差异。

　　据 WHO 近年公布的数据，全世界现约有 5 亿人罹患此病，其中以西欧、北欧、北美等发达地区流行率最高，一般介于 12%～30% 之间。我国在 19 世纪和 20 世纪初有地区性流行率的报道，均在 0.5%～1.5% 之间，而近年则发现流行率呈快速增加趋势。如北京地区 3～5 岁幼儿变应性鼻炎流行率是 9.1%，而在 2010 年则上升到 15.43%。韩德民等在 2007 年公布了国内 11 个中心城市的流行病学调查资料，成人自报患病率介于 9%～24.6% 之间，平均为 11.2%。变应性鼻炎本身虽不是严重疾病，但可显著影响患者生活质量。如影响睡眠、导致工作效率下降、影响学童记忆力，给社会活动、娱乐带来麻烦和不便。恼人的鼻部症状常使患者心情焦躁，甚至可引起心理障碍。变应性鼻炎还可伴发结膜炎、分泌性中耳炎、鼻窦炎和鼻息肉。本病还是诱发支气管哮喘的重要因素。已发表的多个多中心流行病学报道表明，患变应性鼻炎比无鼻炎史者患哮喘的风险可高出 3~5 倍。

因此 WHO 指出，变应性鼻炎已成为影响全球人类的健康问题，并于 2001 年首次发布"变态反应性鼻炎及其对哮喘的影响"（Allergic Rhinitis and its Impact on Asthma，ARIA）临床指南性文件。随后又于 2008 年、2010 年再次更新。参照 ARIA（2008），我国对以前 1997 年、2004 年制订的变应性鼻炎诊疗推荐意见做了更新和补充，发布了 2009 年的中国变应性鼻炎诊断和治疗指南。

二、病因

气传变应原亦称吸入性变应原，存在于人类生活环境中，如花粉颗粒、真菌孢子、尘螨、动物排泄物等。其中，气传花粉和真菌是室外环境中最主要的吸入性变应原，而屋尘螨和粉尘螨、真菌和动物（宠物）皮屑以及蟑螂则是室内主要变应原，其中尘螨的虫卵、虫体、皮屑及排泄物均是强烈致敏的变应原，其中以排泄物的致敏性最强。这些变应原的浓度与呼吸道变应性疾病症状严重程度明显相关。

季节性变应原主要指木本类、禾本和草本类的风媒花粉，但螨类和真菌类受热湿气候影响也可有季节性增多。我国早在 20 世纪 70—80 年代就进行了大面积的致敏风媒花粉调查，结果显示导致我国华北和东北地区大量季节性鼻炎发生的致敏花粉主要为蒿属花粉，而在南方地区多为禾本科、桑菊科植物花粉。食物变应原多引起皮肤、消化道过敏，也可有鼻部症状，但单纯引起鼻炎者少见。转基因食品能否引起过敏是近年人们关心的问题，有待认真评估。值得注意的是，某些蔬菜、水果中的变应原与植物花粉存在交叉反应性。多数变应原具有蛋白水解酶活性，这种活性在很大程度上决定了该种变应原的变应原性和免疫原性。前者通过 IgE 介导，后者则直接影响靶细胞（黏膜上皮细胞、树突状细胞）。

随着遗传学的研究进展，越来越多的学者认为，变应性鼻炎的多种表现型都处于较强的遗传控制之下，是一种具有多基因遗传倾向的疾病。变应性鼻炎作为复杂的多基因遗传性疾病，目前还未有明确的致病基因报道。但是近年来，通过分子遗传学的研究，尤其利用一些遗传学研究手段，已发现多个基因及相关的转录因子参与发病过程，其中包括 IgE 相关候选基因、细胞因子、重要的转录因子以及 T 细胞表面抗原等候选致病基因。

但现有遗传学研究并不能解释变应性鼻炎流行率持续增加这一事实，表明该病是基于多个基因表达水平的差异，多基因的遗传特性不呈现经典的孟德尔遗传模式，而是以更复杂的情形出现，这与环境因素有极大的相关性。因此近年许多研究试图从表观遗传学（epigenetics）的角度来进一步揭示环境因素对 AR 发病机制的调节。已有的研究不管是流行病学还是实验研究均提示，近 30 年来生态环境的改变可通过表观遗传学多种机制（DNA 甲基化、组蛋白修饰以及非编码微小 RNA 等）对呼吸道黏膜系统的先天免疫和获得性免疫进行调控，使得患者对变应原易感性增加。此外，AR 发病率可能与饮食结构的改变以及"过度清洁"的生活方式有关。

三、发病机制

鼻变态反应是以 Th2 免疫反应为主的变态反应炎症。正常情况下，存在于鼻黏膜的树突状细胞通过辅助性 T 细胞（Th1、Th2）启动不同的免疫反应。正常情况下，Th1 和 Th2 细胞在数量上处于相对平衡状态，以维持正常的免疫状态。当进入黏膜的抗原物质为病毒、细菌时，则在体内发生 Th1 反应，Th1 细胞分泌 IL-2、IFN-γ，介导抗感染的细胞免疫；如抗原物质为变应原，则启动 Th2 反应，Th2 细胞分泌 IL-4、IL-5、IL-13 等介导体液免疫。Th2 细胞因子作用于 B 细胞，后者转化为浆细胞产生和分泌特异性 IgE。IgE 借其在肥大细胞或嗜碱性粒细胞表面上的受体 FcεR Ⅰ 和 FcεR Ⅱ 而结合在这两种细胞上。这个阶段即为致敏阶段。

鼻黏膜上皮细胞作为接触外环境各种刺激因子的第一道防线，既是物理屏障，也是重要的免疫屏障。上皮细胞也有抗原提呈细胞的功能，其表面表达 IgE 的两种受体 FcεR Ⅰ 和 FcεR Ⅱ。上皮细胞可合成和释放多种细胞因子和炎性介质。其中有：嗜酸性粒细胞趋化因子，细胞间黏附分子 1（intracellular adhesion molecule 1，ICAM-1），血管细胞黏附分子（vascular cellular adhesion molecule 1，VCAM-1），RANTES 和嗜酸性粒细胞趋化素（eotaxin），肥大细胞生长因子，干细胞因子（stem cell factor，SCF），促炎细胞因子，IL-1β，TNF-α，IL-6，IL-8 和粒细胞单核克隆刺激因子（granulocyte-monocyte colony stimulating factor，GM-CSF），血管内皮生长因子（vascular endothelial growth factor，VEGF）。上皮细胞层的完整性依赖多种细胞间紧密连接（tight junction，TJ）蛋白，但上皮细胞又存在蛋白酶激活受体。多种吸入性变应原依靠其具有的蛋白酶使得上皮细胞屏障的完整性削弱，变应原更易进入鼻黏膜；同时，在变应原刺激下而由上皮细胞产生的胸腺基质淋巴细胞生成素（Thymic stromal lymphopoietin，TSLP）又可经树突状细胞可诱导 Th2 反应。此外，近年发现的 2 型天然淋巴样细胞（innate lymphoid cell 2 type，ILC2）或称 nuocytes 等在上皮细胞释放的 TSLP、IL-25、IL-33 刺激下也可诱导 Th2 反应。

当变应原再次进入鼻腔时，便可激发出变应性鼻炎的临床症状和鼻黏膜的炎症反应。这一阶段分为：

1. 早发相（early phase） 发生于与变应原接触的数分钟内。主要由肥大细胞/嗜碱性粒细胞脱颗粒释放的炎性介质引起。变应原与肥大细胞/嗜碱性粒细胞表面的两个相邻 IgE 桥联，产生信号，导致钙离子进入细胞，激活蛋白激酶 C，使细胞内颗粒膜蛋白磷酸化，将预先合成并储藏在细胞内的炎性介质如组织胺等通过脱颗粒释放出来。此时又诱导细胞膜磷脂介质合成，如花生四烯酸代谢产物（前列腺素，白细胞三烯）。这些介质作用于鼻黏膜的感觉神经末梢、血管壁和腺体，便产生了早发相的鼻部症状：多发性喷嚏、鼻溢和鼻塞。

2. 迟发相（late phase） 发生于早发相后的 4~6 小时，主要是由细胞因子引起炎性细胞浸润的黏膜炎症，也是局部炎症得以迁延的主要原因。Th2 细胞、上皮细胞、成纤维细胞释放的细胞因子信号（IL-4，IL-5，IL-13，GM-CSF）作用于骨髓，导致嗜酸性粒细胞分化、成熟，迁移趋化至鼻黏膜，并在局部集聚。同样肥大细胞、嗜酸性粒细胞和上皮细胞也分泌多种促炎细胞因子（proinflammatory cytokines）和趋化因子（chemokines），进一步促进嗜酸性粒细胞在局部的浸润、集聚，并使其生存期延长。嗜酸性粒细胞释放的毒性蛋白又造成鼻黏膜损伤，加重了局部的炎症反应。

最近一些学者注意到，一些新识别的 T 细胞亚群如调节性 T 细胞（Treg）、Th17、Th3、Th9 以及 Th10 等对 Th2 细胞的分化均有调节作用，但其复杂的信号传导途径和机制仍在研究和探索中，这类研究成果必将为变应性鼻炎提供新的治疗靶点。

四、病理

主要以淋巴细胞、嗜酸性粒细胞浸润为主的变态反应性炎症。鼻黏膜水肿，血管扩张，腺细胞增生 G 甲苯胺蓝染色可见肥大细胞在血管周围、黏膜表层乃至上皮细胞间增多。鼻黏膜浅层活化的树突状细胞（CD1$^+$）、巨噬细胞（CD68$^+$）等 HLA-DR 阳性的抗原提呈细胞（antigen presenting cell，APC）增多。并发现在上皮细胞有促进肥大细胞成熟的干细胞因子及多种细胞因子的表达。肥大细胞、嗜酸性粒细胞、巨噬细胞和上皮细胞均有 IgE 受体（FcεR I）。此外，上皮细胞存在有诱生型一氧化氮合成酶（iNOS），在抗原的刺激下一氧化氮（NO）生成增加。

最轻持续性炎症反应（minimal persistent inflammation，MPI）是变应性鼻炎鼻黏膜病理的另一特征。其主要特点是临床症状消失后黏膜内仍有少许嗜酸性粒细胞浸润和炎细胞黏附分子的存在，结果使鼻黏膜处于高敏状态。

五、临床分类

传统分类是依变应原是否为季节性分为季节性变应性鼻炎（seasonal allergic rhinitis）和常年性变应性鼻炎（perennial allergic rhinitis）。前者主要是由植物花粉季节性播散引起，又称花粉症（pollinosis），旧称枯草热（hay fever），后者是由常年存在的变应原如屋尘螨引起。但实际上花粉症患者可能不止对一种花粉敏感，而有些地区常年存在花粉；常年性鼻炎也不都是一年中天天发病，且也有季节性加重。因此世界卫生组织（WHO）ARIA（allergic rhinitis impact on asthma）工作小组（2001，2008）从个性化治疗需要和对生活质量的影响程度出发，推荐新的分类方法，具体如下（图 15-1）。

2009 年 12 月中华耳鼻咽喉头颈外科杂志发表的我国变应性鼻炎诊疗指南，也采户了这种分类。应该注意的是间歇性（intermittent）并不等同于季节性，持续性（persistent）也不等同于常年性，因为这两种分类的依据不同。ARIA 分类主要依据疾病持续时间（duration）和对生活质量的影响。但对于这种分类仍有不同认识，故在国外期刊或学术会议上仍可见到传统分类方法。

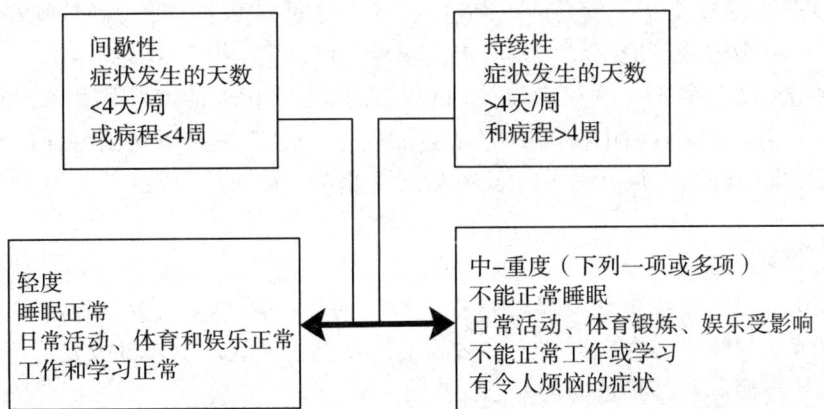

```
┌─────────────────────┐        ┌─────────────────────┐
│ 间歇性               │        │ 持续性               │
│ 症状发生的天数        │        │ 症状发生的天数        │
│ <4天/周              │        │ >4天/周              │
│ 或病程<4周           │        │ 和病程>4周           │
└─────────────────────┘        └─────────────────────┘

┌─────────────────────┐        ┌─────────────────────────────┐
│ 轻度                 │        │ 中-重度（下列一项或多项）     │
│ 睡眠正常             │ ◄────► │ 不能正常睡眠                 │
│ 日常活动、体育和娱乐正常 │        │ 日常活动、体育锻炼、娱乐受影响  │
│ 工作和学习正常        │        │ 不能正常工作或学习            │
│                     │        │ 有令人烦恼的症状             │
└─────────────────────┘        └─────────────────────────────┘
```

图 15-1　变应性鼻炎新的分类法

六、临床表现

本病以鼻痒、阵发性喷嚏、大量水样鼻溢和鼻塞为临床特征。多数患者有鼻痒,有时伴有软腭、眼和口因部发痒。每天常有数次阵发性喷嚏发作,每次少则 3~5 个,多则十几个,甚至更多。水样鼻涕,擤鼻数次或更多,常换洗数次手绢。鼻塞均为双侧,但轻重程度不一。

如患者对花粉过敏,患者在花粉播散期间,每天清涕涟涟,眼结膜充血,重者由于反复揉眼而致眼睑部红肿。鼻黏膜水肿明显,鼻塞较重,部分患者嗅觉减退,与鼻黏膜广泛水肿有关。有患者伴有下呼吸道症状,喉痒、胸闷、咳嗽、哮喘发作。持续数周,季节一过,症状缓解,不治而愈,次年与相同季节再次发作。而对常年性变应原过敏者,呈间歇性或持续性发作。发作季节和时间不定,但常在打扫房间、整理被褥或衣物、嗅到霉味、接触宠物时发作。最近 Antonicelli (2007) 对 1 321 名确诊为变应性鼻炎的患者分类,发现轻度间歇性鼻炎为 7.75%,中-重度间歇性者为 17.1%;轻度持续性鼻炎为 11.6%,而中-重度持续性者为 63.6%。值得注意的是,并发哮喘者竟占 46.6%。可以看出,临床上仍以中-重度持续性者居多,与这类患者症状重、求医欲望有关。

七、检查

一般检查,由花粉引起者常可见眼睑肿胀、结膜充血;鼻黏膜水肿、苍白;鼻腔有水样或黏液样分泌物,鼻甲肿大,1%麻黄碱可使其缩小,有时可发现中鼻道小息肉。对常年性变应原敏感者鼻黏膜呈暗红色、浅蓝或苍白。病程长者中鼻甲前端水肿或息肉样变,下鼻甲肥厚。若伴有胸闷、哮喘听诊可闻及肺部喘鸣音。发作期的鼻分泌物涂片检查可见较多嗜酸性粒细胞(嗜伊红染色),鼻黏膜刮片检查可见有肥大细胞或嗜碱性粒细胞(甲苯胺蓝染色)。

特异性 IgE 检查:

1. 变应原皮肤试验(skin test) 是常用的诊断方法,其原理是以变应原检测皮内肥大细胞表面是否存在该变应原特异性 IgE。以适宜浓度和低微剂量的各种常见变应原提取液(extract)作皮肤激发试验(一般采用点刺法),如患者对某种变应原过敏,则在激发部位出现风团和红晕,视为阳性,根据风团大小判定阳性程度(+、++、+++)。

2. 血清特异性 IgE 测定 将患者血清与包被在适宜固相上的变应原提取物反应,以放射免疫或酶标免疫法检测血清中游离的特异性 IgE。变应性鼻炎患者血清特异性 IgE 为阳性。但其血清总 IgE 水平可在正常范围内,若并发支气管哮喘者则可升高。

八、诊断

本病的诊断主要依靠病史和特异性检查。病史对于诊断非常重要,通过详尽地病史调查,如发病季节、时间、诱因、程度,生活和工作环境,家族及个人过敏史,有否哮喘、皮炎等,就可大致判定鼻炎症状是否为变态反应性。

最后确诊病史须与特异性 IgE 检测结果相符。

结合我国具体情况,2009 年我国颁布的变应性鼻炎诊断制定如下标准:

Ⅰ. 具有鼻痒、喷嚏、鼻分泌物和鼻塞 4 大症状中至少 2 项,症状持续 0.5~1 小时以上，每周 4 天以上。

Ⅱ. 变应原皮肤试验呈阳性反应，至少 1 种为（++）或（++）以上/或变应原特异性 IgE 阳性。

Ⅲ. 鼻黏膜形态炎性改变。

主要根据前两项即可作出诊断，其中病史和特异性检查结果应相符。

本病应注意与急性鼻炎的鉴别。急性鼻炎为病毒感染性疾病，发病早期有喷嚏、清涕，但病程短，一般为 7~10 天。常伴有四肢酸痛，周身不适、发热等症状，早期鼻分泌物可见淋巴细胞，后期变为粘脓性，有大量中性粒细胞。

此外应与下列高反应性鼻病鉴别：

1. 血管运动性鼻炎　临床表现与变应性鼻炎极为相似，发病原因不明确，变应原皮肤试验和特异性 IgE 测定为阴性，鼻分泌物涂片无典型改变。

2. 非变应性鼻炎伴嗜酸性粒细胞增多综合征（nonallergic rhinitis with eosinophilia syndrome，iNARES）　症状与变应性鼻炎相似，鼻分泌物中有大量嗜酸性粒细胞，但皮肤试验和 IgE 测定均为阴性，也无明显的诱因使症状发作。NARES 的病因及发病机制不明，有认为可能是阿司匹林耐受不良三联症（Widal's triad syndrome）早期的鼻部表现。

3. 冷空气诱导性鼻炎（Cold-air inducing rhinitis）　患者每于冷空气接触即刻喷嚏发作，继之清涕，并有鼻塞。已有学者证实，这与冷空气诱导肥大细胞组胺释放有关。

4. 反射亢进性鼻炎（hyper-reflectory rhinitis）　本病以突发性喷嚏发作为主。发作突然，消失亦快。鼻黏膜高度敏感，稍有不适或感受某种气味，即可诱发喷嚏发作，继之清涕流出。临床检查均无典型发现。该病可能与鼻黏膜感觉神经 C 类纤维释放过多神经肽类 P 物质（SP）有关。

5. 内分泌性鼻炎（endocrine rhinitis）　多见于女性经前期综合征，也可见于蜜月期女性，即所谓蜜月性鼻炎（honeymoon rhinitis），与雌激素诱发肥大细胞释放组胺有关。临床表现以鼻溢、鼻塞为主，伴有喷嚏发作。

6. 顽固性发作性喷嚏（intractable paroxysmal sneezing）　多由焦虑、压抑等精神障碍引起，此类喷嚏多无明显或无吸气相，因此与"正常"喷嚏相比，多表现为"无力"。可见于年轻患者，且以女性居多。

九、并发症

由于鼻黏膜与呼吸道其他部位黏膜不仅在解剖组织上连属，且同属免疫系统的黏膜相关淋巴组织，鼻黏膜变态反应炎症时产生的炎性介质和细胞因子通过不同途径作用于呼吸道其他部位，故近十年来，认为变应性鼻炎应属包括哮喘在内的"系统性呼吸道黏膜病"（systemic respiratory mucosal disease）或"完整气道疾病"（united airway disease or global airway disease），认为变应性鼻炎与哮喘是"同一气道，同一类疾病"（one airway, one disease），表明人们对变应性鼻炎危害性的认识不断加深。

1. 支气管哮喘　变应性鼻炎与支气管哮喘在流行病、发病机制、病理改变等方面均有诸多相同性。可与变应性鼻炎同时发病，但多在鼻炎之后，此时鼻炎症状多明显减轻。有时仅表现为胸闷、咳嗽，是哮喘的另一种临床类型。

2. 过敏性咽喉炎　咽喉痒、咳嗽或有轻度声嘶。

3. 分泌性中耳炎　耳闷、耳鸣、听力下降，可随鼻部症状的变化有波动性，时轻时重，可能与接触变应原与否有关。

4. 睡眠呼吸紊乱综合征（sleeping respiratory disorder syndrome）　发病期间由于鼻塞严重，导致睡眠期间呼吸道每分钟通气量明显减少，睡眠质量下降。

十、治疗

治疗原则包括尽量避免过敏原，正确使用抗组织胺药和糖皮质激素，如有条件可行特异性免疫疗法。对变应性鼻炎积极有效的治疗可预防和减轻哮喘的发作。

1. 避免接触过敏原　对已经明确的过敏原，应尽量避免与之接触。花粉症患者在花粉播散季节尽量减少外出。对真菌，室尘过敏者应室内通风、干爽等。对动物皮屑、羽毛过敏者应避免接触动物、禽鸟等。

2. 药物治疗　由于服用简便，效果明确，是治疗本病的首选措施。

（1）抗组胺药：H_1 抗组胺药是轻度间歇性鼻炎和持续性鼻炎的首选药。对治疗鼻痒、喷嚏和鼻分泌物增多有效，但对缓解鼻塞作用较弱。有明显嗜睡作用的第一代抗组胺药（氯苯那敏、赛庚啶、溴苯那敏等）现已少用，而改用第二代抗组胺药。二代抗组胺药最大特点在推荐剂量下安全性好、无嗜睡作用，长效。口服制剂一般在服药后 30 分钟起效。临床上有西替利嗪、氯雷他定等。鼻喷剂起效快，一般在用药后 10~15 分钟起效。左卡巴斯丁鼻喷剂（levocabastine nasal spray）每侧鼻孔 2 喷（80μg），每日 2 次，严重病例可增至 3~4 次/天。氮䓬斯汀鼻喷剂（azelastine nasal spray）每侧鼻孔 2 喷每日 2 次，总量 0.56mg/d。

（2）糖皮质激素：临床上多用鼻内糖皮质激素制剂。这类皮质激素包括丙酸氯地米松、布地奈德、醋酸曲安奈德、丙酸或糠酸氟替卡松、糠酸莫米松喷鼻剂，其特点是对鼻黏膜局部作用强，按推荐剂量使用可将全身不良反应降至最低。一般每鼻 2 喷，每日 1 次。每日总量 200~400μg。中-重度间歇性或持续性鼻炎应首选鼻内糖皮质激素，并可酌情加用二代 H_1 抗组胺药，用药一般为 8~12 周。

由于花粉过敏患者发作时间明确，故应在每年患者发病前两周开始鼻内应用糖皮质激素，至发病期加用抗组胺药，一般可使患者症状明显减轻。

地塞米松配制的滴鼻药，因易吸收，不提倡使用。此外，也不提倡鼻内注射其他皮质激素。

全身应用糖皮质激素仅用于少数季节性加重的重症患者，如局部用药疗效不佳、鼻塞、流涕严重，伴有下呼吸道症状。疗程一般不超过两周，应注意用药禁忌证。多采用口服醋酸泼尼松（prednisone），每日 30mg 甲泼尼松（16~24mg/d），连服 7 日后，每日减少 5mg，然后改为鼻内局部应用。

（3）减充血剂：多采用鼻内局部应用治疗鼻塞。造成鼻黏膜肿胀的容量血管有两种肾上腺能受体 α-1 和 α-2，前者对儿茶酚胺类敏感，常用者为 1% 麻黄碱（儿童为 0.5%）；后者对异吡唑林类（imidazoline）的衍生物敏感，如羟甲唑林（oxy-metazoline）。口服减充血药如苯丙醇胺（phenylpropanolamine，PPA），药效时间长是其优点，但对高血压和心血管疾病者应慎用。减充血剂的使用为 7~10 天，长时间使用可发生药物诱导性鼻炎，致使鼻塞更为加重。

（4）抗胆碱药：用于治疗鼻溢严重者。0.03%异丙托溴铵（ipratropium bromide）喷鼻剂可明显减少鼻水样分泌物。

（5）肥大细胞稳定剂：色甘酸钠（disodium cromoglycate）稳定肥大细胞膜，防止脱颗粒释放介质。临床上应用4%溶液滴鼻或喷鼻。近有可口服的尼多可罗（nedocromil），效用明显强于色甘酸钠。

（6）抗IgE抗体：奥马珠单抗（Omalizumab），是一种人源化重组抗IgE单克隆抗体，其主要适应证是经过其他药物治疗仍不能控制的重度变应性鼻炎或哮喘。但治疗周期长，经济成本大使其不能广泛应用。国内市场目前尚无本品供应。治疗变应性鼻炎药物比较见表15-1。

表 15-1　变应性鼻炎药物药效对比表

	流涕	喷嚏	鼻痒	鼻塞	眼症状
口服抗组胺药	++	++	++	+	++
鼻内抗组胺药	++	++	++	+	−
鼻内糖皮质激素	+++	+++	+++	+++	++
鼻内减充血剂	−	−	−	++++	−
鼻内色酮	+	−	−	+	−
抗胆碱能药	++	−	−	−	−

3. 特异性免疫疗法　特异性免疫治疗是用逐渐增加剂量的变应原提取物对过敏患者进行反复接触，提高患者对此类变应原的耐受性，从而控制或减轻过敏症状的一种治疗方法，是迄今为止唯一能改变变态反应性鼻炎自然病程的方法。曾认为此法能使机体产生"封闭抗体"以阻抑变应原与IgE的结合。最近研究发现其机制是增强调节性T细胞（Treg）能力、抑制T细胞向Th2细胞转化从而减少Th2型细胞因子的产生。我国在2012年发布了"中国特异性免疫治疗的临床实践专家共识（2012）"。该共识对特异性免疫治疗的变应原疫苗的标准化、实行免疫治疗的医师资质、设备条件、适应证和禁忌证、剂量调整和安全保证都作了介绍。目前在临床上常用的方法分为皮下注射和舌下含服两种。

皮下注射：根据变应原皮肤试验结果，用皮试阳性的变应原浸液制备的标准化变应原疫苗从极低浓度开始皮下注射，每周1次，逐渐增加剂量和浓度，经过数周（集群或快速减敏）或数月注射达到最佳维持量。最佳维持剂量是指获得最佳临床效果同时无任何严重不良反应时的个体化剂量。皮下注射的主要风险在于可诱发全身的超敏反应甚至过敏性休克。因此对于变应原疫苗应用剂量、患者目前呼吸道敏感性状态、治疗过程中患者反应等应认真评估，尤其对并发严重哮喘（最高呼气峰流速值<80%）或服用β-受体阻滞剂者。

舌下含服：是一种经口腔黏膜给药并逐渐达到免疫耐受的特异性免疫治疗方法。临床研究结果表明，舌下免疫治疗的全身性反应的发生率很低，而且没有发现危及生命的全身性反应。但有局部不良反应，主要包括嘴唇和舌下瘙痒、肿胀。这些反应出现的频率与剂量的增高成正比，但都较轻，可以忍受，不需药物治疗或因此调整剂量，而且随着继续治疗的进行一般都会自行消失。其起始剂量一般根据生产商提供的建议开始直至维持量。

免疫治疗的最大问题是治疗周期长（一般需2.5~3年）和安全性，因此人们正探索更适合的疫苗和给药途径，如变应原DNA疫苗、基因修饰的类变应原，区域免疫或淋巴结内免疫等。

4. 其他疗法 对鼻甲黏膜激光照射、射频以及化学烧灼（三氯醋酸、硝酸银）等可降低鼻黏膜敏感性，但疗效较短；对增生肥大的下鼻甲做部分黏膜下切除可改善通气，但应严格选择适应证。

ARIA（2008）推荐对变应性鼻炎的阶梯（step by step）治疗方案如下：

轻度间歇性鼻炎：H_1 抗组胺药（口服或鼻内）和（或）减充血剂；

中-重度间歇性鼻炎：鼻内给予糖皮质激素（2 次/日）；治疗 1 周后复查，如需要可加用 H_1 抗组胺药和（或）短期内口服糖皮质激素（泼尼松）；

轻度持续性鼻炎：H_1 抗组胺药（口服或鼻内）或鼻内低剂量糖皮质激素（1 次/日）；

中-重度持续性鼻炎：鼻内给予糖皮质激素（2 次/日），口服 H_1 抗组胺药；或在治疗开始短期内口服糖皮质激素。

对于持续性鼻炎和（或）伴有哮喘，可行特异性免疫治疗。

附一：几种特殊情况下的治疗

1. 小儿变应性鼻炎 小儿变应性鼻炎发病率较高，且有发生支气管哮喘的倾向。多在 2 岁后发生，6~10 岁为高发年龄段。治疗原则与成人相同，但药物剂量应适当调整。有镇静作用的抗组胺药可影响学龄儿童的学习能力；应避免使用口服或肌内注射糖皮质激素。虽然鼻内应用糖皮质激素效果很好，但应选择生物利用度极低的制剂品种，并按推荐剂量使用。

2. 妊娠期鼻炎 妊娠期鼻炎的治疗应考虑到多数药物能通过胎盘，因此选择药物时应慎重。其原则是应用生物利用度极低的鼻内糖皮质激素。

附二：成人变应性鼻炎诊断和治疗指南

2009 年成人变应性鼻炎诊断和治疗指南（2009 年，武夷山）

1. 临床定义 变应性鼻炎（allergic rhinitis，AR），即过敏性鼻炎，是机体接触变应原后主要由 IgE 介导的鼻黏膜非感染性炎性疾病。

2. 分类与分度 根据症状持续时间分为间歇性变应性鼻炎和持续性变应性鼻炎。

间歇性：症状<4 天/周，或<连续 4 周；

持续性：症状≥4 天/周，且≥连续 4 周。

根据患者症状严重程度，以及是否影响生活质量（包括睡眠、日常生活、工作和学习），将变应性鼻炎分为轻度和中-重度。

轻度：症状较轻，对生活质量尚未产生影响；

中-重度：症状明显或严重，对生活质量产生影响。

3. 诊断

（1）临床症状：喷嚏、清水样涕、鼻塞、鼻痒等症状出现 2 项以上（含 2 项），每天症状持续或累计在 1 小时以上。可伴有眼痒、结膜充血等眼部症状。

（2）体征：常见鼻黏膜苍白、水肿，鼻腔水样分泌物。酌情行鼻内镜和鼻窦 CT 等检查。

（3）皮肤点刺试验（skin prick test，SPT）：使用标准化变应原试剂，在前臂掌侧皮肤点刺，20 分钟后观察结果。每次试验均应进行阳性和阴性对照，阳性对照采用组胺，阴性对照采用变应原溶媒。按相应的标准化变应原试剂说明书判定结果。皮肤点刺试验应在停用抗组胺药物至少 7 天后进行。

（4）血清特异性 IgE 检测：可作为变应性鼻炎诊断的实验室指标之一。

确诊变应性鼻炎需临床表现与皮肤点刺试验或血清特异性 IgE 检测结果相符。

4. 治疗

（1）避免接触变应原。

（2）药物治疗

①抗组胺药：推荐口服或鼻用第二代或新型 H_1 抗组胺药，可有效缓解鼻痒、喷嚏和流涕等症状。疗程一般不少于 2 周。适用于轻度间歇性和轻度持续性变应性鼻炎，与鼻用糖皮质激素联合治疗中—重度变应性鼻炎。

②糖皮质激素：推荐鼻用糖皮质激素。可有效缓解鼻塞、流涕和喷嚏等症状。对中-重度持续性患者疗程不少于 4 周。对其他药物治疗无反应或不能耐受鼻用药物的重症患者可采用口服糖皮质激素进行短期治疗。不推荐鼻内、肌肉及静脉注射。

③抗白三烯药：对变应性鼻炎和哮喘有效。

④色酮类药：对缓解鼻部症状有一定效果，滴眼液对缓解眼部症状有效。

⑤鼻内减充血剂：对鼻充血引起的鼻塞症状有缓解作用，疗程应控制在 7 天以内。

⑥鼻内抗胆碱能药物：可有效抑制流涕。

⑦中药：部分中药对缓解症状有效。

儿童和老年人的治疗原则与成人相同，但应特别注意避免药物的不良反应。妊娠期患者应慎用各种药物。

（3）免疫治疗：变应原特异性免疫治疗常用皮下注射和舌下含服。疗程分为剂量累加阶段和剂量维持阶段，总疗程不少于 2 年。应采用标准化变应原疫苗，由具备资质的人员进行操作。

适应证：主要用于常规药物治疗无效的成人和儿童（5 岁以上）、由尘螨导致的变应性鼻炎。

禁忌证：①并发持续性哮喘。②患者正使用 β 受体阻滞阻断剂。③并发其他免疫性疾病。④5 岁以下儿童。⑤妊娠期妇女。⑥患者无法理解治疗的风险性和局限性。

（4）外科治疗：适应证：①经药物或免疫治疗鼻塞症状无改善，有明显体征，影响生活质量。②鼻腔有明显的解剖学变异，伴有功能障碍。③并发慢性鼻-鼻窦炎、鼻息肉，药物治疗无效。

5. 疗效评定 采用视觉模拟量表（visual analogue scale，VAS）对治疗前后的总体症状和鼻部分类症状分别进行临床疗效评定。

免疫治疗的远期疗效评定应在疗程结束 2 年后进行。

（耿 洁）

第二节　非感染性非变应性鼻炎

非感染性非变应性鼻炎（noninfectious，nonallergic rhinitis，NINA）是一类无变态反应证据、以间歇性或持续性黏膜炎症或鼻功能紊乱为特征的鼻部疾病。症状与 AR 相似，但并非由变应性和感染性因素所引起的一类鼻病，包括一些不同原因引起者如血管反应性增高或自主神经功能失调等，以及不明原因引起的特发性鼻炎。NINA 常由一些非特异性刺激如冷空气、异味或香烟等引发症状，变应原检测多为阴性。目前对于 NINA 的诊断主要通过临床症状、诱发因素以及相关变应原检查等进行排除性诊断。NINA 临床常见类型为血管运动性鼻炎和非变应性鼻炎伴嗜酸性粒细胞增多综合征。

一、血管运动性鼻炎

血管运动性鼻炎（vasomotor rhinitis，VMR）又称血管舒缩性鼻炎，是一种发病机制不明、由多种非特异性刺激诱导的一种鼻黏膜高反应性鼻病。由于病因不明，又称特发性鼻炎（idiopathic rhinitis）。该病以青壮年居多，女性似较男性多见，大部分病因不明的所谓"慢性鼻炎"均属此类。

（一）病因

本病病因不明，精神紧张、焦虑，环境温度突然变化，内分泌功能紊乱，均可引起副交感神经递质释放过多，或者引起组胺的非特异性释放，血管扩张，腺体分泌增多，导致相应的临床症状。

（二）病理机制

有证据显示，本病属神经递质介导的鼻黏膜神经源性炎症。反复的交感性刺激（精神紧张、焦虑）不仅消耗过多的神经递质合成酶使递质减少，也使小血管壁上的 α_1 和 β 受体减少。经常使用某些交感性阻滞剂（抗高血压药、抗抑郁药、非选择性 β 受体阻滞剂），或甲状腺功能降低，均可引起交感张力下降。交感性张力降低的结果使副交感神经张力增高，副交感神经递质释放增多。突然的温度变化、异味和尘埃的刺激可引起感觉神经 C 类纤维末梢释放较多 P 物质（SP）。副交感神经递质和 P 物质的增多，不仅引起血管扩张，通透性增高，腺体增生，腺细胞分泌旺盛，尚可降低肥大细胞内 cAMP 水平导致肥大细胞非特异性的介质释放，进一步促进局部的神经性炎症。近有人提出，一氧化氮（NO）也可能参与局部的神经性炎症。组织炎症的标志是炎细胞的组织浸润，但该病病理鼻黏膜无明显炎症特征性改变，因此称其"鼻炎"不如"鼻病"（rhinopathy）更为确切。上述神经递质的改变所引起的临床症状实际上是鼻功能紊乱，而非实质上的炎症改变。症状发作期，可见血管扩张，腺体增生，杯状细胞增多，组织轻度水肿。

（三）临床表现

与变应性鼻炎相似，但多数患者并不是都有鼻塞、鼻溢、喷嚏三个主要症状，而常常以其中某一症状为主，故有鼻塞型（blocker）、鼻溢型（runner）和喷嚏型（sneezer）之分。以鼻塞为主的患者鼻塞多在夜晚加重并常有随体位变化的交替性鼻塞，白天减轻或消失，系与夜晚交感性张力降低有关。以喷嚏为主的症状发作多在晨起，继之清涕流出。多对异味、冷空气敏感。这类患者对气候、环境温度和适度的变化异常敏感。以鼻漏为主的患者症状多在白天，有黏液或水样涕，多与精神因素有关。患者病程多变是本病特点之一，同一患者短则数日，症状可自行减轻或消失；经一定间歇期后如遇诱因又可发病，可数周或数月。如病程较长，由于黏膜水肿，可致嗅觉减退，也常伴有头胀不适。

（四）检查

鼻镜检查见鼻黏膜色泽和形态无特征性改变。鼻甲肿大者用 1%麻黄碱可使其缩小，病史较长者其反应较差。如经常自用"滴鼻净"则对麻黄碱不敏感。有黏液性分泌物常流至鼻咽经口咳出，也可见鼻中隔明显偏曲或一侧鼻腔宽大。

（五）诊断

详细询问病史，了解发病时的精神状态、环境因素和发病时间，并要考虑到内分泌和某些药物的影响。鼻部症状每日持续 1 个小时以上，变应原皮肤试验阴性，鼻分泌物涂片检查未见嗜酸性粒细胞和中性粒细胞，并排除药物性鼻炎（长期滴用减充血剂所致），即可诊断本病。

（六）治疗

主要针对症状进行治疗，包括药物治疗和手术治疗，以药物治疗为主。但如有精神因素，如焦虑、抑郁，则应给予适当的心理治疗。

1. 药物治疗

（1）鼻内糖皮质激素：可作为一线用药，至少连续应用 6 周（儿童可酌情减量），能有效缓解鼻塞、流涕、喷嚏等症状，同时可以辅助鼻腔冲洗获得更好的疗效。

（2）鼻内抗组胺药：兼具控制鼻腔黏膜局部炎症及抗组胺作用，有效缓解喷嚏、流涕、鼻痒等症状。至少连续应用 1 周，3 周对大多数 VMR 患者具有良好的疗效。可与鼻用糖皮质激素联合使用治疗中至重度 VMR。

（3）鼻内抗胆碱能药物：通过阻断副交感神经释放乙酰胆碱从而抑制鼻腔黏膜腺体分泌缓解鼻部症状，用于以流涕为主要症状的 VMR 患者。异丙托溴铵鼻内喷雾剂对流涕症状改善明显，但对鼻塞、喷嚏无明显疗效。可与鼻内糖皮质激素联用，对于流涕症状控制更佳。药物安全性好，无明显全身不良反应。

（4）其他药物：尚无证据表明白三烯受体拮抗剂对 VMR 具有明确疗效；鼻塞明显者可滴用减充血剂滴鼻液，但不能超过 7 天，以防药物诱导性鼻炎的发生；局部使用辣椒辣素可有效改善 VMR 患者的症状和鼻高反应性。

2. 手术治疗 外科治疗主要是改善鼻腔通气功能，适用于鼻塞症状为主且经过正规药物治疗无效的患者，对有鼻中隔偏曲、棘突者应行畸形矫正术。对下鼻甲肥大且对麻黄碱反应不佳者可行下鼻甲黏膜下成形术。

二、嗜酸性粒细胞增多性非变应性鼻炎

嗜酸性粒细胞增多性非变应性鼻炎（nonallergic rhinitis with eosinophilia syndrome, NA-RES）于 1981 年首次报道，发病机制不明确，其特征为鼻腔黏膜嗜酸性粒细胞增多，临床症状与过敏性鼻炎相似，发病率在非变应性鼻炎中约 13%~33%，中年女性偏多。NARES 可归类为特发性鼻炎的一个亚型。

（一）病因及发病机制

NARES 发病机制至今不明确，流行病学研究提示其与鼻息肉、哮喘、阿司匹林不耐受等具有相关性，免疫学机制在 NARES 发病中起到了重要作用。

（二）临床表现

与变应性鼻炎相似，但病情程度较变应性鼻炎和血管运动性鼻炎更为严重，常年喷嚏、鼻炎、鼻涕、鼻塞并可伴嗅觉减退。

（三）检查

鼻黏膜检查可无特征性改变或黏膜水肿，鼻分泌物涂片嗜酸性粒细胞镜下计数大于20%，其他细胞包括上皮细胞、中性粒细胞和少量淋巴细胞。过敏原皮肤试验及血清特异性IgE测定阴性。

（四）诊断

目前尚缺乏特异性的诊断方法，主要通过临床症状、诱发因素以及相关过敏原检查和鼻分泌物涂片等方法进行排除性诊断。

（五）治疗

鼻内糖皮质激素为首选措施，抗组胺类药物及白三烯受体拮抗剂类药物用于配合激素药物减轻症状，非特异性治疗包括避免接触诱发性刺激和鼻腔冲洗，如并发鼻息肉可手术切除。

附【非变应性鼻炎诊断和治疗纲要】

1. 定义　非变应性鼻炎是一类无变态反应证据、以间歇性或持续性黏膜炎症或鼻功能紊乱为特征的鼻部疾病。

2. 分类

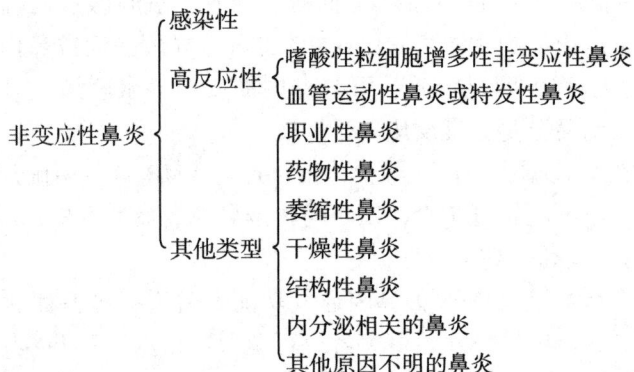

3. 诊断

（1）针对以高反应性为特征的非变应性鼻炎诊断依据如下：①病史：根据病史询问初步排除变应性疾病。②症状：以鼻阻塞或鼻分泌物增多、喷嚏为主要症状。③体征：多数在发病阶段可见鼻黏膜充血，有时也会表现为鼻甲肿大或黏膜干燥。④排除变态反应：必要时可作变应原皮肤点刺试验（skin prick test，SPT）或血清特异性IgE检查。

（2）病情严重程度判定：按照视觉模拟量表（visual analogue scale，VAS）将病情分为：轻度0~3分，中度>3~7分，重度>7~10分。若VAS>5分，则表明患者的生活质量受到影响。

视觉模拟量表（VAS，0~10分）为患者对病情严重程度的主观评价。在评价整体严重程度时，要求患者根据问题在VAS标尺上标出。

4. 治疗

（1）治疗原则：有明确致病因素者，应尽量予以避免，并进行对因治疗；病因不明者，主要给予对症治疗。

（2）药物治疗

①抗感染药物：对于病毒感染引起的急性鼻炎（上呼吸道感染），一般采用对症治疗，必要时可进行抗病毒治疗，疗程7天以内。对于原发或继发细菌感染引起的感染性鼻炎，可全身使用敏感抗菌药物，如青霉素类、头孢菌素类、大环内酯类、呼吸喹诺酮类等进行治疗，应注意抗菌药物的临床合理使用。不推荐鼻内局部使用抗菌药物。

②糖皮质激素：鼻内糖皮质激素具有较强的局部抗炎作用，可有效缓解鼻塞、流涕和喷嚏等症状。适用于嗜酸性粒细胞增多性非变应性鼻炎（也称非变应性鼻炎伴嗜酸性粒细胞增多综合征，NARES）和血管运动性鼻炎（特发性鼻炎），也可作为药物性鼻炎的替代治疗，疗程不少于4周。不推荐口服糖皮质激素。

③抗组胺药：鼻内 H_1 抗组胺药具有一定的局部抗炎作用，可有效缓解流涕、喷嚏、鼻痒等症状。适用于轻度血管运动性鼻炎（特发性鼻炎），疗程一般不少于2周，推荐使用第二代或新型 H_1 抗组胺药物。鼻内 H_1 抗组胺药与鼻内糖皮质激素联合使用治疗中-重度血管运动性鼻炎（特发性鼻炎），也可用于鼻内糖皮质激素替代治疗效果不满意的药物性鼻炎。

④抗胆碱能药：鼻内抗胆碱能药物可有效抑制鼻分泌物。适用于经鼻内糖皮质激素和鼻内 H_1 抗组胺药物治疗后，流涕症状仍难以控制的血管运动性鼻炎（特发性鼻炎）。

⑤减充血剂：鼻内减充血剂对各类非变应性鼻炎鼻充血引起的鼻塞症状有缓解作用，疗程应控制在7天以内。滥用鼻内减充血剂可导致药物性鼻炎。口服减充血剂可引起全身不良反应，不推荐使用。

⑥生理盐水或高渗盐水（2%~3%）：用于鼻腔冲洗，进行辅助治疗。

⑦中药：部分中药对缓解鼻部症状有效，治疗机制尚不清楚，应根据辨证施治的原则选择药物。

（3）外科治疗

①适应证：经规范药物治疗12周以上，主要症状没有明显缓解，并具有比较明显的鼻腔解剖学结构异常或病变，可考虑手术干预。

②手术原则：以纠正结构、改善鼻腔通气功能为主要目标，例如鼻中隔矫正术、下鼻甲骨黏膜下切除术、下鼻甲外移术、或低温等离子消融术等。不推荐各种类型的神经切断术，也不推荐对下鼻甲进行各种药物注射、激光、电烧等直接破坏黏膜的手术。

（耿　洁）

第十六章

鼻外伤

第一节 外鼻软组织损伤

一、概述

鼻软组织损伤包括外鼻挫伤和裂伤两种。外鼻挫伤是指由打击或撞击所引起的皮下软组织损伤，多见于重物的碰撞、外力钝器的打击；裂伤又分为切割伤、撕裂伤、刺伤等。由锐利的刀刃、玻璃片等所引起损伤往往伤缘整齐，多呈直线，常称切割伤。由重物或钝器撞击或打击所致的软组织裂开一般伤缘不整齐，伤口很不规则，邻近组织损伤也较重，常称撕裂伤。刺伤多由尖细的木竹器、刀尖等刺入软组织所致，伤口细小，但可能较深。鼻部刺伤较少，伤口多与鼻腔、鼻窦等相通形成贯通伤。还有一种由高速度异物如弹片、金属碎屑进入组织所致的伤口，有进口而无出口，异物常存留于组织中，称为非贯通伤，但由于外鼻软组织体积较小，因而极少见。

二、临床表现及诊断

外鼻挫伤表现为鼻部软组织肿胀、皮下淤血等，可伴有鼻骨及面骨骨折，诊断容易，通过病史询问及常规查体即可明确。

对于鼻部裂伤的诊断，则需对受伤过程和伤口情况作较为详尽的收集，包括视诊、触诊、窥镜检查、X射线拍片及CT检查等，查明鼻外伤属于哪一种，伤口污染情况如何，有无组织内异物存留，有无周围骨质骨折等，尤其需要了解邻近器官及全身损伤情况，以便分清轻重缓急，适当处理。

三、治疗

1. 单纯挫伤 早期可用冷敷或湿敷，以控制血肿与水肿的形成与发展；受伤24小时以后者可改用热敷，或局部理疗以促使肿胀和淤血消退。这种损伤如不伴有其他部位的开放性伤口，可进行止痛等对症处理，一般不需要使用抗生素。

2. 切割伤 应早期予以缝合处理，预后往往良好。

3. 撕裂伤、贯通伤等开放性伤口 因鼻部血管丰富，常以局部出血为主要症状，严重者可致休克，故应早期通过局部压迫、钳夹，缝扎、鼻腔填塞等方法进行止血，如条件允许，伤口止血可与清创、缝合过程一并进行。同时，破伤风抗毒素应列为常规使用。

（耿 洁）

第二节 鼻骨骨折

一、概述

外鼻突出于面部中央，容易遭受撞击而发生鼻骨骨折。鼻骨上部厚而窄，较坚固。下端宽而薄，又缺乏支撑，故骨折多累及鼻骨下部。严重者常伴有鼻中隔骨折、软骨脱位、面部明显畸形、眶壁骨折等，如鼻根内眦部受伤使鼻骨、筛骨、眶壁骨折，则出现所谓"鼻额筛眶复合体骨折"。

二、临床表现及诊断

1. 病史及症状体征 ①鼻骨骨折多为闭合性骨折，伤者有明显的面部遭受打击或撞击病史。②局部疼痛及触痛，伴有鼻阻、鼻腔出血，出血可多可少，但量往往不多。③可见鼻根部软组织肿胀和皮下淤血，以及鼻梁偏斜，骨折侧鼻背塌陷，有时可感知骨擦音。如肿胀明显可掩盖外鼻畸形。擤鼻后可出现伤侧下眼睑、颜面部皮下气肿。鼻腔可见黏膜肿胀，如有鼻中隔受累见中隔偏离中线，前缘突向一侧鼻腔。若有中隔血肿，中隔黏膜向一侧或两侧膨隆。若鼻中隔血肿继发感染，则引起鼻中隔脓肿，导致软骨坏死，鞍鼻畸形。

2. 检查 鼻骨侧位 X 射线检查，大部分可发现鼻骨下端骨折线。如高度怀疑骨折而 X 射线未能发现鼻骨骨折线者，应行鼻骨 CT 扫描并三维重建，加以甄别。

三、治疗

1. 一般治疗 鼻外有伤口者与一般外科处理相同。视情况考虑注射破伤风抗毒素和抗生素，伴有鼻出血者，宜先行止血处理。

2. 专科治疗

（1）外观无畸形的无错位性鼻骨骨折无须复位，需复位者应尽量在伤后 3 小时内行骨折复位，赶在组织肿胀发生之前不仅可使复位准确，且有利于早期愈合。若肿胀明显，可暂缓进行复位，待 5~7 天肿胀消退后再复位，但不宜超过 10 天，以免发生错位愈合，增加处理困难。方法：先以鼻腔收敛剂如 1%麻黄碱收缩鼻腔黏膜，1%丁卡因鼻黏膜表面麻醉 2~3 次。用复位器伸入鼻骨下塌处，置于鼻骨之下将其抬起，此时常可听到鼻骨复位时的"咔嚓"声。复位器伸入鼻腔勿超过两侧内眦连线，以免损伤筛板。有鼻中隔软骨脱位也应同步复位：将复位器的两叶伸入两侧鼻腔，置于中隔偏曲处的下方，挟住鼻中隔垂直向上移动，即可使脱位的中隔复位。复位后鼻腔须行填塞，以便起到支撑和止血的作用。填塞物如为一般凡士林纱条，在鼻腔滞留时间一般不超过 48 小时。

（2）疑有鼻中隔血肿可穿刺抽吸确诊，鼻中隔血肿内的血块很难自行吸收，须早期手术切开清除，以免发生脓肿及软骨坏死。沿鼻中隔前缘做"L"形切口，切口要足够大，并放置橡皮引流片，以利彻底引流，必要时反复术腔冲洗或负压吸引。术后鼻腔填塞，以防复发。并用足量抗生素。

（3）对开放性鼻骨骨折，应争取一期完成清创缝合与鼻骨骨折的复位等。鼻中隔损伤出现偏曲、脱位等情况时，如鼻腔内复位不成功亦应做开放复位。对鼻骨粉碎性骨折，应视具体情况做切开固定（如局部缝合固定、金属板固定等），同时行鼻腔内填塞，时间应适当延长。鼻额筛眶复合体骨折多并发严重的颅脑损伤，以开放复位为宜。使用多个金属板分别对鼻骨及其周围断离的骨进行固定并同上鼻腔填压固定。

（4）鼻骨骨折复位后，尤其是开放复位或行鼻中隔切口后，应足量使用抗生素。

（耿　洁）

第三节　鼻窦骨折

鼻窦围绕在鼻腔周围，上临颅脑，旁及眼眶，当颜面软组织发生挫伤或裂伤时，须考虑鼻窦发生骨折的可能，严重的鼻窦骨折可伴有脑部、眼部症状及严重的鼻出血。

鼻窦骨折以发生在上颌窦或额窦者多见，筛窦次之，蝶窦最少。前组鼻窦外伤多与颌面部创伤同时发生，后组鼻窦骨折多与颅底外伤同时存在，严重外伤所致的鼻窦骨折，常伴有颅面骨骨折。对这类骨折如能早期进行复位，效果较好。因鼻窦骨折所引起的移位皆由外力所致，并无肌拉力的作用，只需在复位后加以保护，即可在正常位置上愈合。

一、上颌窦骨折

（一）概述

上颌窦骨折多由外界暴力直接撞击引起，可发生在额突、眶下孔、内壁及上牙槽突等处，以前壁塌陷性骨折最常见。

（二）临床表现及诊断

此型骨折外伤早期由于软组织淤血肿胀，面部畸形可不甚明显，肿胀消退可见明显面部塌陷。如上颌窦骨折和鼻骨、颧骨、上颌骨以及眶骨骨折联合出现可出现复视、呼吸道阻塞、咬合错位、颜面畸形等症状。

（三）治疗

1. 线性骨折或骨折间骨质　无明显错位，仅上颌窦有积血，预计不会出现面部畸形者，无需外科治疗，予以抗感染、止血、鼻收敛剂滴鼻等。

2. 上颌窦骨折　①导致面部畸形者：应尽可能早期整复，一般要求在伤后 24 小时内进行，因超过此时限常有软组织肿胀，增加了操作难度。如错过早期整复时机，可待软组织肿胀基本消退后再予复位。②上颌窦前壁骨折内陷：可在下鼻道开窗或采用上颌窦根治术进路，用剥离子等金属器伸入窦内将骨折部分抬起复位，窦内填塞碘仿纱条以做固定。③上壁（眶底）骨折采用上颌窦根治术进路，用器械抬起骨折部分，窦内亦填塞碘仿纱条以做固定与支撑，约一周后经下鼻道窗口取出纱条。④下壁骨折即上牙槽突骨折：建议请口腔颌面科医生，进行复位固定处理，尽可能达到解剖复位。

二、额窦骨折

（一）概述

额窦骨折按骨折部位分为前壁骨折、后壁骨折、底部骨折和复合骨折，骨折以额窦前壁常见，骨折又可分为线型骨折、凹陷型骨折、粉碎型骨折3种。

（二）临床表现及诊断

其临床表现较为复杂，单纯额窦骨折主要引起鼻出血、额部肿胀或凹陷、眶上缘后移、眼球下移等，因额窦前壁有骨髓，前壁骨折时有继发骨髓炎的可能；鼻额筛眶复合体骨折，常并发鼻额管骨折、泪器损伤和视力障碍；额骨前后壁复合骨折时，常有脑膜损伤，可出现颅前窝积气、血肿或脑脊液鼻漏，有引起颅内严重感染的可能。

（三）治疗

根据伤情、临床表现并借助 X 射线、CT 等影像资料，尽早明确骨折类型，个性化处理，防止并发症的发生。

1. 单纯性线型骨折　无须外科治疗，仅以鼻收敛剂滴鼻保持鼻额管通畅，给予抗生素即可。前壁骨折额部塌陷，可沿眉弓切开，以剥离子进入额窦，挑起塌陷的骨片，使其复位。此法不成，可将窦底凿开，用鼻中隔分离器伸入窦内复位。缝合伤口，应用抗生素以预防骨髓炎。术后消毒鼻前孔，禁止擤鼻。

2. 复杂性骨折　应行常规外科清创，清除窦腔内异物、血块或游离的碎骨片，尽可能保留窦腔黏膜，为预防因鼻额管阻塞引起额窦黏液囊肿，应重建鼻额管通道，恢复额窦引流。临床上可根据实际情况，从额窦底放置一个硅胶扩张管至鼻腔，至完全愈合后取出。后壁凹陷性或粉碎型骨折者，应检查有无脑膜撕裂、脑脊液鼻漏，以便及时用筋膜或肌肉修补。须注意给以足量抗生素控制感染。

如同时伴有眶内或颅内损伤，应请相关科室会诊，根据病情轻重缓急，及时协同处理。

三、筛窦骨折

（一）概述

单独筛窦骨折少见，因筛骨水平板及筛顶均为颅前窝底的一部分，且骨质菲薄，与硬脑膜连接紧密，故筛窦骨折易伴发脑脊液漏；后组筛窦与视神经管毗邻，故外伤有可能损伤视神经；如果筛窦损伤累及筛前动脉，则会导致剧烈鼻出血。筛窦、额窦和眼眶在解剖上关系密切，外伤时常常同时受累，因此 Stran （1970 年）称此处骨折为额筛眶复合体骨折。

（二）临床表现及诊断

其伤情复杂，常包括：①颅脑损伤，如颅底骨折、脑震荡、脑脊液鼻漏等。②鼻部损伤，可发生鼻额管损伤、鼻根部塌陷且扁平宽大（内眦间距在 40mm 以上，国人正常值为 34~37mm），额窦和筛窦骨折。③眼部损伤、泪器损伤、视神经管骨折，出现视力障碍，MarcusGunn 瞳孔（即伤侧无直接对光反射，但间接对光反射存在）。

（三）治疗

单独发生筛窦骨折不影响功能者，一般不需手术处理。额筛眶复合体骨折无视力障碍者可早期行骨折复位。如有眼球外伤视力减退者应先行眼科急诊手术，然后择期骨折复位。因视神经管骨折所致的视力下降，应做视神经管减压术。出现严重鼻出血，鼻腔填塞无效者，应考虑筛前动脉破裂出血，需结扎筛前动脉。眶内血肿形成张力较高时，应及时开放筛窦或眶内减压，手术可经由鼻内窥镜下鼻腔进路或鼻外进路。如有脑脊液鼻漏发生，经保守治疗无效时，应行脑脊液鼻漏修补术。

四、蝶窦骨折

蝶窦骨折因其位于颅底中央的蝶骨体内，单独发生者罕见，多并发颅底骨折、后组筛窦骨折。蝶窦外侧壁因有颈内动脉管和视神经管，蝶窦骨折时可并发视神经管骨折导致的视神经损伤和颈内动脉破裂，导致视力下降和极其剧烈大出血。若蝶窦顶壁骨折可累及蝶鞍内的脑垂体，发生创伤性尿崩症，并可出现脑脊液鼻漏或耳漏。因此，蝶窦骨折严重时常病情危重，应根据伤情轻重，依"先救命，后功能"的原则和神经外科、眼科等共同处理。

（耿　洁）

第四节　眶尖及视神经管骨折

一、概述

眶尖及视神经管骨折系在严重的闭合性颅脑外伤，尤在额部、眉弓部钝挫伤时，导致颅底、后组鼻窦骨折合并眶尖、视神经骨管骨折，造成的视神经损伤。1890 年 Battle 首先提出此种视力丧失为视神经管骨折所致的视神经损伤。在颅脑外伤发病中 6%～8% 的病例伴有视神经管骨折。本病若处理不及时，可使许多患者失去难得的治疗机会，甚至终身失明。

二、临床表现及诊断

患者有头面部外伤史，并出现相应的外伤症状，视力减退多在受伤时立即发生，少数可在伤后几小时减退或丧失。检查伤侧瞳孔无直接对光反射，但间接对光反射存在。眼底正常，但视神经盘在伤后不久即因萎缩而苍白，视野可有改变。常有伤侧鼻出血或脑脊液鼻漏。高分辨率 CT 薄层扫描可能观察到眶尖及视神经管骨折征，但未发现视神经管骨折征并不能排除视神经管骨折。

三、治疗

按急症及早行视神经管减压术。其适应证是：头面部外伤后视力下降，CT 检查发现视神经管骨折，应即时进行减压手术。如果未发现明显视神经管骨折，经大量糖皮质激素治疗12 小时以上，视力无改善者亦应将视神经管减压。

1. 视神经管减压术

（1）鼻内窥镜经筛窦、蝶窦探查视神经管减压术：一般在全身麻醉下进行，打开筛泡、中鼻甲基板、后组筛窦和蝶窦前壁，暴露纸板后部及蝶窦外侧壁，使其尽量在一个平面，此时多可见到后筛骨折、淤血，纸板及蝶窦外侧壁骨折，上述过程一般出血甚少，解剖标志清楚，较易完成。寻找视神经管隆突和颈内动脉隆起，电钻磨薄视神经管内侧壁，并间断用生理盐水冲洗术腔，以防止电灼热损伤视神经，用骨翘小心祛除纸板后部和视神经管内侧壁全长 1/3~1/2 周径，祛除骨质时不应将视神经作为骨翘的支撑物，注意清理术腔及视神经周围的骨折碎片和血肿，切开视神经鞘膜时，应避开视神经下方的眼动脉，同时切开总腱环。在开放的管段视神经内侧松松放置庆大霉素和地塞米松吸收性明胶海绵，术腔填塞凡士林纱条。

（2）鼻外筛蝶窦进路（眶内进路）视神经管减压术：先完成鼻外筛窦开放术，剥离眶内侧壁，暴露筛前动脉和筛后动脉，沿其连线向后分离，距内眦 4.5~5.0cm 处即可见视神经孔内侧缘的隆起部，在手术显微镜下祛除骨折碎片，尽量祛除视神经管内侧壁全长 1/3~1/2 周径。切开视神经鞘膜，并切开总腱环，放置庆大霉素和地塞米松吸收性明胶海绵填塞术腔，充分止血后分层缝合。

（3）2 种手术进路优缺点：经鼻外筛蝶窦进路视神经管减压术是临床上常用的手术进路，视野较大，进路直接，解剖标志清楚，筛前筛后神经血管管束和视神经眶口几乎位于一直线上，分离眶骨膜后很容易找到视神经眶口，定位视神经眶口较准确，但是，该进路相对需切除的组织多，如纸样板、泪骨、上颌骨额突、鼻骨等，术中出血多，术后面部遗留瘢痕，手术时间长。鼻内窥镜下的视神经管减压术，术中很少损伤筛前筛后动脉，术中出血明显减少，术中较小范围切除纸样板和筛蝶窦，手术时间短，进路直接，面部不留瘢痕，但要求术者熟练掌握鼻内窥镜操作，要求患者术前 CT 显示蝶窦、后组筛窦发育要好，无骨质增生。客观来说，上述两种手术进路为不同的患者和术者提供了更为适合个性化的选择，但最终的治疗效果，还是取决于视神经损伤的类型、患者视力丧失程度、手术时间及视神经管减压术的正确应用。

目前认为，两种手术进路的手术效果还未表现出明显的差别，但经鼻内窥镜鼻内筛蝶窦进路视神经管减压术因其损伤小，出血少，手术时间短，可在具有熟练内窥镜技术的基础上更多选择性地应用。

（4）与手术效果的相关因素：视力损害出现的早晚对于判定视神经损伤的程度、手术适应证的选择及预后相当重要。一般说来，外伤后立即失明，通常表示视神经严重撕裂伤、挫伤，甚至部分或全部断裂，手术减压多无效，而对于外伤后有视力（即使有短暂的视力）或外伤后视力逐渐下降，一般表示视神经未完全损伤，可能为视神经的震荡伤、视神经周围及鞘内血肿、视神经管变形或骨折碎片对视神经的压迫、视神经水肿、视神经血液循环障碍等病理改变，这时有必要立即进行视神经管减压术，以解除视神经管或鞘膜对水肿视神经的压迫，同时可解除骨折碎片、视神经周围血肿对视神经的压迫，这种病例通常可获得较好的治疗效果。但在临床实际工作中，因患者受伤后常常出现昏迷、面部肿胀淤血等症状，此时全力抢救患者生命，往往需待患者清醒、面部眼睑消肿后才发现视力丧失，给判定视力损害出现的早晚带来了困难。

现有研究认为：外伤后立即失明，损伤时间较长和闪光视觉诱发电位（FVEP）检查无波形出现的患者无手术指征。

2. 其他治疗　手术前后均应使用糖皮质激素、抗生素、神经营养剂，并可在手术后酌情使用促进微循环药物，以及辅以高压氧治疗。

（耿　洁）

第五节　脑脊液鼻漏

一、概述

脑脊液鼻漏可分为外伤性脑脊液鼻漏和非外伤性脑脊液鼻漏，外伤性脑脊液鼻漏可分为急性和迟发性两类，迟发性脑脊液鼻漏可发生在伤后或手术后 6 天至数年，非外伤性脑脊液鼻漏较为少见，常因肿瘤或脑积水等因素所致。脑脊液鼻漏若长期不能治愈：必将并发化脓性脑膜炎而危及生命，因此，脑脊液鼻漏应早期诊断并给予积极治疗。

二、临床表现及诊断

1. 临床特征　脑脊液鼻漏以外伤性最常见，占 2/3 以上。据统计，颅脑外伤病例中 2% 伴有脑脊液鼻漏，颅底骨折的病例中 5% 伴有脑脊液鼻漏。发生频率最高的是颅前窝骨折所致的脑脊液鼻漏。鼻窦或颅底手术也为其常见原因。

2. 诊断要点　①有明确的外伤或鼻-颅底手术史。②清水样或者淡红色鼻漏液，鼻漏液滴在纸上即化开，无黏性。③有时可见颅前窝骨折的相关体征如"熊猫眼"。④鼻漏液葡萄糖定量检查，其含量超过 1.7mmol/L 即可确诊。

但瘘孔定位诊断较为困难。一般可采用以下方法：鼻内镜检查法，粉剂冲刷法，棉片法，椎管内注药法，CT 鼻-颅底薄层扫描和 MRI 水成像。

三、治疗

1. 脑脊液鼻漏的治疗原则　①外伤后早期出现的脑脊液鼻漏以非手术治疗为主，若保守治疗 3~4 周无效可手术治疗。②病情重或者有明显颅内感染及脑水肿时，需待病情缓解、急性炎症控制或消失后再行手术。③在治疗原发病如脑瘤、脑膜-脑膨出或因开放性颅脑损伤或颅内血肿并发脑脊液鼻漏者，可在治疗原发病之后或同时修补鼻漏。④迟发性或者复发性脑脊液鼻漏应尽早手术。

2. 保守治疗　外伤性脑脊液鼻漏大部分可经保守治疗而愈，其常用的方法有：①静卧，保持半坐位，避免用力咳嗽、擤鼻，防止便秘。②使用降低颅内压的药物，常用 20% 甘露醇 125~250mL 快速静脉滴注，每 8 小时一次。③漏孔在筛骨筛板流量较少的脑脊液鼻漏，可在表面麻醉下，用鼻内镜确定漏孔部位后，用卷棉子蘸少许 20% 硝酸银在鼻内镜下涂于漏孔边缘的黏膜上，刺激形成新的创面，促进愈合。④全身使用能透过血-脑脊液屏障的抗生素，如青霉素、氯霉素、磺胺等，如哌拉西林他唑巴坦钠 4.5g，每日 2 次。⑤必要时做腰椎穿刺留置脑脊液引流管降颅内压。

3. 手术治疗　脑脊液鼻漏的手术治疗主要是手术修补，分为颅内法和颅外法。颅内法由神经外科医师开颅进行修补，创伤较大，现多用于颅脑外伤清创止血当时修复，或用于颅底肿瘤手术后修复重建。颅外法又分为鼻内法和鼻外法，传统的颅外法难以修补部位深在的复杂型脑脊液鼻漏，且创伤较大，脸上留有瘢痕，现多用于额窦脑脊液鼻漏的修补。目前多使用鼻内镜手术修补脑脊液鼻漏，国内文献报道经鼻内镜手术修补脑脊液鼻漏的病例已有逾千例，1 次手术修补成功率在 90% 以上。应用鼻内镜手术修补脑脊液鼻漏，具有创伤小、成功率高、并发症少等优点，已得到国内外医学界同行的广泛认同。

（1）经鼻内镜修补脑脊液鼻漏的手术适应证：①筛顶、筛板、蝶窦及部分额窦底后壁的脑脊液鼻漏。②外伤性脑脊液鼻漏经非手术治疗无效。③自发性脑脊液鼻漏及部分外伤后迟发性脑脊液鼻漏。④医源性脑脊液鼻漏在术中发现或术后发现经非手术治疗无效。⑤排除严重颅内创伤、出血、感染，全身情况稳定能接受全身麻醉手术。

（2）手术径路选择：术前仔细阅读 CT（鼻-颅底薄层扫描）或者 MRI 水成像，同时结合鼻内镜检查确定颅底大致缺损位置，根据缺损部位的特点选择不同的手术径路。Messerkinger 手术径路适用于来源于嗅裂和中鼻道的脑脊液鼻漏或者术前明确筛顶筛板有骨质破坏的患者。Wigand 手术径路适用于蝶窦鞍区的脑脊液鼻漏，即直接经鼻开放蝶窦的方法。

（3）鼻内镜下漏口定位和漏口处理：首先根据影像学资料开放筛窦或者蝶窦，在开放筛窦、蝶窦的同时寻找漏口，最后明确漏口位置。判断漏口的方法是：①漏口位置的鼻窦黏膜多呈高度水肿，呈灰白色，可帮助我们探查。②如果术中发现微量可疑漏出液，可用细管吸引器边吸边仔细观察，若见线状液体流动，可确定脑脊液鼻漏存在，再根据流出部位寻找漏口。处理漏口时要充分开放漏口周围气房，探查漏口情况，刮出漏口中的肉芽及碎骨片，创造新的创面。在必要时用电凝止血。对位于蝶窦侧壁的脑脊液鼻漏，处理漏口时要特别注意避免损伤重要解剖结构。

（4）修补材料的选择：对于较小的漏口（直径小于 5mm）可选择高分子材料或自体脂肪、肌筋膜及鼻黏膜修补，再用生物胶和吸收性明胶海绵，然后用膨胀海绵填塞鼻窦鼻腔；对于较大的漏口（直径大于 10mm）宜用大块的阔筋膜并同时用生物蛋白胶。

（5）术后处理：①全身大剂量使用能透过血-脑脊液屏障的抗生素（如哌拉西林他唑巴坦钠 4.5g，每日 2 次）至少 10~14 天，至鼻腔内纱条抽完为宜，以控制或预防颅内感染。必要时腰椎穿刺置管引流降低颅内压。②术后最初数天患者取半坐卧位，防止咳嗽、便秘。③应用脱水剂，如静脉输入 20% 甘露醇 250mL，每日 2 次，慎用糖皮质激素。④鼻腔填塞物可 10~14 天后取出。

（耿　洁）

第十七章

鼻及鼻窦囊肿

第一节　鼻前庭囊肿

鼻前庭囊肿为发生在鼻前庭底部皮肤下、梨状孔的前外方及上颌骨牙槽突浅面软组织内的囊性肿块，也有称之为鼻牙槽突囊肿、鼻底囊肿等。女性多见，好发年龄为 30~50 岁之间。无左右侧差异，偶有双侧发生。

一、病因

1. 腺体潴留学说　鼻腔底黏膜黏液腺的腺管阻塞，致腺体分泌物潴留形成囊肿。
2. 面裂学说　胚胎发育期面部各突起连接处有残留或迷走的上皮组织发展成囊肿，又称面裂囊肿，最具代表性的就是鼻前庭囊肿，其他还有球颌突囊肿，鼻腭囊肿，正中囊肿。

二、病理

囊肿多呈圆形，大小不一，邻近骨质被压迫吸收形成凹陷。囊肿外壁由含有弹性纤维和网状血管的结缔组织构成，坚韧而有弹性。囊壁内衬为纤毛柱状上皮、立方上皮或扁平上皮，含有丰富的杯状细胞。囊液棕黄色，可为黏液性或浆液性。如发生感染，囊液为脓性，囊壁有炎性细胞浸润。

三、临床表现

囊肿生长缓慢，早期常无症状，随囊肿增大出现鼻翼处及鼻孔内隆起，同侧鼻塞，鼻内及上唇发胀，偶见上颌部及额部反射性疼痛。若并发感染，囊肿迅速增大，局部疼痛加重，严重者伴鼻唇部红肿隆起。

四、诊断

1. 局部检查　一侧鼻前庭、鼻翼下方、梨状孔外侧部圆形隆起，如囊肿较大，可在上唇和口腔前庭引起隆起，质软、有波动感，一般无触痛。穿刺抽出液体可明确诊断。穿刺抽吸后囊肿缩小，但不久又复隆起。
2. 影像学检查　X 线平片或 CT 平扫显示梨状孔底部低密度圆形、椭圆形阴影，边缘清楚光滑，无上列牙病变。

五、鉴别诊断

如表 17-1 所示。

表 17-1　鼻前庭囊肿与牙源性囊肿的鉴别

	鼻前庭囊肿	牙源性囊肿
上列牙病变	无	缺牙、龋齿或牙根感染
囊液	透明、半透明，黏液或浆液性液体	姜黄色，黄褐色，酱黑色
胆固醇结晶	不含	含有
放射学检查	梨状孔底部低密度圆形或椭圆形影，边缘光滑，无上列牙病	上颌骨牙槽突骨质破坏或囊内含牙，牙根尖部小圆形囊影，周围骨质有吸收

六、治疗

囊肿较大致鼻面畸形，引起鼻塞，或发生感染者应手术切除。

1. 唇龈沟进路　囊肿隆起部唇龈沟或沟上方横切口，剥离囊肿，以彻底切除囊肿壁为原则。术后鼻腔填塞及鼻唇沟周纱球压迫术腔。

2. 鼻前庭囊肿揭盖术　适用于主要向鼻内生长的囊肿。在前鼻镜或鼻内镜下，切除囊肿顶壁使囊肿开口于鼻腔底。要注意防止开窗口闭合导致复发。

（汪文妮）

第二节　鼻窦囊肿

鼻窦囊肿是指原发于鼻窦内的囊性肿物。有两种类型：①鼻窦黏液囊肿，是鼻窦囊肿中最为常见者。多发于筛窦，其次为额窦和蝶窦，上颌窦较少见。本病多见于青年和中年人，多为单侧，囊肿增大时可累及周围结构，包括眼眶和颅底。囊肿继发感染发展成脓囊肿破坏性变大。最常见额窦黏液囊肿扩展到筛窦，或由筛窦扩展到额窦，以致很难判定原发部位。该病发展缓慢，当患者出现眼部症状时方来就医。②鼻窦黏膜囊肿，可发生于任何鼻窦，但多发生在上颌窦，以上颌窦底和内壁多见。本病可发生于单侧或双侧，生长极缓慢，长大到一定程度可自然破裂，囊液经窦口自行流出。常无症状，多在鼻窦 X 线或 CT 检查时发现。

一、病因

鼻窦黏液囊肿发生为多因素综合所致。各种原因导致的鼻窦自然口阻塞，使鼻腔内分泌物不能排出。同时鼻窦黏膜的炎性病变，也可因变应性因素所致的黏膜水肿，产生大量的渗出液逐渐充满窦腔进而压迫鼻窦骨壁变薄吸收，囊肿向周围扩展产生畸形。目前认为骨壁内破骨细胞被前列腺素等物质激活，同时淋巴细胞产生破骨细胞激活因子（OAF），前列腺素 PGF 和 PGE 对骨质吸收起很大作用，这也是囊肿破坏周围骨壁的原因。

鼻窦黏膜囊肿的病因有两种：①黏膜内黏液腺阻塞，腺体内分泌物潴留在黏膜下形成囊肿，又称黏液潴留囊肿，囊壁为黏液腺管上皮，囊液为黏液。②黏膜炎症或变态反应，毛细血管渗出的浆液潴留于黏膜下层结缔组织内逐渐膨大形成囊肿，又称鼻窦浆液性囊肿，囊壁为有炎症改变的鼻窦黏膜，囊液为半透明的草黄色或姜黄色易凝结液体。

二、病理

鼻窦黏膜多呈水肿和囊肿性变化，黏膜上皮化生，黏膜下炎性细胞浸润，囊内液体为黏液，呈淡黄、黄绿或棕褐色，多含有胆固醇结晶，如有感染为脓性分泌物。

三、临床表现

鼻窦囊肿生长缓慢，局限在窦内时可无任何不适或仅有头痛。若囊肿增大压迫和破坏鼻窦骨壁侵入眶内或颅内则出现相应症状。鼻窦骨壁一经破坏后囊肿即发展迅速，若继发感染演变成脓囊肿则症状加重。

1. 眼部症状　囊肿侵犯眶内可致眼球移位，筛窦囊肿眼球向外移位，额窦囊肿眼球向外下方移位，蝶窦囊肿眼球突出，还可出现流泪、复视、头痛、眼痛等。囊肿压迫视神经及眶上裂，可造成第Ⅱ、Ⅲ、Ⅳ、Ⅴ、Ⅵ脑神经功能障碍，出现视力减退甚至全盲，眼肌麻痹、眼部感觉障碍和疼痛等症状即眶尖综合征。

2. 面部症状　囊肿增大可出现前额眶顶（额窦囊肿）、内眦（筛窦囊肿）或面颊（上颌窦囊肿）等处隆起。表面皮肤正常，可触及乒乓球感或蛋壳感，若骨质吸收消失可触及波动感。

3. 鼻部症状　自发性间歇性鼻溢液，为囊肿自行破溃囊液经鼻窦口流出所致。较大的囊肿可出现鼻塞，嗅觉减退。鼻内镜检查：筛窦囊肿使筛泡或中鼻道向下膨隆，额窦囊肿鼻顶下塌，蝶窦囊肿嗅沟饱满，上颌窦囊肿鼻腔外侧壁向内移位，面部膨隆，硬腭下塌，表面黏膜正常。

四、诊断

根据病史临床表现，影像学检查等较容易诊断，在局部膨隆处穿刺有棕色或灰色黏液即可确诊。CT检查对囊肿的诊断和定位起重要作用，为鼻内镜手术治疗提供参考。影像显示肿物呈圆形，密度均匀，边缘光滑，邻近骨质有压迫吸收现象，有菲薄的骨壳，可显示侵入眶内及颅内情况。应与肿瘤、脑膜脑膨出、垂体瘤、脑膜瘤等鉴别（图17-1、图17-2）。

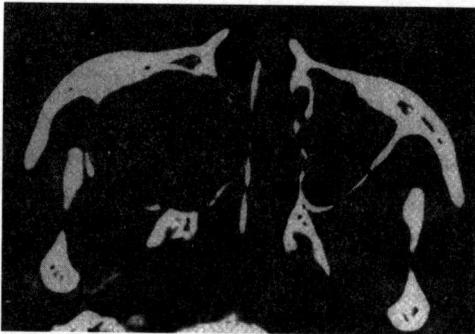

图17-1　上颌窦囊肿

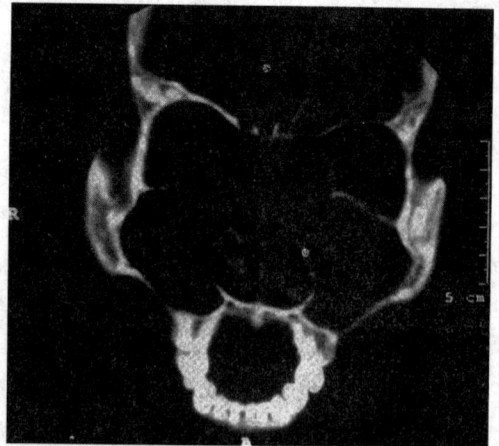

图17-2　左侧额窦筛窦上颌窦囊肿

五、治疗

诊断明确后，手术是唯一的治疗方法。无症状的小囊肿可以观察暂不处理。治疗原则是建立囊肿与鼻腔永久性通路，以利引流防止复发。手术方法：对较大的额筛囊肿侵入颅内或眶内有分隔者以往采用鼻外进路手术。目前首选鼻内镜鼻内进路手术，保留部分黏液囊肿的囊壁，以免损伤邻近的重要结构，出现严重的并发症。尽可能扩大造瘘口，建立永久通道即可。

大多数并发症如鼻、眼、面和脑部症状，在囊肿手术后便可以逐渐治愈或改善，部分需要配合药物治疗。对脑脊液鼻漏，眶尖综合征需进一步手术治疗。

（汪文妮）

第三节　上颌窦牙源性囊肿

由于上列牙发育障碍或病变所形成并突入到上颌窦内的囊肿，称为上颌窦牙源性囊肿。包括含牙囊肿和牙源性角化囊肿（始基囊肿）后者包括根尖周囊肿和残余囊肿两种。

一、病因

牙源性囊肿包括发育性和炎症性。

1. 含牙囊肿　又称滤泡囊肿，与牙齿发育缺陷有关。常发现有未长出的恒齿或额外齿。发生于牙冠或牙根形成之后，环绕未萌出的牙冠且附着于牙颈部的囊肿，可来自一个牙胚（含一个牙），也有来自多个牙胚（含多个牙）。

2. 根尖周囊肿　起因于牙根感染、牙髓坏死而形成的根尖肉芽肿或囊肿，慢性炎症的刺激引起牙周腔上皮增生长入其内形成囊肿。

二、病理

1. 含牙囊肿　停留在牙槽骨中的未萌出的牙可刺激造釉细胞增殖和分泌，在缩余釉上皮与牙冠面之间出现液体渗出而形成含牙囊肿。囊壁为纤维组织，上皮为扁平或矮立方上皮，囊液为棕黄色液体，含胆固醇结晶及脱落上皮，囊肿缓慢生长，增大的囊肿可压迫骨质吸收变薄。

2. 根尖周囊肿　病牙根尖突入囊肿腔内，囊壁为鳞状上皮，有时为柱状上皮。囊液为黄色浆液性、黏液性液体，含有胆固醇结晶。

三、临床表现

牙源性囊肿多发生于青壮年，生长缓慢。初期无自觉症状，当囊肿长大时，骨质逐渐向周围膨胀，则形成面颊部隆起畸形、鼻腔堵塞，上颌窦内巨大的囊肿可使眼球向上移位及视力障碍等。含牙囊肿多发生在下颌骨第3磨牙，若发生在上颌骨者多见于单尖牙、前磨牙或切牙。根尖周囊肿较含牙囊肿小，多发生于上颌切牙、尖牙和前磨牙根的唇面，较大的囊肿出现面颊膨隆、麻木、酸胀，囊肿如有感染则出现胀痛发热，全身不适等。

四、诊断

可根据病史及临床表现，包括面颊隆起及鼻腔外壁向内推移，囊肿前骨壁较薄，扣诊可有乒乓球或蛋壳感，口腔检查常发现有缺牙（上列牙数不足）或龋齿、残根或死髓牙。穿刺是一种比较可靠的诊断方法，穿刺液呈黄色，显微镜下可见胆固醇结晶体。含牙囊肿 CT 表现多为单房卵圆形，囊壁薄，周围骨硬化缘光整。囊腔呈均一低密度。囊内有时可包含发育不同阶段的牙，囊腔通常连于牙冠与牙根交界处。根尖周囊肿示病牙根尖部圆形囊影，周围骨质有吸收现象。残余囊肿为致病牙去除后，该部位发生的囊肿，在拔牙后牙槽窝下方颌骨内出现囊状影，边缘有硬化带。

应与鼻及鼻窦肿瘤、成釉细胞瘤相鉴别。鼻及鼻窦 CT 或 MRI 可明确肿瘤的病变部位。囊肿穿刺有助于诊断。成釉细胞瘤 CT 表现为囊实混合性或纯囊性病变，囊性部分可为多房或单房膨胀性改变。多房型占 60% 表现为皂泡状或蜂窝状，分房大小不一，其间可见不完整骨性间隔，反映出成釉细胞瘤出芽式生长的特性。MRI 表现为囊实性，实性部分呈等 T_1、等 T_2 信号，增强扫描可强化。囊内容物呈长 T_1、长 T_2 信号。高分辨螺旋 CT 配合二曲面牙科软件技术可显示病变的形态、周围骨质破坏、牙根吸收及邻近重要结构改变；MRI 对于软组织成分的显示优于 CT。二者联合应用对于提高成釉细胞瘤的术前诊断的正确率有重要价值。

五、治疗

采用外科手术摘除，如伴有感染先用抗菌药物控制炎症后再行手术治疗。小的囊肿采用唇龈沟进路切除。突入上颌窦较大的囊肿，传统的手术方法采取柯-陆式进路，将囊肿全部切除。近年来多采用鼻内镜手术，经下鼻道或中鼻道开窗，将囊肿及病牙切除，同时尽可能保留上颌窦正常黏膜。对于根尖周囊肿，清除囊壁后若病牙尚稳固，有保留的可能，在术后行根尖切除或根管治疗可避免囊肿复发。

（汪文妮）

第十八章

鼻腔鼻窦肿瘤

第一节　鼻腔鼻窦良性肿瘤

发生于鼻腔及鼻窦的良性肿瘤大约有 40 种，鼻腔鼻窦良性肿瘤在其发展过程中常超出一个解剖部位而侵入邻近器官，致使在临床上有时难以判断原发部位。部分肿瘤虽属良性，但在其生长扩展过程中对邻近重要器官功能产生显著影响，甚至造成类似恶性肿瘤的局部破坏。如手术切除不彻底，有的反复复发，有的则可恶性变。这类肿瘤的临床表现大多相似，通常病理检查才能确诊。鼻腔鼻窦的良性肿瘤虽然种类繁多，但临床上常见的主要有血管瘤、乳突状瘤和骨瘤。

一、血管瘤

（一）概述

血管瘤是脉管组织常见肿瘤之一。在鼻腔良性肿瘤中，血管瘤最为常见，占鼻、鼻窦良性肿瘤的 42% 以上。按传统分类方法，鼻腔鼻窦血管瘤可分为毛细血管瘤和海绵状血管瘤。本病可发生于任何年龄，但多见于青壮年。毛细血管瘤约占全部鼻腔鼻窦血管瘤的 80%，多发生于鼻中隔。海绵状血管瘤约占 20%，好发于下鼻甲和上颌窦内。

（二）临床表现及诊断

1. 临床表现　鼻腔鼻窦血管瘤的主要症状是单侧进行性鼻塞、反复出血。如肿瘤压迫致鼻中隔偏曲可导致双侧鼻塞；反复鼻出血是其突出表现，严重者可导致休克、死亡，患者常继发贫血。此外，肿瘤还可因延伸至鼻咽部造成传导性聋；肿瘤在鼻窦内生长，可使窦腔扩大，骨质吸收，严重者可出现面部膨隆、突眼、复视、视力下降、头痛等临床表现。鼻腔毛细血管瘤大多瘤体较小，有细蒂或广基，色鲜红或暗红，质软有弹性，触之易出血。海绵状血管瘤的瘤体较大，多广基，质软可压缩；原发于上颌窦者可呈出血性息肉状突出于鼻腔。

2. 诊断要点　根据临床表现和检查发现，诊断血管瘤并不困难。对局限于鼻腔的血管瘤，鼻内镜检查有助于了解其侵犯范围，并明确其根蒂所在。X 射线片、CT、MRI 等影像学检查可帮助确诊及了解肿瘤扩展范围。CT 表现为受累的鼻窦均有不同程度的扩大，窦壁骨质受压、变形、骨质不连续并形成缺损，残端骨质可伴有硬化，病变区内可见软组织肿块影，边界清楚，密度不均匀，部分病例可见静脉石影；增强后呈明显不均匀强化，内有形态不一的明显强化区域。MRI 成像 T_2 加权像大多呈高信号影，但病变区信号不均匀；增强后病变呈显著不均匀强化，可呈蜂窝状、斑驳状。CT 和 MRI 检查如发现典型骨质改变和静脉石，则提示该病可能性极大。上颌窦穿刺和鼻腔内肿瘤的活检应极为谨慎，两者皆可导致大出血。

（三）治疗

1. 手术治疗　鼻腔鼻窦血管瘤的治疗以手术切除为主。鼻内镜外科技术问世以前，鼻腔鼻窦良性肿瘤除局限于鼻腔内的小肿瘤采用鼻内进路手术切除外，大多采用鼻侧切开、Denker 切口或面中掀翻径路手术，虽然可获得良好的手术视野，彻底切除肿瘤；但手术同时多会损伤正常鼻腔结构，并且遗留面部瘢痕。鼻内镜技术在良性鼻腔、鼻腔肿瘤手术中的应用，使鼻腔鼻窦血管瘤的手术切除有了更微创的新选择。

（1）传统手术方式：鼻腔鼻窦血管瘤一般以手术切除为主。手术方式应根据肿瘤部位和侵犯范围，选择不同的手术途径。对中、下鼻甲和鼻中隔中前段血管瘤，经前鼻孔切除后，可对瘤体根部使用电凝、冷冻或激光进行处理。对瘤体较大或位于鼻窦者可施行鼻侧切开、柯-陆术式或面中掀翻径路手术切除肿瘤。柯-陆术式和面中掀翻径路可以避免遗留面部瘢痕，且与鼻侧切开相比，面中掀翻径路同样可以充分暴露肿瘤，将肿瘤基底部和软骨膜一并切除，从而避免术后复发。

（2）鼻内镜手术：鼻腔鼻窦血管瘤的鼻内镜手术，其最大优势在于通过鼻内镜监视系统可将病变部位尤其是肿瘤根蒂部清晰显示出来。并且鼻内镜手术克服了传统术式创伤大，恢复慢，肿瘤整体窥视不清的缺点，不同类型的角度镜及动力系统结合微波、电凝、等离子、激光等手术，使鼻窦内的肿瘤同样可以顺利切除；例如位于上颌窦内的血管瘤，可在鼻内镜下，切开鼻腔外侧壁，充分显露上颌窦腔，经扩大的上颌窦内侧壁腔道伸入鼻内镜，带角度内镜可清楚显示上颌窦内各壁，通过监视系统在明视下将肿瘤摘除，并用电凝、微波等方法处理肿瘤基底部创面止血，同时避免复发。

（3）手术中出血的处理：不论是传统术式，还是鼻内镜手术，在切除鼻腔鼻窦血管瘤时，都面临着手术中可能大量出血的问题。如果瘤体较大，侵犯部位广泛，那么术中出血量很可能会比较多；所以术前和术中采用相应的止血措施，从而减少出血量是很有必要的。

①供血血管的预置：鼻腔鼻窦血管瘤供血血管大多来自颈外动脉系统，以颌内动脉、上唇动脉多见。对于瘤体较大广泛侵犯的肿瘤，术前可行 DSA，明确供血血管后行选择性血管栓塞；也可在术中切除肿瘤前先行结扎或阻断上唇动脉，必要时可先结扎颈外动脉。

②控制性降压：在鼻腔鼻窦肿瘤手术过程中，实施控制性降压，将患者血压控制在较低的水平，在减少出血量、降低出血速度的同时，可帮助术者实现清晰的手术野，便于手术顺利进行，从而缩短手术时间。尤其在鼻内镜手术中，控制性降压意义重大，是鼻内镜手术中减少术中出血主要的麻醉技术。控制性降压一般多采用气管内全身麻醉下或硬膜外阻滞麻醉下应用血管扩张药或神经节阻滞药控制血压。硝普钠为强力的血管扩张剂，能直接松弛小动脉与小静脉血管平滑肌，降低血压，减轻心脏的前、后负荷，降低心肌氧耗量；且对肾血流量与肾小球滤过率无明显影响，降压作用强，半衰期短，可控性强；为控制性降压的首选用药。应用微量泵输注硝普钠，结合异氟烷降压更为有效，副反应更小。除全身麻醉可应用控制性降压外，目前国内还有作者尝试，在局部麻醉下实施控制性降压，将降压幅度控制在

30%左右，降压起效时间控制在 15 分钟左右；在降低血压的同时有效地减少了术中出血，提高了术野清晰度，缩短了手术时间；更重要的是这种方式安全而且经济。

③超声刀：传统单极电凝易对肿瘤周围的组织及血管造成损伤，容易引起术后鼻腔内组织粘连及大量结痂；并且电凝时产生的烟雾影响术者的视野。超声刀的应用克服了上述问题，在鼻腔鼻窦血管瘤的手术过程中，结合鼻内镜可以实现很好的微创治疗效果。超声刀的工作原理是将电能转化为机械能，利用超声频率发生器使金属刀头以 5 515kHz 的超声频率进行机械振荡，使组织内迅速水气化，蛋白质的氢键断裂，细胞崩解，使组织被切开或凝固；同时实现闭合小血管（3~5mm 以下），而其能量向周围传播不超过 500μm。超声刀的显著优点包括：a. 使用过程中术野清晰，术中无烟雾及焦痂。b. 减少了出血，缩短了手术时间，加快了手术进度。c. 减少了术后鼻腔粘连和结痂的形成。d. 一机多用，手术过程中，超声刀既可以进行组织的切割、止血，又可以对瘤体直接进行凝固，并封闭供血小血管。e. 安全可靠、适应面广，由于使用过程中没有电流通过人体，所以即使安装了心脏起搏器和其他相关置入体的患者也能在血管瘤手术中应用。

（4）微波、激光、低温等离子等特殊手术方式

①微波：是一种波长为 1~100mm 的电磁波，这种电磁波在组织内产生热效应，瞬间使局部组织温度升高、血管闭塞、组织变性、凝固坏死至脱落；在治疗中，被处理的组织边界清楚，周围组织反应轻。且可配不同型号、角度的微波头，可根据需要改变其形态，使微波刀头可深入到鼻腔各个部位，方便手术的操作。手术中可首先对血管瘤的基底部进行充分热凝，可减少出血，甚至不出血，然后完整摘除血管瘤。

②激光：鼻腔鼻窦血管瘤手术中，常用的是 Nd：YAG 激光。Nd：YAG 激光在血液中吸收系数低，可以透过血液去封闭直径为 0.5mm 左右的血管。Nd：YAG 激光同样具有热凝固作用，对鼻腔黏膜上的血管瘤照射后，能选择性地被血管瘤组织吸收，尤其是血管内有大量的血红蛋白，经激光照射瘤体后，被血红蛋白吸收，形成黏性血块封闭血管，继而瘤体纤维化，达到痊愈的目的。鼻中隔、中下鼻甲范围不大的毛细血管瘤是激光的最佳适应证。

③低温等离子：低温等离子消融术是一项较新的外科技术。其原理是在 2 个电极之间的组织形成等离子薄层，薄层中的等离子体被电场加速，将能量传递给组织；在低温下（40~70℃），该薄层中带电粒子具有足够的动能打断组织分子键，将组织分解成相对低分子质量的分子、原子（如氧气、氮气等），从而产生定时、高效和精确的切割和消融效果。在手术中，既可以达到止血和紧缩肿瘤的效果，由于其低温特性又确保了不至于破坏周围正常组织；并且在液体中可以稳定发射，对于血管瘤这种术野中血液较多的手术，其止血效果比较好。常规的使用方法，同样是对基底广、瘤体较大的肿瘤，先行瘤体的热凝处理，然后再从基底部切除肿瘤。

2. 非手术治疗　鼻腔鼻窦血管瘤的非手术治疗主要包括：放射治疗、冷冻治疗、硬化剂注射治疗等。这些非手术治疗在目前的鼻腔鼻窦血管瘤治疗中一部分仅仅作为辅助治疗手段，一部分也因为前述手术技术的运用，已逐渐被临床医生淘汰。

（1）术前放疗：放疗在鼻腔鼻窦血管瘤的治疗中具有显著的辅助作用。通过术前的鼻内镜检查或活检发现出血较多的鼻腔鼻窦血管瘤，可先行术前放疗，促使肿瘤坏死、机化、缩小其体积，部分肿瘤可转化为息肉样变，从而减少了手术中的出血量，且肿瘤体积的缩小也有利于彻底切除。常规处理方法是：使用高能射线治疗，每日 1 次，每次 1Gy，总量

10~20Gy。对鼻腔内较大或累及鼻咽部、鼻后孔、筛窦等深部的毛细血管瘤，术前放疗剂量可增加到12~30Gy；对鼻窦海绵状血管瘤或多部位广泛累及的血管瘤，术前放疗剂量可增加到20~40Gy。这样的剂量既可较快地使血管瘤缩小、变硬，便于手术彻底切除，又不致引起严重的放疗副反应。对年幼患儿不主张实施放疗。而对于并发其他疾患不能耐受手术者，可考虑行单纯放疗，总剂量一般不超过30~40Gy。

（2）冷冻治疗、硬化剂注射治疗：冷冻治疗用于血管瘤开始于20世纪60年代。大多是液氮或CO_2直接作用于病变区域。但该方法容易造成局部大量瘢痕且难以控制治疗的强度和深度，常造成肿瘤残留、局部瘢痕、畸形等不良后果。自2000年后国内已无相关文献报道。在早期的鼻腔鼻窦血管瘤治疗中，有使用鱼肝油酸钠等硬化剂注射入血管瘤体内的做法。但该方法局部刺激和创伤大，治疗后可易出现感染、组织坏死、大量瘢痕形成，目前该方法也很少应用。

二、内翻性乳头状瘤

（一）概述

乳头状瘤是鼻腔鼻窦常见的良性肿瘤之一。1991年WHO将乳头状瘤分为3类：外生性乳头状瘤、内翻性乳头状瘤、柱状细胞乳头状瘤。其中内翻性乳头状瘤占乳头状瘤总数的70%，所以临床上讨论、研究最多的是内翻性乳头状瘤。鼻腔鼻窦内翻性乳头状瘤多见于40岁以上男性，男女比例为3∶1~5∶1。其发病率占鼻部肿瘤的0.5%~4%，在鼻腔鼻窦良性肿瘤中占31%以上。鼻腔鼻窦内翻性乳头状瘤在组织学上是一种良性肿瘤，但临床表现为破坏性生长，并具有发展快、手术后易复发及有恶变倾向等特点；因此也有研究者认为该肿瘤属于交界性肿瘤。

（二）临床表现及诊断

1. 临床表现　鼻腔鼻窦内翻性乳头状瘤以中年男性多见，绝大多数为单侧发病。最常见的症状为单侧进行性鼻塞；伴有流鼻涕，可有血性鼻涕，有时像洗肉水；可反复鼻出血，恶变时出血量增多；次要症状包括：嗅觉减退、嗅觉消失、头痛、面痛。就诊较迟的患者可发生鼻翼隆起、面部畸形、溢泪、视力减退、吞咽困难等累及范围过大造成的症状。部分患者病史中有反复多次"鼻息肉"切除史，且术中可有大出血。本病明确诊断仍需术前活检，目前大多在鼻内镜下行活检。鼻内镜检查还可探查肿瘤的侵犯范围和根蒂所在。由于内翻性乳头状瘤可伴有鼻息肉，需注意区分肿瘤组织和鼻息肉；乳头状瘤表面不平，呈乳头状或颗粒状，较不透明；鼻息肉表面光滑，血管纹清楚，呈半透明状。活检位置准确时多可确诊，关键是应警惕单侧"鼻息肉"有可能为乳头状瘤。

2. 诊断要点　影像学检查是诊断本病及指导治疗的必要手段。鼻腔鼻窦内翻性乳头状瘤在CT图像中，多表现为一侧鼻腔不规则软组织密度肿块影，沿自然腔隙生长；肿瘤较大时可挤压鼻中隔偏向对侧。大多数病例CT图像中，整体上仍表现为良性生长特征，肿块在鼻腔鼻窦内膨胀性扩大，鼻腔外侧壁外移、上颌窦口扩大、上颌窦外侧壁可出现骨质增生密度增高。而在肿瘤已累及区域如上颌窦内侧壁、钩突、中鼻甲、下鼻甲等，其骨质呈侵蚀性改变。而肿瘤阻塞周围鼻窦，可继发单个或全副鼻窦炎。MRI在病变诊断中可帮助评估肿瘤侵犯范围、邻近重要结构的累及破坏情况，并能很好的区分肿瘤组织与炎性病变、窦腔内分泌物等，从而不至于在术前评估中扩大肿瘤范围。肿瘤在 MRI T_2 加权像或增强 T_1 加权像上表现为回旋状脑回样改变，可能与肿瘤上皮回旋内翻入基质层有关，可用以区分肿瘤组织和炎性组织。

3. 临床分期　鼻腔鼻窦内翻性乳头状瘤的分期不仅是诊断完整性的必要组成，也是指导手术和评估疗效的基础。

（1）以鼻内镜和 CT 检查所见为基础的 4 级分期（或分级）系统：目前国内仍应用较多的是 2000 年 Krouse JH 提出的分期法。Krouse JH 认为手术的，疗效与鼻腔鼻窦内翻性乳头状瘤侵犯部位和范围有密切关系，通过对大量文献的总结和分析，以鼻内镜和 CT 检查所见为基础，提出 4 级分期（或分级）系统。

T_1：肿瘤局限于鼻腔内。

T_2：肿瘤位于窦口鼻道复合体和筛窦，同时可能累及上颌窦内侧部分和鼻腔。

T_3：肿瘤位于上颌窦外、下、上、前或后壁，蝶窦和（或）额窦，可能累及上颌窦内侧壁、筛窦或鼻腔。

T_4：肿瘤累及区域突破鼻腔、鼻窦范围，进入眼眶、颅内、翼颌窝，肿瘤恶变。

（2）基于肿瘤起源位置的分期系统：随着鼻内镜技术的发展及在鼻腔鼻窦内翻性乳头状瘤临床治疗中的广泛应用，国外有研究者认为肿瘤的起源部位对鼻腔鼻窦内翻性乳头状瘤的手术效果影响最大，完整切除肿瘤的重点是对肿瘤起源部位的彻底切除。其代表有 Karnel 的分期系统。2005 年，Kamel R 提出了基于肿瘤起源位置的分期系统。

Ⅰ型：肿瘤起源于鼻中隔或鼻腔外侧壁，包括筛窦、蝶窦、额窦。

Ⅱ型：肿瘤起源于上颌窦。

（三）治疗

1. 手术治疗　鼻腔鼻窦内翻性乳头状瘤的治疗以手术切除为主。由于此类肿瘤具有侵袭性生长、易复发、可恶变的生物学特点，所以，不论采取何种术式，其目的都是应用精细手术解剖技术，将肿瘤及其侵犯的黏膜在骨膜下层彻底切除。根据手术进路不同，大体上此类肿瘤的手术方式可分为鼻内进路、鼻外进路两大类。鼻内进路手术包括非内镜鼻内进路手术和经鼻内镜手术两大类；鼻外进路包括保守的 Caldwell-Luc 术式以及根治性的鼻侧切开术加内侧上颌骨切除术（包括 Weber-Ferguson 术式）、面中部掀翻术。

（1）非内镜鼻内进路手术：非内镜鼻内进路手术又称经前鼻孔鼻内手术。在早期曾用于鼻腔前部、鼻中隔带蒂的肿瘤切除，对于 Krouse 分期中Ⅱ期以上的病例大多难以切除干净。由于其复发率可达 2%～10%，目前已经基本上被国内外医生所淘汰。

（2）Caldwell-Luc 手术：Caldwell-Luc 手术最早由美国的 George Caldwell 于 1893 年法国的 Henri Luc 于 1897 年报道，即柯-陆氏手术。Caldwell-Luc 手术可以很好地处理局限于上颌窦内的病变，但经上颌窦切除筛窦、蝶窦、额窦病变时，由于术野较小，肿瘤显露不好，不容易将肿瘤整块切除，所以术后复发率也比较高。国内外统计其复发率可到达 35%～52%。故单纯的 Caldwell-Luc 手术在鼻腔鼻窦内翻性乳头状瘤治疗中也基本被淘汰。但在鼻内镜手术技术发展后，经鼻内镜手术联合尖牙窝进路（类似 Caldwell-Luc 手术进路）可弥补单纯鼻内镜手术不易切除上颌窦前壁、后外侧壁肿瘤的缺陷。

（3）鼻侧切开术加内侧上颌骨切除术：经鼻侧切开术（必要时做 Weber-Fergusson 切口）进路，行内侧上颌骨切除术加筛窦开放术可以有效处理大部分高分期的鼻腔鼻窦内翻性乳头状瘤病例。该术式适用于病变范围较大的肿瘤，从手术通路设计的角度来看，在没有鼻内镜的情况下，是切除鼻腔、上颌窦内侧、筛窦内翻性乳头状瘤的较好术式；经此进路还可扩大切除后筛、额窦及蝶窦的病变，在某些病例甚至可以开展双侧手术。该术式对肿瘤暴露良好、切除彻底、复发率较低。1990 年 Phillips 等回顾性分析了 112 例内翻性乳头状瘤手术病例，对比了不同手术方式的复发率；患者在随访 6 年后，鼻侧切开术加内侧上颌骨切除术的复发率仅为 14%，而对照组非内镜鼻内进路手术加鼻窦开放术和非内镜单侧鼻内进路手术的复发率分别为 35% 和 58%；有学者甚至据此否定了鼻内进路手术在鼻腔鼻窦内翻性乳头状瘤治疗中的应用价值。所以，直到 20 世纪 90 年代初，大部分学者都赞同鼻侧切开术加内侧上颌骨切除术是治疗鼻腔鼻窦内翻性乳头状瘤的金标准术式。但该术式的缺陷仍有不少，例如术后可发生溢泪、复视；遗留面部瘢痕更是其显著缺点。

（4）面中部掀翻术及改良面中部掀翻术：与前述鼻侧切开术加内侧上颌骨切除术相比，面中部掀翻术可看作是避免面部瘢痕的替代术式。经典的面中部掀翻术需做双侧鼻前庭切口，鼻前庭切口再与双侧唇龈切口连通；改良术式不做鼻前庭内的环形切口，而是经双侧唇龈切口，将大翼软骨内侧脚自前鼻棘处分离，再用弯剪刀斜向上剪断鼻中隔方形软骨至鼻骨下缘，在一定程度上避免了术后鼻腔前段瘢痕闭锁的可能。该术式可以较好地显露双侧鼻腔、中隔、上颌窦、筛窦、蝶窦，甚至鼻咽、斜坡等解剖结构，尤其在处理双侧鼻腔鼻窦内翻性乳头状瘤的病例时更具优势；既充分显露了鼻腔鼻窦术野，又能尽可能保留鼻腔鼻窦功能，更重要的是术后面部不留瘢痕。国外于 1992 年较早报道了面中部掀翻术在鼻腔鼻窦内翻性乳头状瘤的应用，术后复发率为 22%，国内的复发率为 9.4%。目前该术式仍不失为此类肿瘤较好的可选术式之一，尤其对于双侧受累的病例；不过跟鼻内镜手术相比，其创伤仍较大，手术通道的建立较复杂。

（5）经鼻内镜手术：经鼻内镜手术治疗鼻腔鼻窦内翻性乳头状瘤的优势有以下几点，①经鼻内镜手术操作完全经鼻内实施，克服了鼻外进路遗留面部瘢痕的问题。②与鼻外进路及面中部掀翻术相比，手术创伤相对较小，术中能最大限度地保留鼻中隔、鼻腔、鼻窦的正常结构和被覆黏膜，从而使鼻腔功能得到了很好的保护，患者术后恢复较快。③不同角度的内镜以及内镜图像在监视屏幕上的放大效应，使术者能很容易的辨别出病变组织和正常黏膜，准确判定肿瘤的来源及范围，从而实现彻底切除。④由于可能出现远期复发，内翻性乳头状瘤术后必须进行长期随访，术后鼻内镜检查可以与手术中的情况实现最好的对比，早期恢复的病例也可以及时在鼻内镜检查随访时直接处理。从肿瘤外科学的角度来讲，鼻内镜手术确实难以实现肿瘤的整块切除；然而，对于鼻腔鼻窦内翻性乳头状瘤而言，整块切除不是决定预后的关键因素，此类肿瘤手术切除的最重要原则是将肿瘤沿骨面彻底切除，处理的关键在肿瘤基底部，对该处的骨质可用金刚钻进行磨削，至少应进行电凝处理。

国内外文献表明：鼻内镜手术已越来越成为治疗鼻腔鼻窦内翻性乳头状瘤的主要术式。与经典的 FESS 术式不同，应用于鼻腔鼻窦内翻性乳头状瘤治疗的鼻内镜术式实际上包括的是一个大的类别。手术中一般程序是先在内镜下用吸引切割器切除鼻腔内可见的肿瘤，酌情开放相关鼻窦，再根据术中探查发现的肿瘤起源不同而选择不同的术式。

Tomenzoli 等在 2004 年提出的方案：①局限于中鼻道的采用鼻内镜下筛窦切除术+广泛的鼻窦开放术及蝶窦开放术。②侵犯了部分上颌窦的病例采用鼻内镜下内侧上颌骨切除术+筛窦切除术+蝶窦开放术。③侵犯了上颌窦前外角或牙槽突隐窝黏膜的采用经鼻内镜的

Sturmann-Canfield 术式，即鼻内 Denker 术式。

国内张罗等采用的术式选择方案是：①肿瘤根基部位于鼻中隔、中鼻道、筛窦、额窦引流口、蝶筛隐窝时，采用鼻内镜下鼻窦开放术，在开放鼻窦的同时切除肿瘤，鼻窦开放范围根据肿瘤基底部位置而定。②肿瘤侵犯上颌窦则行鼻内镜下上颌窦内侧壁切除术，除可以切除根蒂部在上颌窦内侧壁的肿瘤外，还可在此基础上充分显露上颌窦后外侧壁、底壁、前壁的术野。此进路同样也包括了前述经鼻内镜的 Denker 术式。

需要注意的是：不论采用何种选择方案，术者都必须根据肿瘤的范围及肿瘤起源的基底部所在进行灵活地选择鼻内镜术式；当然式的选择还受到术者经验技巧和所用内镜相关设备水平的影响。并且应用鼻内镜手术治疗鼻腔鼻窦内翻性乳头状瘤尽管优点较多，疗效颇佳；但并不能完全取代传统的鼻外径路手术方式。在很多情况下需要采用鼻内镜手术与鼻外进路联合手术。出于对美容及微创的考虑，与鼻内镜联合应用的可以是局限 Caldwell-Luc 手术，处理根蒂位于上颌窦外侧和前壁的肿瘤。累及额窦内侧甚至双侧额窦的，对于有经验的医生还可考虑经鼻内镜改良 Lothrop 手术（Draf Ⅲ 型手术）进路；而对于额窦外侧的病变通常需要经眉弓切口鼻外额窦钻孔才可彻底切除病变。

（6）颅面联合进路肿瘤切除术：对于超出鼻腔鼻窦范围、侵犯颅内的鼻腔鼻窦内翻性乳头状瘤，可采用颅面联合进路一次性切除颅内外的肿瘤。根据肿瘤的范围不同，可以实施发际内冠状切口颅前窝骨瓣开颅术，切除侵入前颅窝的肿瘤及累及的硬脑膜或脑组织，结合鼻侧切开术加内侧上颌骨切除术，或者结合鼻内镜手术，切除鼻腔、鼻窦内肿瘤，后者更有利于美容；同时可行颅底重建和脑脊液鼻漏修补。

（7）手术的辅助治疗：基于鼻腔鼻窦内翻性乳头状瘤易复发、术后可出现恶变的特点，且复发可能为切除不彻底所致；国内有学者报道：不论采用哪种手术方法，术后在术腔给予抗肿瘤药物平阳霉素、5-氟尿嘧啶等湿敷或填塞的方法，以期减少复发和恶变，并针对可能存在的残存肿瘤进行治疗。但目前尚无大宗病例和长期随访的结果报道。

2. 非手术治疗　手术切除是治疗鼻腔鼻窦内翻性乳头状瘤众所周知的首选方法。放射治疗应用与此病的报道国内外都比较少。对放疗最大的顾虑是担心可能诱发恶变。然而根据临床观察，恶变为鳞癌的常发生在没有接受过放疗的内翻性乳头状瘤患者中。Gomez 等结合 10 例鼻腔鼻窦内翻性乳头状瘤的放疗经验，在 2000 年提出对于以下情况应当考虑放射治疗：①肿瘤不能彻底切除的。②肿瘤多次复发。③内翻性乳头状瘤伴恶变。④不适合手术的患者。

三、骨瘤

（一）概述

骨瘤是鼻部常见良性肿瘤之一。大多数文献报道，鼻腔鼻窦骨瘤在鼻部良性肿瘤中排第 3 位，仅次于血管瘤和乳头状瘤。鼻部骨瘤生长缓慢，早期多无症状，常常在影像学检查中被发现。骨瘤好发于鼻窦，而鼻腔、鼻骨等处极少见；鼻窦中以额窦最为常见，占 39% ~ 78%，其次为筛窦、上颌窦，蝶窦最少。鼻窦骨瘤多发生于 30 岁以下，以男性多见，部分患者在成年后可停止生长；患者年龄越小、生长速度越快，症状出现越早。

（二）临床表现及诊断

1. 临床表现　鼻部骨瘤以 30 岁以下青年男性多见。相当一部分骨瘤为 X 射线片或 CT

检查过程中偶然发现，在早期大多无症状，骨瘤增大后可因为阻塞鼻腔鼻窦、压迫周围邻近结构而出现临床症状。骨瘤可能出现的主要症状包括：鼻塞、鼻出血、流涕、头痛。侵入邻近结构可导致突眼、眼球移位、视力下降、面痛、额面部隆起畸形等。鼻内镜检查如骨瘤未扩展到中鼻道、总鼻道，多不能直接发现肿瘤，常可发现因骨瘤而继发的鼻息肉、鼻窦炎改变。

2. 诊断要点　术前诊断骨瘤最有价值的是影像学检查，早期多行 X 射线鼻窦片检查；目前以 CT 检查为最佳手段。CT 检查大多有较为特征的表现：根据骨瘤不同的分型，常见于额窦内的骨瘤多表现为圆形或近圆形高密度骨样组织，似牙釉质样改变；筛窦内骨瘤可出现骨质密度不均匀，但边缘仍光滑锐利，边界清洗；如骨瘤较大可表现为眶壁受压或缺损、眼球移位、前颅底被挤压上抬等邻近器官受累改变。

虽然鼻窦骨瘤多可通过 CT 确诊，但其中松质型、混合型仍需与骨化纤维瘤、骨纤维异常增殖症、钙化脑膜瘤、骨肉瘤等相鉴别。

（三）治疗

鼻窦骨瘤的治疗，除手术外，目前国内外极少有其他治疗方式的报道。然而对于鼻窦骨瘤的手术适应证，或者说治疗时机的问题，国内外却没有完全统一。当额筛窦的骨瘤已经出现明显的临床症状，或者继发阻塞性鼻窦炎、黏液囊肿等，或者累及颅内、眶内等引起并发症时，其手术适应证是比较明确的；关于适应证争论的焦点在于：当肿瘤比较小，既无临床症状，又没有造成继发疾患时，如前所述骨瘤生长缓慢，部分成年患者的骨瘤甚至会长时间停止生长，这种情况下骨瘤应当立即切除还是继续观察。部分作者认为由于鼻窦骨瘤晚期常侵犯颅底及眼眶，导致手术困难及术后面部畸形、功能障碍等，所以凡是有症状或虽无症状但已经确认有增长倾向的小骨瘤也应尽早手术。Savic 和 Djeric 总结额筛窦骨瘤手术适应证时认为：额窦骨瘤扩展到额窦以外的、邻近额隐窝的、继发鼻窦炎的、引起头痛的应进行手术，筛窦骨瘤一经发现应立即手术。Smith 等提出：当额窦骨瘤占据窦腔容积的 50% 以上或阻塞额窦引流通道时应当切除。有学者观点是：早期鼻窦骨瘤，发生在筛窦的都应该尽早切除；CT 发现的无症状早期额窦骨瘤，只有在确信停止生长的时候才可以继续观察，否则以尽早手术为宜。

关于鼻窦骨瘤的手术，第 2 个问题就是术式的选择。概括而言，术式的选择要依据骨瘤的位置、大小及鼻窦局部解剖特点（如额隐窝的宽度）；还要考虑病变肿瘤是否侵犯颅底、眼眶、视神经、颈内动脉、海绵窦等重要区域；当然还有术者对各种术式的熟悉程度及设备水平等。额筛窦骨瘤手术方式的选择主要根据肿瘤生长的部位、大小及与周围结构的关系综合考虑。一般情况下筛窦骨瘤大多可以通过鼻内镜术式切除，额窦、多窦累及、侵犯眶内和颅内的处理起来较为复杂一点。常用的术式可分为三大类：鼻内镜手术、鼻外进路手术（包括鼻侧切术式、Caldwell-Luc 手术等）、鼻内外联合术式（包括鼻内镜与鼻外进路联合术式、鼻内镜辅助的颅面联合进路等）。

1. 鼻内镜手术及鼻内镜辅助手术　鼻内镜术式的优点是恢复快，面部无瘢痕。随着鼻内镜技术的发展，尤其是 Draf I ~ III 型引流术式在国内的介绍和推广，目前国内大型医院已有越来越多的复杂额窦病变能够在完全鼻内镜手术中得到解决。不过单纯鼻内镜术式对于术者的内镜技术及内镜设备要求较高，使额窦骨瘤的内镜手术切除形成了一定的技术门槛。尤其是鼻内镜下改良 Lothrop 术式（即 Draf III 型引流术）对于普通的鼻科医生有相当的难度，该术式对安全边界控制很严，风险主要在术区外侧的眶纸板和后方的颅底，要求术者具有熟练应用45°或70°内镜及熟练开放额窦的经验，并且必须具备鼻科专用55°、60°或70°切割或磨削钻头和相应角度咬切和组织钳等相应设备。如果勉强实施该手术，易出现筛前动脉损伤、眶内损伤、脑脊液漏等严重并发症。

而对于基底较广、位于额窦后壁或向外超过眶纸板矢状面的骨瘤，即使采用鼻内镜下改良Lothrop术式，要全切肿瘤非常困难。这种情况可考虑鼻内镜联合经眉弓切口环钻术或采用鼻内镜辅助的匙孔入路技术。由于额部切口在眉弓内，术后瘢痕不明显。

2. 鼻外进路手术　鼻外进路包括鼻侧切联合眉弓切口、额部发际内大冠状切口、Caldwell-Luc手术等。具体术式应根据骨瘤的位置、范围、对眶内和颅内累及情况而定。此类手术总体而言创伤较大，大多遗留面部瘢痕；不遗留瘢痕的Caldwell-Luc手术仅在占极少部分的上颌窦骨瘤中应用。但在某些鼻内镜手术或鼻内镜结合环钻术或匙孔入路都无法解决的病例，鼻外进路仍不失为一种选择。

3. 鼻内外联合术式　鼻内外联合术式一般只应用于巨大的额、筛窦骨瘤，尤其是累及眶内、颅内，甚至累及中间颅底区域的病例。从肿瘤外科手术的角度来看，骨瘤手术同样是要力争彻底切除，但作为大多生长缓慢的良性肿瘤，术者必须权衡巨大肿瘤的彻底切除可能出现的严重并发症与手术收益之间的关系；并且对严重侵犯视神经、颈内动脉、海绵窦的病变，不管哪种手术方法均不易彻底切除，盲目切除可能导致严重的并发症。所以，对于累及关键部位的骨瘤，手术可能不得不选择保守的部分切除术，而把保留功能、改善面部外观、尽可能解除对脑组织和神经的压迫作为治疗的主要目的。

（汪文妮）

第二节　鼻腔鼻窦恶性肿瘤

鼻腔、鼻窦恶性肿瘤较为少见，但近年来发病率呈上升趋势，其局部破坏迅速但远处转移相对较少，常需广泛切除，易导致颜面畸形及颌面功能障碍，而且5年存活率不高。除早期外，鼻腔及鼻窦恶性肿瘤常合并出现，多数就诊时肿瘤已从原发部位向邻近组织广泛扩散，难以准确判断起源，且两者在病因、病理类型以及临床治疗方面均似，故常将两者一并分析。随着放疗、化疗、介入、生物学治疗等的迅猛发展及鼻内镜外科技术的延展，以微创手术和功能保全的肿瘤综合治疗理念已得到良好应用并将逐渐成为未来发展方向。

一、鼻窦癌

（一）概述

鼻腔及鼻窦恶性肿瘤较为少见，据统计占全身恶性肿瘤的0.5%~3.66%，占耳鼻喉科恶性肿瘤的25%~50%，国外报道为0.2%~2.5%。男女比例为1.5：1~2.4：1，好发于40~60岁人群。多属原发，自他处转移而来者极少。因鼻窦解剖位置深在隐蔽，肿瘤早期症状常较轻，且常因伴有慢性炎症，故易忽视，而使早期诊断相对不易。鼻腔鼻窦与眼眶、颅脑解剖关系密切，恶性肿瘤在晚期可累及破坏邻近组织，此时难以判断其原发部位，且使诊断、治疗更加棘手。

有研究提示鼻腔鼻窦恶性肿瘤的发生部位为鼻腔55.3%，上颌窦34.6%，筛窦4.4%，外鼻 4.1%，额窦 1.2% 和蝶窦 0.4%。以上皮源性的鳞状细胞癌最为多见，占 70% ~ 80%，好发于上颌窦。非上皮源性亦不少见，好发者如腺癌，多见于筛窦。此外尚有非上皮来源的涎腺样癌，神经外胚层来源的嗅神经母细胞瘤/鼻腔神经胶质瘤（国外亦称成感觉神经细胞瘤）；其他如乳头状瘤恶变、恶性黑色素瘤亦常见。还可见腺样囊性癌、淋巴上皮癌、未分化癌、移行上皮癌、基底细胞癌以及骨软骨来源的软骨肉瘤、骨肉瘤等。肉瘤占鼻及鼻窦恶性肿瘤的 10% ~ 20%，好发于鼻腔及上颌窦，其他窦少见。肉瘤又以恶性淋巴瘤为最多，可超过 60%。

（二）临床表现及诊断

由于鼻腔鼻窦癌患者症状出现较晚，就诊亦较晚，且常被误诊为炎症、息肉等而漏诊误治，早期诊断较困难，故需引起重视、提高警惕。临床表现根据肿瘤部位范围、病理类型、生物学特性、病程、扩展方向等因素而变化颇大。诊断要点如下。

1. 结合病史综合分析　对单侧进行性鼻塞，血性脓涕、反复鼻出血或涕中带血，尤其是 40 岁以上者，应提高警惕，高度怀疑、仔细检查。首先应详细了解病史，若出现顽固的头面颈部疼痛，不明原因的上颌牙齿麻木、疼痛，顽固的鼻窦炎及多次迅速复发的鼻息肉等情况，更应高度怀疑恶性肿瘤。

2. 症状体征

（1）症状：单侧鼻腔反复涕中带血或鼻出血、血性恶臭脓涕，进行性鼻阻，突眼、复视及视力减退等，头痛，第 Ⅰ ~ Ⅵ 脑神经麻痹状态，阵发性耳痛，面颊部胀痛、麻木等，牙齿麻痒、疼痛、松动、脱落、出血、张口困难或牙龈肿痛等。

（2）体征：鼻腔可见新生物；面颊部不对称，皮下不规则质地较硬肿块；晚期皮肤潮红或破坏甚至形成癌性瘘管、溃烂；眼球受压移位或活动受限；硬腭下塌、硬腭牙龈溃烂；顽固性神经痛和张口困难。颈部有时可扪及肿大淋巴结；远处转移表现或进行性体重下降、贫血、恶病质等。

3. 辅助检查

（1）前、后鼻镜检查：可窥及鼻腔、鼻咽部隆起、溃烂等改变及新生物。

（2）鼻内镜及电子鼻咽镜检查：可观察到新生物表面多不光滑，常伴溃疡及坏死，易出血。能直观看到肿瘤的部位、范围，如未见确切肿瘤迹象，则应注意鼻腔外侧壁有无内移、膨隆、中鼻道、嗅沟有无血迹，尤其需注意后鼻孔、鼻咽顶后壁、咽鼓管咽口、咽隐窝等处有无受累征象。

（3）影像学检查

①鼻窦 X 射线摄片：为传统常用方法，对诊断有一定意义。

②CT 或 MRI：CT 能全面精确显示肿瘤的范围，了解骨质破坏的情况；MRI 可较好显示软组织侵犯，尤其是了解肿瘤与颅底、血管等重要结构的关系。

③其他：如 B 超、放射性核素扫描、PET/CT 等，对诊断有一定意义。

（4）活检：确诊需依据病理学结果，必要时须多次活检。肿瘤已侵入鼻腔者，鼻部新生物直接活检。上颌窦肿物可经上颌窦穿刺活检、经口活检或鼻内镜取肿瘤组织活检。对病理学检查结果阴性而临床上确属可疑者，除在内镜下经鼻腔、上颌窦口、中鼻道取肿瘤组织外，尚可行鼻腔、鼻窦探查术，根据术中冰冻切片确诊。

（5）颈部淋巴结细胞学检查：当鼻腔鼻窦癌患者颈部出现淋巴结，其他检查无法明确是否为肿瘤转移时，可行颈淋巴结穿刺细胞学检查，切开活检可能导致肿瘤扩散风险增大，应尽量避免使用。

4. 鉴别诊断

（1）鼻息肉：通常无涕血史。灰白色，表面光滑，半略透明，质软似荔枝，触之不易出血。

（2）乳头状瘤：表面呈桑葚状，粗糙易渗血，常不易与恶性肿瘤区分，可行增强 MRI 扫描，其影像学改变有助于诊断。因约有 10% 癌变，因而需活检鉴别，尤其对于有过手术摘除史的病例尤应警惕。

（3）上颌窦良性病变：如出血坏死性息肉、真菌性上颌窦炎等。其特点是病程较长，有时可有涕中带血、脓涕、臭鼻等，CT 扫描显示团块状占位，真菌者可有钙化点，骨破坏多限于内侧壁。有时需依病理方可鉴别。

5. 鼻及鼻窦癌的临床分期　因鼻腔鼻窦癌的临床分期与其治疗密切相关，有必要单独阐述。

根据肿瘤的生长范围和扩散的程度，常按国际抗癌协会（UICC）TNM 分类标准第五版（1997 年）进行分类分期，并可参考美国癌症分期联合委员会（AJCC）（2002 年）TNM 方案。

（1）T 分期原发肿瘤（T）：T_x，原发肿瘤无法评估；T_0，无原发肿瘤的证据；T_{is}，原位癌。

①鼻腔筛窦肿瘤的 T 分期

T_1：肿瘤局限于鼻腔或筛窦 1 个亚区，有或无骨质侵蚀。

T_2：肿瘤侵及鼻腔筛窦复合体内的另一个相邻区域，伴或不伴骨质侵蚀。

T_3：肿瘤侵及以下组织：眶底或眶内侧壁、上颌窦、腭、筛板。

T_{4a}：肿瘤侵犯眶内容前部、鼻部皮肤或颊部，或颅前窝局限受侵，或侵及翼板、蝶窦或额窦。

T_{4b}：肿瘤侵及以下结构：眶尖、硬脑膜、脑组织、中颅窝、脑神经（上颌神经以外）、鼻咽、斜坡。

②上颌窦肿瘤的 TNM 分期第 6 版（AJCC，2002 年）

T：原发肿瘤。

T_1：肿瘤局限于窦内黏膜，不伴有骨侵犯或骨破坏。

T_2：肿瘤伴有上颌窦下部结构骨侵犯或骨破坏，包含硬腭和（或）中鼻道。

T_3：肿瘤侵犯以下任何部位，面颊皮肤、上颌窦后壁，眶底或眶中壁，前筛窦。

T_4：肿瘤侵犯眶内容物和（或）以下结构任何一个部位，筛板、后筛窦或蝶窦、鼻咽部、软腭、上颌翼突或颞窝、颅底。

T_{4a}：肿瘤侵犯眶内容前部、颊部皮肤、翼板、颞下窝、筛板、蝶窦或额窦；T_{4b}：肿瘤侵及任何以下结构：眶尖、硬脑膜、脑组织、颅中窝、上颌神经以外的其他脑神经、鼻咽、斜坡。

（2）区域淋巴结：N

N_x：区域淋巴结无法评估。

N_0：无区域淋巴结转移。

N_1：同侧单个淋巴结转移，最大直径≤3cm。

N_2：同侧单个淋巴结转移，最大直径>3cm 且≤6cm；或多个同侧淋巴结转移，最大直径≤6cm，或双侧或对侧淋巴结转移，直径≤6cm。

N_{2a}：同侧单个淋巴结转移，最大直径>3cm 且≤6cm。

N_{2b}：同侧一个以上淋巴结转移，最大直径≤6cm。

N_{2c}：双侧或对侧淋巴结转移，最大直径≤6cm。

N_3：转移淋巴结，最大直径>6cm。

（3）远处转移：M

M_x：远处转移无法评估。

M_0：无远处转移。

M_1：有远处转移。

（4）分期

0 期：$T_{is}N_0M_0$。

Ⅰ期：$T_1N_0M_0$。

Ⅱ期：$T_2N_0M_0$。

Ⅲ期：$T_3N_0M_0$。

$T_1N_1M_0$。

$T_2N_1M_0$。

$T_3N_1M_0$。

ⅣA 期：$T_{4a}N_0M_0$。

$T_{4a}N_1M_0$。

$T_1N_2M_0$。

$T_2N_2M_0$。

$T_3N_2M_0$。

$T_{4a}N_2M_0$。

ⅣB 期：T_{4b}任何 NM_0。

任何 T N_3M_0。

ⅣC 期：任何 T 任何 N M_1。

（5）组织学分级：G

G_x：分级无法评价。

G_1：高分化。

G_2：中分化。

G_3：低分化。

（三）治疗

1. 治疗原则

（1）治疗方案及其选择：主要依据肿瘤的病理类型、部位和范围、病期、患者的全身情况等综合考虑，最常用为手术、放疗、化疗结合的综合治疗方案。

治疗方法大致可分为手术、放射治疗、化学疗法、生物疗法、中草药及其他对症治疗等6类，视患者具体情况，采取单独或配合应用。目前多主张尽可能早期发现，确诊后及早开始采用综合疗法进行治疗，以外科手术、放疗和化疗为主的方案最常用，通常以手术切除为主，包括术前小量放射治疗，使肿瘤缩小、周围淋巴通道和血管闭塞；手术彻底切除肿瘤的原发灶，必要时行单侧或双侧颈淋巴清扫术；术后再配合以足量放射治疗，以彻底消灭创腔内可能残存的肿瘤组织。在整个治疗过程中，可同时辅助以化学疗法、生物疗法、中草药、对症及支持疗法。对于较早的肿瘤，手术常为首选。放疗适用于对射线敏感或病期较晚、范围广泛或已有转移、身体情况无法耐受或不愿手术的病例，此外在鼻腔鼻窦恶性淋巴瘤中，放疗为其重要方法；放疗同时也是综合方案中的重要组成部分对晚期，不能手术的患者，也可单用放射疗法和（或）化学疗法作为姑息性治疗手段。化疗主要用于晚期患者或作为手术、放疗的辅助手段。

首次治疗是成效的关键，如果治疗恰当，容易取得较好效果。如肿瘤有残留或复发，再次治疗的效果将远逊于首次治疗。再次治疗可分为手术、放射治疗和化学疗法。应根据肿瘤病理类型、部位、大小、侵犯范围以及患者承受能力决定。

（2）治疗原则

①筛窦癌：原发灶的处理 a. T_1，T_2 病变，完整手术切除原发灶后放疗，当手术切缘阳性或周围神经受侵时可考虑采用放化疗，根治性放疗。b. T_3，T_{4a} 病变，完整手术切除放疗，当手术切缘阳性或周围神经受侵时可考虑采用放化疗。c. T_{4b}，T_{4c} 病变，放/化疗或单用放疗。

②上颌窦癌：原发灶及颈部淋巴结处理 a. $T_{1\sim2}$，N_0（除外腺癌）完整手术切除，周围神经受侵者可考虑放疗或放/化疗；手术切缘阳性者尽可能再手术扩大切除，再手术切缘阳性者放/化疗，阴性者放疗。b. $T_{1\sim2}$，N_0（腺癌）完整手术切除后放疗。c. T_3，T_{4a}，N_0 完整手术切除，周围神经受侵或手术切缘阳性者，对原发灶和颈部放疗；无周围神经受侵及手术切缘阴性者，对原发灶和颈部放疗。d. T_{4b}，任何 N 行放/化疗或放疗。

（3）NCCN 推荐的治疗方案：2005 年美国国立癌症综合信息网（NCCN）公布的《头颈部恶性肿瘤诊断治疗指南》中涉及的上颌窦肿瘤推荐治疗方案有分类 1，2A，2B，3 之分，其内涵如下：分类 1，推荐方案是恰当的，因基于较高的证据，NCCN 对推荐方案意见一致。分类 2A，推荐方案是恰当的，基于较低的证据（包括临床经验），NCCN 对推荐方案意见一致。分类 2B，推荐方案是恰当的，基于较低的证据（包括临床经验），NCCN 意见不统一但是多数的意见。分类 3：NCCN 意见不统一，对推荐方案有较多争议。除非特别注明，所有的推荐方案都属 2A（除淋巴瘤以外）。

①T_1、N_0 期：彻底手术切除，如切缘阴性，随访观察；如有神经侵犯，则放疗；如切缘阳性，若可能，应再次手术+术后辅助原发灶放疗。

②T_2、N_0 期的鳞癌、未分化癌：彻底手术切除，如切缘阴性，应放疗（包括颈部在内）；如有神经侵犯，考虑放疗；如切缘阳性，如果可能，应再次手术+原发灶及颈部辅助放疗。

③T_2、N_0 期腺样囊性癌及其他组织学类型肿瘤：彻底手术切除，术后原发灶放疗。

④各种 T_3、N_0 期及可以手术的 T_4：手术彻底切除。术后对原发灶放疗，如是鳞癌或未分化癌，放疗应包括颈部。

⑤不可手术切除的各种 T_4：首选参加临床试验；或根治性放疗，或化疗+放疗。

⑥任何 T、N+可以手术者：外科切除+颈淋巴清扫，术后对原发灶+颈部放疗。

2. **手术治疗**　手术切除是目前治疗鼻腔鼻窦癌的重要方法，凡能经手术彻底切除的，通常均作首选。对放疗不敏感的如恶性黑色素瘤等，亦为首选。根据肿瘤病变性质、解剖部位和侵及范围的不同，手术方法有鼻侧切开、上颌骨部分或全切除和（或）眶内容物剜出、面中部掀翻、颅面联合径路、鼻内镜手术等术式，有颈部淋巴结转移者，可行择区性颈清扫术。手术前后加用放疗。

（1）手术方式选择原则：①非鼻内径路者，切口足够，术野暴露充分、清晰，确保直视下自上而下、从外至内、由浅及深地逐步或一次性完整切除肿瘤。②术中尽量避免损伤硬脑膜、脑组织，Ⅰ～Ⅲ、Ⅳ～Ⅵ脑神经等重要结构。③有利于对组织损伤的修复和重建，尽可能在同一术野中完成。④可有效地控制术中出血。

（2）手术适应证：①局限于鼻腔、鼻窦的恶性肿瘤，无远处脏器转移。②鼻腔鼻窦癌侵犯周围骨质或颅底骨质，侵犯硬脑膜，但范围较局限，无远处器官转移。③身体一般状况可耐受手术、无手术禁忌证的。

（3）手术切除原则：①尽可能直视下整块切除。体积较小的，可利用内镜和激光、射频、微波等技术切除。鼻及鼻窦恶性肿瘤的实际扩展范围，在手术前常是低估率达31.6%，仅3.2%被高估。尤其是筛窦癌及癌肿在翼腭窝、颞下窝、眼眶等部位的扩展范围更易被低估，因此，术前必须考虑到上述情况，切勿过于保守。在肉眼可见的肿瘤边界之外0.5～2cm处正常健康组织上开始切除，手术应尽量彻底和整块切除。②力求瘤外切除，在有可能的前提下，尽量做到在肿瘤包膜外操作，避免直接对肿瘤本身行切、割、钳、夹等，手术结束时要彻底检查创腔，凡有可疑肿瘤残余处均应给予电凝烧灼，必要时予液氮冷冻破坏。③如侵犯颅内的鼻、鼻窦肿瘤宜先颅内，后颅外进行手术。④邻近器官、组织受累者，连同受累部位一并切除、然后行修复性手术。如鼻、鼻窦癌破坏颅底骨质、侵犯颅内硬脑膜或脑实质受损亦可一并切除。

（4）术前准备

①全面系统查体及专科检查：了解病变范围及全身状况、耐受手术能力。

②必要的化验室检查：了解各重要脏器的功能状态。如心电图、胸片检查，肝、肾功能检查，凝血功能检查等。

③影像学检查：a. X射线、CT或MRI检查，以了解病变范围、明确周围骨质破坏程度及其与周围结构的关系，对评估手术切除范围、选择术式有重要作用。b. 数字减影血管造影（DSA），血管造影可了解肿瘤的血供情况及其与颅内血管的关系。c. 恶性肿瘤需明确有无局部或远处转移。如胸部X射线摄片了解有无双肺及纵隔转移，骨核素扫描了解有无骨转移，腹部脏器B超以排除肝、肾等转移。

④病理学检查：术前原则上均应行病理活检，明确诊断后方采取手术。但对于某些特殊部位的病变、术前无法活检或术前多次病检未确诊但临床高度怀疑为恶性肿瘤者，也可采取术中探查，快速冰冻切片检查再行手术，唯术前需充分告知病情并做相应数套手术方案准备。

⑤备血：根据病变性质、手术范围、患者体质状况、预计手术时间、预计失血量等情况，必要时应充分备血。

⑥术前抗生素的应用：部分手术术前应预防性使用抗生素。如颅-面联合进路手术，应在术前1天静脉注射抗生素，术中可再强化一次。鼻腔分泌物较多者可先行鼻腔冲洗。

⑦其他伴随情况：应于术前纠正改善，如控制血糖、改善血压、纠正贫血状态，伴有颅内压增高者，应先用20%甘露醇，脱水降颅压。

（5）各种手术方式及入路

①鼻内径路：仅适用于极少数病变早期、体积小、位置表浅且非常局限的恶性肿瘤。

②鼻侧切开术：适用于切除鼻腔、上颌窦内侧及筛窦肿瘤，也可扩大处理后组筛窦、额窦及蝶窦的病变，对鼻腔及上颌窦广泛受累的软组织也可做选择性切除。优点是视野充分，有利于肿瘤的根治性切除，缺点是面部遗留瘢痕。

③上颌骨部分切除术：a. 适应证，上颌窦恶性肿瘤局限于窦腔，未侵犯牙龈、牙齿及硬腭、眶底；上颌骨牙源性恶性肿瘤局限于牙槽突；恶性肿瘤局限于牙槽、硬腭或上颌窦底壁；鼻腔筛窦癌侵犯上颌窦上部。b. 术前准备，常规各项全身麻醉术前检查及 CT 或 MRI 扫描；口腔及鼻腔清洁，必要时制作牙托。

④上颌骨全切术：若鼻窦恶性肿瘤已侵及眼眶者除行上颌骨全切术外，同时行眶内容物剜除术。a. 适应证，上颌窦恶性肿瘤侵犯筛窦、眶底及鼻腔外侧壁；上颌窦癌突破后外侧壁，侵犯翼腭窝、颞下窝等；鼻腔筛窦癌累及上颌窦，范围广泛，上颌骨部分切除无法彻底清除肿瘤。b. 术前准备，基本同上颌骨部分切除术，需备血。c. 注意事项，术中取上颌骨时应迅速，并备好热盐水纱布压迫术腔，防止取骨后迅猛出血；术中应尽量避免损伤眶骨膜，防止眶内并发症；创面可取大腿内侧全层皮片移植促进伤口愈合。d. 术后处理，足量抗生素预防感染；保持伤口及口腔清洁；术后7~10天拆除伤口缝线，并逐步抽取填塞物。

⑤面正中掀翻术：切口自唇下正中沿唇龈沟进行切开并切开梨状孔缘黏膜。向上翻转软组织，能充分暴露双侧上颌前壁及鼻腔，能很好地接近鼻腔、鼻中隔、上颌窦、筛窦、蝶窦、鼻咽及斜坡等解剖部位，适用于肿瘤的完整切除。切除该区肿瘤后，面部不遗留瘢痕。

⑥颅面联合切口：该术式适用于切除破坏前颅底骨质，侵犯硬脑膜或侵犯脑组织的肿瘤，可一次切除颅内和颅外的肿瘤，同时可修补切除或破损的硬脑膜和颅底缺损处。适用于额窦、筛窦恶性肿瘤侵及颅底或前颅窝的病例，包括3种常见进路：额上进路、额窦内板进路、经眶上缘进路。

术前准备：术前 CT 及 MRI 扫描；术前1天剃头、剪鼻毛及预防性应用抗生素，神经外科术前常规准备及备血。

术后处理及主要并发症：a. 术后处理，重点关注意识、生命体征及水电解质平衡，应用足量可透过血-脑脊液屏障的抗生素，必要时给予脱水剂，留置硬脑膜外腔及皮下引流管时应注意保持其通畅，术后7~10天抽出鼻腔填塞物，颅底如有移植物注意勿扰动。b. 主要并发症，主要有术后出血、术腔或颅内眶内感染、脑脊液鼻漏、颅骨缺损区继发脑膨出及嗅觉障碍等。

⑦其他鼻外手术入路：a. 鼻根"T"形切口（Presinger 切口），适用于鼻腔、鼻中隔上部和额窦底部的肿瘤切除。b. 额窦鼻外切口（Lynch 切口），适用于额窦、筛窦肿瘤切除。c. 唇下侧切口（Denker 切口），适用于局限于上颌窦底部的肿瘤。

⑧鼻内镜手术：目前认为对于局限于鼻腔或鼻腔蝶窦、筛窦和局限的上颌窦病变，以及部分前颅底肿瘤均可采用鼻内镜手术，更广泛的病变应采用鼻内镜与其他术式联合径路。这种手术方式优点是可以准确确定肿瘤部位，保留正常的黏膜和骨结构，避免面部瘢痕，不足之处在于不利于止血，且为单手操作。随着鼻内镜技术的不断发展，动力系统、鼻用电钻、

影像导航系统等广泛应用，鼻内镜用于鼻腔及鼻窦恶性肿瘤手术治疗范围也不断拓展，越来越多的病变均可在鼻内镜下完成彻底切除。

⑨颈淋巴结的处理：颈淋巴结转移及 T 分期对预后的影响。颈淋巴结转移与预后密切相关，Snow 指出头颈部鳞癌患者颈淋巴结状态是评价疗效及估价预后的重要指标，凡出现转移者，治愈率降低 50%。鳞癌无论是否发现颈部淋巴结肿大，均应常规行择区性清扫术；其余鼻腔鼻窦癌根据其病理类型及颈部淋巴结情况处理。

3. 放射治疗　可以单独使用也可以和手术联合进行，单独根治性放射治疗，只适用于对放射线敏感的恶性肿瘤，如肉瘤、未分化癌，但疗效并不完全满意。对晚期无法根治的患者，仅能作为单独的姑息性放射疗法。单独放疗局部控制率差，5 年局部控制率为 40%，放疗失败后补救手术 5 年生存率仅为 22%。回顾性研究表明手术加术后放疗的疗效优于单独放疗。近年来随着科学技术的发展，新的放疗技术不断出现，如立体放射治疗和调强放疗等，先进的放疗技术可以使用很小的放射剂量达到治疗效果，同时有研究表明先进的放疗手段联合化疗可以提高患者 5 年生存率。但放疗不能过量，以免引起术后愈合不良、放射性骨坏死和咬肌纤维化等不可逆并发症，使面部变形、口腔功能严重受损。

（1）放疗指征

①与手术配合使用的放射治疗：目前公认以手术为主，配合放疗的综合疗法是最合理而有效的方法，较单用手术切除治疗鼻及鼻窦癌的疗效提高 1 倍左右。近年来通过动物实验和临床观察，鉴于术后患者一般情况不如术前，局部组织有瘢痕形成，血循环差，组织细胞含氧量低，放射线对肿瘤的作用远不及术前。故目前倾向于术前采用足量照射。除了用于缩小肿瘤外，还能减少术中出血，使肿瘤周围血管与淋巴管闭塞、癌肿缩小，减少播散机会，给手术切除和治疗效果最大化提供有利条件。对某些眼眶受累的患者，由于放疗后肿瘤的退缩，增加了保留眼球的机会。一般术后不再行放射治疗，除非怀疑手术不彻底时，如手术切缘阳性或有肿瘤残留的病例，才加用术后照射。

②单独根治性放射治疗：适用于外鼻、鼻腔和对放射线敏感的鼻窦恶性肿瘤（如恶性淋巴瘤、某些肉瘤、未分化癌等）。优点为不需手术，损伤较小，美容效果较好，经济负担轻，患者顾虑较少，容易接受。缺点是：a. 临床多为鳞状细胞癌，对放射线不很敏感。b. 癌肿位于骨腔之内，在尚未获得足够组织量之前，皮肤反应已很严重，难以完成疗程计划。c. 照射后窦腔内所形成的坏死组织，须做通道引流。d. 单纯根治性放疗效果不如综合疗法。e. 并发症较多，如牙松脱、骨坏死、窦腔缩窄、鼻中隔穿孔等。

③单独姑息性放射治疗：对无法彻底手术切除、对于肿瘤浸润范围较大，如果侵及颅底，手术有困难但尚无远处转移的病例，也可做单纯放疗。术后复发者、已有固定的颈淋巴结转移的晚期病例、年老体弱不能耐受手术和足量放疗者，可行姑息性照射，以缩小肿瘤、减轻疼痛、消除或改善吞咽、呼吸等功能障碍。

④配合化疗的放射治疗：有谓氟尿嘧啶可提高放疗的疗效，也有称为氨甲蝶呤合并放疗治疗头颈部恶性肿瘤，可获较好疗效，而被称为放疗的增敏剂。但对此仍有争论。

（2）放疗原则

①鼻腔筛窦癌的放疗原则：a. 早期病例放疗后效果良好，美容满意，可作为治疗的首选方法。b. 保留手术作为放疗后肿瘤残余或复发时的挽救治疗手段。c. 对于局部病灶较大的病例，一般建议使用手术结合术前放疗或术后放疗的综合疗法。d. 当肿瘤范围广泛累及

骨、软骨等邻近组织时，放射治疗仍然能取得较好的疗效。

②上颌窦癌的放射放疗原则：a. 早期病例首选手术治疗，当切缘阳性或肿瘤有残余时，应考虑术后放疗。b. 中晚期病例单纯手术疗效差，应考虑综合治疗，即先放疗后手术或先手术后放疗。c. 对 T_4 的病例，尤其当颅底、鼻咽、翼板、蝶窦等受累时，无法手术时，使用单纯放疗或联合化疗，包括动脉插管区域性灌注或静脉注射化疗药物。d. 对确诊时已经有颈部淋巴结转移的患者，可用放疗，对颈部无淋巴结转移者，除非病理提示分化程度很差，其他不主张采用颈部预防性放疗。

（3）放疗方法：一般采用 ^{60}Co 或直线加速器进行放疗，放疗后 6 周进行手术切除、此时肿瘤的退变已达最大程度，放射反应在正常组织内消退，也不易引起正常组织继发性病变。

随着放疗技术的逐步发展，调强放射治疗（IMRT）已普遍应用，通过降低涎腺、颞叶、听觉结构（包括耳蜗）和视觉结构的照射剂量，可降低放疗的远期毒性。IMRT、靶区剂量和分割方式的整合方式很多。同步加量（SIB）技术在整个放疗过程中的每一次治疗中，使用不同的"剂量调饰"（肿瘤病灶 66~74Gy，亚临床病灶 50~60Gy）。SIB 技术通常用于常规治疗（5 次/周）和"6 次/周加速治疗"计划中。序贯（SEQ）IMRT 技术一般使用 2~3个单独的剂量计划，开始（低剂量）阶段（1~5 周）照射，然后行高剂量加量阶段（6~7周）照射，通常采用常规分割和超分割治疗方式。同步加量加速计划可采用"改良序贯"剂量计划，在 6 周内每日 1 次照射亚临床靶区，在治疗的最后 12 天中采用另一个单独的加量计划作为每日的第 2 次加量照射。

①放疗源：^{60}Co、4~6MV 直线加速器。

②射野：鼻+病侧两野成角楔形滤片照射。

③危险器官：健侧的眼睛以及脑、脑干。

④剂量：总量为 4~6 周内共接受 50~60Gy（5 000~6 000rad）为宜。a. 术前放疗，50戈瑞/25 次，5 周，放疗与手术间隔以放疗后 3~4 周为宜。b. 术后放疗，（55~60）戈瑞/30次，6 周。c. 残余病灶，缩野后再追加 5~10Gy。d. 单纯放疗，60 戈瑞/30 次，6 周，缩野后使总量达 70 戈瑞/35 次，7 周。

（4）NCCN（2010 年）推荐的上颌窦肿瘤放疗原则

①根治性放疗

A. 原发灶以及受侵淋巴结：a. 常规分割放疗，66~74Gy（每次 2.0Gy；周一至周五每日 1 次）。b. 非常规分割放疗，Ⅰ.6 次/周加速放疗，肉眼可见病变照射剂量为 66~74Gy，亚临床病变照射剂量44~64Gy；Ⅱ. 同步推量加速放疗，72 戈瑞/6 周（大野每次 1.8Gy；在治疗的最后 12 天，每天再加小野补充照射 1.5Gy，作为 1 天中的第 2 次照射）；Ⅲ. 超分割放疗，81.6 戈瑞/7 周（每次 1.2Gy，每天 2 次）。

B. 颈部：未受侵淋巴结区域：44~64Gy（每次 1.6~2.0Gy）。

②术后放疗：A. 原发灶，60~66Gy（每次 2.0Gy）。B. 颈部，a. 受侵淋巴结区域：60~66Gy（每次 2.0Gy）。b. 未受侵淋巴结区域，44~64Gy（每次 1.6~2.0Gy）。

对于上颌窦或鼻窦肿瘤患者，推荐进行 IMRT 治疗，以便将一些重要组织结构的照射剂量减少至最低。

（5）效果：①鼻腔癌，治疗后 5 年生存率 40%~60%，放疗后失败的主要原因是局部肿瘤复发。②上颌窦癌，单纯放疗或术前、术后放疗 5 年生存率为 30%~50%，放疗后失败的主要原因是局部肿瘤未控制。

4. 化学疗法　化学治疗对肿瘤组织缺乏高度选择性，且毒性反应大，因此在临床上很少单独使用，在肿瘤治疗中常作为一种辅助手段、姑息疗法或与手术、放疗联合使用。近年来，出现了序贯放化疗和同步放化疗，以期提高患者的局部控制率和疾病特异生存率。近年有使用变压化学疗法可提高疗效。其原理为应用血管紧张素Ⅱ使癌组织的血流量增加而正常组织不变，此时给予化疗药物，增加癌灶内药物浓度，之后再用血管扩张药降压，从而癌组织血流突然减少，进入癌内的药物不易进入血液循环而延长药物作用时间。

（1）常用化疗药物

①分类：目前化学抗癌药物可分为六大类，即烷化剂类（细胞毒类药物）、抗新陈代谢类、抗癌抗生素类、内分泌制剂类、植物碱类及杂类。可单独使用一种或几种药物联合应用，也可与手术、放疗综合应用，联合用药和综合疗法的疗效较单一用药或单用化疗为好。化疗方法分为诱导化疗、辅助化疗、诱导化疗加辅助化疗和姑息性化疗 4 种。

由于鼻腔鼻窦癌中常见者为鳞状细胞癌，故临床上常使用的化学抗癌药物是：烷化剂类中的环磷酰胺（CTX）、噻替哌（TSPA），抗代谢类中的氟尿嘧啶（5-FU）、氨甲蝶呤（MTX），抗生素类中的博来霉素（平阳霉素，BLM）、多柔比星（阿霉素，ADM），植物碱类中的长春新碱（VCR）、长春碱（VLB），杂类中的化学合成金属铂的螯合物-顺铂（DDP）、卡铂，以上药物中以 DDP、MTX、5-FU、BLM 对鳞状细胞癌效果较好，TSPA、ADM 对腺癌较好。

②常见给药途径：分口服、皮下、肌内、静脉、动脉、肿瘤内或腔内注射，静脉滴注、动脉内间断或连续滴注以及手术创腔冲洗等。为提高肿瘤局部药物浓度，减少全身毒性反应，对头颈部恶性肿瘤可采用腹部加压至股动脉搏动摸不清楚后，再由静脉注射药物的半身化疗；经由颈外动脉或颞浅动脉逆行插管内，利用轮压式（Barron 泵）、指压式（Bowman 泵）或重力式（Espiner 装置）加压方式做区域性动脉内间断或连续滴注。此外，尚有用小型人工心肺机做局部封闭式体外循环的化学药物灌注者。

（2）常用化疗药物的参考剂量

①顺铂（DDP）：临床常用的抗癌化疗药，属细胞周期非特异性药物，具有高效、广谱与其他抗癌药很少有交叉耐药性的优点。能与 DNA 交联而抑制蛋白质合成，减少鳞癌细胞的上皮生长因子受体（EGFR），使附有 EGFR 的细胞膜发生改变而减慢癌细胞增生速度。静脉注射每次 $50mg/m^2$（体表面积），1 次/3 周；如用 24 小时持续滴注时，用量可较大，每次 $80mg/m^2$ 缺点是胃肠反应，肾和神经毒性明显，故用药前应充分水化，加强肾脏排泄，降低在肾小管中的积聚，密切观察肾功能，血清肌酐不得超过 $132.6\mu mol/L$。

②卡铂：疗效与 DDP 一样好，且其胃肠反应和其他毒性反应较轻，又不需水化，卡铂与 DDP 同用可提高抗癌疗效，而无毒性叠加表现。

③博来霉素（BLM）：皮下、肌内、静脉或动脉注射，每次 3~10mg，每星期 1~3 次，疗程总量 300~450mg。

④氨甲蝶呤（MTX）：口服、肌内注射或动脉内区域灌注，每日剂量 10~30mg，或 40~60mg/（m^2·d），每星期 1 次静脉注射，总量为 100~120mg。

⑤氟尿嘧啶（5-FU）：静脉注射、静脉或动脉内滴注，用量 10~15mg/（kg·d），连续

3~5 天后改用半量，隔日 1 次，疗程总量 90~130mg/kg。2 个疗程应间隔 1~2 个月以上。

⑥噻替哌（TSPA）：肌内注射、静脉注射或滴注，每次 10mg，每日 1 次，连续 5 天后改为每星期1~3 次。疗程总量为 150~250mg。

⑦环磷酰胺（CTX）：口服，每次 50~100mg，每日 2 次；或静脉注射，每次 200~400mg，每日或隔日 1 次。疗程总量 8 000~12 000mg。

⑧长春花碱（VLB）：每次 10mg 静脉注射，每星期 1~2 次，疗程总量 40~60mg。

⑨长春新碱（VCR）：成人每次 1mg 静脉注射，每周 1~2 次，疗程总量 6~8mg，疗效显著者在疗程结束后，可给予维持量，每 7~14 天注射 1 次。

（3）常用方案：目前多采用 DDP 加上述各种常用药物联合应用的方案，其中 DDP+5-FU 联合应用是较为广泛应用的方案。

①方案 1（DDP+5-FU）：DDP 100mg/m²，静脉滴注，第 1 天；5-FU 1 000mg/（m²·d），静脉滴注，第 1~5 天。用药后间歇 2 周，可连用 2~3 周，有效率为 94%。

②方案 2：a. DDP 20mg/m²，静脉滴注，第 1~5 天；BLM 10mg/m²，静脉滴注，第3~7 天；MTX 200mg/m²，静脉滴注，第 5，22 天。b. 亚叶酸钙 20mg/m²，口服，每 6 小时一次，第 6~8 天，第 23~25 天。4 周为 1 个疗程，有效率88%。

③方案 3：DDP 50mg/（m²·d），静脉滴注 2 小时，第 1 天；PEP 5mg/（m²·d），静脉滴注 5 小时，第2~6 天。每 3 周重复 1 次，有效率70%。

④方案 4（COP 方案）：DDP 40~140mg 静脉滴注，第 1 天；VCR 1mg 静脉滴注，第 1 天；培洛霉素 Peplomycin 5mg，肌内注射，第 2~6 天。每 3 周重复。

⑤其他：此外尚有 PDM（PM、DDP、MTX）方案等。

5. 其他治疗方法

（1）生物疗法：亦可称为免疫治疗，是提高机体在免疫反应过程中免疫应答力的一切生物活性物质的总称。通过免疫系统，改变患者对肿瘤的生物学应答而产生治疗效应的物质和措施均属于生物疗法范畴，它基于生物反应调节理论提出，认为恶性肿瘤患者的机体免疫（尤其细胞免疫）功能多处于抑制状态，试图增强患者机体的免疫反应性，人为地将肿瘤与机体防御之间的失衡调节至正常水平，有可能控制癌肿的生长，甚至使之消退。包括细胞因子疗法、特异性主动免疫疗法、单克隆抗体及其交联物的抗癌疗法和过继免疫疗法四方面。生物疗法目前认为是除手术、放疗、化疗以外的恶性肿瘤治疗的第四治疗程式，目前多处于实验和探索阶段，作为综合疗法中的一种辅助治疗方法。如干扰素、白介素等。

（2）中医治疗：祖国医学在治疗耳鼻咽喉恶性肿瘤方面有悠久历史，强调整体观念，讲求辨证施治，通过对人体的调理作用，可减轻患者的痛苦，缓解症状，改善患者生活质量，配合手术、放化疗等手段，减轻治疗中的不良反应；对于不适宜上述治疗的患者，则尽可能控制肿瘤，使之改善症状并在一定程度提高生活质量。

（3）其他：如激光、冷冻、射频、微波等有时也可作为部分早期、浅表、局限性肿瘤的治疗手段之选。

6. 肿瘤复发的挽救性治疗　局部复发是鼻腔鼻窦癌治疗失败的主要原因，由于肿瘤侵犯颅底或颅内、放疗后局部修复组织不易成活等原因，复发后的再治疗难度大。

首发症状对鼻腔及鼻窦恶性肿瘤临床复发的早期诊断具有重要意义。再手术前以头痛最常见，其次是术腔局部隆起及眼部症状，提示肿瘤复发常范围广泛，并较早侵犯颅内及眶内。

（1）影响再复发的因素

①病理类型：鼻腔及鼻窦癌的类型和分化程度与复发和预后密切相关，如低分化鳞状细胞癌术后容易复发，且效果不佳。在儿童中，胚胎性横纹肌肉瘤术后极易复发，且复发后进展迅速，预后常甚差。

②首次治疗措施是否及时合理：必须尽早明确诊断，根据肿瘤性质、侵犯范围决定综合治疗方案。

（2）复发性肿瘤的挽救性手术适应证：应选择情况较好、可以耐受全身麻醉及手术创伤、无远处脏器转移的鼻腔及鼻窦肿瘤复发患者；对于颈内动脉海绵窦段明显受侵、术前估计有可能在术中出现破裂大出血的患者以及脑组织受侵范围过大者则不宜再手术。

（3）手术方式：鼻腔鼻窦癌复发再手术不同于首次手术，并无固定的术式，且常缺损区域较大，需根据具体情况采用不同的方法。

此外，特别强调对组织缺损的修复。对颅底、脑膜的缺损及影响患者基本生理功能的组织缺损必须修复。硬脑膜缺损可用游离大腿阔筋膜内衬、连续锁边缝合修复，表面用带血运的软组织覆盖以防坏死。对于前颅底骨质缺损，一般用带蒂的帽状腱膜或额肌皮瓣修补，较大缺损则采用额骨内板加带蒂帽状腱膜额骨骨膜瓣修复。游离组织瓣是肿瘤切除术后范围较大头颈部组织缺损修复的最佳选择。

7. 预后　通常取决于以下因素：①就诊时间早晚及治疗是否及时恰当。②肿瘤的病理类型、部位、范围、病期是影响预后的主要因素，有研究提示 T 分期越早，生存率愈高。③患者年龄。④治疗方法选择。⑤其他，如患者全身情况及有无系统疾病。

二、鼻腔鼻窦 NKT 细胞淋巴瘤

（一）概述

鼻腔鼻窦 NKT 细胞淋巴瘤是一类原发于淋巴结外的具有特殊形态学、免疫表型及生物学行为的肿瘤。因肿瘤细胞表达 T 细胞分化抗原和 NK 细胞相关抗原，故称之为 NKT 细胞淋巴瘤。按 WHO 2008 分类标准，属鼻型结外 NKT 细胞淋巴瘤。目前，NKT 细胞淋巴瘤已经被认为是一种独立的临床病理分型，鼻型 NKT 淋巴瘤具有特殊的地理分布和种族特异性，并且和 EB 病毒高度相关，多发于亚洲，尤其是中国南方地区和东南亚。

其临床病理表现独特，常表现为鼻、鼻腔及面中线部进行性损毁性病变，肿瘤细胞形态多样，肿瘤以血管为中心浸润，伴血管破坏和灶性坏死。曾名多形性网状细胞增多症、中线恶性网状细胞增多（中线恶网）、致死性中线肉芽肿等。

（二）临床表现及诊断

1. 临床表现　临床以好发于面部中线并伴有毁损性为其特点。病程较短，临床进展快速。通常分前驱期、活动期、终末期 3 期，多数患者就诊为终末期，鼻 NKT 细胞淋巴瘤主要表现为鼻塞，鼻出血，鼻腔肿物及颜面、鼻窦和上呼吸道等鼻腔周围浸润。

2. 诊断要点　主要依据病理。在凝固性坏死和多种炎细胞混合浸润的背景上，肿瘤性淋巴样细胞散布或呈弥漫性分布、免疫组化染色（肿瘤细胞表达 NK 细胞标记 CD56、T 细胞标记 CD45RO 或胞浆型 CD3 及细胞毒颗粒相关蛋白 TIA-1，不表达 B 细胞标记 CD20）、EB 病毒检测（EBER1/2 原位杂交检测为阳性）。

3. 常见误诊原因

（1）本病发病率低，早期临床表现不典型，尤其在前驱期更易忽略。

（2）病理取材不当或病理诊断困难：肿瘤细胞变异较大，可见大、中、小多样细胞，甚至有的病变并发感染，这都导致病理诊断相当困难，很容易与坏死组织伴炎性浸润混淆。

（3）正确取材送检：值得注意的是，因淋巴瘤都位于上皮下，肿瘤常可隐蔽在多种非肿瘤性成分中，如浸润炎性细胞、大片坏死组织之下，且血管中心性和血管破坏性的形态特点对诊断甚为重要，因此取活检时应清理坏死假膜，活检部位应在坏死灶与病变组织交界处取材，多点取材，深部活检，组织块要足够大，并采用"咬切"，避免挤压导致细胞变形，以提高活检的正确率。并且常需多次反复活检，方可确诊。

4. 分期　采用 Ann/Arbor 分期系统：其中Ⅰ期为累及单一淋巴结区，Ⅱ期累及横膈同侧多个淋巴结区，Ⅲ期累及横膈两侧多个淋巴结区，Ⅳ期为多个结外病变或淋巴结病变并发结外病变，X 为肿块>10cm；E 期为淋巴结外病变的直接侵犯，仅单一结外部位受累。B 症状为体重减低>10%、发热、夜间盗汗。

5. 鉴别诊断　需与非特异性慢性溃疡、Wegener 肉芽肿、特发性非愈合性肉芽肿、原发于鼻腔的非霍奇金淋巴瘤（NHL）B 细胞型、浆细胞瘤、鼻硬结病、高分化鳞状细胞癌等病变相鉴别。

（三）治疗

鼻 NKT 细胞淋巴瘤预后较差，目前认为以综合治疗为主，即采用联合化疗与放疗相结合的治疗方法。大量研究表明，放疗的近期疗效显著优于化疗，化疗加入放疗并未改善生存率。Ⅰ E 和Ⅲ E 期患者应以放射治疗为主要治疗手段。

1. 放射治疗　由于鼻腔 NKT 细胞淋巴瘤对放射治疗敏感，所以放射治疗仍然是早期鼻腔 NKT 细胞淋巴瘤的主要治疗手段。大部分研究报道，Ⅰ期鼻 NKT 细胞淋巴瘤对放射线敏感，可采用大剂量连续性放射治疗，总剂量通常为 50~60Gy，可取得较好疗效。一般认为这种疗法对鼻部恶性肉芽肿效果比较好，多主张早期给以小剂量放射治疗。因为这种剂量破坏性不大，不致引起坏死和死骨形成。临床上多采用分次照射法，每日分割剂量（1.8~2.0）/2.5Gy，每周 5 次。照射总剂量范围 10~70Gy，中位剂量为 45Gy。照射时间为 2~10 周不等，若有复发还可以再次补照。照射野包括原发部位和足够的边缘区域，如鼻、鼻窦、鼻咽、咽淋巴环，若颈部淋巴结受累则照射范围可扩展到颈部，病变原发于鼻咽、咽淋巴环者不论颈淋巴结是否受累都要常规照射。放疗后患者很快达到完全缓解（CR），据报道 CR 率可达 70%，有效率可达 80%，尤其是大剂量照射 46~70Gy 能有更好效果。部分病例用 X 射线放射治疗后，获得 1~8 年的生存时间。^{60}Co 远距离照射也有较佳的近期疗效。

2. 化学药物治疗　方案非常多样，曾用于临床的有 CHOP、deCHOP、常规 EPOCH、COPBLAM 和 ProMACE-CytaBOM 等，而后以往曾用于复发和难治性病例解救。此后又逐渐发展应用如 COPP、DICE、CVP、DHAP 和 ESHAP 等。

尽管含蒽环类的 CHOP 方案（环磷酰胺、阿霉素、长春新碱、泼尼松）是治疗中高度侵袭性恶性淋巴瘤的标准方案，也是鼻型淋巴瘤临床主要方案，近期疗效较好，总缓解率可达 60%左右，联合放疗可达 80%左右，但有不少作者认为无进展生存期及总生存期仍不理想。一般使用 2~6 个周期（每 3 周为 1 周期）。

3. 综合治疗　目前国内、外还没有标准的与放射治疗的联合方案，一般多在放射治疗前或后进行化疗。

4. 外周血干细胞移植方法。

5. 其他疗法　如支持疗法，增强营养、输血、补液、适当应用抗生素以控制继发感染。局部用过氧化氢清洗鼻腔，复方薄荷油或鱼肝油等滴鼻保持鼻腔的清洁。

预后常较差，年龄、临床分期和治疗措施、瘤细胞大小、国际预后指数（IPI）评分、LDH、B 症状、结外侵犯数等因素均可影响预后。

（汪文妮）

第十九章

咽炎与鼻咽炎

第一节 急性咽炎

一、概述

急性咽炎为咽黏膜、黏膜下组织的急性炎症，常为上呼吸道感染的一部分，多由急性鼻炎向下蔓延所致，也有开始即发生于咽部者。病变常波及整个咽腔，也可局限于一处。本病常见于秋冬及冬春之交，病毒感染居多，以柯萨奇病毒、腺病毒、副流感病毒为主，鼻病毒、流感病毒次之，通过飞沫和密切接触传染。细菌感染也较常见，并可继发于病毒感染而发生，致病菌以链球菌、肺炎双球菌多见。此外，经常在高温环境中工作或接触有刺激性的物质，如粉尘、烟雾、吸烟、氯、溴、氨及化学毒气也可引起咽部发炎。

二、临床表现及诊断

1. 症状体征 症状轻重与机体免疫力，病毒、细菌毒力等有关。一般起病较急，初为咽干、灼热，继而疼痛，吞咽时尤其明显；全身症状一般较轻，如为脓毒性咽炎，则全身及局部症状都较严重；畏寒、发热，体温 $37.8 \sim 40.5$℃，四肢酸痛、头痛、恶心、呕吐。咽部肿胀甚剧者则语言含糊；如病变侵及喉部则有咳嗽、声嘶、呼吸困难等。检查口咽及鼻咽黏膜充血肿胀，腭弓、悬雍垂水肿，咽后壁淋巴滤泡及咽侧索亦可红肿；在肿胀的淋巴滤泡中央出现黄白色点状渗出物；颌下淋巴结肿大且有压痛；重者会厌软骨及杓会厌皱纹增厚、水肿，以致呼吸困难。还可引起中耳炎、鼻炎、鼻旁窦炎、喉炎、气管炎、支气管炎及肺炎等。

2. 实验室检查 病毒感染，白细胞总数正常或稍低。细菌感染，则白细胞总数增高。

3. 诊断与鉴别诊断 根据病史、症状和检查所见，一般诊断不难，但应和疱疹性咽炎、急性白血病、颗粒性白细胞减少症等病相鉴别。麻疹、百日咳、猩红热等急性传染病的前驱期常有急性咽炎表现，应注意典型体征的出现，加以鉴别。

三、治疗

1. 病因治疗 清除邻近病灶，治疗全身疾病，戒除烟酒，预防急性咽炎发作等。加强身体锻炼、增强体质至关重要。

2. 局部治疗 咽部黏膜肥厚者可用3%硼酸溶液或2%～5%硝酸银局部涂布，有收敛及消炎作用。咽后壁淋巴滤泡增生及咽侧索肥厚者，可用冷冻、微波或激光等疗法以消除增生的病变组织。用各类喉片，如度米芬喉片、熊胆舒喉片等含化，对改善局部症状有一定效果。

3. 全身治疗 早期可选用抗病毒药，如阿昔洛韦：静脉滴注，5mg/kg，隔8小时一次，每次1小时以上，连续给药7天；口服，每次0.2g，每日5次，疗程5～10天。感染较重、发热较高、症状显著者需卧床休息，加强对症处理，同时给予抗生素或抗炎类药物治疗，如青霉素：肌内注射，一般感染，40万～80万U/次，每日2次，严重感染可增至每日4次；静脉滴注，用生理盐水或5%葡萄糖溶液稀释至1万U（1mL），每日200万～2 000万U；头孢呋辛酯：口服，成人每次0.25g，每日2次；儿童5岁以下不宜服用，一般每次0.125 g，每日2次；庆大霉素：肌内注射、静脉注射，成人16万～24万U/d，儿童0.3万～0.5万U/（kg·d），分3～4次注射。

4. 耳鼻喉综合治疗进行局部喷雾 咽炎患者经喷雾后，当天症状缓解率高，绝大多数患者3日内症状明显缓解，甚至消失。比单纯疗程缩短，可以短时间内，使急性咽炎得以痊愈。进行局部喷雾治疗时，强调让患者多休息，多饮水，进食易消化，高能量富含维生素食物，注意自身体质提高，以增强本身抗病能力，促进病体康复。

（段兆涛）

第二节　慢性咽炎

一、概述

慢性咽炎为咽部黏膜、黏膜下及淋巴组织的慢性弥漫性炎症，可为上呼吸道慢性炎症的一部分。急性咽炎反复发作，鼻炎、鼻旁窦炎的脓液刺激咽部，或鼻塞而张口呼吸，均可导致慢性咽炎的发生。成年人多见，病程长，症状较顽固，治疗有时困难。此病为多种因素导致，包括局部因素——急性咽炎、扁桃体炎反复发作，鼻部疾病、阻塞性睡眠呼吸暂停低通气综合征等所致长期张口呼吸，龋齿，牙周炎，烟酒刺激，粉尘，有害气体，刺激性食物等。全身因素——贫血，消化不良，呼吸道慢性炎症，内分泌功能紊乱，糖尿病，维生素缺乏，免疫功能低下等。全身性疾病的局部表现如贫血、糖尿病、肝硬化及慢性肾炎等。根据病理可将其分为慢性单纯性咽炎、慢性肥厚性咽炎、萎缩性咽炎与干燥性咽炎等。

二、临床表现及诊断

1. 临床表现 一般无明显全身症状。常有咽部异物感、痒感、灼热感、干燥感。常有黏稠分泌物附着于咽后壁，使患者晨起时出现频繁的刺激性咳嗽，伴恶心。无痰或仅有颗粒状分泌物咳出。萎缩性咽炎患者有时会咳出带臭味的痂皮。

（1）慢性单纯性咽炎：咽部黏膜弥漫性充血，黏膜下组织增生，咽后壁有散在充血的淋巴滤泡。

（2）慢性肥厚性咽炎：咽部黏膜色暗红，增厚明显，咽后壁淋巴滤泡明显增生肿大，甚至融合成片，咽侧索呈条状肥厚。

（3）慢性萎缩性咽炎：多继发于萎缩性鼻炎。表现为咽黏膜变形，如蜡纸状，可有干痂附着。

2. 诊断注意 诊断慢性咽炎应特别谨慎，以防遗漏某些疾病。食管癌早期可有类似的咽不适及轻度咽下困难，对于中、老年人及食管癌多发地区尤应注意排除。会厌肿物及声门上型癌早期主诉咽喉部不适，逐渐加重，行喉镜检查可明确诊断。临床上另有咽异感症，是指不伴有局部器质性病变的咽部感觉异常。多发生于中年女性，中医谓之"梅核气"，主要与精神因素有关。患者常诉咽部梗阻感，但进食无碍，均为空咽时明显。此类患者用暗示疗法进行心理疏导，酌用镇静剂治疗有效。

三、治疗

1. 病因治疗 坚持户外活动、保持室内空气清新、戒烟酒等不良嗜好。积极治疗鼻炎、气管支气管炎等呼吸道慢性炎症及其他全身性疾病。

2. 局部治疗

（1）慢性单纯性咽炎：保持口腔、口咽清洁，用生理盐水、复方硼砂溶液、呋喃西林溶液、2%硼酸液等含漱；含服华素片、度米芬喉片、中药制剂含片等；用复方碘甘油、2%硼酸甘油、5%硝酸银溶液涂于咽后壁，有收敛及消炎作用。

（2）慢性肥厚性咽炎：除上述治疗慢性单纯性咽炎的方法外，还可用电凝固法、液氮冷冻、激光、微波、25%~50%硝酸银烧灼等处理淋巴滤泡。但应注意分多次进行治疗，切忌局部破坏过重，形成瘢痕甚至萎缩性咽炎。

（3）干燥性及萎缩性咽炎：一般治疗可参考慢性单纯性咽炎。含漱可改为咽部清洗，以使药液达到咽腔并消除咽部痂皮；用黏液促排剂、糜蛋白酶等雾化吸入，可改善症状，减轻咽部干燥，口服小剂量碘化钾（0.11~0.2g，每日2~3次，多饮水）可促进咽分泌物增加，减轻咽干。同时可服用及局部应用润燥利咽中药，如金嗓利咽丸：口服，每次60~120粒，每日2次。

（段兆涛）

第三节　急性鼻咽炎

急性鼻咽炎是鼻咽部黏膜、黏膜下和淋巴组织的急性炎症，好发于咽扁桃体。在婴幼儿较重，而成人与较大儿童的症状较轻，多表现为上呼吸道感染的前驱症状。

一、病因

致病菌主要为乙型溶血性链球菌、葡萄球菌，亦可见病毒与细菌混合感染病例。受凉、劳累等因素致使机体抵抗力下降是其诱因。

二、临床表现及检查

在婴幼儿，全身症状明显，且较重。常有高热、呕吐、腹痛、腹泻及脱水症状，有时可出现脑膜刺激症状。严重时可出现全身中毒症状。而局部症状为鼻塞及流鼻涕，且多在起病后数天出现。鼻塞严重时出现张口呼吸及吸乳困难。鼻涕可为水样涕，亦可是黏脓性。成人及较大儿童，全身症状不明显，而以局部症状为主，如鼻塞及流水样涕或黏脓性涕。且常有鼻咽部干燥感或烧灼感症状，有时有头痛。

检查：颈部淋巴结可肿大并有压痛。口咽部检查：咽后壁可有黏脓自鼻咽部流下。鼻咽部检查：黏膜弥漫性充血、水肿，多以咽扁桃体处为甚，并有黏脓性分泌物附着。婴幼儿因检查难以配合，鼻咽部不易窥见。

三、诊断

成人和较大儿童，由于局部症状明显，检查配合，在间接鼻咽镜及纤维鼻咽镜下较易看清鼻咽部病变情况，故诊断不难。而在婴幼儿，多表现为较重的全身症状，早期易误诊为急性传染病及其他疾病，待局部症状明显时才考虑到此病。故婴幼儿出现鼻塞、流鼻涕且伴有发热等全身症状时，应考虑到本病的可能。颈部淋巴结肿大和压痛有助于诊断。

四、并发症

可引起上、下呼吸道的急性炎症、咽后壁脓肿及中耳炎症。在婴幼儿可并发肾脏疾病。

五、治疗

全身及局部治疗。根据药敏试验结果选用相应抗生素或选用广谱抗生素全身应用，对病情严重者，须采取静脉给药途径，足程足量，适当应用糖皮质激素，以及时控制病情，防止并发症的发生。另外支持疗法的应用：如婴幼儿须卧床休息，供给新鲜果汁和温热饮料、补充维生素以及退热剂的应用等。局部治疗多用 0.5%~1% 麻黄碱或 0.05% 羟甲唑啉及 3% 链霉素滴鼻剂或其他抗生素滴鼻剂滴鼻，以便使鼻部分泌物易于排出，使鼻塞症状改善，抗生素药液易流到鼻咽部，达到治疗目的。另外局部涂以 10% 弱蛋白银软膏亦可减轻症状。如本病反复发作，在已控制炎症的基础上可考虑行腺样体切除术。

六、预后

成人和较大儿童预后良好。婴幼儿患者可因其并发症或全身中毒症状过重而有生命危险。

（段兆涛）

第四节　慢性鼻咽炎

慢性鼻咽炎是一种病程发展缓慢的慢性炎症，常与邻近器官或全身的疾病并存。急性鼻咽炎反复发作或治疗不当，鼻腔及鼻窦炎症时分泌物刺激，鼻中隔偏曲，干燥及多粉尘的环境，内分泌功能紊乱，胃肠功能失调，饮食无节制等因素，均可能为其诱因。而腺样体残留或潴留脓肿、咽囊炎等可能使鼻咽部长期受到刺激而引起炎症。慢性鼻咽炎与很多原因不明的疾病和症状有密切关系：如头痛、眩晕、咽异物感、变应性鼻炎、风湿性心脏病及关节炎、长期低热、牙槽溢脓、口臭及嗅觉消失等。当慢性鼻咽炎治愈后，这些久治不愈的疾病或症状，有时也可获得痊愈或有明显改善。

一、症状与检查

鼻咽干燥感，鼻后部有黏稠分泌物，经常想将之咳出或吸涕，故可频繁咳痰或吸痰，还可有声嘶及头痛等，头痛多为枕部钝痛，为放射痛。检查可见鼻咽黏膜充血、增厚，且有稠厚黏液或有厚痂附着。咽侧索可红肿，特别在扁桃体已切除后的患者，是为代偿性增生肥厚。全身症状不明显。

二、诊断

因病程发展很慢，可长期存在而不被察觉，一般的检查方法难以确诊。而电子纤维鼻咽镜检查不难确诊。Horiguti（1966）建议用蘸有1%氯化锌液的棉签涂软腭的背面或鼻咽各壁，慢性鼻咽炎患者在涂抹时或涂抹后局部有剧烈的疼痛，并有少量出血，或可提示较固定的放射性头痛的部位，也可确诊。如软腭背面的疼痛向前额部放射；鼻咽后壁的疼痛向枕部放射；鼻咽顶部的疼痛向顶部放射；下鼻道后外侧壁的疼痛向颞部放射（图19-1）。

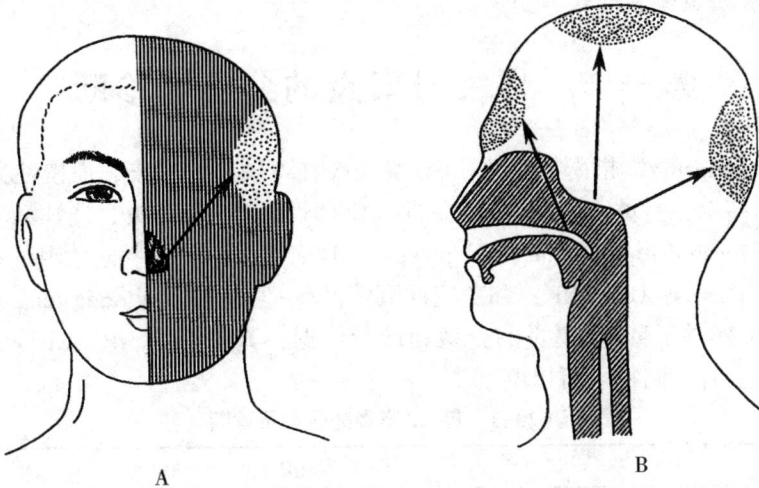

图19-1 鼻咽炎涂药检查的放射性头痛部位

三、治疗

找出致病原因，予以病因治疗。而加强锻炼，增加营养，多饮水，提高机体抵抗力更为重要。局部可用1%氯化锌液涂擦，每日1次，连续2~3周。应用5%~10%硝酸银涂抹鼻咽部，每周2~3次。还可使用3%链霉素滴鼻剂和油剂（如复方薄荷油滴鼻剂、清鱼肝油等）滴鼻，且可应用微波及超短波电疗等物理疗法，以改善其症状。

（段兆涛）

第二十章

慢性鼻窦炎

慢性鼻窦炎是指发生于鼻窦黏膜的慢性炎症，一般将持续时间超过 12 周作为区别急性和慢性的依据。慢性鼻窦炎在全球范围内的患病率为 5%～15%。由于鼻窦炎经常继发于鼻炎，因此用鼻-鼻窦炎概念取代鼻窦炎。

第一节　慢性鼻窦炎的分型和诊断

美国《Rhinosinusitis》指南指出急性鼻-鼻窦炎在本质上是感染，而慢性鼻-鼻窦炎可能是一系列过程的结果，将鼻-鼻窦炎分为急性（细菌性）鼻-鼻窦炎、慢性鼻-鼻窦炎不伴鼻息肉（chronic rhinosinusitis without nasal polyps, CRSsNP）、CRS 伴鼻息肉（chronic rhinosinusitis with nasal polyps, CRSwNP）和变应性真菌性鼻-鼻窦炎（allergic fungal rhinosinusitis, AFRS）。表 20-1 列举了鼻-鼻窦炎的分型和诊断依据，其中 CRSsNP、CRSwNP 和 AFRS 在临床症状、体征上有不同特点可以鉴别。

表 20-1　鼻-鼻窦炎的分型及诊断

	鼻-鼻窦炎分型			
	急性（细菌性）鼻-鼻窦炎	CRS 不伴鼻息肉	CRS 伴鼻息肉	AFRS
诊断标准	-症状持续最少 10 天，最长至 28 天	症状持续≥12 周		
症状特点	-严重的疾病*（脓性分泌物持续 3~4 天伴有高热） -疾病加重（症状起初缓解但是在最初的 10 天内加重）			
诊断需要的症状	必要的： -前和（或）后鼻脓性分泌物 -鼻塞 -面部疼痛/压迫感	需要≥2 条下述症状 -前和（或）后鼻黏脓性分泌物 -鼻塞 -面部疼痛/压迫感	需要≥2 条下述症状 -前和（或）后鼻黏脓性分泌物 -鼻塞 -嗅觉减退	需要 ≥1 条下述症状 -前和（或）后鼻黏性分泌物 -鼻塞 -面部疼痛/压迫感

	鼻-鼻窦炎分型			
	急性（细菌性）鼻-鼻窦炎	CRS 不伴鼻息肉	CRS 伴鼻息肉	AFRS
客观证据	需要（有其一即可） -鼻腔检查脓性分泌物： 1. 前鼻镜或内镜发现超过鼻前庭或 2. 鼻咽部引流，或 -急性鼻-鼻窦炎的放射学证据	都需要 -内镜检查以排除中鼻道有鼻息肉和炎症表现，如颜色异常的黏液或中鼻道或筛窦区域水肿，和 -CT 下鼻-鼻窦炎影像学表现	都需要 -内镜检查以证实双侧中鼻道息肉和 -CT 影像学证实双侧黏膜疾病	需要 -内镜检查以证实变应性黏蛋白（病理学证实真菌菌丝伴有嗜酸性粒细胞或胞脱颗粒）和炎症，如中鼻道筛窦区域水肿或息肉 -CT 或 MRI 鼻-鼻窦炎证据 -真菌特异性 IgE 的证据（皮肤试验或者体外血清学证据） -没有侵袭性真菌疾病的组织学证据 AFRS 的其他可能性，但不是必须，检测方法如：真菌培养、血清总 IgE 水平、一项以上影像学检查（CT 或 MRI）高度提示 AFRS

注：*颅内侵犯、眶内蜂窝织炎或者需要住院，但是这些患者应该从没有并发症的急性（细菌性）鼻-鼻窦炎的临床试验中排除。

欧洲《EPOS》指南对于 CRS 的分类与美国《Rhinosinusitis》指南类似，只是把 AFRS 作为病因明确的特殊类型的 CRS，EPOS 指南对于鼻-鼻窦炎（包括鼻息肉）的定义为：鼻和鼻窦的炎症有以下两个或更多的症状：鼻塞、前后鼻孔流涕、面部疼痛/压迫感、嗅觉减退或丧失；鼻内镜检查可见鼻息肉或者中鼻道脓性分泌物或者以中鼻道为主的水肿/黏膜阻塞；和（或）CT 改变：窦口鼻道复合体/鼻窦内的黏膜改变。《Rhinosinusitis》指南和欧洲 EPOS 指南对于 CRS 症状在 CRSsNP 和 CRSwNP 的区别之一是嗅觉减退，此外《EPOS》指南对于 CT 改变在 CRS 诊断中并非绝对必要，CT 检查应该结合症状和体征等临床特征。

《EPOS》指南对于以下情况需要进一步分析：

·通过口服、支气管和鼻激发结果阳性或者明显的病史证明阿司匹林敏感。

·通过症状、肺功能检查证明是哮喘/支气管高反应/慢性阻塞性肺疾病。

·通过血清特异性 IgE 或者皮肤点刺试验证明是变态反应。

·发现脓性分泌物。

以下情况需要从一般研究中排除：

·通过发汗试验阳性或者等为基因分析确诊囊性纤维化。

·严重的免疫缺陷（先天性或者获得性）。

·先天性黏液纤毛疾患如原发性纤毛运动障碍。

·非侵袭性真菌球和侵袭性真菌性鼻窦炎。

·系统性的血管炎和肉芽肿性疾病。

细胞学和细菌学检查：细胞病理学检查一般不用于诊断鼻-鼻窦炎，只有在排除恶性病变或者血管炎时有一定应用价值。通过上颌窦穿刺或者内镜下中鼻道分泌物培养可以获得鼻窦的微生物培养结果。

为了方便后面的治疗，《EPOS》根据症状的视觉模拟评分（visual analogue scale，VAS）总的严重程度将鼻-鼻窦炎的按严重程度分为：轻度：VAS；0~4；和中/重度：VAS：5~10（图20-1）。

问题：你的鼻-鼻窦炎症状令你烦恼的程度？（由患者在以下0~10cm的线段上标出，然后测量如结果。）

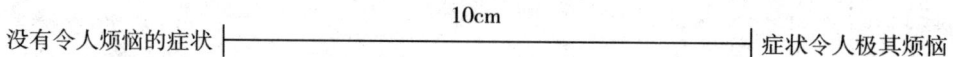

没有令人烦恼的症状 ├─────────10cm─────────┤ 症状令人极其烦恼

图20-1 CRS的严重程度VAS评分

（段兆涛）

第二节 鼻窦炎控制

EPOS指南（2012版）在CRS的治疗效果的评价中引入了控制程度的概念，将CRS的控制程度分为控制、部分控制和未控制三个程度，表20-2列举了各个控制程度的临床特点。

表20-2 慢性鼻-鼻窦炎控制水平

特征	慢性鼻-鼻窦炎近1个月的控制水平		
	控制	部分控制	未控制
鼻塞	无或没有困扰	1周内大部分天数存在	三个或更多的部分控制CRS的特征
流鼻涕/鼻后滴漏	几乎没有或者呈黏性	1周内大部分天数呈黏脓性	
面部疼痛/头痛	无或没有困扰	存在	
嗅觉	正常或轻微受损	明显受损	
睡眠困扰或疲劳	不受影响	受影响	
鼻内镜检查（如果可以）	黏膜正常或基本正常	黏膜不健康（鼻息肉、黏脓性分泌物、炎症改变的黏膜）	
全身药物使用	不需要	在最近3个月内需要一定时间的抗生素或全身糖皮质激素	在最近1个月内需要较长时间的抗生素或全身糖皮质激素

在慢性鼻-鼻窦炎的治疗中，EPOS指南给出了难治性鼻-鼻窦炎的概念：在过去1年经过充分的手术，鼻内使用糖皮质激素治疗以及2个短疗程的抗生素或全身激素治疗仍然无法达到可以接受的控制水平的慢性鼻窦炎患者可以称为难治性鼻-鼻窦炎。这个定义仍然是临床概念，目前尚不明确其发病机制和炎症特征。

（段兆涛）

第三节　慢性鼻窦炎的治疗

慢性鼻窦炎的治疗根据 CRSsNP、CRSwNP 分型有不同选择（图 20-2，图 20-3），根据不同研究报告的证据水平，可以选择不同的治疗手段和方案。主要包括药物治疗和手术治疗。药物治疗的选择主要包括鼻腔局部糖皮质激素、口服糖皮质激素、口服抗生素。手术治疗一般在药物治疗无效时选择。

1. 鼻用糖皮质激素　对于 CRSsNP 和 CRSwNP 都有效果，鼻用糖皮质激素有鼻喷剂型、滴剂和雾化吸入，目前大多数研究都是有关鼻喷剂型和滴剂。鼻用糖皮质激素（4~12 周）可以缩小鼻息肉体积，其不良反应主要包括局部不良反应如鼻出血、鼻刺激感、喷嚏和鼻干等。局部糖皮质激素长期使用由于剂量很小，对儿童生长、眼部症状以及下丘脑-垂体-肾上腺轴的抑制作用不明显。

2. 口服糖皮质激素　主要用于 CRSwNP，针对较为严重的鼻息肉术前小剂量（泼尼松 25~30mg/d 或甲泼尼松龙 32mg/d，4~5 天后开始递减，每 2 天减 1 片）短期使用可以缩小鼻息肉，改善症状，但是全身使用糖皮质激素的禁忌证以及长时间使用的全身不良反应如对内分泌的和代谢的影响需要重视。如骨代谢可以补充使用钙剂+维生素 D 作为补偿。其他糖代谢、早期白内障形成以及下丘脑-垂体-肾上腺轴的抑制作用应该考虑。

3. 抗生素　抗生素短期使用在 CRSsNP 可以用于急性加重期。有报道短期口服多西环素（doxycycline，第 1 天 200mg，此后 100mg，用 20 天，随访 12 周）可以缩小鼻息肉体积，改善鼻后滴漏，抑制鼻分泌物中 ECP、MPO、IL-5 和 IgE。但是也有报道使用喹诺酮类、阿莫西林/克拉维酸钾或甲氧苄啶磺胺甲异噁唑合剂治疗鼻息肉 3 周，没有明显效果。大环内酯类抗生素等对于不并发变态反应者可以长期（≥12 周）使用，有报道使用罗红霉素（150mg/d，12 周）治疗 CRSsNP，可以显著改善症状，鼻内镜检查所见以及糖精试验时间，治愈率明显高于空白对照组，特别是对于 IgE 正常的患者，但是也有研究采用阿奇霉素（500mg/周，12 周）治疗 CRSsNP 无明显效果的报道。另有研究使用克拉霉素（400mg/d，3 个月）、罗红霉素（150mg 单独或者与抗组胺药物氮䓬斯汀合用，8 周）治疗 CRSwNP，可以缩小鼻息肉体积，抑制 IL-8。长期使用主要是发挥其抗炎作用，但是长期使用存在药物抵抗的风险。

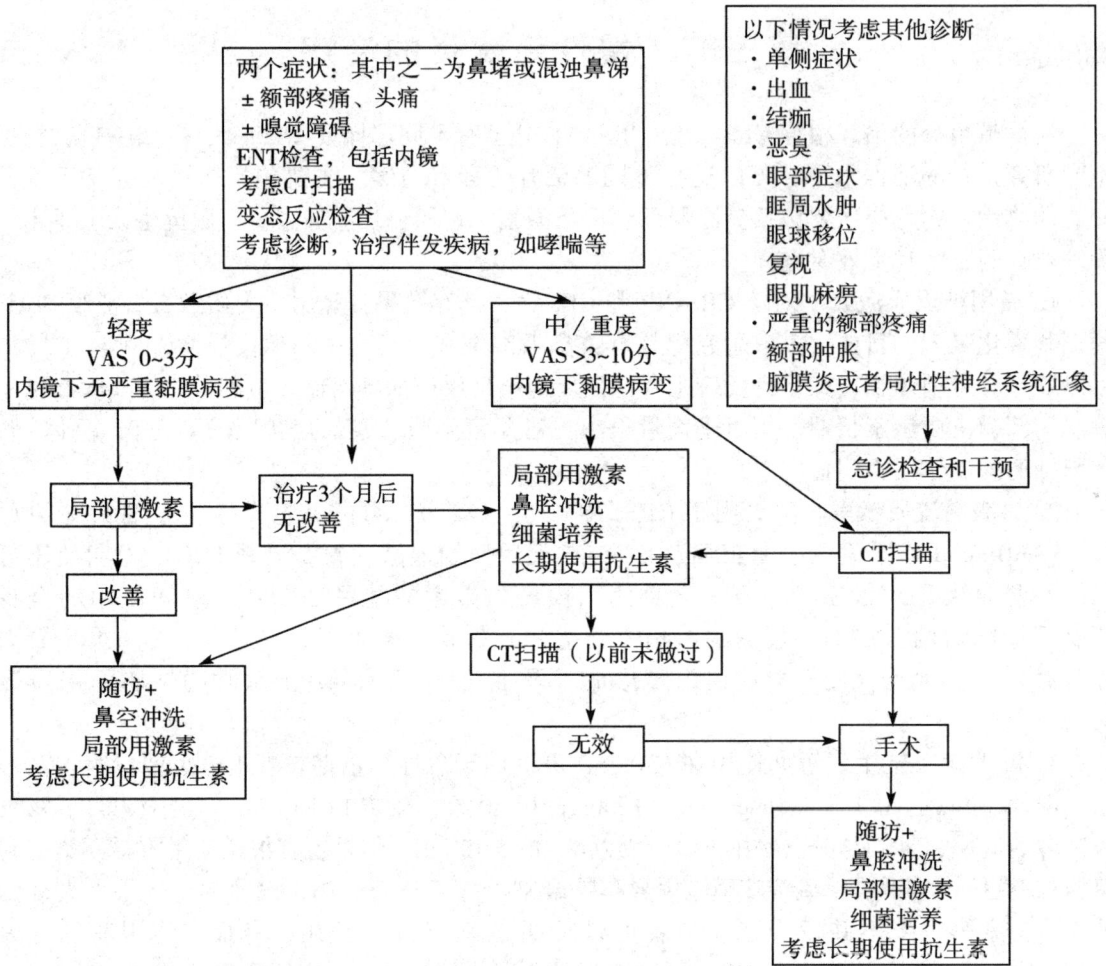

图 20-2 成人 CRSsNP 治疗流程

4. 细菌溶解产物（裂解物） 可以刺激 Th1 免疫，有个别研究提示细菌裂解产物 BronchoVaxom（OM-85BV）可以作为辅助手段用于 CRSsNP 的治疗。

5. 鼻腔冲洗 对于改善 CRS 症状有一定效果，可以使用。

6. 细菌溶菌制剂 对于某些患者因为免疫异常导致反复发作急性细菌性鼻-鼻窦炎者，应用细菌的溶菌制剂来调节患者的免疫状态，能够在一定程度上延缓急性鼻-鼻窦炎复发的时间，减少抗生素的使用周期。

7. 抗 IgE 治疗 IgE 的单克隆抗体治疗目前尚未批准临床用于治疗 CRSwNP，有研究表明 IgE 的单克隆抗体 Omalizumab 可以特异性结合 IgE，降低外周血和组织中的 IgE 水平，缩小鼻息肉体积，改善症状，但是需要更多的证据证实。

两个症状：其中之一为鼻堵或混浊鼻涕
±额部疼痛、头痛
±嗅觉障碍
ENT检查，包括内镜
考虑CT扫描
考虑并发症诊断

以下情况考虑其他诊断
· 单侧症状
· 出血
· 结痂
· 恶臭
· 眼部症状
眶周水肿
眼球移位
复视
眼肌麻痹
· 严重的额部疼痛
· 额部肿胀
· 脑膜炎或者局灶性神经系统征象

轻度 VAS 0~3分 内镜下无黏膜病变 → 局部用激素（喷剂）

中度 VAS 3~7分 内镜下有黏膜病变 → 局部用激素喷剂考虑增加剂量 滴剂 考虑强力霉素

重度 VAS 7~10分 内镜下有黏膜病变 → 口服激素（短期）局部用激素

急诊检查和干预

3个月后复诊 → 改善 / 无改善

1个月后复诊 → 改善 / 无改善

改善 → 继续用局部用激素 → 每6个月复诊一次

CT扫描

随访+ 鼻腔冲洗 局部+口服激素 ±长期使用抗生素

手术

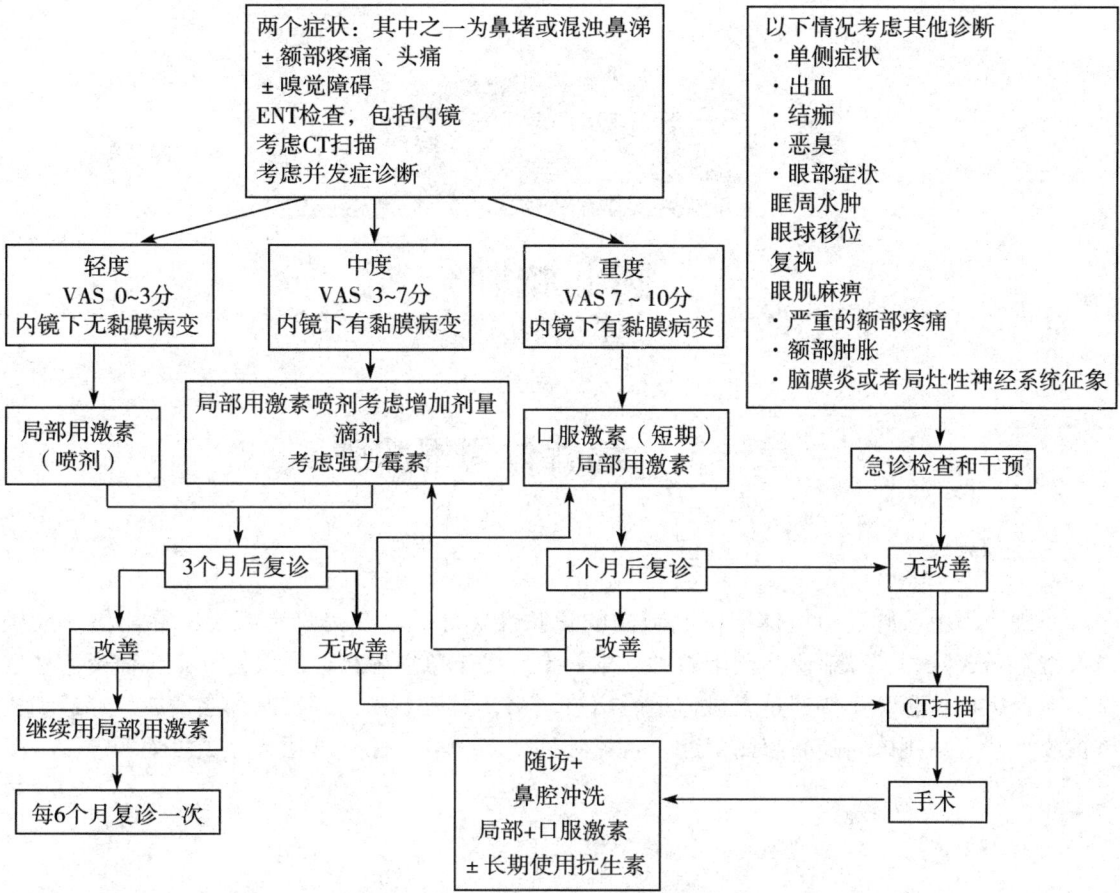

图 20-3　成人 CRSwNP 治疗流程

8. 抗 IL-5 治疗　IL-5 的单克隆抗体 Mepolizumab 和 reslizumab 对部分 CRSwNP 患者有治疗效果。

9. 白三烯受体拮抗剂孟鲁斯特治疗　CRSwNP 的研究报告结论不一致，目前不推荐白三烯受体拮抗剂孟鲁斯特治疗 CRSwNP。

10. 抗真菌药物　目前的研究不支持使用局部或者口服抗真菌药治疗 CRSsNP 和 CRSwNP。

11. 阿司匹林脱敏　考虑到口服阿司匹林脱敏有诱发全身过敏反应的危险，目前不推荐用于治疗 CRSwNP。

手术治疗大样本的前瞻性研究或病例研究证实鼻内镜下鼻窦开放术对于药物治疗无效的 CRSsNP 患者是有效和安全的。同时研究分别使用口服泼尼松 2 周及鼻喷激素 12 个月治疗组与鼻内镜手术后使用鼻喷激素 12 个月治疗组相比，在 6 个月和 12 个月时，鼻部症状和鼻息肉评分都比治疗前明显改善。

（段兆涛）

第二十一章

咽部脓肿

第一节　扁桃体周围脓肿

一、概述

扁桃体周围脓肿是扁桃体周围间隙内的化脓性炎症。早期为蜂窝织炎，称扁桃体周围炎，继之形成脓肿，称扁桃体周围脓肿。本病常继发于急性扁桃体炎或慢性扁桃体炎急性发作。由于扁桃体隐窝，特别是扁桃体上隐窝被堵塞，引流不畅，感染向深层发展，穿透扁桃体被膜，侵入扁桃体周围间隙而引起。常见致病菌多为溶血性链球菌或金黄色葡萄球菌。多见于成年人。

二、诊断

（一）病史采集

1. 详细询问咽痛、发热发生的时间及病程的演进变化。

2. 有无吞咽困难，唾液外流，张口困难，语言不清，音调改变，体质衰弱。

（二）体格检查

1. 一般情况　急性病容、面颊赤红、畏寒发热，全身疲乏无力，少数患者可能全身症状并不重。

2. 局部检查

（1）患侧腭舌弓及软腭高度红肿，悬雍垂肿胀偏向健侧，腭舌弓上方隆起，扁桃体常被遮盖且被推向内下方。

（2）颈部活动受限，头常偏向患侧，颌下淋巴结肿大、压痛。

（三）辅助检查

1. 实验室检查　血常规白细胞总数大多增高，严重病例有时也可减低，但中粒细胞百分数仍增高。

2. 咽拭子涂片及细菌培养　结果同急性扁桃体炎。

（四）临床类型诊断

1. 前上型　脓肿位于扁桃体上极及腭舌弓之间，则腭舌弓上方隆起，扁桃体被遮盖且被推向内下方。

2. 后上型　脓肿位于扁桃体与腭咽弓之间，则腭咽弓隆起，扁桃体被推向前下方。患侧颈及下颌淋巴结肿大。

（五）鉴别诊断

1. 咽旁脓肿　为咽旁间隙的急性化脓性炎症，肿胀部位在一侧颈外下颌部，伴有压痛，病侧扁桃体和咽侧壁被推向中线，但扁桃体本身无病变。

2. 智齿冠周炎　多发生在下牙槽内侧，下颌第三磨牙（智齿）冠周炎常因阻生牙而起病，牙龈红肿，牙冠上覆盖肿胀组织，红肿可波及扁桃体前部及舌腭弓，但扁桃体和悬雍垂一般不受影响。

3. 急性白血病　有时咽喉部呈急性炎症现象，但疼痛轻，局部有出血坏死，牙龈部亦有出血灶，根据血常规和骨髓象可得确诊。

4. 扁桃体恶性肿瘤　多见于成人。单侧扁桃体肿大，局部炎症不明显，质硬，表面光滑或溃疡，或呈菜花状，早期临床症状不明显。易早期颈淋巴结转移，局部活检即可确诊。

三、治疗

（一）治疗原则

早期可保守治疗，选用敏感抗生素控制感染；在脓肿形成后，还应穿刺抽脓或切开引流，每日扩张切口一次，至无脓液流出。急性炎症消退后应行扁桃体摘除，以免反复发作。

（二）治疗方案

1. 非手术治疗

（1）一般治疗：卧床休息，加强营养，进食易消化食物。

（2）抗生素应用：脓肿未形成之前应按急性扁桃体炎治疗，应用抗生素控制感染，抗生素用量要充足，可静脉用药，最好用广谱抗生素如青霉素、头孢菌素等，如青霉素800万~1 200万U静脉滴注。

（3）对症治疗：发病期间多用漱口水含漱，常用的有多贝尔氏液或自行配制淡盐水，每日含漱5~10次，起到辅助排脓、消炎作用。饮食应以清淡为主，吞咽疼痛者可吃流食或半流食；发热者可用酒精擦浴，协助降温；有高热者应给予退烧药；疼痛剧烈者适当给予止痛药，或口含六神丸等。

（4）中医药治疗。

2. 手术治疗

（1）穿刺抽脓：扁桃体周围脓肿在脓肿形成后，宜采取穿刺抽脓。用2%丁卡因表面麻醉后，选择穿刺点，脓肿位于前上方者，假设于悬雍垂根部做一平行线，再自舌腭弓前缘做一垂直线，两线相交叉点即为穿刺点，或自悬雍垂根部与最后磨牙连线的中点为穿刺点；或在扁桃体上极与腭舌弓之间表现最膨隆之部位为穿刺点，脓肿位于后上方者，则在腭咽弓处穿刺。用16~18号粗针头，刺入时动作要轻柔，可感觉到有落空感即进入脓腔，不要刺入过深，以免刺伤大血管引起出血，如果未抽出脓，可将针退出一部分，改变方向再刺入试抽。

（2）切开排脓：在穿刺有脓处，或最膨隆处和最软化处作一小切口，切开黏膜及浅部组织后即可，然后用一血管钳从切口中伸入，沿扁桃体被膜外方进入脓腔，稍加扩张，将切口撑大，随即有脓外流，患者顿时感到症状减轻，可每日用血管钳扩张一次，待无脓时为止。

（3）脓肿期间将扁桃体切除：有时因脓肿引流不畅，虽然经多次抽脓但仍有脓或切开引流后仍不能治愈，此时在抗生素控制下，可在急性期切除扁桃体，以彻底引流，达到根治的目的。

（4）预防性扁桃体切除：约有1/3患者扁桃体周围脓肿反复发作，为了根除，可在炎症消退后2周切除扁桃体；因为此时扁桃体周围瘢痕尚未形成，扁桃体容易剥离，否则扁桃体周围因瘢痕而粘连则切除困难。

（王　薇）

第二节　咽后脓肿

咽后脓肿为咽后隙的化脓性炎症，因其发病机制不同，分为急性与慢性两型。

一、病因及病理

1. 急性型　最常见为咽后淋巴结化脓，多发生于3岁以内的幼儿。由于婴幼儿咽后隙淋巴组织丰富，口、咽、鼻腔及鼻窦的感染可引起淋巴结炎，进而化脓，脓液蓄积在口咽后方咽后隙的一侧。此外，成人因咽后壁异物刺入，或者外伤、手术等侵入性损害均可引起咽后隙感染。致病菌与扁桃体周围脓肿相似。

2. 慢性型　多见于成人，由颈椎结核引起。在椎体与椎前筋膜之间形成寒性脓肿。

二、临床表现

1. 急性型者，起病急，发热、烦躁、咽痛拒食、吸奶时吐奶或奶汁反流入鼻腔，有时可吸入呼吸道引起呛咳。说话及哭声含糊不清，如口中含物，睡眠时打鼾，常有不同程度的呼吸困难。患者头常偏向患侧以减轻患侧咽壁张力，并扩大气道腔隙。如脓肿增大，压迫喉入口或并发喉炎，则呼吸困难加重。

2. 慢性型者，多有结核病的全身症状，起病缓慢。无咽痛，多在脓肿大而出现咽部阻塞症状时方来就诊。

三、检查

急性型者可见咽后壁一侧隆起，充血，脓肿较大者可将患侧腭咽弓向前推移。由外伤或异物引起的咽后脓肿，多位于喉咽，须用间接喉镜检查才能发现。局部常有脓性分泌物，有时尚能查见异物。检查时，操作宜轻柔，以避免患儿哭闹挣扎导致脓肿破裂，如发生意外，应速将患儿头部倒下，防止脓液流入气管，发生窒息或引起吸入性肺炎。另外，检查可发现患侧或双侧颈淋巴结肿大，压痛明显。

慢性型者可见咽后壁隆起，常位于咽后壁中央，黏膜色泽较淡。

314

四、诊断

根据病史、症状以及检查所见，诊断不难。幼儿如有上述症状时，首先须考虑本病。除咽部检查外，可行 X 线侧位拍片，以判断脓肿的大小及范围，有时尚能见到液平面，对疑为外伤或结核引起者，通过 X 片也可检查有无异物或颈椎骨质破坏。结核性者常有肺部结核病变。CT 检查有利于脓肿与蜂窝织炎的鉴别。

五、并发症

1. 脓肿破裂，吸入下呼吸道，可引起吸入性肺炎甚至窒息。
2. 脓肿向下发展，可引起急性喉炎、喉水肿、纵隔炎。
3. 脓肿向外侧可侵入咽旁间隙导致咽旁隙脓肿，继之侵蚀大动脉，可发生致死性大出血。

六、治疗

1. 急性咽后脓肿　一经确诊，须行切开排脓。患儿不需麻醉，成年患者喷用 1% 丁卡因即可。取仰卧头低位，用压舌板或直接喉镜压舌根暴露口咽后壁，看清脓肿部位，在脓肿最隆起处用长粗穿刺针抽脓（图21-1）。然后用尖刀在脓肿下部最低处作一纵行切口，并用血管钳扩大切口，排尽脓液并充分吸出。喉咽部脓肿，可在直接喉镜下进行手术，操作方法同上。术中应准备好气管切开包、氧气、喉镜及插管等器械，以便在意外情况出现时使用。

术后使用抗生素控制感染。如脓液引流不畅，每日应扩张创口，排尽脓液直至痊愈。

2. 结核性咽后脓肿　除抗结核治疗外，可在口内穿刺抽脓，脓腔内注入 0.25g 链霉素液，但不可在咽部切开。有颈椎结核者，宜与骨科医师共同处理，同时行颈外切开排脓。

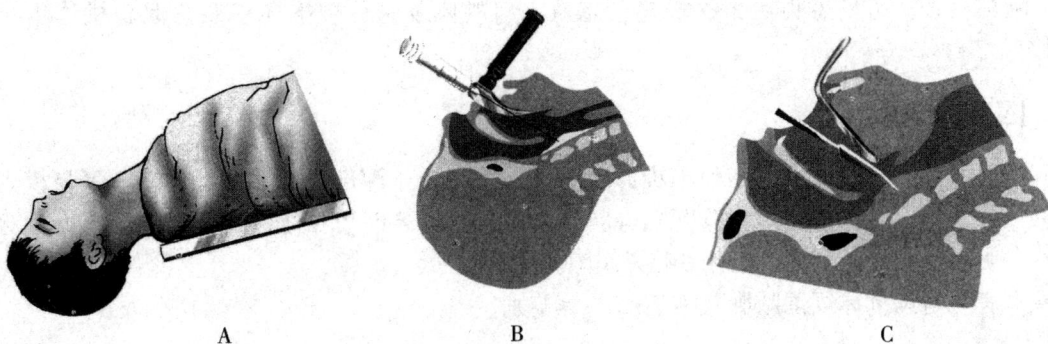

图21-1　咽后脓肿的手术治疗
A. 体位；B. 穿刺抽脓；C. 切开排脓

（王　薇）

第三节　咽旁脓肿

咽旁脓肿为咽旁隙的化脓性炎症，早期为蜂窝织炎，随后发展成脓肿。

一、病因

1. 邻近器官或组织化脓性炎症的扩散，为最常见的致病因素，如急性扁桃体炎、扁桃体周脓肿、咽后脓肿及牙槽脓肿等可直接侵入咽旁隙而发病。

2. 咽部外伤、异物所引起的感染，包括咽部和口腔手术的并发症，如扁桃体摘除术、拔牙手术时注射麻醉剂的针头消毒不严，可将致病菌直接带入咽旁隙。

3. 血液或淋巴途径感染　邻近器官或组织的感染，可经血行和淋巴系累及咽旁隙。

二、临床表现

1. 全身症状　发热、寒战、出汗、头痛及食欲缺乏。体温可呈持续性高热或脓毒血症的弛张热，严重时可呈衰竭状态。

2. 局部症状　咽旁及颈侧剧烈疼痛、吞咽困难、语言不清、当炎症侵犯翼内肌时，出现张口困难。

三、检查

患者呈急性重病容、颈部僵直、活动受限。患侧颈部、颌下区肿胀，触之坚硬，牙痛明显。严重者肿胀范围可上达腮腺、下沿胸锁乳突肌而达锁骨上窝。如已形成脓肿，则局部变软且有波动感。

咽部检查，可见患侧咽侧壁隆起、充血，扁桃体及腭弓被推向中线，但扁桃体本身无红肿。

四、诊断

根据上述症状及体征，一般不难诊断。但因脓肿位于深部，由颈外触诊时，不易摸到波动感，故不能以有无波动感为诊断咽旁脓肿的依据。必要时可在压痛最显著处做诊断性穿刺抽脓，明确诊断。咽部 CT 可发现咽旁间隙的脓肿。

本病须与扁桃体周围脓肿及咽后脓肿等鉴别。

五、并发症

1. 周围扩展，可波及咽后间隙而致咽后脓肿；继而向下蔓延可发生喉水肿；沿大血管向下发展，可发生纵隔炎。

2. 若侵蚀颈内动脉，可致颈内动脉壁糜烂而引起致命的大出血。

3. 颈内静脉受侵犯，可引起血栓性静脉炎。

六、治疗

1. 脓肿形成前，应全身使用广谱、足量的抗生素及适量的糖皮质激素等药物，以防感染的蔓延和并发症发生。

2. 脓肿形成后，立即行脓肿切开排脓，一般经颈外进路切开。局部麻醉下，以下颌角为中点，在胸锁乳突肌前缘作一纵切口，用血管钳钝性分离软组织进入脓腔。排脓后，置入引流条，切口部分缝合。术后继续抗感染治疗。

（王　薇）

第二十二章

咽部肿瘤

第一节 良性肿瘤

咽部的良性肿瘤种类较多，常见的有乳头状瘤、纤维瘤、脂肪瘤、血管瘤、腺瘤以及各种囊肿等。其特点是生长缓慢，较局限，早期无明显症状。随着肿瘤的逐渐增大，可出现咽部不适、异物感、咽痛、呼吸困难及吞咽困难等症状。按其组织学分类可分为：①上皮组织肿瘤，如乳头状瘤、腺瘤。②软组织肿瘤，如血管瘤、纤维瘤。③骨与软骨肿瘤，如骨瘤、软骨瘤。④杂类肿瘤，如畸胎瘤、脊索瘤。⑤瘤样病变，如囊肿、息肉。

一、乳头状瘤

（一）概述

乳头状瘤发生于口咽部黏膜上皮组织，为最常见的咽部良性肿瘤。男性多于女性，中年人好发。咽部乳头状瘤多发生于腭弓、软腭缘、悬雍垂底部、扁桃体、会厌舌面及其上缘。起因可能与 HPV 感染有关。

（二）临床表现及诊断

1. 临床表现　乳头状瘤可呈单个，有蒂或无蒂，多为浅红色，外形可呈疣状、息肉状、颗粒状、菜花状等，肿瘤质软，体积不大。患者常无明显症状，多在体格检查时偶然发现。少数患者可有咽痒、异物感、咳嗽等感觉。肿瘤生长较缓慢，瘤体较大时可影响呼吸及吞咽。

2. 诊断　根据肿瘤外观、发生部位，不难诊断。但要注意与息肉、乳头状腺癌等鉴别。

（三）治疗

本病治疗以手术为主。可在表麻或局部麻醉下进行。经口腔内切除肿物，根部电烙烧灼，以防止复发。位于扁桃体表面广基的肿瘤，可将扁桃体一并切除。也可在 1% 丁卡因表面麻醉后，经口腔利用激光烧灼、微波凝固及冷冻治疗，病灶被切割和碳化而不出血，减少了正常组织被污染进而扩散的机会，均可获得较满意的疗效，但此类方法不便行病理检查。

乳头状瘤治疗效果好，少数有恶变报道。

二、纤维瘤

（一）概述

咽部纤维瘤好发部位与乳头状瘤相似。按其生长部位，可分为两类。有蒂者多发于扁桃体、腭弓及舌根；无蒂者多发于咽壁黏膜下或软腭黏膜内，表面覆以正常黏膜。

（二）临床表现及诊断

1. 临床表现　瘤体大小不一，质坚实。咽部纤维瘤的临床症状据肿瘤大小及位置不同而各异。肿瘤较小者无明显症状，肿瘤较大者可引起进食及言语障碍。位于喉咽部者，还可以引起呼吸困难。

2. 诊断　咽部纤维瘤的诊断依据是病理。

（三）治疗

肿瘤较小者，可通过口腔切除或支撑喉镜下切除。位于扁桃体上的纤维瘤，若根蒂较小，可直接摘除肿物，若基底较宽，须连同扁桃体一并切除。肿瘤较大且位于黏膜下者，应气管插管后全身麻醉下经颈外径路手术切除。

三、脂肪瘤

（一）概述

脂肪是来源于间质细胞的良性肿瘤。多发生于口咽侧壁，咽旁间隙、软腭、扁桃体等部位。

（二）临床表现及诊断

1. 临床表现　早期可无任何症状，也可有咽部异物感、咽部不适、咽痛等。肿瘤逐渐发展可引起吞咽困难、呼吸不畅、发音异常等，严重者因瘤体突入下咽可出现窒息。位于口咽部的黏膜下肿物，有蒂或无蒂。起源于咽后间隙、咽侧壁及咽旁间隙者，多无蒂；起源于软腭、扁桃体或下咽部者，多有蒂，活动度较大。检查可见口咽部脂肪瘤表面光滑，有包膜，有的呈分叶状，质中，淡黄色或灰白色。

2. 诊断　超声对脂肪瘤无诊断价值，增强 CT 扫描能准确显示肿物大小，表现为脂肪瘤典型的均质性、低衰减值，或低密度软组织影。MRI 能较好反应肿瘤脂肪组织的特性，并且与软组织分界更清晰。因此 CT 和 MRI 对肿瘤大小、性质的判断均有较大帮助。组织病理学检查为确诊的依据，通常包括梭形细胞脂肪瘤、血管脂肪瘤、多形脂肪瘤和良性脂肪细胞瘤几种。

脂肪瘤需与高分化脂肪肉瘤相鉴别。

（三）治疗

口咽部脂肪瘤的治疗首选手术治疗。肿瘤体积较小者，可通过口内途径切除，若肿瘤发生于咽旁间隙、无蒂并且体积较大，可考虑经颈外径路行肿瘤切除。若手术不彻底，可复发。

四、血管瘤

（一）概述

咽部血管瘤好发于咽侧壁、扁桃体、软腭、咽后壁及舌根等部位，是由残存于咽部的胚胎早期所出现的腺管内皮细胞或细胞岛发展而成。咽部血管瘤以海绵状血管瘤最多见，此外还有毛细血管瘤、蔓状血管瘤两种。

（二）临床表现及诊断

咽部血管瘤可因肿瘤的大小和位置不同而症状各异。可表现为咽部异物感、咯血、咽痛等症状。严重者可能引起吞咽困难及呼吸困难。咽部血管瘤一般呈结节状或桑葚状，表面隆起，基底较宽、无蒂，质软。瘤体可因静脉压力改变而增大或缩小。毛细血管瘤由许多管腔扩张的毛细血管交织而成，多为鲜红色，无动脉搏动。海绵状血管瘤由具有内皮的海绵状血管窦所组成，窦内充满静脉血，表现为暗红色或青蓝色。

（三）治疗

1. 手术切除　位于扁桃体的较小的肿瘤，可经口内途径切除；较大者或向喉咽扩展者，可经颈外途径手术。

2. 激光　可采用 CO_2 激光或 YAG 激光治疗。若为巨大血窦并发薄壁血管瘤应谨慎，因为激光碳化血管壁后可能造成大出血。

常规局部麻醉，麻醉进针点为瘤体周围正常黏膜处，进行深层麻醉，避免刺入瘤体，引起出血。常规消毒后，均匀照射，可见病变组织迅速萎缩，黏膜发白，至整个病变组织黏膜发白，萎缩为止。对于病灶较大者，为避免术后出现的肿胀引起功能障碍，需分次照射，每次治疗照射病灶的 1/2，待 2 周左右，治疗区域恢复正常后，照射余下部位。

3. 硬化剂注射　对于较小的血管瘤，可使用平阳霉素瘤内注射治疗，使瘤体纤维化。平阳霉素的机制是使细胞 DNA 单链断裂，抑制细胞有丝分裂，并结合使之破坏，由于血管瘤具有幼稚胚胎血管内皮细胞的特点，内皮细胞增生明显，较血管畸形对平阳霉素更为敏感，临床疗效更确切。平阳霉素能使正常血管内外壁增厚，呈"洋葱"样改变。所以病变位置较浅时，高浓度的平阳霉素在破坏瘤细胞的同时也破坏正常的血管内皮细胞，从而导致局部组织变性坏死，也可能表现为局部畸形等。平阳霉素注射时，以 1% 利多卡因药液配伍，可有局部麻醉作用，使整个治疗过程疼痛减轻，增加患者配合程度。也可与地塞米松配伍，既减少了平阳霉素的用量和浓度，又由于地塞米松的抗过敏作用，减少了皮疹、过敏性休克的发生，增强了治疗的安全性。浅表的瘤体一次注射量不能超过 8mg，以免引起局部组织坏死。小面积血管瘤应该注射到瘤体苍白，瘤体较大的采取多点、多次注射。平阳霉素治疗后疼痛较轻，肿胀所致呼吸困难不明显，也不易使组织发生坏死，因而治疗范围较宽泛，但可能引起肺纤维化等副反应，从而在一定程度上限制了其在大范围血管瘤中的应用。

4. 微波、射频或冷冻治疗　冷冻是由于低温导致组织坏死，微波是采用光子细胞共振技术，导致组织内部分子热运动的自身加热，使组织及细胞中蛋白质凝固、变性坏死，瘤体脱落，周围组织损伤少，创面恢复快。由于血管瘤深浅、大小、部位不同，所采用的冷冻方法、冷冻时间和冻融次数也要有所不同。有接触和喷射冷冻方法等。射频治疗是通过射频电磁波直接作用于病变的组织细胞，致其产生强烈的分子运动，使组织形成特殊的内生热效应，组织蛋白因较低温度而凝固，病变区出现无菌炎性反应，血管内皮肿胀，血栓形成而阻塞血管，血供减少或中断，以达到止血、消炎，纤维组织增生，继之纤维化或病变组织萎缩，甚至坏死、脱落的目的。射频能通过皮肤、黏膜作用于其深部的组织，如功率和时间控制适当，射频基本上能在不损伤皮肤和黏膜的情况下治疗皮下和黏膜下组织的病变；微波治疗采用局部浸润麻醉，选用针状天线直接插入病变组织中，直至整个病变缩小，黏膜变白，甚至呈焦痂状。若 1 次治疗未愈，可相隔 10 天后，再次进行热凝。热凝后嘱患者勤漱口保持口腔清洁，全身抵抗力差者可给予抗生素预防感染，镇痛剂止痛。

五、混合瘤

（一）概述

口咽部混合瘤起源于小涎腺上皮，具有多种不同组织成分。任何年龄均可发生，以中年人多见，男性稍多于女性。

（二）临床表现及诊断

1. 临床表现　咽部混合瘤好发于软硬腭交界处、软腭、硬腭及咽后侧壁等。肿瘤外观呈圆形或卵圆形，有包膜，表明光滑呈结节状，质较硬。肿瘤生长缓慢，早期无症状或症状不明显，或表现为咽部不适。瘤体增大后，说话呈鼻音或含糊不清、呼吸不畅，严重者发生呼吸困难。

2. 诊断　病理学检查确定诊断。对于短时期内生长迅速，局部疼痛，有溃疡、出血、颌下或颈部有肿大淋巴结者，须警惕恶变可能。

（三）治疗

以手术治疗为主。

1. 手术治疗　咽部混合瘤多数可采用经口内途径切除，瘤体较大者或颈部可触及肿块者可考虑经咽侧径路切除。

（1）经口内切除肿瘤：若肿瘤不大，且位于软腭、硬腭及软硬腭交界处，黏膜下可活动者，局部麻醉下在肿瘤表面行横行、纵行或弧形切口，切开黏膜，沿被膜外分离，完整摘除肿物，缝合术腔及黏膜。若肿瘤较大，或者侵及腭部骨质者，从瘤体周围做梭形切口，切开黏膜及黏膜下组织，从骨膜下分离，结扎腭大动脉、静脉。若肿瘤已侵及牙槽突或磨牙，可拔除病牙或凿除部分牙槽突，侵及腭骨、翼板、上颌骨者，可除去已破坏的骨质，保留鼻底的黏骨膜，以防止腭部穿孔。将肿物连同被膜全部摘除，术腔予以碘仿纱条填塞，缝合腔面黏膜以减少无效腔，并托以护腭板。

（2）经咽侧切除肿瘤：自乳突尖达下颌角，在胸锁乳突肌前缘行切口，分离皮下组织、颈阔肌及颈深筋膜，暴露颈动脉鞘后可沿二腹肌后腹分离，即可发现被膜完整的肿瘤，小心沿被膜将肿瘤做钝性分离，以免损伤颈深部大血管及神经。肿瘤切除后，术腔较大者，缝合术腔，留置引流条，逐层缝合切口。瘤体表面血管丰富，术中出血较多者，可行颈外动脉结扎，以减少出血。

2. 放射治疗　混合瘤对放射治疗不敏感，故不宜行单纯放射治疗。对瘤体较大、血管丰富者，术前放疗可使肿瘤血管壁机化，瘤体缩小，便于手术切除。对于部分手术切除不彻底或术后病检提示恶变者，可考虑行术后放疗。对于高龄、全身情况欠佳、暂不宜行手术者，可行放射治疗以控制肿瘤生长。

六、神经鞘瘤

（一）概述

口咽部神经鞘瘤来源于周围神经鞘膜的 Schwann 细胞，又称雪旺瘤。具有神经外膜，发源的神经可附在被膜外或被膜下。神经鞘瘤为神经异常增生而成，口咽及颈中上段较多见，好发于颈交感神经或迷走神经。多数肿瘤为良性（约占95%），少数为恶性（约占5%）。

（二）临床表现及诊断

1. 症状　神经鞘瘤发展缓慢，早期临床症状不明显，易被漏诊或误诊。口咽部神经鞘瘤症状可出现在急性咽炎或扁桃体炎之后。肿瘤体积较小时，无明显症状，随着肿瘤的增大常引起一侧咽部不适，阻塞感或异物感，严重者引起吞咽障碍及语言含糊。不同部位的肿瘤其临床症状也有一定差异，若肿瘤侵及喉咽部，可出现呼吸困难；肿瘤在鼻咽部者可有鼻塞、鼻出血，阻塞咽鼓管咽口者可有耳鸣、听力下降；肿瘤扩展至颞颌窝或侵入翼肌，可出现张口困难。

2. 检查　咽后壁一侧呈圆形或椭圆形隆起，包膜完整、光滑结节状。若肿瘤较大，可超过咽后壁中线，伸展至对侧，并使软腭及悬雍垂向对侧偏移，同侧咽腭弓、软腭及扁桃体向前推移。肿瘤亦可向下扩展至喉咽部，向上延伸至鼻咽部，向外经咽旁隙，突起于下颌角的后下方。肿瘤多数质硬，或质软、有波动感，甚至可移动。当肿瘤囊性变时，穿刺可抽出棕色或黄色液体。病理变化以实质型为主，此外还有囊肿型、坏死型。

3. 诊断　因肿瘤常位于咽缩肌后或其他组织深处，不易活检，且活检后有严重出血的危险，因此建议术中冰冻病理学检查，术后将肿瘤组织送病检以明确诊断。CT 和 MRI 可了解肿瘤生长的部位及侵入范围、肿瘤位置以及与颅底的关系，也可显示肿瘤与周围血管神经的解剖关系，有利于选择合适的手术径路。

（三）治疗

手术切除是治疗口咽部神经鞘瘤的唯一有效方法。可根据肿瘤的大小和部位选择手术径路。

1. 经口内途径手术切除　适合于肿瘤较小，突出于咽壁、表浅而局限，未向深部侵犯者。在肿瘤表面做黏膜纵向切口，沿肿瘤包膜钝性分离，可完整剥出肿瘤。

2. 经颈外途径手术切除　切口沿胸锁乳突肌切开，暴露肿瘤，小心辨认颈部大血管及神经，必要时结扎颈外动脉。对于侵入翼腭窝及颞下窝的肿瘤，可考虑离断下颌骨升支，以便充分暴露肿瘤，使之连同包膜完整切除。

如包膜完整切除，神经鞘瘤手术治疗效果良好，尤其是口咽部孤立性神经鞘瘤手术切除后极少复发。

七、潴留囊肿

（一）概述

潴留囊肿可发生于浆液黏液腺丰富的口咽部黏膜处。口咽部潴留囊肿多发生于会厌舌面、会厌谷。腺体导管出口一般呈漏斗形张开，当腺管发生炎症或损伤时引起腺管阻塞、扩张，并产生浆液黏液积留，从而形成潴留囊肿。

（二）临床表现及诊断

发生于会厌舌面或会厌谷的囊肿，可引起咽部不适、异物感或阻塞感。囊肿较大者，可出现语言含糊、吸气性喉喘鸣、呼吸困难等症状。检查可见囊肿呈半透明的圆形或椭圆形，表面光滑、柔软、有弹性或囊性感，穿刺可抽出淡黄色或黄色黏稠液体。

（三）治疗

可在表麻或局部麻醉下切除囊肿，较大的会厌囊肿可在间接喉镜下进行。也可在全身麻醉支撑喉镜下切除囊肿。亦可采用激光、微波或射频进行治疗。

（王　薇）

第二节　恶性肿瘤

一、鼻咽癌

（一）概述

鼻咽癌是来源于鼻咽黏膜被覆上皮的恶性肿瘤，为中国最常见的头颈部恶性肿瘤。在中国南方地区，尤其是广东、广西、福建、湖南等地为全世界最高发区，且发病率逐年上升。在欧洲、美洲、大洋洲等国家发病率较低。本病以男性患者多见，约为女性的 2 倍，可发生于各年龄段，大多在 30～50 岁之间，国内报道最小发病年龄为 3 岁，最大发病年龄为 90 岁。

（二）临床表现及诊断

1. 临床表现

（1）原发癌症状：①涕血和鼻出血，肿瘤表面呈溃疡者常见，或病灶位于鼻咽顶后壁者，用力向后吸鼻腔或鼻咽部分泌物时软腭背面与肿瘤摩擦引起。②耳部症状，肿瘤位于咽隐窝或圆枕区，压迫或阻塞咽鼓管咽口，使鼓室呈负压，而出现分泌性中耳炎的症状和体征。③鼻部症状，肿瘤浸润至后鼻孔，可引起鼻阻。④头痛，多为单侧持续性疼痛。

（2）眼部症状：肿瘤侵犯眼部常引起视力障碍、视野缺损、复视、眼球突出及活动受限、神经麻痹性角膜炎等。

（3）脑神经损害症状：鼻咽癌在向周围浸润的过程中可使 12 对脑神经的任何一支受压而出现不同的症状和体征。以三叉神经、展神经、舌咽神经、舌下神经受累较多。

（4）颈淋巴结转移：颈部肿大之淋巴结无痛、质硬，早期可活动，晚期与皮肤或深层组织粘连而固定。

（5）远处转移：以骨、肺、肝居多，且常为多个器官同时发生。

2. 辅助检查与诊断　鼻咽癌早期治疗效果较好。但由于发病部位较隐蔽，早期症状不明显，因此，早期诊断有一定的困难，若有回涕带血、耳鸣、耳闷塞不适或偏头痛病史者，应详细检查鼻咽部，以免漏诊。

（1）鼻咽镜或鼻内镜检查：表面麻醉后，鼻腔导入电子鼻咽镜、纤维鼻咽镜或鼻内镜，全面仔细地观察鼻咽部，可照相、录像及活检，是检查鼻咽部最有效的工具。

（2）CT 检查：具有较高的分辨率，不仅能显示鼻咽表层结构的改变，还能显示鼻咽癌向周围结构及咽旁间隙浸润的情况，对颅底骨质及向颅内侵犯的情况也可以较清楚显示。鼻咽癌原发于鼻咽腔的咽隐窝，早期表现为咽隐窝变浅及双侧不对称。患侧咽旁间隙变窄及向外移位是鼻咽癌的特征性表现之一。后期癌肿不断扩大表现出局部软组织肿块，并向四周蔓延，向后累及椎前肌群并引起椎前淋巴结肿大，向外侵犯翼内、外肌甚至翼腭窝，直接累及颈鞘，并沿肌间隙、脑神经和血管蔓延。向上侵犯颅底的破裂孔、颈动脉管、卵圆孔和颈静脉窝，骨窗常能观及这些结构的骨质破坏，严重者甚至侵入颅内。常有淋巴结转移，引起患侧或双侧淋巴结肿大。

（3）磁共振成像（MRI）检查：对软组织的分辨率比 CT 高。MRI 检查可以确定肿瘤的部位、范围及对邻近结构的侵犯情况。并且可以鉴定放疗后组织纤维化及复发肿瘤组织。复发肿瘤呈不规则的块状，可同时伴有邻近骨、软组织结构的侵犯及淋巴结肿大。放疗后的纤维化呈局限性增厚的块状或局限性的不规则的斑片状结构，与邻近组织的分界不清。在 T_1 加权像上，复发的肿瘤和纤维化多呈低信号，在 T_2 加权像上，复发肿瘤为高信号，而纤维组织呈低信号。MRI 冠状位及矢状位能较好地显示鼻咽癌向周围的侵犯。肿瘤侵犯肌肉、脂肪间隙、颅底等，MRI 均较 CT 显示更早、更准确。增强扫描及抑制脂肪 T_2 加权成像可以较好地显示病灶侵犯范围。转移肿大的淋巴结表现为 T_1 加权成像低信号，T_2 加权成像高信号。增强扫描时，转移的淋巴结强化。若出现坏死，则表现肿大淋巴结的信号不均匀，T_1 加权成像呈更低信号区，T_2 加权成像为更高信号区，增强扫描不强化。

（4）血清学诊断：鼻咽癌患者血清 EB 病毒抗体水平高于其他恶性肿瘤患者及健康人，在鼻咽癌的诊断上有一定的实用价值。①IgA/VCA 抗体检测，作为辅助诊断指标，人群筛查手段及早期诊断。对临床发现复发和转移有一定的实用价值，可作为追踪观察的指标之一。鼻咽癌放疗后，血清中 IgA/VCA 抗体水平逐渐降低，当肿瘤复发或有远处转移时，可重新升高。因此，定期行 IgA/VCA 抗体水平检测，可作为临床追踪观察的指标之一。②IgA/EA 抗体检测，EA 抗体罕见于正常人，在鼻咽癌患者中具有特异性。IgA/VCA 敏感性较高，而 IgA/EA 特异性较高，两者同时检测，有助于鼻咽癌的辅助诊断。

（5）组织病理学诊断：①鼻咽活检，可选择经口腔、鼻腔两种径路。经口腔的鼻咽活检，可先用 1%～2% 丁卡因溶液于口咽部、鼻咽部黏膜行表面麻醉。患者取坐位，面对医师，找准病变部位，以鼻咽翘头活检钳钳取组织。随着内镜技术的普及，经鼻内镜或电子鼻咽镜活检更为常用。先予以 1%～2% 丁卡因棉片于鼻腔黏膜行表面麻醉，应用鼻内镜或电子鼻咽镜观察鼻咽顶后壁、咽隐窝、咽鼓管咽口、咽鼓管圆枕、鼻咽侧壁等处，同时在直视下钳取新生物或可疑病变。此检查方法具有以下优势：可清晰观察鼻咽部各部分的结构，能发现较小的病灶和黏膜下病变。②颈淋巴结活检，若颈淋巴结肿大、质硬，但尚未明确原发病灶，为确定颈部淋巴结的性质，可做淋巴结活检，以便于进一步寻找原发灶。

3. 鉴别诊断　鼻咽癌应与鼻咽部其他恶性瘤如淋巴肉瘤及鼻咽结核，鼻咽纤维血管瘤、咽旁隙肿瘤，颈部及颅内肿瘤相鉴别。

（三）治疗

鼻咽癌的治疗包括放疗、化疗、手术治疗等。不同时期的肿瘤，具有不同的治疗方案。

1. 早期治疗　放射治疗是目前公认的鼻咽癌首选的治疗方法。对于早期患者，采用单纯放射治疗。在调强放射治疗以前，早期鼻咽癌的治疗采用常规外照射放疗，外照射加腔内近距离放射治疗均可取得较好疗效，5年生存率可达90%以上。鼻咽部的治疗总剂量为66~70Gy。颈淋巴结的剂量为60~70Gy。颈部预防照射剂量为46~50Gy。

2. 中晚期及转移治疗 中晚期患者占全部鼻咽癌患者的70%左右，目前这部分患者的治疗效果仍不令人满意。放射治疗是一种局部疗法，不能预防远处转移，又因放疗仅能控制照射野以内的病灶，照射野以外的亚临床病灶常被遗留，成为复发或转移的隐患。同时由于放疗引起的免疫抑制，可能导致放射野外病灶的加速发展，合用化疗将可能弥补这一缺陷，因此，应用化学药物预防和治疗远处转移是提高鼻咽癌治疗效果的重要手段。诱导化疗有利于降低局部晚期（尤其是 $N_2 \sim N_3$ 期）鼻咽癌患者的远处转移率；同期化疗有利于加强晚期鼻咽癌的局部控制；化疗的力度不足将会影响治疗疗效。较多的鼻咽癌远处转移是在局部区域良好控制的状态下发生，需要综合治疗以提高生存率，改善生存质量。局部晚期鼻咽癌由于原发病灶较大以及生长部位的特殊性，其放疗具有局部照射剂量难以提高，常规分割放疗疗效欠佳和正常组织损伤较大的缺点。近年来局部晚期鼻咽癌放射治疗的研究主要集中在非常规分割照射和适形放射治疗两方面，以期缩短总疗程时间和提高局部照射剂量，进而提高局控率和总生存率。化疗的运用策略包括诱导化疗、同时期放化疗、辅助化疗及这几种方法的搭配运用。化学药物治疗鼻咽癌已有数十年的历史，迄今已证实，铂类药物最为有效，以铂类药物为主的联合用药方案是目前鼻咽癌放化综合治疗常用的一线方案。

3. 复发治疗 尽管鼻咽癌对放疗较敏感，但仍有部分患者在治疗后出现局部或区域的复发。对于复发的患者，既往常采用二程放疗，可使一部分患者达到根治效果，但二程放疗的后遗症明显加重，严重地影响了患者的生存质量。因此，近年来外科手术成了复发肿瘤的首选挽救方法。外科手术可以完整切除位于鼻咽腔内或侵及咽旁间隙的复发肿瘤，对部分局限性颅底受侵的患者可以做到姑息切除，与二程放疗相比外科手术无严重并发症，是鼻咽癌放疗失败后一种有效的挽救疗法。原则上，鼻咽癌放疗后12周原发灶和颈部转移灶仍不消退，可考虑手术治疗。

鼻咽癌放疗后局部复发或残留的再次放射治疗效果不佳，且超量放射可引起放射性脑病、放射性脊髓病、颈部软组织纤维化等一系列严重的并发症。鼻咽癌残留或复发切除后的病理连续切片显示，90%的病例有咽鼓管软骨的受累，超过90%的病例有黏膜下的浸润。

手术常采用上颌骨掀翻入路，此术式于1991年由 Wei 等介绍，该入路用微型电锯依次锯开上颌骨与周围颅骨的骨性连接，同侧软硬腭交界处黏膜用镰状刀切开，凿断翼突，将上颌骨与硬腭连同面部软组织一起向前外侧翻转，可以暴露整个鼻咽腔及鼻咽旁间隙，这一区域的肿瘤可被整块切除，可触及颈内动脉搏动，其周围病变可在直视下切除。若肿瘤侵及鼻咽对侧，在切除鼻中隔后段后也可以得到良好的显露，术中可以切除蝶窦前壁以增加肿瘤的切缘。Wei 等报告的这个范围的肿瘤类似于 AJCC（1997 年）分期方案的 T_1 或小的 T_2 病变。该术式的优点为能很好暴露鼻咽部和咽旁间隙，并提供足够的空间来保证肿瘤的完整切除。可在直视下切除受肿瘤侵犯的咽旁淋巴结。即使肿瘤邻近颈内动脉，也可安全切除。同时，切除鼻中隔的后份，可显露对侧的病变。缺点为手术创伤大，术后面部遗留切口瘢痕，可能有轻度的张口受限（不影响功能），如损伤咽鼓管可造成闭塞。此外，如肿瘤浸润颈内动脉或周围间隙，术后有肿瘤残留。

对于转移性淋巴结复发或残留的患者，由于鼻咽癌颈淋巴结转移的广泛浸润特性，施行单个淋巴结的局部切除或功能性的淋巴结清扫术难以根治肿瘤。此外，局限性的手术很难辨别放疗后的组织纤维化和肿瘤浸润，手术有一定的危险和困难。因此，根治性淋巴清扫术是鼻咽癌放疗后颈部复发和残留的有效治疗方式。如果肿瘤累及颈部皮肤，术中应切除，然后用胸三角皮瓣或胸大肌皮瓣修复组织缺损。当深部组织受到肿瘤浸润，冰冻切片证实有肿瘤的残留，术后就需要进一步做近距离放射治疗。可在术中准确放置空心的尼龙管，术后将铱丝插入空心管中进行近距离放射，其优点为放射源比外照射衰变快，肿瘤组织中的放射剂量高于正常组织，减少了放射性损伤。放疗后的根治性淋巴清扫术是安全的，无围手术期死亡。术后并发症的发病率不高，常见的有颈部皮肤坏死、乳糜漏等。根治性淋巴清扫术后近距离照射与单纯颈淋巴清扫术相比较，术后的并发症无显著的差异。研究提示，颈部皮肤坏死与术前的淋巴结活检有关。其原因可能为前次手术加重了放疗后的纤维化及损坏了局部的血供。颈部淋巴结穿刺或切取活检可促进远处转移，尽可能避免淋巴结活检。并且，放疗后的颈部纤维化会影响针吸检查，因此，提倡采用术中冰冻切片。根治性颈淋巴清扫术的 1 年淋巴结控制率和生存率分别为 78% 和 62%，5 年生存率为 61%。

任何手术径路都不可能达到鼻咽癌挽救手术的全部要求。需要根据病变的位置、大小、范围，全面分析病史，选择恰当的治疗方案和手术径路。

二、下咽癌

（一）概述

据原发部位，下咽癌分为梨状窝癌（占 70%~86%）、环后癌（约占 5%）、喉咽后壁癌（占 5%~22%）。原发于下咽部的恶性肿瘤较少见，中国科学院肿瘤医院资料统计，下咽癌占头颈部恶性肿瘤的 1.4%~5%，占全身恶性肿瘤的 0.2%。下咽癌以鳞状细胞癌为主，好发年龄为 50~70 岁，男女之比为（1.8~12.6）：1，其中梨状窝癌和喉咽后壁癌以男性为主，而环状软骨后区癌则多见于女性。

（二）临床表现及诊断

1. 临床表现　下咽癌的主要临床表现为咽喉部异物感、疼痛、吞咽困难、声嘶、咳嗽或呛咳、颈部包块。

2. 检查及诊断　早期患者临床症状不明显，甚至没有任何症状。即便患者感觉咽部不适或异物感，也容易误认为慢性咽炎或咽部神经官能症，而未予以特殊处理。因此，对于 40 岁以上，长期咽部异物感或吞咽疼痛，尤其伴有颈部淋巴结肿大者，均需仔细检查颈部，常规检查咽喉部，必要时行 X 射线、CT、MRI 检查，以便早期诊断。

（1）颈部检查：观察喉外形，有无喉体增大或不对称。双侧颈部是否对称，能否扪及肿大淋巴结，淋巴结质地及活动度。将喉体对着颈椎左右移动，观察摩擦音是否消失，若摩擦音消失，则咽后壁可能有肿瘤。在喉体周围触诊，了解喉、气管旁有无肿块，甲状腺是否肿大。此外还要注意舌甲膜和环甲膜有无饱满现象。

（2）间接喉镜检查：常规检查口咽部及喉部。注意观察下咽及喉部、梨状窝、环后下咽后壁等处有无新生物、隆起或溃疡；梨状窝有无积液或食物滞留；下咽黏膜有无水肿等。环后癌最难发现，如杓后区有肿起变化，或一侧杓状软骨运动发生障碍，则需进一步仔细检查。

（3）内镜检查：包括纤维喉镜、电子喉镜、食管镜等。这些检查对于梨状窝、杓会厌皱襞、环后区的早期病变均能较早发现，并帮助了解肿瘤的范围。还可在检查的同时，取病变组织送病检，进一步明确诊断。

（4）影像学检查

①常规 X 射线检查：喉及颈侧位 X 射线片可以观察喉内及椎前软组织的情况。梨状窝肿瘤时表现为梨状窝密度增高。肿瘤位于咽后壁、环后时可看到椎前组织明显增厚，将气管推向前。若喉受侵，则声带、室带变形，喉室消失，会厌及杓状软骨变形，甲状软骨外移。

②喉咽、喉 X 射线体层摄片：可以观察梨状窝情况，了解肿瘤喉内浸润的程度。

③喉咽、食管 X 射线造影：用碘油或钡剂做 X 射线对比剂来观察梨状窝、食管有无充盈缺损，钡剂通过是否缓慢、变细等，能发现梨状窝、环后及食管的病变，了解肿瘤的范围。

④CT 及 MRI：CT 能很好显示肿瘤侵犯的范围及程度，并能发现临床上难发现的早期颈淋巴结转移。MRI 通过三维成像，可了解肿瘤侵犯的立体范围，区分肿瘤与周围血管的关系，以及有无颈淋巴结转移等。影像检查应注意病变向各个方向侵犯的范围，肿瘤是否超过中线、梨状窝下端、食管入口、喉软骨及喉外组织有无受累，有无颈部淋巴结转移，颈部大血管是否为肿瘤所包绕。

（5）病理检查：病理检查是肿瘤确诊的依据，因此一旦发现下咽病变应及时活检。活检可在间接喉镜或纤维喉镜、电子喉镜下进行，而有反复出血或呼吸困难的患者在取活检时应慎重。

（三）治疗

根据下咽癌的病理表现，合理的治疗应当是手术、放疗及化疗的综合治疗。下咽癌病变部位隐蔽，早期不容易发现；病变即使很小，却容易发生淋巴结转移；肿瘤沿黏膜下蔓延，手术确定安全切缘困难。因此，只有发挥放射线大范围治疗及外科局部切除及修复的各自优势，才是合理的选择。从实践上看，单纯放射治疗，其 5 年生存率为 18%。据美国 2 939 例（1980—1985 年及 1990—1992 年 2 个时间段）下咽癌治疗结果统计，外科手术加放疗的 5 年生存率达到 48%，而同期单纯放疗（主要为早期病例）仅达到 25.8%。

1. 放疗　单纯放疗仅适用于肿瘤局限的 T_1 病变。对于有手术禁忌而不能手术者，放疗可作为一种姑息性治疗，下咽癌单纯放疗 5 年生存率为 10%~20%。

在综合治疗中，可选取术前放疗+手术，或手术+术后放疗的方式。术前放疗量在 40~50Gy，放疗后休息 2~4 周再手术。对于 $T_3T_4N_0$~N_1 的患者、伴有质硬、固定转移淋巴结者或侵皮者，均可在术前计划性放疗。术前放疗可以控制手术野以外的转移淋巴结，缩减肿瘤浸润，使瘤床微血管、淋巴管闭锁，肿瘤内活瘤细胞减少，增加手术切除的机会，避免术中肿瘤种植。缺点是模糊了肿瘤的边界，增加了准确切除肿瘤的困难，并且在一定程度上影响了伤口的愈合。术后放疗常在术后 6 周内开始，于 4~5 周完成，剂量为 60~70Gy，既可消灭脱落的癌细胞、消除区域淋巴结中的亚临床灶，也可对术后病理证实切缘有浸润者进行补救治疗。对于周围软骨、神经受侵，颈清扫后提示广泛性淋巴结转移或淋巴结包膜外受侵者，也应行术后放疗。

放疗也有一定禁忌证。如局部肿瘤严重水肿、坏死和感染；邻近气管、软组织或软骨广泛受侵；颈部淋巴结大而固定，且有破溃者；有明显的呼吸道梗阻症状，如喉喘鸣、憋气及呼吸困难等。

2. 化疗 从 20 世纪 80 年代以来，诱导化疗曾经风靡一时，即在手术或放射治疗之前给予冲击量化疗药物，以期达到缩小或消灭肿瘤，再手术或放疗。主要用于适合手术的晚期喉癌、下咽癌及口咽癌等。但诱导化疗或新辅助化疗能否提高 5 年生存率，目前尚无结论性报道。姑息性化疗对晚期及复发性肿瘤有一定效果，但其持续的时间是短暂的。所用药物有氨甲蝶呤、博来霉素、长春新碱、5-氟尿嘧啶等。单一化疗药物治疗效果较差，目前多主张联合用药。

3. 下咽癌外科治疗的选择

（1）梨状窝癌：小于 1cm、外突型梨状窝癌可以选择单纯放射治疗或手术治疗。外科治疗可以选择梨状窝切除术。1960 年 Ogura 报道，1983 年国内屠规益报道梨状窝切除术，特别是术前放疗后利用梨状窝切除术治疗 $T_1 \sim T_2$ 期梨状窝癌，在清除病灶的同时保留下咽及喉功能。对于 T_3 期梨状窝癌，病变引起喉固定，可以选择梨状窝切除及喉半侧切除；梨状窝切除及喉近全切除或梨状窝切除及喉全切除，配合术前或术后放疗。对于 T_4 期梨状窝癌，肿瘤侵犯喉软骨架或颈段食管，可以选择下咽部分切除及喉全切除；下咽全切除及喉全切除；下咽、喉全切除及食管部分或全食管切除，配合术前或术后放疗。

（2）环后癌：早期环后癌少见，T_1 期可以选择单纯放疗，保留喉。较大的肿瘤或放疗后未控的肿瘤，可以选择下咽、喉切除，喉气管整复或喉全切除术。侵犯颈段食管，选择下咽、喉全切除及食管部分或全食管切除。

（3）下咽后壁癌：早期癌选择单纯放疗。放疗未控或较广泛肿瘤，可以选择部分下咽后壁切除、下咽、喉全切除及食管部分或全食管切除。

手术造成咽及食管缺损，可以选择游离移植前臂皮瓣、带蒂肌皮瓣、游离移植空肠、胃咽吻合或结肠移植进行修复、重建。下咽部分缺损，可以选择皮瓣、肌皮瓣修复。全下咽缺损，以及包括颈段食管缺损，可选择游离移植空肠修复。全下咽、全食管缺损，选择胃咽吻合或结肠移植进行修复、重建。

4. 手术方法

（1）梨状窝切除术：梨状窝切除术适用于梨状窝癌 T_1、T_2 病变，如梨状窝癌局限于梨状窝外壁或内壁；或梨状窝癌侵犯杓会皱襞，但病变表浅，无明显喉内受侵，未引起喉固定；或梨状窝癌侵犯咽后壁。

①切口：胸锁乳突肌中段前缘做 5~7cm 的斜行切口。如同时做颈部淋巴结廓清术，可平行甲状软骨中间做一水平切口，外端再做颈侧垂直切口，两切口相交。在颈阔肌下掀开颈部皮瓣，游离胸骨舌骨肌外缘，并从甲状软骨板切断胸骨甲状肌的附着，牵开此两条带状肌，暴露患侧甲状软骨板后缘及上缘，沿甲状软骨板上缘、后缘切开咽下缩肌，剥离甲状软骨膜使之与带状肌一同保留备用。切除甲状软骨板的后 1/3，为避免伤及喉返神经，注意保留环甲关节附近的甲状软骨下角。进入咽腔。

②切除肿瘤：甲状软骨板后缘相当于梨状窝外壁与下咽后壁的交界处，在此处切开梨状窝外侧壁，即进入下咽腔。观察肿瘤范围后，根据情况切除梨状窝黏膜。明视下切除梨状窝外壁和内壁。病变切除后，内侧切缘位于环后区的外界及杓会皱襞，外侧切缘位于下咽后壁的外侧，形成下咽部的缺损。

③缝合咽腔和皮肤：将咽后壁黏膜游离，将咽黏膜与环后切缘、杓会皱襞切缘拉拢缝合，利用咽下缩肌与预先保留的甲状软骨膜及带状肌在外层缝合加固。冲洗伤口，放负压引

流管，缝合皮下和皮肤切口。

（2）下咽后壁切除术：此类手术适应于肿瘤位于下咽后壁（$T_1 \sim T_2$），下界在食管入口上方的局限的下咽后壁癌。喉、食管及椎前组织受侵为这一手术禁忌证。

①切口：如果利用颈阔肌皮瓣修复咽后壁缺损，颈部皮肤切口应预留方型皮瓣，颈阔肌皮瓣的血管蒂在颌下和颏下，要保留面动脉的颏支和皮支。如果利用游离前臂皮瓣修复，切口如同梨状窝切除术。

②切除肿瘤：显露患侧甲状软骨板后缘，切断结扎喉上神经血管，纵行切开梨状窝外侧壁黏膜，进入咽腔，显露肿瘤。沿肿瘤四周（安全界应在 1.0cm 以上）切开下咽黏膜和咽缩肌。一般保留位于椎前肌浅面的筋膜，切下标本。修复下咽缺损：将颈阔肌皮瓣转入下咽，同下咽黏膜切缘缝合。其他的修复方法还有颏下皮瓣，前臂游离皮瓣，游离空肠，游离胃壁瓣等。忌用各种肌皮瓣，以免下咽臃肿狭窄，导致严重误吸。局限的下咽后壁缺损，也可以游离植皮修复或人工皮修复，甚至不修复，让创面自然愈合。

（3）梨状窝及喉部分切除术：此类手术适用于梨状窝癌侵犯喉，但尚未侵犯环后区及食管，可以在切除下咽肿瘤的同时，切除一部分喉，保留另一部分喉，达到切除肿瘤、保留喉功能的目的。杓状软骨固定或活动受限的，以往认为需要做喉全切除及下咽部分切除，造成喉功能的丧失。经过术前放疗，如杓状软骨恢复活动或病变局限于梨状窝及杓会皱襞，也可以进行梨状窝及喉部分切除，从而保留了喉功能。如果梨状窝尖部、环后区受侵，则不适宜此类手术。

（4）梨状窝及杓会皱襞切除术：梨状窝内侧壁肿瘤，容易侵犯杓会皱襞，仅切除梨状窝显然不足。这一类手术适应于梨状窝癌侵犯杓会皱襞，引起杓会皱襞活动受限，但肿瘤比较局限（T_2）。对杓会皱襞及声带固定，经过术前放射，恢复活动的，也适宜。肿瘤侵犯杓状软骨，声门旁间隙及食管入口不适宜此类手术。

手术步骤：按照梨状窝切除术的方法掀开颈部皮瓣，牵开带状肌，显露患侧甲状软骨，切除甲状软骨上 1/2。①从咽侧壁进入下咽腔，切除部分甲状软骨后，可以直接剪开下咽侧壁进入下咽腔。如下咽侧壁有肿瘤，或为了扩大视野，也可以向上切断舌骨大角，距离甲状软骨上缘较高水平剪开咽侧壁黏膜，进入咽腔。此时可以在较好的视野下看清肿瘤的范围。②切除肿瘤，沿会厌外侧缘剪开杓会皱襞前端，如果连同室带切除，则从剪开的杓会皱襞剪到喉室前端，从前向后剪开喉室；如果保留室带，则从剪开的杓会皱襞剪到室带上缘。外侧则沿已经切开的甲状软骨的水平切口，一同剪开附属的软组织结构，包括杓会皱襞、梨状窝、室带及室带旁组织。剪到甲状软骨板后缘与咽后壁的切口汇合。此时仅在杓状软骨处尚未切开。一般保留杓状软骨，在杓状软骨前剪开杓会皱襞后端，与喉室或室带上缘的切口汇合，切除患侧杓会皱襞及梨状窝。③修复，利用环后黏膜覆盖喉的创面。利用会厌谷黏膜，梨状窝外壁或下咽后壁黏膜关闭下咽腔。利用甲状软骨膜及带状肌在外层加固缝合。

（5）梨状窝及喉垂直部分切除术：上述肿瘤进一步发展，向深部侵犯杓会皱襞及声门旁间隙，引起声带固定，如果病变仅局限于此，或术前放疗 50Gy，使肿瘤缩小到以上范围，可以做梨状窝及喉垂直部分切除。如果梨状窝尖部、环后受侵为手术禁忌。

手术切除步骤：掀开颈部皮瓣，充分显露甲状软骨及环状软骨。游离胸骨舌骨肌外侧并牵开，切断胸骨甲状肌在甲状软骨的附着，在患侧甲状软骨后缘纵向切开咽下缩肌，剥离甲状软骨骨膜，连同胸骨舌骨肌一同牵开并保留，以备修复下咽及喉。①显露出患侧甲状软骨板，正中锯开甲状软骨。在咽侧壁处剪开进入下咽腔。如梨状窝外侧壁也有肿瘤，可以向上切断舌骨大角，在甲状软骨上缘以上，剪开咽侧壁黏膜，进入咽腔。为有助于喉部分切除，可以沿会厌谷向对侧剪开。此时可以在较好的视野下看清肿瘤的侵犯范围。②切除肿瘤，从会厌正中由上向下垂直剪开，经过前联合到环状软骨上缘。再沿着患侧甲状软骨下缘或环状软骨上缘（即环甲膜）向后剪开。同时剪开喉内外两侧，喉内侧到达环杓关节；在甲状软骨外侧，为保留环甲关节，斜形剪开甲状软骨，避开环甲关节到达甲状软骨后缘，与咽后壁的切口汇合。此时仅在杓状软骨处尚未切开。正中剪开杓间区，切除环杓关节，与以前切口汇合，切除标本包括患侧梨状窝、半侧会厌及杓会皱襞、杓状软骨、半侧喉（室带、声带及声门旁间隙）及甲状软骨板。③修复过程，手术切除后的缺损主要是一侧喉结构，包括部分会厌，杓会皱襞，室带和声带，以及一侧梨状窝。喉部缺损可以利用预先保留的胸骨舌骨肌及甲状软骨骨膜进行覆盖，同时利用部分环后黏膜，从后向前拉过环状软骨背板，覆盖环杓关节区域。这样可以将半侧喉封闭。利用健侧半喉进行呼吸，同时减少误吸。一侧梨状窝缺损不必修复，直接将环后切缘与咽侧后壁切缘缝合。将余下的会厌自身缝合。由于咽会厌皱襞也同时做了切除，此处可以将咽会厌皱襞切缘与会厌谷黏膜或舌根黏膜切缘缝合，达到关闭咽腔的目的。

（6）梨状窝及喉近全切除：梨状窝肿瘤更进一步发展，侵犯患侧半喉，引起声带固定，声门下侵犯超过10mm以上，此时，喉垂直部分切除已不可能获得安全的声门下切缘，或肿瘤侵犯会厌前间隙，会厌谷，舌根，但对侧杓会皱襞、室带、喉室、声带及声门下仍正常，可以行梨状窝及喉近全切除。如果杓间、环后黏膜受侵，为手术禁忌。该手术方式由于仅保留了发音功能，不保留经口鼻呼吸功能，术后进食不会误吸，故也适用于病变范围虽然可行前述下咽部分及喉部分切除，但因年老体弱，或心肺功能不良，不能耐受误吸者。

（7）喉全切除及下咽部分切除术：此类手术适应于梨状窝癌侵犯喉，引起喉固定，病变广泛，切除下咽及部分喉已不能切净病灶。如梨状窝癌侵犯杓间，侵犯环后已近中线等。此类手术也适用于环后癌。手术禁忌包括下咽肿瘤侵犯食管入口或下咽近环周受侵，因为切除部分下咽已经不足，需要切除全下咽及部分食管。

手术切除步骤：掀开皮瓣，游离喉、气管两侧，在颈阔肌下将颈部皮瓣充分掀开，上部显露出舌骨，两侧显露出带状肌，下部显露出颈段气管。如果喉部的肿瘤没有外侵，带状肌可以保留，利用其加固咽部的吻合口。如果喉部肿瘤已经外侵，相应侧的带状肌不能保留。切断胸骨舌骨肌及胸骨甲状肌的上端，将两束肌肉向下牵开保留备用。肩胛舌骨肌则随颈淋巴结切除。切除患侧甲状腺：断开甲状腺峡部，切断结扎患侧甲状腺上下极血管，游离周围韧带，预备切除患侧甲状腺叶。将另一侧甲状腺的峡部断端缝合后，在甲状腺与气管间分离，将甲状腺向外牵开保留。横断颈段气管，做下切缘：显露出颈段气管，将口腔气管插管从口腔退出，在第三、四气管环处横断气管，将另外的消毒的气管插管经气管口插入，继续全身麻醉。上段气管及喉预备切除。剥离健侧梨状窝外壁，预备保留：在健侧甲状软骨板后缘纵向切开咽下缩肌，在甲状软骨板内侧面剥离梨状窝外壁，以保留较多的健侧梨状窝黏膜，不致咽部狭窄。切开会厌谷黏膜，进入下咽：在舌骨大角两侧分离出喉上血管束，切断结扎。切断舌骨上肌群与舌骨的附着，切除舌骨。在舌骨水平继续深入分离，即可切开会厌谷黏膜，进入下咽。切除全喉及部分下咽的过程是：从会厌谷黏膜切口将会厌提起，即可看见下咽及喉内肿瘤。必要时，可以沿会厌两侧剪开咽侧黏膜，扩大切口。在明视下，距离肿瘤的边缘保留 1~2cm 的安全界，分别剪开两侧的下咽黏膜。患侧应剪开梨状窝外侧壁或下咽后壁，以远离病灶。健侧可以在梨状窝尖部剪开，保留梨状窝外侧壁。两侧切口在环后汇合。在气管造口水平，横断气管，沿膜样部后分离气管与食管，到达环后与环后切口汇合，切除全喉、部分颈段气管及部分下咽标本。修复关闭下咽：切除全喉及一侧梨状窝以后，剩下的下咽黏膜可以直接拉拢缝合。而切除全喉及两侧梨状窝，以及部分下咽后壁以后，直接缝合关闭易于发生下咽狭窄。可以用游离前臂皮瓣、胸大肌肌皮瓣等加宽下咽，然后进行下咽缝合，关闭咽腔。外层再利用肌皮瓣的肌肉与咽缩肌、舌骨上肌、带状肌缝合加固。气管造口：将颈部气管口与四周的皮肤缝合，保留气管口开放。气管造口应尽量大，术后戴或不戴气管套管均可。

（8）下咽全切除、喉全切除及食管部分或食管全切除术：晚期下咽癌已经侵及食管入口或颈段食管，需要切除全咽及全喉，同时需要切除部分或全部食管。切除后需要利用修复手段重建咽与消化道之间的通路。此类手术适应于下咽癌侵犯食管入口及食管，咽后壁癌侵犯喉。此类手术也适应颈段食管癌侵犯下咽者，可视喉是否受侵，决定切除或保留喉。

手术切除步骤：在舌骨上切断舌骨上肌群，切断结扎喉上神经血管。梨状窝外侧壁癌容易外侵，所以应该将患侧带状肌及甲状腺切除，以扩大安全界。没有肿瘤外侵，可以保留带状肌及甲状腺。在带状肌下端切断带状肌，切断结扎甲状腺下极血管。断开甲状腺峡部，将保留侧的甲状腺叶从气管分离，推开保留。清除两侧气管食管沟淋巴结脂肪组织。为了方便切除下咽和食管，先将下咽和食管与后面的椎前筋膜之间分离。如肿瘤没有侵犯椎前筋膜，应注意保留该筋膜，特别是手术前大剂量放疗过的病例，术后如果出现咽瘘，失去椎前筋膜的屏障保护，感染可以直接发展到颈椎骨及脊髓腔。如椎前筋膜受侵，则切除椎前筋膜及头长肌。探查肿瘤下界后，决定横断颈段气管的水平。如果口腔气管插管，需另备消毒气管插管，经气管断端插入，继续全身麻醉。剪开会厌谷，进入咽腔，距肿瘤上界有 2cm 安全界横断咽环周。食管的切缘最好离开肿瘤下界 5cm 以上。如果颈段食管受侵较小（食管入口下 1.0cm 左右），并且准备用游离空肠移植或皮瓣修复下咽食管缺损，则在距肿瘤下界至少 3~5cm 处横断食管。颈段食管受侵广泛或者准备用胃或结肠替代下咽食管，则行全食管内翻剥脱。方法是：先经下咽插入胃管到贲门。横断贲门后，见到胃管，将一条布带与胃管系在一起，再从下咽部抽出胃管，将食管布带的上端引到颈部。布带的下端与食管在腹腔的断端缝扎，捆扎牢固后，从颈部缓缓上提食管布带，即可将食管做内翻剥脱上提到颈部切除。也可用食管剥脱器，将食管下端与剥脱器头端捆扎结实后，缓缓拔脱食管。

（9）重建下咽食管的方法：下咽肿瘤广泛切除以后，需要下咽重建。重建方法取决于手术缺损的范围以及喉的处理。下咽部分缺损的修复，首选肌皮瓣，其次可用小血管吻合的游离皮瓣。下咽全周缺损，首选小血管吻合的游离空肠。优点是手术死亡率低，手术不经过胸腔及纵隔，腹部操作也相对简单，手术危险性较小，吻合口漏发生率低，术后吞咽功能恢复好。适合身体条件差，不能承受胸腹部手术的患者。缺点是需要小血管吻合的训练，食管上、下切缘可能不足。如果缺乏小血管吻合技术，也可用肌皮瓣卷成皮管，虽然不增加手术死亡率，但容易出现吻合口狭窄。对保留喉的下咽全周缺损及同时切除食管的病例，可选用带血管蒂的结肠移植修复。可大大减少误吸性肺炎的发生率。全喉、全下咽、全食管切除，胃上提胃咽吻合，虽然手术时间长、风险大，但仍然是很多地方治疗下咽颈段食管癌的主要外科手段。

（王　薇）

第二十三章

咽部其他疾病

第一节　咽部灼伤、异物及狭窄闭锁

一、咽灼伤

（一）概述

咽灼伤是指误咽高温液体或化学腐蚀剂导致的烫伤和各类化学物质灼伤，极少单独发生，常与口腔、喉、食管和鼻部等灼伤并存。因误咽物质性质多样，可引起全身复杂的病理变化和中毒症状，造成窒息、心衰甚至死亡的可能。

（二）临床表现及诊断

1. 症状　口腔、咽喉疼痛，吞咽疼痛，吞咽困难等，继而有高热、咳嗽、发音障碍、喘鸣或呼吸困难等症状。化学灼伤由于化学物质的不同性质，可能出现昏睡、失水、高热、休克等，甚至可导致死亡。无论化学灼伤还是热力灼伤都应重视呼吸困难的症状，这是早期致死的主要原因。

2. 体征　检查可见软腭、悬雍垂、咽后壁、会厌舌面等处黏膜起泡、糜烂或覆有白膜化学灼伤依据不同化学成分可出现各种典型损害表现，如硝酸灼伤的结痂常呈黄色、褐色或棕色，硫酸致伤则为黑色，苛性碱溶解和破坏组织蛋白质，成为凝胶状的肿块。

3. 分度　黏膜的灼伤和皮肤灼伤一样，分为3度。

一度灼伤：主诉灼热感和吞咽疼痛。检查可见口腔及咽黏膜呈弥漫性充血，继而出现水肿，通常经3~5天后痊愈，不留任何瘢痕。

二度灼伤：除黏膜充血外，水肿更加明显，有时形成水泡。黏膜被有一层坏死假膜，膜的颜色随灼伤物的性质不同而不同。酸类灼伤后黏膜较硬，通常为白色或灰白色。硝酸的灼伤后略带浅黄或褐色。

三度灼伤：大部分见于强碱类，如氨水和火碱损伤。有时可为来苏水液所致。假膜呈暗灰色。假膜脱落后黏膜面呈现充血、水肿状态，似如胶性黏膜。由此引起组织坏死的程度很深，继有肉芽组织填充，结瘢后局部形成粘连或愈合。

（三）治疗

1. 中和治疗　强酸、强碱所致的咽喉灼伤早期就诊应视其所服毒物的不同给予中和剂。

如服强碱者可用食醋、牛乳、蛋清等中和。对酸类用氢氧化铝凝胶、肥皂水等中和但忌用小苏打、碳酸钙中和，防止其产生的二氧化碳使受伤的食管和胃发生破裂。口服毒物较多者，可慎用洗胃，但许多学者将酸碱腐蚀伤的洗胃列为禁忌。

2. 呼吸困难的处理 并发喉水肿及喉阻塞者应密切注意有无呼吸困难，以免延误抢救时机，对病情较急重的患者可在呼吸梗阻之前提前采取气管切开。二度以内灼伤，无呼吸阻塞表现者可暂时观察。烫伤较轻的呼吸困难者，亦可对症观察，不必急性气管切开。

3. 抗生素的应用 选用足量广谱抗生素，如阿莫西林克拉维酸钾：静脉滴注，每次1.2g，每日3次。口服，每次0.375~0.625g，每日3次。哌拉西林：肌内注射，以生理盐水或注射用水稀释后注射，成人4~8g/d，每日2次；儿童80~100mg/（kg·d）；静脉滴注，以5%葡萄糖溶液稀释后滴注，成人4~16g/d，分2~3次滴注；儿童100~300mg/（kg·d），分4次滴注。以预防和控制感染。

4. 肾上腺皮质激素类药物的应用 早期足量短时间使用以达到抗休克、消除水肿、避免气管切开的效果。如地塞米松：口服，开始每次0.75~3mg，每日2~4次，维持量0.5~0.75mg/d；肌内注射或静脉滴注，每次5~10mg，每日2/次。

5. 全身疗法 镇静止痛、保暖，对伴有大面积皮肤或深部组织损伤的注意抗休克，补充水电解质等治疗。

6. 局部治疗 保持口腔清洁。用2%硼酸水、1∶8000呋喃西林液、复方硼酸漱口水等洗口或漱口，黏膜表面给予紫药水。也可吞服橄榄油、液状石蜡，避免伤口干燥，并具有防腐、润滑和保护作用。

二、咽异物

（一）概述

咽异物是耳鼻咽喉科最为常见的急症之一，确诊后治疗多无困难。但由于多数异物体积比较细小，如果欠缺经验、责任心差，常常可能出现漏诊。此病常见于小儿，多为误咽。可为各种物质。成人也可发生，多为鱼刺、骨头及食物中的杂质等。

（二）临床表现及诊断

多有明确的误咽异物史。症状与异物的性质、大小、形状及患者的耐受性有关，常有咽部异物感、咽痛、恶心、呕吐等，异物存留过久也可有腥臭味。异物擦伤黏膜在取出异物后疼痛仍可持续1~2天，但其程度逐渐减轻至消失，较大异物可引起呼吸困难。

（三）治疗

1. 确定异物具体部位 首先应认真询问病史，详细了解咽异物感产生的诱因，首发及持续时间，从而估计咽异物发生的可能性大小，降低误诊机会。依据患者主诉内容，初步判断异物发生侧别、可能部位及深度，从而进一步展开有针对性的检查。查体首先进行口腔常规检查，重点是扁桃体；继而使用间接喉镜常规检查下咽，重点观察舌根、会厌谷、喉咽外侧壁、梨状窝、杓会厌襞等部位。咽反射敏感，无法配合检查者，用1%丁卡因表面麻醉后检查。对于唾液较多、会厌谷及梨状窝暴露不满意者，在清水漱口、深呼吸后再次检查。如未能发现异物，可选择小号间接鼻咽镜刺激扁桃体下极下方，让患者协助判断异物与此部位的相对位置关系。如高于此位置，应联合使用枪状镊与小号鼻咽镜，沿扁桃体下方的咽侧壁向上仔细检查扁桃体下方、后方、隐窝内以及扁桃体上有无刺入的细小异物。如异物感低于上述刺激平面，且会厌谷、梨状窝等处未能满意暴露观察时，应选择电子喉镜检查。若仍未发现异物，可考虑选择 X 射线或其他检查。

2. 取出异物　口咽部异物均以压舌板暴露后用枪状镊或止血钳取出，一般不需麻醉，如咽反射较重，则用 1% 丁卡因表面麻醉。喉咽部异物在间接喉镜下用间接喉异物钳取出。少数病例不用麻醉。部分病例用 1% 丁卡因表面麻醉，喉咽部细小异物使用纤维鼻咽喉镜取出，均可使用 1% 丁卡因表面麻醉，婴幼儿喉咽异物以直达喉镜无麻下取出。

三、咽狭窄及闭锁

（一）概述

咽狭窄及闭锁是指咽部由于先天性因素或后天原因而引起的咽部空间减小、咽腔狭窄甚至完全封闭，其中以喉咽的狭窄为最常见。临床常见的原因包括手术误伤、烫伤、化学腐蚀伤引起的肿胀、瘢痕增生、挛缩等，也有少部分患儿为先天发育的原因。梅毒、麻风、硬结病等病局部表现亦可引起。

（二）临床表现及诊断

主要表现为吞咽不适、吞咽梗阻感、吞咽困难，严重的可有完全不能进食，甚至呼吸困难。鼻咽狭窄为擤鼻困难，鼻阻塞；张口呼吸，无鼻腔共鸣，流涕，咽下困难，阻塞性睡眠呼吸暂停，并发慢性中耳炎、乳突炎、鼻窦炎等；口咽狭窄为用力时呼吸困难，咽下困难，体重不增，阻塞性睡眠呼吸暂停等。喉咽狭窄者会厌与咽后壁粘连，阻碍吞咽，进食呛咳、呼吸不畅、吐字不清。部分患者病程长有营养不良的表现。

（三）治疗

处理方法随狭窄的部位及范围不同而不同，轻者可经扩张实行保守治疗，严重者以手术治疗为妥。范围广者需不同材料整复，目前常用的整复材料有：局部残余黏膜组织、游离空肠、带蒂或游离肌皮瓣和带蒂脏器如结肠、胃及十二指肠等。术前的全面检查评估对正确确定病变范围及决定手术治疗方法是必不可少的，因为不能用单一的手术方法解决所有的咽部狭窄。

（闫志华）

第二节　茎突综合征

一、概述

茎突综合征又称茎突过长征，是由于茎突过长，或者其方位、形态异常，刺激邻近血管、神经，所引起的咽部异物感、咽痛及反射性耳痛、头颈部痛、唾液增多和耳鸣眩晕等症状的总称。本病多见于成年人，在人群中 4%~28% 的茎突长度超过长为 2.5cm 的平均长度，茎突方位超过 40°角或小于 20°角，或茎突下颌韧带钙化等因素引起临床症状。

二、临床表现与诊断

1. 病史　凡年龄在 20 岁以上，无论有无切除扁桃体的历史，如果有单侧（或先单侧而后双侧）咽部疼痛、异物感，兼有颈部、耳部、头部疼痛的病史，应更详细询问有关茎突综合征的病史，并进行检查。

2. 扪诊　过长而方位异常的茎突一般能通过扁桃体窝（特别在切除扁桃体以后）的前、后、上、下扪到条索状或刺状硬突起，压之能激发或加重症状。扪诊时让患者转动或伸屈头部，更易感到茎突在扁桃体窝滑动。有时 X 射线片显示茎突确属过长，但因其位置较深、较高或茎突细小易摆动，或因扁桃体太大、扁桃体窝的瘢痕太厚，故不一定能扪到茎突。

3. 针刺探查　先在咽部喷以表面麻醉剂，局部涂以消毒剂，然后用针刺向扁桃体窝探查，但此法并不可靠。

4. X 射线摄片　不仅能确定茎突的长度、方位、形态，也可两侧对比，并能显示它与扁桃体窝或颈部的关系。现将常用的投照方法介绍如下。

（1）正位：仰卧垂直面与台面平行成前后位，侧面观使患者听眦线与台面垂直。通过投照侧外眦做一线与矢状面平行，再通过上牙冠下缘做一线与上线垂直得一交点（开口时相当于口角），使此交点的垂直延长线落于台面长轴正中线上。投照时，通过上述交点垂直投射，并尽量张口，片中可见茎突位于上颌骨与下颌骨之间的空隙内。

若采用第 1~2 颈椎张口位可同时观察茎突远段以利对比。

（2）侧位：头部侧置，矢状面与台平行，颏部前伸，使下颌骨升支与颈椎分开，将下颌角与乳突之间中心作为投照中心，中心射线向头侧倾斜 10° 通过健侧下颌角投射至胶片中心。

在 X 射线片上，一般以茎突孔至茎突尖端的长度，作为茎突的长度。从茎突孔向下做一条与颅底平面的垂直线，测量茎突与此垂直线之间的偏斜度。萧轼之谓多数茎突与此垂直线偏内、偏前各成 30° 角。超过 40° 角或小于 20° 角可看做茎突方位异常，但仍需结合临床表现来做出最后决定。

5. 手术探查　对于有典型茎突综合征的患者，当扪诊与 X 射线片均不能肯定茎突的明显异常，而深感苦恼，迫切希望治疗者，可考虑手术探查。

6. 鉴别诊断　本病应与以下各种疾病进行鉴别。

（1）扁桃体隐窝内异物：常引起单侧扁桃体或咽部异物感，但有进食时的异物梗卡史。检查扁桃体时，可以看到患侧扁桃体的某一隐窝口有充血、糜烂，在隐窝内可看到或探到小异物。

（2）舌咽神经炎：多有急、慢性扁桃体炎的病史与症状。扁桃体炎可间接引起舌咽神经炎，并导致舌咽神经痛。

（3）咽喉部特殊感染：如咽喉结核或梅毒等也可发生咽喉部疼痛或异物感，多见于双侧。此外，病史、局部溃疡及全身性症状可鉴别。

（4）舌、扁桃体、鼻咽部及喉部癌肿：可有单侧的咽喉痛及头痛等症状。局部病变及细胞学和活体组织检查，均有助于鉴别。

（5）颞颌关节功能紊乱：常有耳痛、头痛、耳鸣。进食后疼痛加重，按压下颌关节或张口时痛更甚。

三、治疗

以手术治疗为主。但手术的适应证、手术方法、径路需根据患者具体情况来决定。如仅在 X 射线片上有茎突过长或方位、形态异常，而无自觉症状者，则不宜手术；即使有自觉症状，但患者并不以为苦，也不必做手术。凡具有显著的茎突综合征的症状，患者深以为苦，迫切要求手术者，可行茎突切短手术。凡在扁桃体切除术中偶然发现茎突露出在扁桃体窝者，如果术前没有症状，可不必切短，但亦有主张即将其切短者。

目前一般采用经口咽及颈外两个途径进行茎突切短术。茎突折断疗法，今已不采用。

经口咽扁桃体窝进行手术时，按扁桃体手术前注意事项做好准备（如验血、洁牙，术前用阿托品及镇静药）。经颈外途径进行手术时，则按外科常规准备。

1. 经口咽切短茎突术

（1）适应证与时机：凡能在扁桃体窝扪到茎突尖端者均适用。此手术可在切除扁桃体后即时进行，也可在术后 1~2 个月进行。

（2）麻醉与体位：可采用局部麻醉或者全身麻醉。后者需采用卧位，并用带压舌板的开口器。

（3）方法

①在手术开始时，需用手指或钝端器械以确定茎突间的位置，如一时摸不着，可转动患者头部，然后再触查，确定茎突尖端位置后，即不再变动头位。

②此时可在茎突尖端支上做长 1~1.5cm 的纵向切口。先暴露茎突尖端，然后用特制的长柄圈形牵开器或用筛窦刮匙的钝圈缘，向茎突间套上，将茎突周围的软组织向上推开，同时用边缘不锐利的剥离器将附着在茎突骨上的肌肉韧带及其骨膜由下向上剥离。在暴露茎突骨质的过程中，切忌用锐利的刀、剪，以免损伤面动脉及其上升咽支与腭支，舌咽神经或颈内、外动脉。术中不要松去套在茎突上的圈形牵开器，操作时不可用力过猛，以免茎突或牵开器的圈端发生意外的折断。

③当茎突暴露到不能再往上剥离时，则用长柄小剪，或者用鼻中隔咬骨钳在暴露的茎突最上端剪断。剪短前最好用钳挟住或用线缚住茎突尖端，以免剪短的茎突失落至喉咽部等处。

④茎突剪断后松开牵开器，检查创口，止血。伤口内可放置少量的消炎或抗菌药物。用羊肠线或丝线缝合创口，术后 4~6 天拆线。

凡有心脏病、高血压或其他原因忌行扁桃体切除术者，有建议经腭舌弓途径暴露茎突，进行切短手术。对于有茎突综合征的患者，亦有在切除扁桃体之后，经腭咽弓外下方暴露舌咽神经，将其切除一段（约 1cm），可获得类似茎突切短术的效果。

2. 经颈外途径切短茎突术　这种手术适用于不能从扁桃体窝触及的茎突，或虽能触及而位置较深较高，或茎突体较小、易摆动的茎突。

（1）体位：仰卧，头偏向对侧。在暴露、剥离与切短茎突的过程中，可嘱患者尽量将下颌骨向前移动，还可加用拉钩将下颌角向前向外拉开，使下颌角后下与胸锁乳突肌之间有较大的空隙。

（2）切口：从乳突尖前沿胸锁乳突肌前缘，向下至舌骨平面切开皮肤、皮下组织及颈阔肌。分开胸锁乳突肌前缘的深颈筋膜，牵开伤口，将颈动脉鞘及其血管、神经拉向后方。

（3）查清茎突关系：为了更好地暴露茎突，便于手术操作，此时可嘱患者将下颌角向前移，查清舌骨大角和舌骨体的位置，并由此向上寻找二腹肌及茎突舌骨肌。沿茎突舌骨肌向上探查茎突尖端及其体部、根部。尽可能查清其他茎突肌肉、韧带及其茎突与周围血管、神经的关系。

（4）剥离茎突：切开茎突尖端的骨膜，并暴露茎突尖端。此时可以将茎突舌骨肌及茎突舌骨韧带在靠近尖端处切断。再用圈形牵开器套上茎突尖，并将茎突尖周围的软组织往上推开，同时按照前一方法将茎突骨质剥离出来。

当茎突剥离至不能再往上剥时，即按前一方法切短茎突，做好止血与缝合工作。

3. 术后处理

（1）经口咽径路法：患者术后治疗同扁桃体摘除术后。术后 7 天拆除缝线。

（2）经颈外侧径路法：术后给予抗生素静脉滴注以预防颈部感染，局部制动，术后 5~7 天拆线。

根据国内外文献报道，经口咽途径的手术，有时可发生感染与颈部气肿，也偶尔可出现手术侧的暂时性软腭轻瘫痪。

手术后茎突综合征各症状消失的时间、次序不一，一般咽部疼痛及异物感消失较快，而头痛、耳痛、耳鸣、头晕的消失有时较慢，有的症状要经过 1~6 个月才消失。这说明手术效果在 6 个月之后才能判定，而且术后症状的消退过程，可能与手术区受伤组织的修复快慢及患者的适应证过程有关。有的患者手术后其他症状消失，唯独耳鸣始终没有改变。

手术效果不满意者，可能为：①切除的茎突不够。②分布在扁桃体窝周围的神经与剩下的茎突之间有瘢痕牵引作用。③诊断不正确。因此，对于茎突综合征的诊断与手术治疗问题，必须采取认真负责与极其慎重的态度。

（闫志华）

第三节 阻塞性睡眠呼吸暂停低通气综合征

一、概述

阻塞性睡眠呼吸暂停低通气综合征是指睡眠时上气道反复发生塌陷、阻塞引起的睡眠时呼吸暂停和通气不足，伴有打鼾、睡眠结构紊乱，频繁发生血氧饱和度下降、白天嗜睡等症状。OSAHS 可发生于任何年龄，但以中年肥胖男性发病率最高。OSAHS 作为多种心脑血管疾病、内分泌系统疾病及咽喉部疾病的源头性疾病，已日益受到重视。

二、临床表现及诊断

1. 症状 有睡眠中打鼾的病史，随年龄和体重的增加可逐渐加重，呈间歇性，有反复的呼吸停止现象，严重者夜间有时或经常憋醒，甚至不能平卧睡眠。白天嗜睡，程度不一，轻者表现为轻度困倦、乏力，对工作生活无明显影响；重者在讲话过程中、驾驶时出现入睡现象；患者入睡快，睡眠时间延长，睡眠后不能解乏。患者可有晨起后头痛、血压升高。晨起后咽部明显干燥、异物感。可有记忆力下降、注意力不集中。部分重症患者出现性功能减退，夜尿次数明显增多，性格急躁。合并并发症者可出现相应症状，如夜间心绞痛等。儿童患者除上述表现外，还有遗尿、学习成绩下降，胸廓发育畸形、生长发育差等。

2. 体征

（1）一般征象：较肥胖或明显肥胖、颈围较大，重症患者有明显嗜睡，在问诊过程中出现反复瞌睡；部分患者有明显的上、下颌骨发育不全。儿童患者一般发育较差，除颌面部发育异常外，还可见胸廓发育畸形。

（2）上气道征象：口咽腔狭窄、扁桃体肥大、软腭组织肥厚、悬雍垂（腭垂）过长肥厚等。有些患者还可发现其他可引起上气道狭窄的因素，如鼻中隔偏曲、鼻息肉、腺样体肥大、舌扁桃体肥大、舌根肥厚等。

3. 辅助检查

（1）多导睡眠监测：多导睡眠图（PSG）是诊断 OSAHS 的金标准，通过记录睡眠的深度，眼运动和相应肌肉的活动，心率和心律的变化，以及血氧饱和度，口鼻腔气流、胸腹腔呼吸运动等各种参数，从而诊断本病的严重程度。

诊断标准：PSG 检查每夜 7 小时睡眠过程中呼吸暂停及低通气反复发作 30 次以上，或睡眠呼吸暂停和低通气指数≥5。

（2）纤维鼻咽喉镜辅以 Muller's 检查法：可观察上气道各部位截面积、引起气道狭窄的结构性原因。Muller's 检查即嘱患者捏鼻、闭口，用力吸气，用以模拟上气道阻塞状态下咽腔塌陷情况。两者结合是评估上气道阻塞部位最为常用的手段。

（3）上气道持续压力测定：即应用含有微型压力传感器的导管自鼻腔置入上气道内并达食管，该导管表面含有多个压力传感器，分别位于鼻咽、舌根下口咽、喉咽、食管等部位，正常吸气时全部传感器均显示一致的负压变化，如气道某一部位发生阻塞，阻塞平面以上的传感器则无压力变化，据此可判定气道阻塞的部位，是目前认为最为准确的定位诊断方法。

（4）头颅 X 射线测量：拍摄定位头颅侧位片，主要用于评估骨性气道狭窄。

（5）头颅 CT、MRI：可拍摄上气道各平面的二维结构，清晰并可计算截面积，多用于科研，临床应用较少。

三、治疗

根据患者主要病因、病情及全身状况，可选择不同的治疗方法。

（一）非手术治疗

1. 一般治疗及保健措施　代谢方面治疗以减轻体重和增强呼吸辅助肌作用。并注意限制饮食和采用有利的睡眠位置，适宜的枕头高低，侧卧睡位，均可使鼾声减轻或消失。

2. 内科治疗

（1）持续正压通气治疗：是通过睡前戴上面罩，连接正压管，将压力调节到 0.29 ~ 0.5kPa（2.1~3.7mmHg），可减少呼吸暂停次数，持续正压为 0.29 ~ 1.47kPa（2.1mmHg）时，打鼾完全消失，血氧饱和度改善。当压力增高至 1.47kPa（11mmHg）时，患者不能耐受。由于通气机性能的不断改善，患者对治疗的耐受性也不断提高，且可携机回家长期治疗，还对各类睡眠呼吸暂停均有效。

（2）应用器械治疗：①睡眠球法是将网球缝于睡衣背侧上方，以控制睡眠姿势，避免仰卧位睡姿。②口腔矫治器是用高分子聚合物制成的，有止鼾奶嘴、反𬌗导板、舌固定器、齿矫正器和自留式压舌器等，睡眠时置于口腔，使舌体前移，增加舌根和咽后壁的空间，使口腔部组织随睡眠吸气时负压而产生塌陷的可能性明显减少，适用于舌根肥大所致和气道阻塞为主的混合型的 OSAHS。③鼻瓣扩张器为一种弹性塑料条，两端弯成适合鼻翼形状，置于鼻前庭内，可扩张鼻瓣区，使鼻气流量增加 5.5%~45%，鼾声强度降低 5.5~6.0dB，血氧饱和度亦可得到改善。

（3）药物治疗：利血平可使鼻腔黏膜充血增加鼻腔阻力，不宜服用。可使用增加上气道开放的药物，如鼻黏膜收缩剂，如舒鼻灵滴鼻剂（主要成分为盐酸麻黄碱、醋酸可的松），滴鼻，每次 1~2 滴，每日 3~4 次，糖皮质激素类喷雾剂，如盐酸氮䓬司汀鼻喷雾剂：喷鼻，早晚各 1 次，6 岁以下儿童禁用。

（二）手术治疗

一旦决定 OSAHS 患者行手术治疗，术前就应考虑可能发生的危险。术前尽可能不用镇静剂。麻醉对 OSAHS 患者有相当难度，肥胖、短颈带来插管不便，吸入高浓度氧将抑制呼吸兴奋，导致危急情况。使用常规肌肉松弛剂亦可引起呼吸急症，因此必要时应用亦宜减小剂量。手术前应准备硬支气管镜和气管切开器供抢救时使用。

1. 手术指征　①白昼过度嗜睡，影响职业及社会活动能力者。②夜间严重打鼾，影响同室居住者。③出现心血管或肺部继发症者。④内窥镜检查已明确有上呼吸道节段性阻塞者。⑤头颅 X 射线片测量显示下颌骨发育不良、后缩，或并发舌骨位置向后下移位者。根据上呼吸道不同的阻塞部位、严重程度和个体差异，采用不同手术方法。

2. 手术方法

（1）鼻部手术：取决于解剖因素所致的鼻塞，采用单独手术或联合（经口）手术予以矫正，包括鼻中隔形成术、下鼻甲或中鼻甲缩小术、鼻息肉摘除及鼻畸形整复。

（2）腺样体、扁桃体切除术：腺样体肥大引起的阻塞可行腺样体刮除术，常与扁桃体切除联合进行。如伴有软腭或咽后壁组织松弛，可在扁桃体切除后将舌腭弓和咽腭弓缝在一起，但不缩短软腭，类似改良 UPPP 手术。

（3）舌缩减术：舌体肥大是阻塞的重要因素，因此对舌肥大者行舌缩减术是有效的。切开下颌舌骨肌，正中锯开下颌骨，将舌大部分拉出口腔，由前向后做楔形切除，长 2~3cm，深 2cm，宽 2~3cm，舌组织对端缝合，使舌后部缩减，增宽下咽腔。下颌骨无需用钢丝固定，术后鼻饲数周。其危险是舌动脉和舌下神经损伤，故切除宜窄，不宜宽。手术效果则待随访观察。

（4）气管造口术：是治疗 OSAHS 最有效的方法，但大多数患者不愿接受。其适应证为白天有严重症状，严重心动过缓，氧饱和度低于 50%，病态性肥胖，小颌或颌后缩畸形。对重症 OSAHS 患者在其他手术前应先做气管切开术。

（5）颌面部手术：矫正颌面畸形，增加上气道空间。基本术式包括：下颌骨截骨前移加减舌骨悬吊和上颌骨、下颌骨、舌骨前移术。由于手术有相当的痛苦，故仅适用于：①骨骼发育正常的重度 OSAHS 患者。②病态肥胖（超过标准体重的 10%）。③严重下颌骨发育不良。④其他手术失败者。

（6）咽部手术：切除口咽部不重要的组织，扩大咽部通道，使阻塞解除，基本术式是悬雍垂腭咽成形术、腭咽成形术和硬腭缩短术。

①悬雍垂腭咽成形术（UPPP）

A. 适应证：a. 每小时 50 次呼吸暂停。b. 最低氧饱和度在 50% 以上。c. 心电图无明显异常。d. 无明显心肺并发症。具体为软腭过长、咽侧壁肥厚和扁桃体肥大；X 射线检查示阻塞部位位于腭咽水平，以及其他手术合用。

B. 禁忌证：a. 极度肥胖，伴舌宽明显增大的重度 OSAHS 者。b. X 射线头颅测量示气道过小和舌骨位置下移者。c. 上呼吸道狭窄不在口咽水平者。d. OSAHS 属中枢性或混合性者。

C. 目的：a. 缩短悬雍垂，减低其振动性。b. 扩大鼻咽与口咽的通道，减轻气流阻力。c. 使软腭向前移位，不致睡眠时后坠阻塞鼻咽部。d. 除去舌腭弓，使舌向前移，避免后坠。e. 减轻咽部收缩作用。

D. 麻醉与体位：采用经鼻气管插管全身麻醉，肌肉松弛剂限用最小剂量。患者取平卧头后仰位。局部麻醉取半坐位，用 1% 普鲁卡因局部浸润麻醉舌腭弓上、中、下 3 点，悬雍垂根部注射 5mL。

E. 手术步骤：a. 沿舌腭弓外侧做弧形切开，起自扁桃体下极向上接近悬雍垂基部，继而转向切开咽腭弓直至下方，除去切口范围包括扁桃体在内的软组织。b. 从舌腭弓、软腭和咽腭弓上，做黏膜和黏膜下组织的锐性剥离，保留肌肉组织，剪除拟定切除的软腭部分，但应多保留一些软腭的鼻咽侧黏膜。用 2-0 肠线缝合相对应的软腭创缘和扁桃体窝肌层，修剪黏膜范围以缝合时无张力为度。c. 悬雍垂部分切除，即保留悬雍垂上 1/3 段。切缘宜严格止血，后缘黏膜稍保留长一些，以便与前缘黏膜缝合，防止形成血肿。d. 检查伤口，察看咽腔宽畅程度，有无渗血。若咽后壁仍成纵形条索状组织增厚者，在咽后壁外侧可做半圆形切口切除黏膜。分离切缘内侧的黏膜向外牵拉，和切缘外侧部黏膜缝合，减少条索样隆起。

F. 术后处理：注意呼吸道通畅，有经鼻插管者必要时可留置 72 小时。使用抗生素及糖皮质激素可减轻术后水肿，避免气管切开，但须做好气管切开的准备。给镇痛药宜谨慎。注意饮食护理，每次进食，饮水量要少，吞咽要慢，并应加强口腔清洁。术后 7~10 天拆线。

G. 并发症：早期多为出血和感染，吞咽疼痛与扁桃体手术相同。腭咽闭合不全是因为手术切除软腭组织过多所致，观察数月，有望自愈。重者须手术治疗。鼻咽狭窄为术中损伤软腭鼻侧黏膜，或切除咽腭弓所致。重症 OSAHS 患者的咽部手术可能有生命危险，全身麻醉在诱导期间，或术终时过早拔出气管插管，有加重呼吸道阻塞以致发生窒息的可能。过度肥胖、血氧饱和度低于 85% 者对于全身麻醉期间供氧不足耐受性很低，容易发生窒息。

H. 疗效判断标准：a. 显效，打鼾、呼吸暂停和白天嗜睡等症状明显改善。多导仪检查呼吸暂停指数下降 50% 以上，最低血氧饱和度升高 20%。b. 进步，打鼾、呼吸暂停和白天嗜睡等症状改善。呼吸暂停指数下降 20%~50%，最低氧饱和度升高 10%。c. 无效，打鼾、呼吸暂停等症状略减轻，但多导仪检查无改善。

②腭咽成形术：腭咽部浸润麻醉与上法相同，在悬雍垂基部平面以上 1.5cm 处向两旁做弧形切口，达舌腭弓外侧和扁桃体下极，切除黏膜和肌肉层之后，再行扁桃体切除术。悬雍垂和软腭松弛部分一同切除。最后用丝线将创面缝合，软腭中央部分切除范围应小于 1.5cm，否则术后易并发腭咽闭合不全。此法的优点是成功率高，不易复发，缺点是术中出血较多，术后可能并发腭咽闭合不全。

激光悬雍垂腭咽成形术在局部麻醉下用 20~30W 功率的 CO_2 激光刀沿悬雍垂根部及软

腭上方两侧做楔形切口。激光刀之直角挡板置于软腭后面，保护咽后壁黏膜。特制的压舌板置于悬雍垂后，激光刀上小孔可抽吸气化的烟雾。

激光悬雍垂腭咽成形术治疗 OSAHS 有效率达 80%，根据不同类型的病例，手术又可分悬雍垂成形术、悬雍垂切除术、悬雍垂软腭成形术及 UPPP。除以激光切除肥大的悬雍垂、下垂之软腭及气化扁桃体外，并利用激光照射瘢痕形成明显的特点，使软腭形成向上颌向两侧收缩的瘢痕，使软腭上提和向两侧绷紧，从而扩大咽腔。这种效果是非激光手术难以达到的，所以有效率较高。且少有并发症，更显得安全。

③硬腭缩短–悬雍垂腭咽成形术

A. 适应证：a. 以腭平面狭窄为主的重度 OSAHS。b. UPPP 失败后的补救手术。

B. 禁忌证：a. 全身及心脑血管严重疾患。b. 瘢痕体质手术应慎重。

C. 手术方法：气管切开或经鼻插管行静脉复合麻醉。取仰卧位，垫肩使头后仰。置入 Davis 开口器、充分暴露咽腔。先行 UPPP 手术。于硬腭后缘腭大孔内侧做 2.0～2.5cm 长 "U" 形切口。分离黏骨膜瓣暴露硬腭后缘，逆行潜行分离鼻底黏骨膜，咬除硬腭后缘骨质 1.0～1.5cm 长，宽 2.0～2.5cm，钻 2 个小孔以便缝合。复位腭黏骨膜并向前牵拉缝合。

如腭平面气道前后狭窄较甚，可增大软、硬腭切除长度至 1.5cm。如左右狭窄为主可横行切开咽腭弓与软腭交界处尽量外翻咽腭弓黏膜瓣；或在扩大的扁桃体窝上端缝合咽腭肌与舌腭肌；或在侧索上端向外上缝一牵引针，使咽腭弓及咽侧索外移与软腭呈直角相交。

本手术缩短了硬腭长度，扩大了界径，也矫治了软腭后置，故术后上界径及最窄径较正常还宽。硬腭缩短后软腭附着点前移，使残存软腭上下运动度加大，封闭鼻咽腔能力增强，有效地防止了长期腭功能不全等并发症。

（闫志华）

第四节　咽感觉神经功能障碍

咽部感觉神经功能障碍多由全身其他疾病引起，且常与运动性神经功能障碍同时出现。若单独出现，多为功能性咽部感觉障碍。病因可分为中枢性和周围性。脑干和延髓等中枢部位的病变，如肿瘤、出血、血栓形成、多发性硬化、延髓性麻痹、脊髓空洞症、脑炎等常引起咽感觉神经功能障碍。颈静脉孔周围病变累及Ⅸ、Ⅹ和Ⅺ脑神经，流感和白喉等病所致神经炎也可引起该病。

一、咽感觉减退或缺失

咽部感觉减退或缺失常与喉部的感觉、运动性障碍同时出现。

1. 临床表现　咽部的感觉减退，患者多无明显症状；若感觉缺失时，咬破舌或颊黏膜而无痛觉，故常有口腔黏膜糜烂。病变若累及下咽或喉部，进食或饮水时常发生误吸，引起呛咳，并可发生吸入性支气管炎和肺炎。

2. 诊断　检查咽部时，用压舌板试触腭弓或咽后壁，咽反射功能明显减退或消失。若喉部受累，触诊喉部时，喉的反射性痉挛消失。根据症状和检查较易做出诊断，查找病因有时须与神经科医师协同检查。

3. 治疗 针对病因治疗。功能性咽部感觉缺失可酌情应用钙剂、维生素类药物及喉部理疗等。

二、舌咽神经痛

1. 临床表现 舌咽神经痛是一种发生在舌咽神经分布区域（咽侧壁、舌根、软腭、扁桃体、外耳道）的阵发性剧烈疼痛，多见于老年人。痛起突然，为针刺样剧痛，可放射到同侧舌和耳深部，持续数秒至数十秒，伴有唾液分泌增加。说话、吞咽、触摸患侧咽壁及下颌角均可诱发，与三叉神经痛类似。以1%丁卡因等麻醉剂麻醉咽部可减轻疼痛。

2. 诊断 症状典型，易于做出诊断。但须排除由该区的炎症、茎突过长、咽喉结核、鼻咽和喉咽恶性肿瘤等病导致的疼痛。

3. 治疗

（1）药物治疗：常用卡马西平，苯妥英钠，长期服用后效果减退。

（2）局部治疗：1%利多卡因、山莨菪碱、无水酒精、维生素 B_{12} 通过咽部入路注入舌咽神经分布区域。

（3）手术：经颅舌咽神经根切除术和颈侧舌咽神经切除术。

应用镇痛剂、镇静剂、表面麻醉剂（1%丁卡因）喷雾可减轻疼痛、缓解发作。局部利多卡因封闭能迅速减轻症状。口服卡马西平、苯妥英钠等也有止痛效果。对于发作频繁或症状剧烈者，保守治疗无效，可行颅内段舌咽神经切断术或高位颈侧进路舌咽神经切断术加以治疗。

（闫志华）

第五节 咽运动神经功能障碍

咽部肌肉主要受咽丛的运动神经纤维支配，咽运动神经功能障碍可引起咽肌麻痹和咽肌痉挛，分述如下。

一、咽肌麻痹

包括软腭麻痹和咽缩肌麻痹。

（一）软腭麻痹

软腭麻痹又称为软腭瘫痪，是咽肌麻痹中较为常见的一种，可以单独发病，也可与其他神经麻痹合并出现。致病原因有中枢性和周围性之分。中枢性病变如延髓麻痹、小脑后下动脉血栓形成、脑炎性病变、脊髓空洞症、肿瘤、梅毒等引起的软腭麻痹，常伴有同侧的唇、舌和喉肌麻痹。引起软腭麻痹的周围性病变常为多发性神经炎，多伴有感觉性障碍。颈静脉孔附近的占位性病变如原发性肿瘤、血肿、转移性淋巴结等所引起的软腭麻痹，常合并出现第Ⅸ、Ⅹ和Ⅺ等脑神经麻痹（颈静脉孔综合征）。

1. 临床表现 单侧软腭麻痹可无临床症状。双侧软腭麻痹则症状明显，由于软腭不能上举，鼻咽不能闭合，说话时出现开放性鼻音，吞咽时食物易向鼻咽、鼻腔方向反流，偶可经咽鼓管流入中耳；患者不能作吸吮等动作。

2. 检查 单侧软腭麻痹则悬雍垂偏向健侧；发声时，悬雍垂和软腭向健侧移位，患侧不能上举。若双侧软腭麻痹，则软腭松弛下垂，不能活动；若影响咽鼓管开放功能，可出现中耳的症状和体征；若同时有咽缩肌麻痹，梨状窝中可见唾液或食物潴留。

3. 诊断　软腭麻痹的诊断不难，但须找到其致病原因，应请相关科室协同诊断。

4. 治疗　针对病因治疗。对周围性麻痹者可用抗胆碱酯酶剂（氢溴酸加兰他敏）或神经兴奋剂（硝酸士的宁）以及维生素 B_1 治疗。

新针疗法，常用穴位有风池、大椎、少商、廉泉、天枢、曲池等。

（二）咽缩肌麻痹

咽缩肌麻痹又称为咽缩肌瘫痪，极少单独发病，常与食管入口、食管和其他肌群的麻痹同时出现。引起咽缩肌麻痹的原因大多与引起软腭麻痹的原因相同。此外，该病常出现在流行性脊髓灰质炎患病之后。

1. 临床表现　单侧咽缩肌麻痹表现为吞咽不畅，梗阻感，进食流质饮食时更为明显，易发生呛咳。双侧咽缩肌麻痹时，起初出现流质下咽困难，常发生反流，而固体食物则能吞咽，病情晚期吞咽困难加重，甚至完全不能吞咽。若并发有喉部感觉或运动功能障碍，则易将食物误吸入下呼吸道，导致吸入性气管炎、支气管炎或肺炎。

2. 检查　单侧咽缩肌麻痹，表现为患侧咽后壁似幕布样下垂，并拉向健侧。双侧麻痹，则见咽后壁黏膜上的皱襞消失，触诊舌根和咽壁时，咽反射消失，口咽及梨状窝有大量唾液潴留。纤维喉镜和影像学检查有助于排除颅底、喉咽部器质性病变。

3. 治疗　对该病的治疗应包括以下两个方面。

（1）病因治疗：对末梢性麻痹的患者，需应用改善微循环和营养神经的药物，如尼莫地平、吡拉西坦、维生素 B_1 和维生素 B_{12} 等，可促进神经功能恢复。

（2）防止发生下呼吸道并发症：食物宜做成稠厚糊状，并帮助吸除潴留在咽部的分泌物，病情严重者应以鼻饲法或胃造瘘术供给营养。

4. 预后　咽缩肌麻痹的预后与其病因有关，较单纯软腭麻痹差，严重的咽缩肌麻痹伴有吞咽功能障碍者，常因并发吸入性肺炎而危及生命。

二、咽肌痉挛

咽肌痉挛大多原因不明，慢性咽炎、长期烟酒过度、理化因素和鼻腔分泌物长期刺激咽部等均可引发咽肌痉挛。咽肌痉挛常是咽肌麻痹的先兆，因此，引起咽肌麻痹的病因常导致咽肌痉挛。咽肌痉挛临床分为两类，分别为强直性咽肌痉挛与节律性咽肌痉挛。

1. 临床表现　强直性咽肌痉挛常发生于狂犬病、破伤风、癫痫、脑膜炎和癔症等，严重者伴有牙关紧闭、张口困难等症状，轻者有吞咽障碍、咽内不适、作呕等。节律性咽肌痉挛常继发于脑干部特别是下橄榄区病变，在患者不知不觉中出现，软腭和咽肌发生规律性或不规律性收缩运动，每分钟可达 $60\sim100$ 次以上，与脉搏、呼吸无关，并在入睡和麻醉后仍不停止；发作时，患者和他人都能听到咯咯声响，即所谓他觉性耳鸣。

2. 治疗　应耐心向患者讲明病情，以解除患者的思想顾虑，减轻患者的精神负担。缓慢进食无刺激性的食物。对强直性咽痉挛，可用镇静、解痉药物，如氯丙嗪、苯巴比妥钠、地西泮等；病情较重者，可用肌肉松弛剂，如琥珀胆碱等。癔症患者可采用暗示或精神疗法。若为器质性病变导致的咽肌痉挛，则应针对病因来治疗。节律性咽痉挛，可试用针刺疗法，可选用廉泉、人迎、天突、太冲、合谷等穴。此外，可试用镇静剂或暗示治疗。

（闫志华）

第六节　咽异感症

咽异感症，常泛指除疼痛以外的各种咽部异常感觉，如梗阻感、痒感、灼热感、蚁行感等。祖国医学称之为"梅核气"。

一、病因

支配咽部的神经极为丰富，除由迷走神经、舌咽神经、副神经和颈交感干等诸多神经的分支构成的咽丛外，尚有三叉神经第二支和舌咽神经的分支支配喉咽、软腭、舌根、扁桃体区等部位的感觉；全身许多器官的疾病，可导致咽部出现感觉异常；大脑功能失调所引起的咽部功能障碍，常伴有咽部的感觉异常。因此，产生咽异感症的病因极为复杂，有关的生理和病理变化，还有待进一步探讨。通常认为与以下几种因素有关。

1. 咽部疾病　各种类型的咽炎，扁桃体的病变如慢性炎症、角化症、囊肿、结石、脓肿和瘢痕，咽囊炎，鼻咽、口咽及喉咽的异物、瘢痕和肿瘤，咽后壁淋巴滤泡增生，会厌囊肿，舌扁桃体肥大，舌根部的肿瘤，异位舌甲状腺等。

2. 咽邻近器官的疾病　茎突过长，甲状软骨上角过长，舌骨与甲状软骨假关节形成，翼突钩过长，咽旁间隙和颈部肿块，颈部瘘管及淋巴结炎，颈综合征（由颈部骨质及周围软组织病变引起），喉部疾病（如慢性喉炎、早期喉癌、一侧声带麻痹、喉部良性肿瘤等），牙龈炎，龋齿，慢性外耳道炎，慢性中耳炎，甲状舌管囊肿，甲状腺疾病（如甲状腺肿、炎症及肿瘤等），原发性口腔干燥症等。

3. 远处器官的疾病　消化道疾病（如胃及十二指肠溃疡病、幽门痉挛、胃恶性肿瘤、胆道蛔虫病、胆石症等），心血管系统疾病（如左室肥大、高血压性心脏病、心包积液、主动脉瘤等），肺部疾病（如气管和支气管炎、肺肿瘤和脓肿、肺炎等），膈疝、屈光不正等。

4. 全身因素　严重的缺铁性贫血，自主神经功能失调，消化不良，风湿病，痛风，重症肌无力，长期的慢性刺激（如烟、酒、粉尘和化学药物等），甲状腺功能减退，更年期内分泌失调等。

5. 精神因素和功能性疾病　咽喉、气管、食管和颈部的各项临床检查均排除了器质性病变，咽部却有异常感觉。主要由大脑功能失调引起，常伴有焦虑、急躁和紧张等情绪，并有"恐癌症"心理。某些神经症和精神病如各种忧郁症、心因性反应症、症状性精神病、周期性精神病、产后精神障碍等，早期可导致某些器官功能改变而诱发本病。

二、临床表现

本症临床常见，30~40岁女性较多，患者感到咽部或颈部中线有团块阻塞感、烧灼感、痒感、紧迫感、粘着感等。常位于咽中线或偏于一侧，多在环状软骨或甲状软骨水平，其次在胸骨上区，较少在舌骨水平，少数位置不明确或有移动性。在做吞咽动作或吞咽唾液时症状加重，但无吞咽困难。常常企图通过咳嗽、咳痰和吞咽等动作来解除上述症状，结果由于咽部频繁的运动和吞入大量的空气，使原有的症状更为严重。病期较长的患者，常常伴有焦虑、急躁和紧张等精神症状，其中以恐癌症较多见。

三、检查

1. 排除器质性病变　咽异感症的各种诱因中，器质性病变多于精神性病变，咽喉部局部病变多于全身其他部位病变。所以，首先应考虑咽喉部器质性病变，以免误诊。

2. 咽部检查　仔细检查鼻咽、口咽和喉咽，观察有无黏膜充血、肿胀、萎缩、淋巴组织增生、瘢痕或肿瘤等。注意咽黏膜皱褶之间的微小黏膜糜烂、鼻咽顶部的咽囊开口、咽隐窝内的粘连、黏膜下型鼻咽癌、扁桃体实质内病变等。触诊常能发现许多视诊不能发现的问题，可采用下列方法进行：①咽部触诊。②颈部触诊。③一手咽内一手颈部联合触诊。常可发现：咽异感所在部位，病变的性质（如黏膜下恶性肿瘤，埋藏性异物，茎突、舌骨、喉软骨、椎体及翼突钩等处的畸形，颈动脉、项肌及颈椎等处的压痛等）。

3. 邻近器官和全身检查　应对鼻、眼、耳、颈部及全身各处作相关检查。必要时，还应进行纤维喉镜、纤维食管镜或胃镜、血常规、胸部照片、颈椎照片、食管吞钡照片、颈部及甲状腺B超检查等。

四、诊断

对病史、症状、检查的全部资料进行综合分析后方可做出诊断。在诊断中要注意以下几点。

1. 注意区分器质性病变和功能性因素，只有排除了咽部、颈部、上呼吸道、上消化道等部位的隐蔽性病变后，始可诊断为功能性感觉异常。

2. 注意区分全身性因素和局部因素，许多全身性疾病（如某些急慢性传染病、血液系统疾病和内分泌系统疾病等）常常表现有咽部症状。

五、治疗

1. 病因治疗　针对各种病因进行治疗。
2. 心理治疗　排除了器质性病变后，针对患者的精神因素如"恐癌症"等，耐心解释，消除其心理负担。避免不谨慎的语言、草率检查和处理，给患者带来不良影响。
3. 对症疗法
（1）避免烟、酒、粉尘等，服用镇静及安定药、溶菌酶等。
（2）颈部穴位封闭法，可取穴廉泉、双侧人迎，或加取阿是穴进行封闭。
（3）中医中药
①可用以下两法：a. 舒肝理肺、开郁化痰法，选三花汤加减。b. 行气开郁、降逆化痰法，选半夏厚朴汤加减或加减玄麦柑橘汤。
②中成药：可用多种中成药，如金嗓散结丸，金嗓利咽丸，健民咽喉片，草珊瑚含片等，以减轻症状。
③针刺疗法：可取廉泉、天突、人迎、阿是等穴。或在颈前中线，或沿两侧甲状软骨后缘找出敏感点，进行针刺。

（闫志华）

第二十四章

喉部常见疾病

第一节　喉先天性疾病

一、先天性喉囊肿

（一）概述

先天性喉囊肿的发病机制尚未明确。病因有鳃裂口发育异常、喉囊发育障碍、来源于喉气囊和黏液腺管阻塞以及来自异位甲状腺等学说。组织学上大多数先天性喉囊肿限于呼吸道上皮，其他的有复层鳞状上皮、柱状上皮、立方上皮，以及部分混合性上皮。一半以上的病例可观察到弥散或聚集的淋巴组织。目前，临床将先天性喉囊肿分为两型：Ⅰ型，囊肿局限于喉内的喉内型（图24-1）；Ⅱ型，囊肿向喉外伸展的喉外型。后者又可分为来源于胚胎的Ⅱa型和来源于内和中胚层的Ⅱb型。

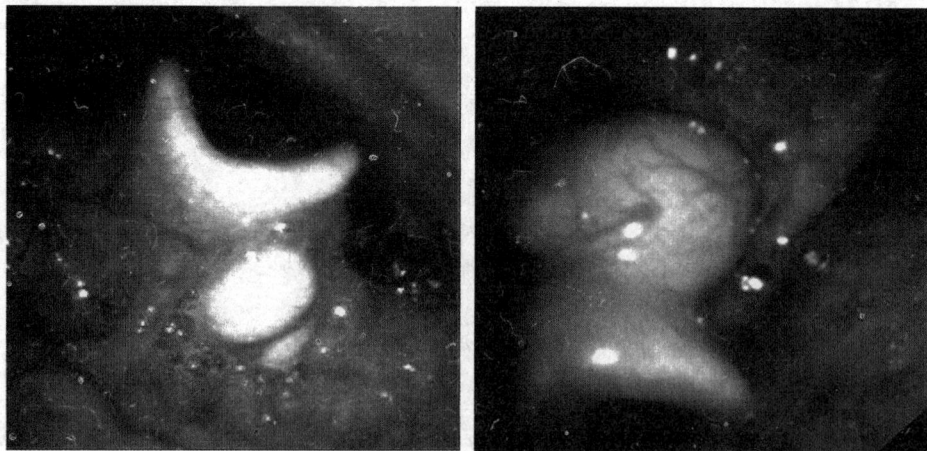

图 24-1　会厌囊肿

（二）临床症状

症状主要决定于囊肿的大小和位置，以及患者的年龄。这些症状包括囊肿较大引起的呼吸不畅、喘鸣、间断性哭声等；而喉气囊肿常无临床症状，较大者可阻塞气道，出现喉鸣、呼吸困难、缺氧、窒息等症状。

（三）诊断

根据症状即可初步诊断，明确诊断需行喉镜检查。儿童行直接喉镜检查，成人可行间接喉镜、硬喉内镜或电子（纤维）喉镜检查，也可行喉部气道和颈部的影像学检查，可观察到一固定且与喉室不相通、不随呼吸而改变的肿块。直接喉镜下用空针抽吸如有液体或气体可确定诊断；若其体积随呼吸而改变，吸气时缩小，用力鼓气时增大，且与喉室相通，则应诊断为先天性喉气囊肿。

（四）治疗

先天性喉囊肿优先考虑手术切除。先天性喉囊肿喉内型者，如症状轻，可待其年龄稍大再处理。切除术可在内镜下进行并彻底去除囊壁，对于气道堵塞严重的患者需先行气管切开术。对于无明显症状的喉气囊肿，无须手术，如有感染可先用抗生素治疗炎症消退后再行手术切除。喉外型者如囊肿较大，可采用颈外途径切除。

二、先天性喉蹼

出生时喉腔内即有膜样组织，称先天性喉蹼或喉隔。

（一）病因

先天性喉蹼为胚胎发育时期喉腔发育不全而产生在喉腔内的膜状物（图24-2）。可分为声门上喉蹼、声门喉蹼及声门下喉蹼，多数为声门喉蹼，少数发生于声门下，发生于声门上者罕见。大多数将声门的前1/3～2/3封闭。喉蹼为一纤维组织膜，上下均覆盖上皮，其厚薄亦因人而异。

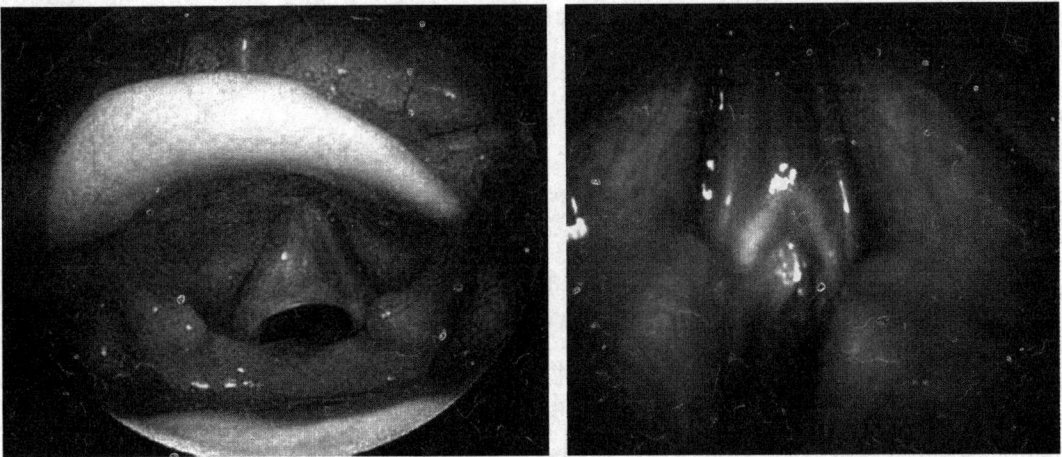

图24-2　喉蹼

（二）临床表现

1. 婴幼儿先天性喉蹼的临床表现　因喉蹼的大小和位置而异。

（1）喉蹼较大时，可引起新生儿窒息以致死亡。

（2）喉蹼中等大者，可有声音嘶哑、平静时有吸入性呼吸困难、吸气性软组织凹陷。

（3）喉蹼较小者，平静时一般无症状，哭闹时可有喉鸣、呼吸困难或哭声弱小。

2. 成人和儿童喉蹼　一般无明显症状，偶有声嘶或发音时易疲倦，剧烈活动或呼吸道感染时可有呼吸困难。

（三）诊断

1. 根据症状和喉镜检查可明确诊断。

2. 根据气道阻塞的程度可将喉蹼　分为 4 级。

Ⅰ级：气道阻塞小于 30%，且蹼薄。

Ⅱ级：气道阻塞 30%~50%，伴有声门下狭窄。

Ⅲ级：气道阻塞 50%~75%，伴有声门下明显狭窄。

Ⅳ级：气道和声门下完全阻塞。

3. 本病应与声门下阻塞、先天性喉鸣、先天性气管畸形、先天性胸腺肥大、先天性纵隔大血管畸形鉴别。

4. 儿童和成人患者应与白喉、狼疮、梅毒、结核、外伤和手术等出生后引起的喉蹼相鉴别。

（四）治疗

1. 新生儿先天性喉蹼引起窒息者，立即做直接喉镜检查，确诊后插入支气管镜，达到急救和扩张的作用。扩张后多不再复发，可获得满意的呼吸和发声功能。

2. 婴幼儿喉蹼尚未完全纤维化，治疗后可不再复发，故一经确诊，不论是否有呼吸困难，均应尽早行直接喉镜下喉扩张术。

3. 较大儿童及成人喉蹼已纤维化，组织较厚，需做手术治疗。主要有直接喉镜、支撑喉镜、内镜下喉蹼切除术或激光切除术；喉裂开喉蹼切除、喉模扩张术等。

4. 因外伤、手术、插管引起的喉蹼与先天性喉蹼的治疗原则相同。

三、先天性喉喘鸣

先天性喉喘鸣是由于婴儿因喉软骨软化、喉组织软弱松弛、吸气时候组织塌陷、喉腔变小所引起的喉鸣。

（一）病因

可由喉软骨软化、杓状软骨脱垂、会厌卷曲或肥大且组织结构软弱等原因引起。

（二）临床表现

婴儿于出生时或出生后不久即有持续性喉鸣以及胸骨上窝、锁骨上窝、肋间隙凹陷的"三凹征"。喉鸣声大小不等，发作可为间接性或持续性，哭闹或进食时症状明显，睡眠或安静时可无症状。症状严重者可出现呼吸困难。

（三）诊断

症状明显者有持续性喉鸣以及"三凹征"体征即可做出初步诊断，为明确诊断可行直接喉镜检查。先天性单纯性喉喘鸣直接喉镜检查见喉组织软而松弛，吸气时喉上组织向喉内卷曲，呼气时吹出，若用直接喉镜将会厌挑起或伸至前庭时，喉鸣声消失，即可确定诊断。

（四）治疗

症状不严重者可观察，注意营养、积极补钙；合并感染者合理使用抗生素；吸入性呼吸明显困难者可行气管切开术或内镜下切除拥堵组织。

四、先天性喉软骨畸形

先天性喉软骨畸形一般分为 3 种类型：会厌畸形、甲状软骨畸形、环状软骨畸形。

（一）病因

1. 会厌畸形　会厌过大常引起吸气时阻塞喉口，导致喉鸣或呼吸困难，会厌过小一般不引起临床症状；会厌两裂常引起喉鸣或呼吸困难，会厌分叉一般不引起临床症状。

2. 甲状软骨畸形　甲状软骨畸形可使吸气时软骨塌陷，引起喉鸣和阻塞性呼吸困难，严重者可发生喉阻塞甚至窒息。

3. 环状软骨畸形　胚胎期环状软骨在腹侧和背侧逐渐在中线接合。若接合不良、留有裂隙，形成先天性喉裂。亦有因环状软骨先天性增生，形成先天性喉闭锁。

（二）临床表现

1. 会厌畸形　会厌过大常引起吸气时阻塞喉口，导致喉鸣或呼吸困难，会厌过小一般不引起临床症状；会厌两裂常引起喉鸣或呼吸困难，会厌分叉一般不引起临床症状。

2. 甲状软骨畸形　甲状软骨畸形可使吸气时软骨塌陷，引起喉鸣和阻塞性呼吸困难，严重者可发生喉阻塞甚至窒息。

3. 环状软骨畸形　因融合不良形成先天性喉裂；因环状软骨先天性增生或发育不良，引起喉阻塞甚至窒息。

（三）诊断

根据病史、临床症状可初步诊断，明确诊断结果需行喉镜检查，因直接喉镜检查可加重气道阻塞的发生，故临床上不选用，通常选用间接喉镜仔细观察患者会厌、声门上下、声带、喉是否发育不良。

（四）治疗

1. 会厌畸形　一般无症状不需治疗。如会厌分叉，吸气时易被推向喉口，引起呼吸困难，可在喉镜下切除会厌的游离部分；如会厌过大，易吸气时被吸至喉口，引起呼吸困难，可在喉镜下行会厌部分切除术；会厌过小一般无症状，不需治疗，但饮食不宜过急，以防呛咳。

2. 甲状软骨异常　引起喉鸣和阻塞性呼吸困难时，可行气管切开术。

3. 环状软骨异常　出生后引起呼吸困难或窒息时，需行紧急气管切开术。

（闫志华）

第二节　喉炎性疾病

一、急性会厌炎

急性会厌炎是以声门上区的会厌为主的急性炎症，又称声门上喉炎。炎症常局限于会厌舌面，或延及杓状会厌襞、杓状软骨及室带，但很少波及声带及声门下部（图 24-3）。全年均可发病，以早春、秋末为多。起病急，病情进展迅速，是急性上呼吸道炎症中引起窒息的一种重要疾病。

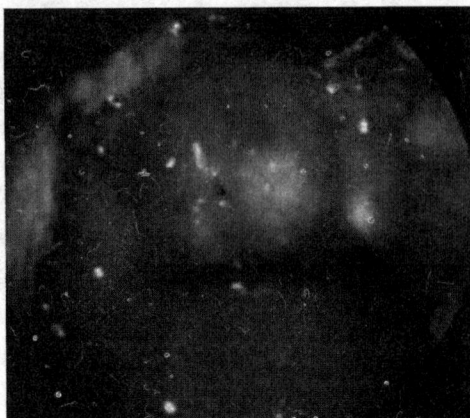

图 24-3　急性会厌炎

（一）病因

本病最常见的病因为 B 型流感嗜血杆菌、葡萄球菌、链球菌、肺炎链球菌、卡他莫拉菌、类白喉杆菌等以及与病毒的混合感染。变态反应引起的继发感染、异物创伤、刺激性食物、误吞化学药物、吸入热气或有毒气体以及各种射线损伤等理化因子刺激亦是本病的致病因素。

（二）临床表现

1. 起病急骤　婴幼儿患者常于夜间发病，病史很少超过 6~12 小时，半夜突感咽喉剧痛或呼吸阻塞，病情进展非常迅速。

2. 发冷、发热　成人病前可有畏寒、乏力，多数患者体温在 37.5~39.5℃，少数可达到 40℃ 以上，伴烦躁不安。

3. 吞咽困难　首先表现为喉痛、吞咽费力、唾液外流、拒食。喉痛可向下颌、颈部、耳部及背部放射。发声多正常。

4. 进展迅速的呼吸困难　会厌充血，高度肿胀变形，使喉口变小，常引起吸气性喉鸣、呼吸困难，可在 4~6 小时内引起喉阻塞、窒息。

（三）诊断

1. 急性感染性会厌炎　对急性喉痛、吞咽时疼痛加重，口咽部检查无特殊病变，或口咽部虽有炎症但不足以解释其症状者，应考虑到急性会厌炎，并做间接喉镜检查。咽痛和吞咽困难是成人急性会厌炎最常见的症状，呼吸困难、喘鸣、声嘶和流涎在重症患者中出现。成人急性会厌炎亦有缓慢型和速发型之分。呼吸道阻塞主要见于速发型，在病程早期出现，一般在起病后 8 小时内。由于危及生命，早期诊断十分重要。明确诊断后，应行咽、会厌分泌物及血液细菌培养和药敏试验，选用足量、敏感的抗生素。

2. 急性变态反应性会厌炎　在症状及体征的基础上应询问有无变态反应性疾病的过去史和家族史，一般诊断不难。

（四）治疗

本病需早期诊断、早期治疗。

1. 抗感染　常采用足量敏感的抗生素与激素联合应用，既可静脉输入，也可局部用药（雾化吸入或用喷雾器喷入咽喉内）。

2. 若形成脓肿，可在内镜下切开排脓，注意给氧，吸引器及时吸脓。

3. 应严密观察呼吸，床旁放置气管切开包。喉阻塞加重，及时行气管切开术。

4. 注意口腔清洁及病因治疗。

二、急性喉炎

急性喉炎，指以声门区为主的喉黏膜的急性弥漫性卡他性炎症，亦称急性卡他性喉炎，是呼吸道常见的急性感染性疾病之一，占耳鼻咽喉头颈外科疾病的 1%~2%。

（一）病因

1. 成人急性喉炎

（1）感染：为其主要病因，多发于受凉感冒后，在病毒感染的基础上继发细菌感染。常见感染的细菌有金黄色葡萄球菌、溶血性链球菌、肺炎双球菌、卡他莫拉菌、流感杆菌等。成人急性喉炎分泌物培养卡他莫拉菌阳性率为 50%~55%，嗜血流感杆菌阳性率为 8%~15%。

（2）喉创伤：吸入有害气体（如氯气、氨、硫酸、硝酸、二氧化硫、一氧化氮等）及过多的生产性粉尘，可引起喉部黏膜损伤，导致炎性物质渗出，使喉部黏膜肿胀、充血。有报道空气中灰尘、二氧化硫、一氧化氮浓度高的地区急性喉炎发病率较其他地区高。如异物或器械直接损伤喉部黏膜，黏膜组织可水肿。

（3）职业因素：如使用嗓音较多的教师、演员、售货员等，发声不当或用嗓过度时，该病发病率常较高。

（4）其他：烟酒过多、受凉、疲劳致机体抵抗力降低易诱发急性喉炎。空气湿度突然变化，室内干热也为诱因。有研究认为该病还与地区及种族因素有关。

2. 小儿急性喉炎

（1）常继发于急性鼻炎、咽炎。大多数由病毒引起，最易分离的是副流感病毒，占 2/3。此外，还有腺病毒、流感病毒、麻疹病毒等。病毒入侵之后，为继发细菌感染提供了条件。感染的细菌多为金黄色葡萄球菌、乙型链球菌、肺炎双球菌等。

（2）小儿营养不良、抵抗力低下、变应性体质、牙齿拥挤重叠，以及存在上呼吸道慢性病，如慢性扁桃体炎、腺样体肥大、慢性鼻炎、慢性鼻窦炎，极易诱发喉炎。

（3）小儿急性喉炎亦可为流行性感冒、肺炎、麻疹、水痘、百日咳、猩红热等急性传染病的前驱症状。

（二）临床表现

1. 成人急性喉炎

（1）声嘶：是急性喉炎的主要症状，多突然发病，轻者发声时音质失去圆润和清亮，音调变低、变粗，响度降低。重者发声嘶哑，发声困难，甚至仅能耳语或完全失声。

（2）喉痛：患者喉部及气管前有轻微疼痛，咳嗽或发声时喉痛加重，另可伴有喉部不适、干燥、异物感，咳嗽时可加剧。

（3）咳嗽及喉分泌物增多：起初干咳无痰，呈痉挛性，夜间明显。稍晚伴有细菌感染时则有黏脓性分泌物，因较稠厚，常不易咳出，黏附于声带表面而加重声嘶。

（4）全身症状：一般成人全身症状较轻，小儿较重。重者可有畏寒、发热、疲倦、食欲缺乏等症状。

（5）鼻炎、咽炎症状：因急性喉炎多为急性鼻炎或急性咽炎的下行感染，故常有鼻、咽的相应症状。

2. 小儿急性喉炎

（1）起病较急，多有发热、声嘶、咳嗽等。

（2）早期以喉痉挛为主，声嘶多不严重，表现为阵发性犬吠样咳嗽或呼吸困难，继之有黏稠痰液咳出，屡次发作后可能出现持续性喉阻塞症状，如哮吼性咳嗽，吸气性喘鸣。也可突然发病，小儿夜间骤然重度声嘶、频繁咳嗽、咳声较钝。

（3）严重者吸气时有锁骨上窝、肋间隙、胸骨上窝及上腹部显著凹陷，面色发绀或烦躁不安，呼吸变慢，10~15 次/分，晚期则呼吸浅快。如不及时治疗，进一步发展，可出现发绀、出汗、面色苍白、呼吸无力，甚至呼吸循环衰竭、昏迷、抽搐、死亡。

（三）诊断

1. 成人急性喉炎　根据病史及喉镜所见，诊断不难。

2. 小儿急性喉炎　根据病史、发病季节及特有症状，如声嘶、喉喘鸣、犬吠样咳嗽声、吸气性呼吸困难，可初步诊断。对较大年龄能配合的小儿可行间接喉镜检查。如有条件可行纤维喉镜或电子喉镜检查（图24-4），观察清醒、自然状态下的喉黏膜和声带活动等可确定诊断。血氧饱和度监测对病情判断亦有帮助。

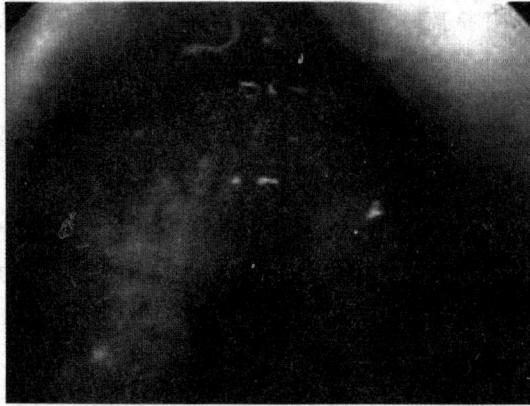

图 24-4　急性喉水肿

（四）治疗

1. 成人急性喉炎

（1）及早使用足量广谱抗生素，充血肿胀显著者加用糖皮质激素。

（2）给氧、解痉、化痰，保持呼吸道通畅，可用水氧超声雾化，吸入或经鼻给氧。黏膜干燥时，加入薄荷、复方安息香酊等。0.04%地喹氯铵气雾剂喷雾。

（3）声带休息：不发声或少发声。

（4）护理和全身支持疗法：随时调节室内温度和湿度，保持室内空气流通，多饮热水，注意大便通畅，禁烟、酒等。

2. 小儿急性喉炎

（1）治疗的关键是解除喉阻塞，及早使用有效、足量的抗生素控制感染。同时给予糖皮质激素，常用泼尼松口服，1～2mg/（kg·d）；地塞米松肌内注射或静脉滴注 0.2～0.4mg/（kg·d），布地奈德混悬剂 2mL 吸入。有研究报道单纯使用多种抗生素治疗的 64 例小儿急性喉炎中，10 例（15.6%）需做气管切开术，而加用糖皮质激素的 87 例中，仅 5 例（5.7%）需行气管切开术。

（2）给氧、解痉、化痰，保持呼吸道通畅，可用水氧、超声雾化吸入或经鼻给氧。若声门下有干痂或假膜及黏稠分泌物，经上述治疗呼吸困难不能缓解，可在直接喉镜下吸出或钳出。

（3）对危重患者应加强监护及支持疗法，注意全身营养与水电解质平衡，保护肺功能，避免发生急性心功能不全。

（4）安静休息，减少哭闹，降低耗氧量。

（5）重度喉阻塞或经药物治疗后喉阻塞症状未缓解者，应及时做气管切开术。

三、慢性喉炎

慢性喉炎是指喉部黏膜的慢性非特异性炎症，临床上可分为单纯性喉炎、慢性肥厚性喉炎、慢性萎缩性喉炎 3 种。

（一）病因

1. 急性喉炎反复发作演变成慢性喉炎，病毒、细菌和真菌等感染可导致慢性喉炎。

2. 用声过度、发声不当，慢性喉炎常见于用声较多的职业如教师、歌手等，长时间发声过度可引起喉部黏膜上皮充血、渗出增加，引起喉部慢性炎症。

3. 邻近器官的感染，刺激喉部黏膜形成慢性喉炎。鼻、鼻窦、咽部、气管、支气管、肺等器官的感染是产生慢性喉炎的重要原因之一。

4. 长期吸入外源性刺激物如吸烟、粉尘、有害气体或高温环境下工作均可引起慢性喉炎。

5. 胃食管反流或喉咽反流可致"反流性喉炎"。

（二）临床表现

1. 声音嘶哑　是慢性喉炎最主要和最常见的症状，患者说话声音低沉，不能持久发音。通常晨起后症状较重，后逐渐缓解；也有患者晨起症状较轻但用嗓过后声嘶加重的情况。患者声音嘶哑程度不一，但少见完全失声者。

2. 喉部分泌物增加　咳嗽多因咽部异物感或痰液，萎缩性喉炎患者可咳出血丝痰或痂皮。

3. 喉部不适感　不适感如刺痛、烧灼感、异物感、干燥感等。

（三）诊断

长期声嘶（超过 3 个月）和喉部不适感等症状，通常间接喉镜或纤维（电子）喉镜检查明确诊断。

1. **慢性单纯性喉炎** 镜下可见喉黏膜弥漫充血、有轻度肿胀,声带失去原有的珠白色变为粉红色,边缘变钝,发声时振动减弱。黏膜表面可见扩张小血管和痰液,痰液常在声门间连成黏液丝。

2. **慢性肥厚性喉炎** 镜下可见喉部黏膜肥厚,呈慢性充血状,一般呈对称性,以杓间区和室间区黏膜较明显。间接喉镜下常因肥厚的室带遮蔽而观察不到声带前部。声带肥厚、边缘变钝,严重时声门不能完全打开。

3. **萎缩性喉炎** 镜下可见喉黏膜干燥、变薄发亮,严重者喉黏膜表面可有痂皮,痂皮下可有浅表糜烂。喉内肌和声带萎缩,可导致声门关闭不全形成裂隙。

(四) 治疗

1. **去除病因** 是治疗慢性喉炎的关键。应积极治疗鼻腔、鼻窦、口腔、咽腔病灶,全身性疾病须予治疗;加强劳动保护;尽量避免接触导致慢性变应性咽炎的致敏原;戒除不良嗜好,养成良好的卫生习惯;进行适当体育锻炼、增强体质,保持健康和有规律的作息、保持良好的心态从而提高自身整体免疫力。

2. **避免长期过度用声** 充分的声带休息为最重要治疗方法。急性发作期应绝对噤声,炎症控制后须进行正确的发声方法训练。

3. **雾化吸入、理疗等** 可雾化吸入庆大霉素、地塞米松等药物缓解喉部不适症状。

4. **手术治疗** 声带水肿或过度肥厚,病因治疗无效者可以考虑支撑喉镜下切除病变黏膜。慢性喉炎伴黏膜不典型增生或具有恶变倾向者,宜用手术治疗。声带双侧病变,尤其是近前连合者,术后深呼吸;前连合病变可分期手术,以防止出现喉粘连。

(闫志华)

第三节 喉良性增生性疾病

一、声带小结

声带小结发生于儿童者称为喊叫小结,是慢性喉炎的一型更微小的纤维结节性病变。

(一) 病因

1. **用声不当或用声过度** 声带小结多见于声带游离缘前中 1/3 交界处,因为该处是声带膜部的中点,振动时振幅最大而易受伤,还可产生较强的离心力,发声时此处频繁撞击致使疏松间质血管扩张,通透性增强,渗出增多,在离心作用下渗出液随发声时声带震颤聚集至该处形成突起,继而增生、纤维化;该处存在振动结节,上皮下血流易于滞缓;该处血管分布与构造特殊,且该处声带肌上下方向交错,发声时可出现捻转运动,使血供发生极其复杂的变化。

2. **上呼吸道病变** 感冒、急慢性喉炎、鼻炎、鼻窦炎等可诱发声带小结,尤其是在此基础上的不当“用嗓”。

3. **胃食管反流** 有研究报道声带小结患者中胃食管反流明显高于正常人。

4. **内分泌因素** 儿童男性较女性多见,至青春期有自行消退倾向。成年女性发病率高于男性。50 岁以上较罕见，可能与内分泌因素有关。

（二）临床表现

主要症状为声嘶。早期程度较轻，声音稍粗糙或基本正常，主要是发声易疲劳，用声多时发生，时好时坏，呈间歇性声嘶；经常于发高音时出现声嘶，并伴有发声延迟、音色改变等；有些患者可能日常交谈中未见明显声音改变，但在唱歌时则可出现音域变窄、发声受限等较明显表现。病情继续发展，声嘶加重，可由间歇性发展为持续性，且在发较低声音时也会出现。因为声嘶而导致演员不能唱歌或教师无法讲课。声嘶程度与声带小结的大小及部位有关。

（三）诊断

根据症状、局部检查可做出初步诊断。喉镜检查初期可见声带游离缘前、中 1/3 交界处发声时有分泌物附着，此后该处声带逐渐隆起，形成明显小结。小结一般对称，也有一侧较大、对侧较小或仅单侧者。声带小结可呈局限性小突起，也可呈广基梭形增厚（图 24-5）。

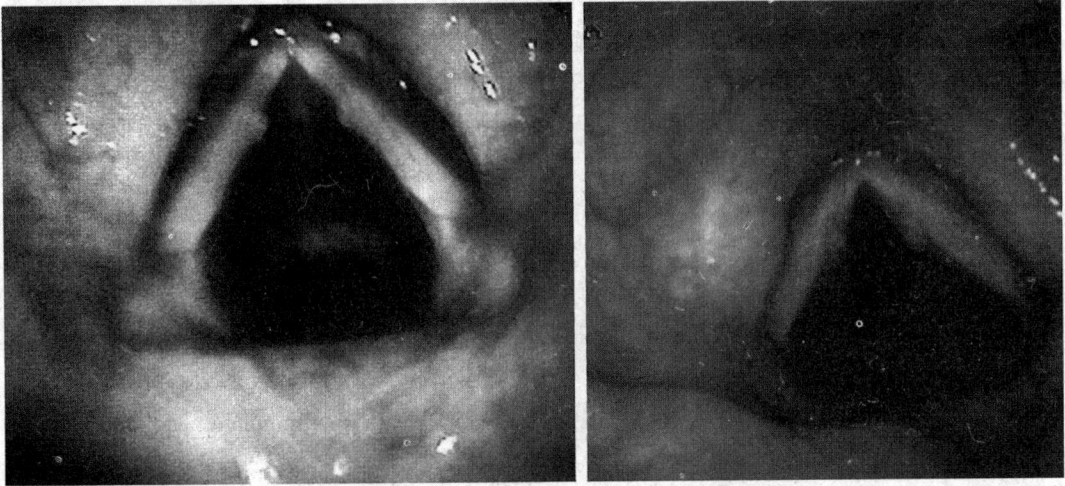

图 24-5　声带游离缘前、中 1/3 交界处对称小结

（四）治疗

主要是声带休息、发声训练、手术和药物治疗。

1. 声带休息　早期声带小结，经过适当声带休息、声带周围封闭，常可变小或消失。较大的小结即使不能消失，声音亦可改善。若声带休息 2~3 周小结仍未变小者，可采取其他治疗措施。

2. 发声训练　早期较小的声带小结经过一段时间的发声训练，常可自行消失。发声训练可以通过调节呼吸气流、改变发声习惯、更好地利用共鸣腔等方法来提高发声的效率，协调呼吸、振动、共鸣、构音等各个器官的功能，改变原来用声不当的错误习惯，缓解喉部的紧张状态，最终达到科学发声。

3. 手术切除　较大的小结、声嘶明显或并有喉蹼者，可考虑手术切除。在手术显微镜下用喉显微钳剥除；亦可激光气化。操作时应特别小心，切勿损伤声带肌。术后仍应注意正确的发声方法，否则可复发，适当使用糖皮质激素。儿童小结慎重手术，坚持正确的发声方法至青春期可以自然消失。

此外，应限制吸烟、饮酒和食用辛辣及刺激性食物，避免咖啡、浓茶等，还要避免接触刺激性气体、粉尘等致病因素辅以声带周围封闭。

二、声带息肉

喉息肉发生于声带者称为声带息肉，喉息肉绝大多数都为声带息肉。以下主要讨论声带息肉。

（一）病因

目前声带息肉发病机制尚未明确，主要有以下几种发病学说。

1. 机械创伤学说　过度、不当发声的机械作用可引起声带血管扩张，通透性增加导致局部水肿，局部水肿在声带振动时又加重创伤而形成息肉，并进一步变性、纤维化。

2. 循环障碍学说　动物实验表明，声带振动时黏膜下血流变慢，甚至停止，长时间过度发声可致声带血流量持续下降，局部循环障碍并缺氧，使毛细血管通透性增加，局部水肿及血浆纤维素渗出，严重时血管破裂形成血肿，炎性渗出物最终聚集、沉淀在声带边缘形成息肉；若淋巴、静脉回流障碍则息肉基底逐渐增宽，形成广基息肉或者息肉样变性。

3. 炎症学说　有研究认为声带息肉是局部慢性炎症造成黏膜充血、水肿而形成。

4. 代偿学说　声门闭合不全可引起声带边缘息肉状肥厚，以加强声带闭合，此多为弥漫性息肉样变。近年的临床观察也证实了代偿性息肉的存在。

5. 其他学说　声带黏膜中超氧化物歧化酶的活性降低可能与息肉形成有关；副交感神经兴奋性亢进的自主神经功能紊乱可能与息肉形成有关；也有学者认为声带息肉的发生与局部解剖因素有关，舌短、舌背拱起及会厌功能差者易发生喉息肉。此外，还有血管神经障碍学说及先天遗传学说等。

（二）临床表现

主要表现为声嘶，因声带息肉大小、形态和部位的不同，音质的变化、嘶哑的程度也不同。轻者为间歇性声嘶，发声易疲劳，音色粗糙，发高音困难，重者沙哑甚至失声。息肉大小与发音基频无关，与音质粗糙有关。声门大小与基频有关。巨大息肉位于声带两侧者，可完全失声，甚至导致呼吸困难和喘鸣。息肉垂于声门下者常因刺激引起咳嗽。

（三）诊断

根据症状、局部检查可做出初步诊断，若需明确诊断需要做纤维喉镜或电子喉镜检查。喉镜检查可见声带游离缘前中部表面光滑、半透明带蒂或不带蒂的新生物。息肉多成灰白色或淡红色，偶有紫红色，常呈绿豆或黄豆大小（图24-6）。声带息肉单侧多见，亦可两侧同时发生。带蒂的声带息肉可随呼吸气流上下活动，有时隐匿于声门下腔，检查时容易忽略。动态喉镜下可见声带周期性差，对称性、振幅、黏膜波减弱或消失，振动关闭相减弱。诊断注意与声带囊肿、声带白斑、声带附着黏稠分泌物以及声带癌鉴别，依靠病理确诊。

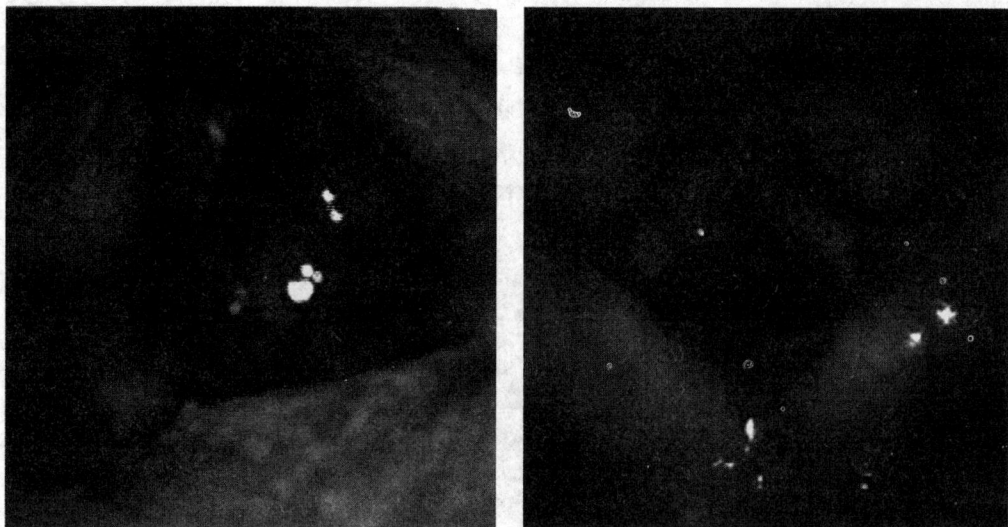

图 24-6 声带息肉

(四)治疗

以手术切除为主，辅以糖皮质激素、抗生素、维生素及超声雾化，声门暴露良好的带蒂息肉，可在间接喉镜下切除。若息肉较小或有蒂且不在前连合，可在电视纤维喉镜下行声带息肉切除术。局部麻醉不能配合者，可在全身麻醉气管插管下经支撑喉镜、悬吊喉镜切除息肉，有条件者可行显微切除或激光显微切除。年老体弱者、颈椎病及全身状况差者，可在纤维喉镜下切除或行射频、微波治疗。

术中避免损伤声带肌，若双侧声带息肉样变，尤其是近前连合病变，宜先做一侧，双侧同时手术后，应多做深呼吸以防粘连。早期肿瘤和初起的息肉样变肉眼难以辨别，切除后应送病理检查。偶有声带息肉与喉癌并存者。

（闫志华）

第四节 喉良性肿瘤

一、喉乳头状瘤

喉乳头状瘤是喉部的一种良性肿瘤，临床较常见。虽然喉乳头状瘤在组织学上是良性肿瘤，但其具有多发性、易复发等特征，易造成呼吸道阻塞，多次手术可引起喉狭窄和发声障碍。

(一)病因

目前认为与人乳头瘤病毒（HPV）感染和慢性刺激有关，特别是 HPV16、HPV18 型。

(二)临床表现

最常见的症状是进行性声嘶，瘤体较大时可出现喉喘鸣甚至失声，严重者导致呼吸困难。

（三）诊断

典型症状为进行性声嘶、喘鸣、呼吸困难三联征。结合病史及喉内镜检查发现广基多发或单发淡红或暗红、表面不平、呈菜花或乳突状的肿瘤即可初步诊断（图24-7），病理学检查确诊。需高度重视多部位受累，甚至播散于喉外，CT扫描有助于诊断（图24-8）。

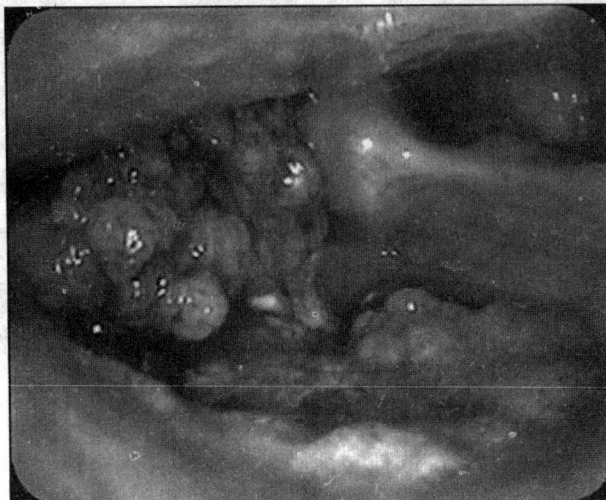

图 24-7　喉乳头状瘤

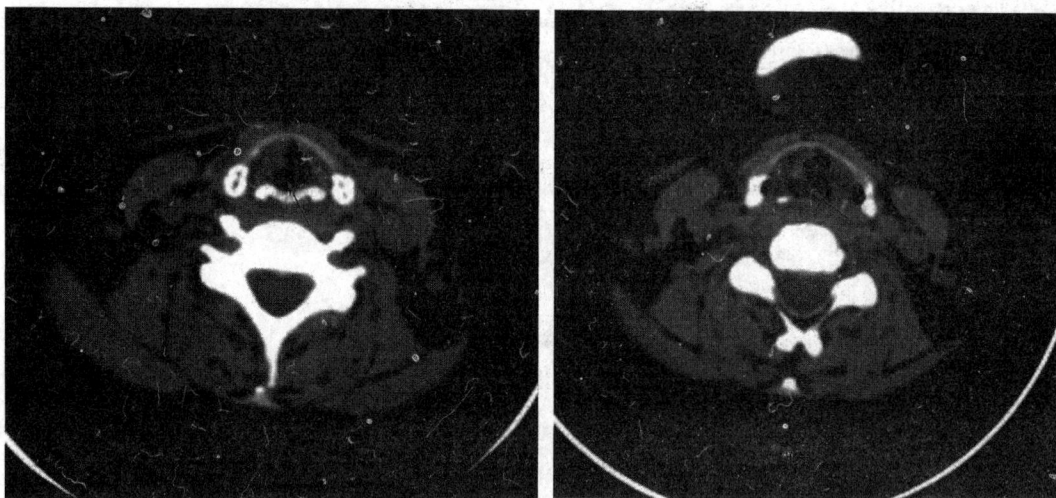

图 24-8　右侧喉乳头状瘤 CT 轴位平扫
示右侧声带增厚，呈结节样突起（红色箭头示）。手术病理为右侧喉乳头状瘤

（四）治疗

喉乳头状瘤一般采用手术治疗，可行药物辅助治疗，包括各种抗病毒、免疫治疗，其中干扰素具有调节免疫系统功能，抗病毒及抑制细胞分裂增殖，有助于减少复发。喉阻塞严重时，先行气管切开术后再手术摘除或激光切除。近年美国、欧盟获批使用 HPV 疫苗，儿童早期注射可以预防 HPV 感染。

二、喉血管瘤

(一) 病因

喉血管瘤一般为先天性，儿童多见。较大的喉血管瘤危险性很大

(二) 临床表现

儿童多发于声门下区，常无症状，哭闹时可发生阵发性呼吸困难；成人常发生于声门区或声门上区，常见的症状有声嘶、咳嗽以及咯血。

(三) 诊断

婴幼儿肿瘤小多无症状，较大者可延至颈部皮下呈青紫色，严重时可产生咯血和喉阻塞，甚至窒息。喉镜检查见肿瘤柔如海绵，弥漫生长于室带、喉室、杓状会厌襞的黏膜下，暗红色，表面高低不平（图24-9）。成人喉镜检查见肿瘤生长于声带者，有蒂或无蒂，红色或浅紫色，大小不一，也可发生于喉其他部位，MRI平扫可以帮助明确肿瘤范围及其与周围组织的关系。该病不推荐组织活检，容易引发大出血。

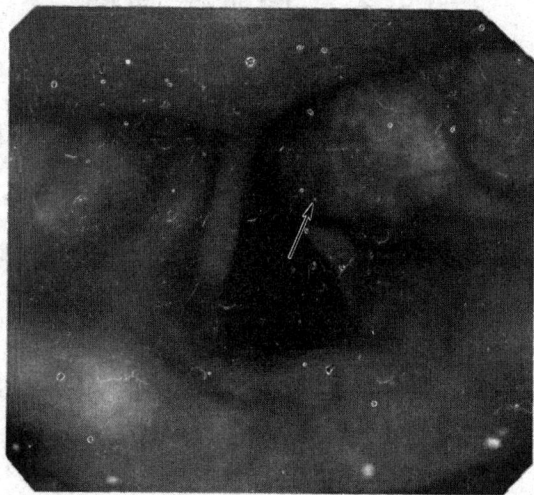

图 24-9　喉右侧血管瘤

(四) 治疗

若肿瘤较大伴有咯血，宜气管切开，并在喉裂开术下切除肿瘤，也可在显微支撑喉镜下进行激光手术治疗或冷冻手术治疗。注意止血，防止血液流入气管、支气管。

三、喉神经纤维瘤

(一) 病因

神经纤维瘤为临床上常见于皮肤及皮下组织的一种良性肿瘤，发源于神经鞘细胞及间叶组织的神经内外膜的支持结缔组织，神经干和神经末端的任何部位都可发生。发生于喉部称为喉神经纤维瘤。

发病机制尚未明确，主要认为是遗传因素引起，美国国立卫生研究院（NIH）1987 年

明确了神经纤维瘤发病与常染色体 NF1（周围型神经纤维瘤病）和 NF2（中枢性纤维瘤病）的基因突变有关，该病变伴常染色体显性遗传。

（二）临床表现

喉神经纤维瘤早期的主要症状为喉部异物感，瘤体增大后可感觉有膨胀感，若瘤体继续增大累及声带则引起声嘶或咳嗽，甚至可能出现呼吸困难。

（三）诊断

该病体征不明显，一般检查不易诊断，需要仔细询问家族史方可鉴别诊断。肿瘤多发于杓状会厌襞，也可见于室带，间接喉镜下可见圆形、坚实的有包膜肿块单个或多发于杓状会厌襞。免疫组化 S-100 及 DSE 阳性有助于诊断。

（四）治疗

本病为良性疾病，发展缓慢，手术切除为主。

（闫志华）

第五节 喉恶性肿瘤

喉恶性肿瘤是头颈部第二常见的恶性肿瘤，多数为鳞状细胞癌，占全部病例的 95% 以上，其他少见的病理类型有肉瘤、癌肉瘤、神经内分泌癌、腺样囊性癌、恶性淋巴瘤等。

一、病因

具体病因尚不完全清楚，可能和吸烟、饮酒、空气污染、人乳头瘤病毒感染、遗传因素、微量元素缺乏等有关。目前多数学者建议把头颈部鳞状细胞癌分为 HPV 相关的头颈部肿瘤（HPV+HNSCC）和 HPV 不相关头颈部肿瘤（HPV HNSCC）。喉癌的发病率世界各地不同，一般年发病率 2/10 万~5/10 万人次，波兰、意大利、保加利亚等地区是高发区，我国以东北、华北地区为高发区，年发病率为 3/10 万~4/10 万人次。

喉起源的胚胎原基在发育过程中两侧向中线融合，因此，喉左右两半在中线有相对的解剖屏障。肿瘤的早期可局限于一侧。喉由软骨支架、肌肉、神经及黏膜上皮组织构成；黏膜为上呼吸道的假复层纤毛柱状上皮，具有分泌黏液的作用。喉由会厌、室带、声带、杓状会厌襞等结构组成，按照喉结构的上下部位，将喉分为声门上区、声门区和声门下区三部分；在室带和声带间有喉室，自喉室的底部向上包括室带、会厌及会厌前间隙、杓状会厌襞的结构，位于喉上部，称为声门上区，两侧声带及前、后连合是在声门区的水平，称为声门区，声带游离缘以下至环状软骨下缘位于声门下方，称为声门下区；喉三部分的黏膜及黏膜下结构各有不同，声门上区黏膜略厚，黏膜下组织疏松，淋巴组织丰富，所以，声门上区的肿瘤容易发生淋巴结转移；声门区黏膜较薄，黏膜下缺乏淋巴管，故声门区的肿瘤不容易发生淋巴结转移；声门下区的黏膜和声门区类似，声门下区黏膜下直接为软骨，缺乏黏膜下组织。

二、病理

喉癌多为黏膜上皮起源的鳞状细胞癌，占 95% 以上，也可以有起源于肌肉或软骨的肉瘤、神经内分泌癌等，大体多呈外生性菜花状生长，少数也有溃疡状侵袭性生长；声门上型喉癌可以经前连合、声门旁间隙或杓状会厌襞向声门区侵袭；起源于喉室的喉癌可以同时向声门上、下扩展而形成贯声门型喉癌。据研究，溃疡性喉癌的侵袭性高于外生菜花型喉癌。

三、临床表现

1. 症状

（1）声音嘶哑：起源于声带的喉癌，声音嘶哑是最早期的症状，如果有长期吸烟饮酒史，声音嘶哑超过 1 个月不能恢复者，应做喉镜检查，如发现声带有新生物，应及时活检。中晚期的声门上型喉癌或声门下型喉癌累及声带时，也会出现声音嘶哑。

（2）咽部异物感：咽部异物感常是声门上型喉癌的早期症状，吞咽时症状不明显，肿瘤较大时可以有吞咽阻塞感；声门上癌累及舌根时，常有吞咽时疼痛，并向同侧耳部放射。

（3）咳嗽及痰中带血：肿瘤刺激可以引起咳嗽，肿瘤表面溃破出血，可有痰中带血丝，晚期会发生肿瘤侵犯周围血管而大出血。

（4）呼吸困难：喉癌晚期，肿瘤堵塞声门，导致喉狭窄而引起呼吸困难。多表现为吸气性呼吸困难。

2. 喉镜检查

（1）喉新生物：在间接喉镜或纤维喉镜下，可看到粗糙暗红色肿瘤，高起喉腔黏膜；肿瘤表面可以有溃疡，或伴有血性分泌物附着。中晚期的喉癌可有声带固定（图 24-10~图 24-13）。

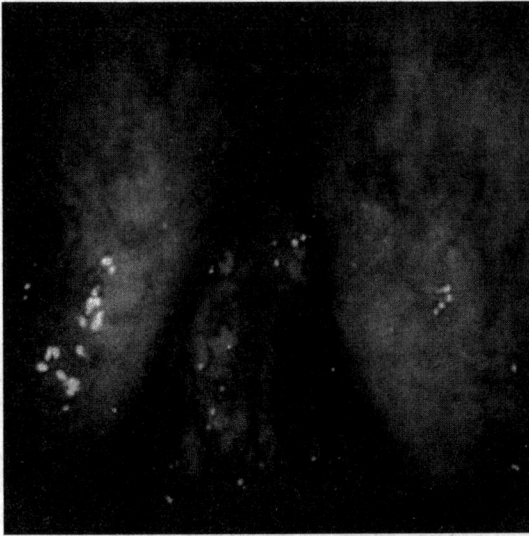

图 24-10 右侧声带癌，累及前连合

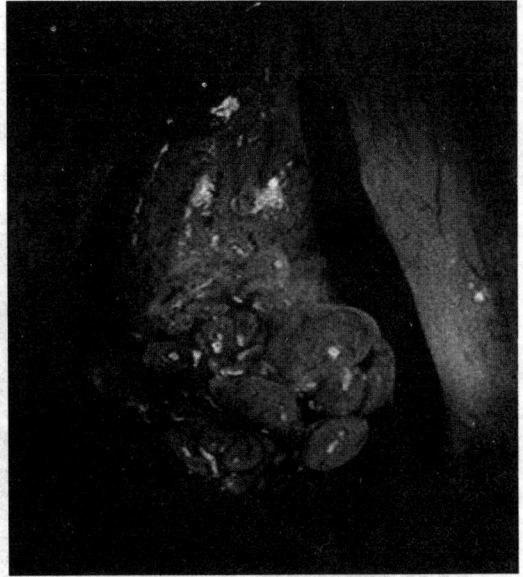

图 24-11 左侧声带癌

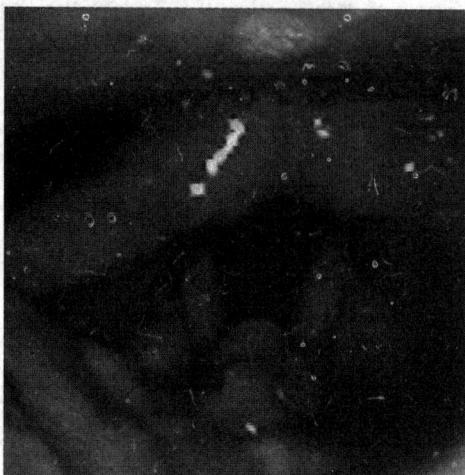

图 24-12　喉新生物

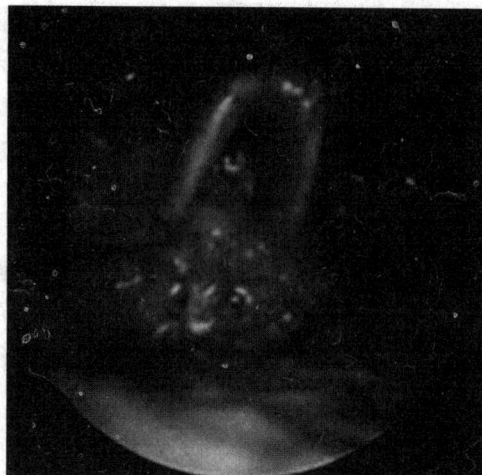

图 24-13　声门上型喉癌喉镜下表现

（2）颈部肿物：声门上型喉癌或晚期的喉癌常有下颌角前下方的淋巴结肿大，如果颈部淋巴结肿大，抗感染治疗 1 周后不缩小，加之患者有声音嘶哑，应怀疑喉癌，进行全面检查。

3. 影像学检查

（1）CT：增强 CT 对于肿瘤的显示和转移淋巴结的显示更清楚，见在喉腔有轻度增强的软组织影，边界不清楚，如果有淋巴结转移，颈部 2~4 区可以有肿大淋巴结，在增强 CT 上轻度强化，大者可以有中心密度减低而边缘增强的"戒指状"改变（图 24-14）。

（2）MRI 检查：磁共振对软组织的分辨率比 CT 高，可以观察早期的甲状软骨骨髓的改变，来判定甲状软骨微小的肿瘤侵犯，对于早期声门型喉癌侵犯前连合时，软骨是否有受累有一定的意义。在增强磁共振上，肿瘤表现为 T_1 及 T_2 加权像上轻到中度增强的高信号影（图 24-15），累及甲状软骨时甲状软骨的骨髓信号也会有变化。

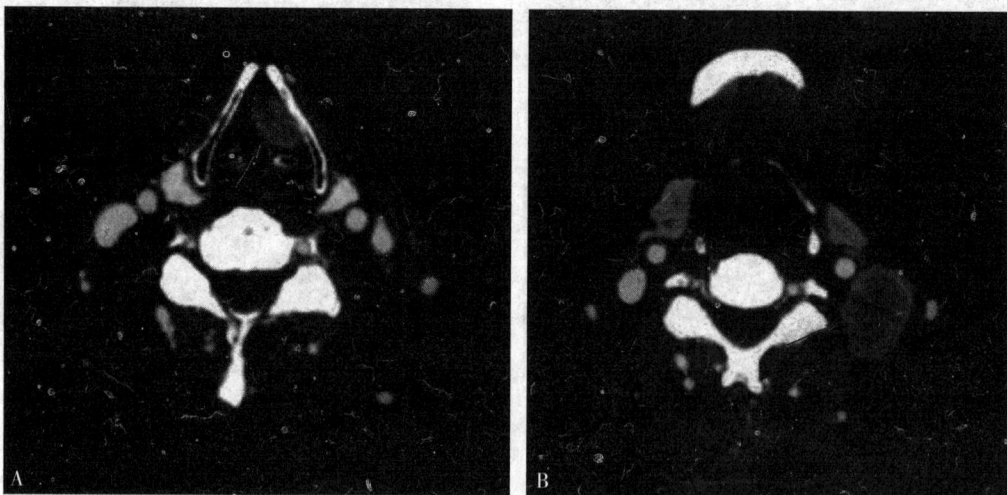

图 24-14　CT 轴位增强示左侧声带癌

A. 肿瘤累及左侧声带及前连合（箭头所示），未累及甲状软骨 B. 左侧颈部淋巴结肿大，增强周边强化明显，中心强化略差，呈"戒指状"改变（箭头所示）

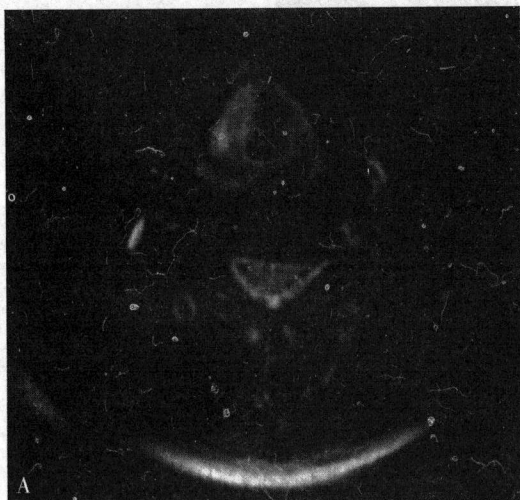

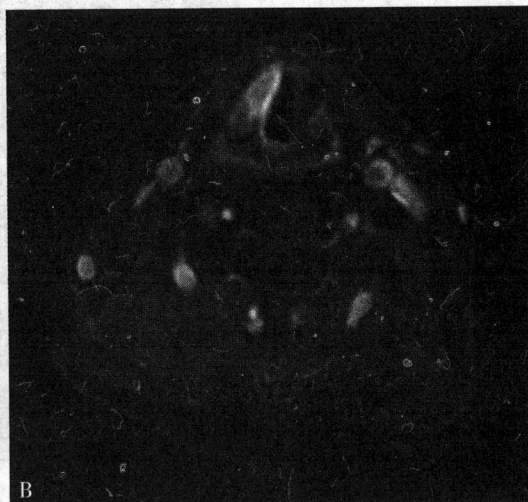

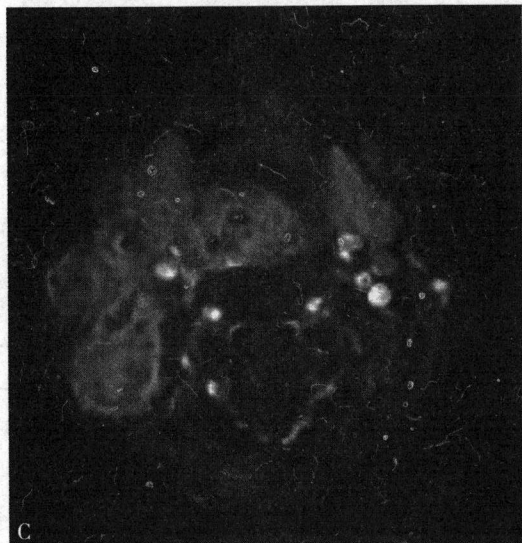

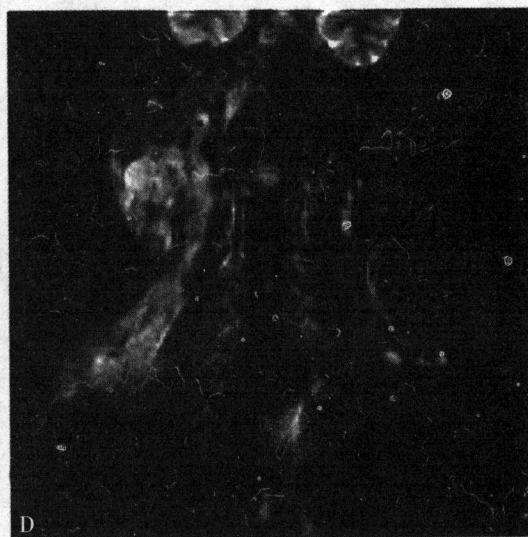

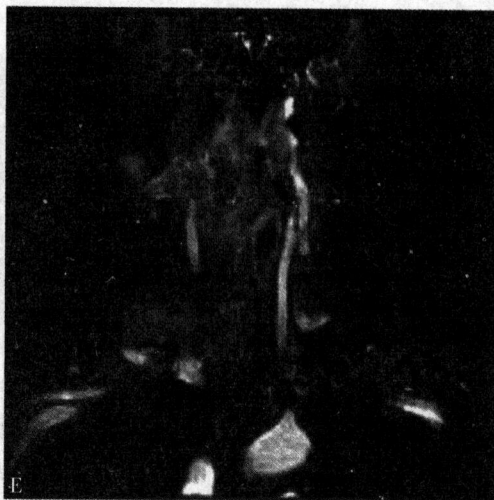

图 24-15 MRI 轴位 T_2WI 平扫与轴位和冠状位 T_1WI 增强扫描图像示喉癌

A, B. 为 T_1 期声门型喉癌, 肿瘤仅累及右侧声带, 表现为声带局限性增厚, 并有强化 (箭头所示), 肿瘤超越中线和甲状软骨; C~E. 为 T_4 期喉癌, 肿瘤累及声门区、声门上及声门下区, 侵犯甲状软骨及喉外组织: 右颈部软组织、带状肌、甲状腺及椎前间隙, 增强后呈不均匀强化

四、诊断

结合临床表现及影像检查, 喉癌一般诊断不困难, 最后确定诊断需要活检病理诊断。

1. 喉癌的 TNM 分期 (表 24-1)

表 24-1 2010 年第 7 版 AJCC 喉癌 TNM 分期

原发肿瘤 (T)		
	T_x	原发肿瘤不能评估
	T_0	无原发肿瘤证据
	T_{is}	原位癌
声门上型喉癌	T_1	肿瘤局限在声门上的 1 个亚区, 声带活动正常
	T_2	肿瘤侵犯声门上 1 个以上相邻亚区, 侵犯声门区或声门上区以外 (如舌根、会厌谷、梨状隐窝内侧壁的黏膜), 无喉固定
	T_3	肿瘤局限在喉内, 有声带固定和 (或) 侵犯任何下述部位: 环后区、会厌前间隙、声门旁间隙和 (或) 甲状软骨内板
	T_{4a}	中等晚期局部疾病 肿瘤侵犯穿过甲状软骨和 (或) 侵犯喉外组织 (如气管、包括深部舌外肌在内的颈部软组织、带状肌、甲状腺或食管)
	T_{4b}	非常晚期局部疾病 肿瘤侵犯椎前筋膜, 包绕颈动脉或侵犯纵隔结构

声门型喉癌	T₁	肿瘤局于声带（可侵犯前连合或后连合），声带活动正常
	T₁ₐ	肿瘤局限在一侧声带
	T₁ᵦ	肿瘤侵犯双侧声带
	T₂	肿瘤侵犯至声门上和（或）声门下区，和（或）声带活动受限
	T₃	肿瘤局限在喉内，伴有声带固定和（或）侵犯声门旁间隙，和（或）甲状软骨内板
	T₄ₐ	中等晚期局部疾病 肿瘤侵犯穿过甲状软骨和（或）侵犯喉外组织（如气管、包括深部舌外肌在内的颈部软组织、带状肌、甲状腺或食管）
	T₄ᵦ	非常晚期局部疾病 肿瘤侵犯椎前筋膜，包绕颈动脉或侵犯纵隔结构
原门下型喉癌	T₁	肿瘤局限在声门下区
	T₂	肿瘤侵犯至声带，声带活动正常或活动受限
	T₃	肿瘤局限在喉内，伴有声带固定
	T₄ₐ	中等晚期局部疾病 肿瘤侵犯环状软骨或甲状软骨和（或）侵犯喉外组织（如气管、包括深部舌外肌在内的颈部软组织、带状肌、甲状腺或食管）
	T₄ᵦ	非常晚期局部疾病 肿瘤侵犯椎前间隙，包绕颈动脉或侵犯纵隔结构

区域淋巴结（N）*

Nₓ	区域淋巴结不能评估
N₀	无区域淋巴结转移

区域淋巴结（N）*

N₁	同侧单个淋巴结转移，最大径<3cm
N₂	同侧单个淋巴结转移，3cm<最大径<6cm；或同侧多个淋巴结转移，最大径<6cm；或双侧或对侧淋巴结转移，无最大径>6cm
N₂ₐ	同侧单个淋巴结转移，3cm<最大径<6cm
N₂ᵦ	同侧多个淋巴结转移，最大径<6cm
N₂ᵪ	双侧或对侧淋巴结转移，最大径<6cm
N₃	转移淋巴结最大径>6cm

*注释：1区转移也被认为是区域淋巴结转移

远处转移（M）

M₀	无远处转移
M₁	有远处转移

解剖分期/预后分组	
0 期	$T_{is}N_0M_0$
Ⅰ 期	$T_1N_0M_0$
Ⅱ 期	$T_2N_0M_0$
Ⅲ 期	$T_3N_0M_0$；$T_1N_1M_0$；$T_2N_1M_0$；$T_3N_1M_0$
ⅣA 期	$T_{4a}N_0M_0$；$T_{4a}N_1M_0$；$T_1N_2M_0$；$T_2N_2M_0$；$T_3N_2M_0$；$T_{4a}N_2M_0$
ⅣB 期	T_{4b}任何NM_0；任何T N_3M_0
Ⅴ 期	任何T任何NM_1
组织学分级（G）	
G_x 级别无法评估；G_1 高分化；G_2 中分化；G_3 低分化；G_4 未分化	

（注意：此分期仅为上皮来源的癌分期，不包括非上皮性肿瘤，如淋巴组织、软组织、骨和软骨的肿瘤）

2. 鉴别诊断

（1）喉乳头状瘤：喉乳头状瘤一般是因为人乳头状瘤病毒感染所致，肿瘤呈桑葚状暗红色新生物，一般不发生溃疡，即使肿瘤较大，也无声带固定。肿瘤活检可以明确。

（2）慢性肥厚性喉炎及声带增生：慢性肥厚性喉炎可以有声带肥厚，表现为声带黏膜暗红色均匀肥厚，表面可以粗糙，必要时应活检以确定诊断。

（3）喉结核：表现为喉黏膜的溃疡，往往溃疡较深，溃疡边缘可以轻度隆起。典型的临床症状是喉痛明显，吞咽时疼痛加重。

（4）喉淀粉样变：喉淀粉样变一般病史较长，病变进展缓慢。临床症状与喉癌类似，喉镜检查见喉腔暗红色高低不一的肿瘤，较弥漫，边界不清。

（5）声带白斑：声带黏膜上皮角化增生和过度角化发生的白色斑块，常被认为是癌前病变，需严密观察。

五、治疗

喉癌的治疗一般根据病期的早晚、患者体质状态、对生活质量的要求等，采用手术、放射治疗、化学治疗、生物治疗等方法。

1. 对于早期（T_1 及部分 T_2）病变　早期的病变选择手术、放射治疗都可以，5 年生存率相似，都为 85%~90%。唯有不同的是治疗后发声质量不同，治疗费用不同。手术费用较低，远期并发症少，但发声有明显的声音嘶哑；放射治疗可保留原有的发声质量，发声质量好，但放射治疗后的咽部干燥感难以消除，也可有咽喉狭窄的远期并发症。

经口在支撑喉镜下激光切除属于微创手术，其创伤小、住院时间短、费用低，术后会有不同程度的声音嘶哑，一般不影响正常交流和工作。如果没有激光手术的设备，也可以选择开放手术，喉裂开喉部分切除，同时气管切开，待喉部创面愈合后再拔除套管。微创激光切除或开放手术，如果切缘阴性，手术后均不需要再补充放射治疗。

放射治疗能很好地保留喉结构，放射治疗后声音质量较好，但治疗周期长，一般需要 2 个月左右，费用较高。选择激光微创切除还是放射治疗，应向患者解释清楚各种方法的利弊，由患者来决定治疗方式。

2. 中晚期喉癌（T_3、T_4 病变）的治疗　对于中晚期病变，一般采用综合治疗的方法。大致有如下治疗方法：①对于 T_3、T_4 病变，如果能做保留喉功能的手术，则可以选择手术加手术后的放射治疗或同步放射化学治疗，如果不能做保留喉功能的手术，可以选择全喉切除加术后放射治疗。②选择同步放射化学治疗，待放射治疗后检查观察是否有肿瘤残留，如果有肿瘤残留再进行喉切除，这种治疗模式有利于喉功能的保留，但放射治疗后残留或复发再次手术时，并发症较多。③也可以选择诱导化学治疗的方案，先给予 2~3 个周期的诱导化学治疗，如果病变达到 CR（全部消失）或 PR（大部分消失），则给予患者后续放射治疗或同步放射化学治疗；如果未达到 CR 或 PR，则给予手术加手术后放射治疗。

3. 预后　喉癌的整体 5 年生存率为 55%~65%。手术加手术后放射治疗的 5 年生存率为 65% 左右，同步放射化学治疗的 5 年生存率为 50%~60%。单纯放射治疗的 5 年生存率为 40%~50%。

（闫志华）

第二十五章

喉外伤及喉异物

第一节　概述

喉外伤及异物是耳鼻咽喉头颈外科急症，常威胁患者生命，要给予正确、及时救治，方可转危为安。本章重点介绍闭合性喉外伤、开放性喉外伤、喉烫伤、烧灼伤、喉插管损伤及喉异物的病因、临床表现及治疗原则。

喉位于颈前，上有下颌骨、下有胸骨、两侧有胸锁乳突肌前缘覆盖、后有颈椎保护，喉体又可以上下左右移动，因而受外伤机会较少，喉外伤约占全身外伤的1%，男性多于女性。喉具有呼吸、发声、吞咽功能，一旦遭受创伤，轻则影响进食及发声，重则可引起呼吸困难乃至窒息，常危及生命。

喉外伤指喉部遭受暴力、物理或化学因素作用，引起喉部组织结构损坏，临床表现有出血、呼吸困难、声音嘶哑或失声等。

喉部外伤分为喉外部伤和喉内部伤两类。前者包括闭合性喉外部伤和开放性喉外部伤；后者包括喉烫伤、烧灼伤和器械损伤。

（陈　凯）

第二节　闭合性喉外伤

闭合性喉外伤指颈部皮肤及软组织无伤口，轻者仅有颈部软组织损伤，重者可发生喉软骨移位、骨折、喉黏软骨膜损伤。包括挫伤、挤压伤、扼伤等。

一、病因

颈部遭受外来暴力直接打击，如拳击、交通事故、工伤事故、钝器打击、扼伤、自缢等。偶尔强烈张口与剧烈呕吐可致环甲关节与环杓关节脱位而至喉损伤。喉部损伤程度可因外力大小及作用方向而有很大差别。来自侧方的外力，因喉体可向对侧移动，故伤情多较轻，常无骨折、仅有黏膜损伤、环杓关节脱位等；来自正前方的外力多损伤较重，因此时头或颈部处于相对固定状态，外力由前向后将喉部推挤到颈椎上，常造成甲状软骨中部及上角处骨折，甲状软骨多呈纵行骨折，环状软骨骨折较少见，多发生在后部，但可造成喉黏膜损伤、环甲关节及环杓关节脱位。

二、临床表现

1. 疼痛　喉及颈部为著，触痛多明显。随发声、吞咽、咀嚼、咳嗽而加重，且可向耳部放射。

2. 声音嘶哑或失声　因声带、室带充血、肿胀、软骨脱位、喉返神经损伤所致。

3. 咳嗽及咯血　由于挫伤刺激而引起咳嗽，喉黏膜破裂轻者仅有痰中带血，重者可致严重咯血。

4. 颈部皮下气肿　喉软骨骨折、黏软骨膜破裂的严重喉挫伤、咳嗽时空气易于进入喉部周围组织，轻者气肿局限于颈部，重者可扩展到颌下、面颊、胸、腰部，若累及则出现严重呼吸困难。

5. 呼吸困难　喉黏膜出血、水肿、软骨断裂均可致喉狭窄，双侧喉返神经损伤可引起吸气性呼吸困难。若出血较多，血液流入下呼吸道，引起呼吸喘鸣，重则可导致窒息。

6. 休克　严重喉挫伤（喉气管离断）可导致外伤性或出血性休克。

三、检查

颈部肿胀变形，皮肤片状、条索状瘀斑。喉部触痛明显，可触及喉软骨碎片之摩擦音，有气肿者可扪及捻发音。直接喉镜检查在急性较重喉挫伤患者因其可加速气道阻塞的发生，故不可轻易为之。间接喉镜检查和纤维喉镜检查常见喉黏膜水肿、血肿、出血、撕裂、喉软骨裸露及假性通道等。声门狭窄变形、声带活动受限或固定。颈部正侧位片、体层片可显示喉骨折部位、气管损伤情况。胸部 X 线片可显示是否有气胸及气肿。颈部 CT 扫描对诊断舌骨、甲状软骨及环状软骨骨折、移位及喉结构变形极有价值。颈部 MRI 对喉部、颈部软组织、血管损伤情况的判断具有重要价值。

四、诊断

根据外伤史、临床症状及检查所见多不难确诊。如仅有颈部皮肤红肿和瘀斑，则难以确立诊断，若有咯血则可确定诊断。喉部 X 线断层片、CT 扫描、MRI 对确定诊断有重要价值。

五、治疗

由于闭合性喉外伤体表无明显创口，损伤多发生在瞬间，患者可能对其严重性判断不足，因而可能对外伤的程度难以做到准确的判断而延误治疗。气道内黏膜可能出现迟发型水肿，致患者呼吸困难突然加重。因而对于闭合性喉外伤应高度积极的处理患者呼吸道。

1. 按一般外科挫伤治疗　适于仅有软组织损伤，无咯血、无喉软骨移位或骨折及气道阻塞的喉部外伤。让患者保持安静、颈部制动、进流质或软食、减少吞咽动作。疼痛剧烈者可给予止痛剂、喉黏膜水肿、充血者可给予抗生素及糖皮质激素。

2. 气管切开术　有较明显吸气性呼吸困难者应行气管切开术。极危急情况下可行喉内插管术或环甲膜切开术，但要尽快施行标准的气管切开术。

3. 直接喉镜下喉软骨固定术　适用于中度喉挫伤、有喉软骨骨折及轻度移位的患者。先行气管切开术，然后行直接喉镜或支撑喉镜检查，将移位的喉软骨复位，然后经喉镜放入塑料或硅胶制的喉模，上端用丝线经鼻腔引出固定，下端经气管造口固定于气管套管。

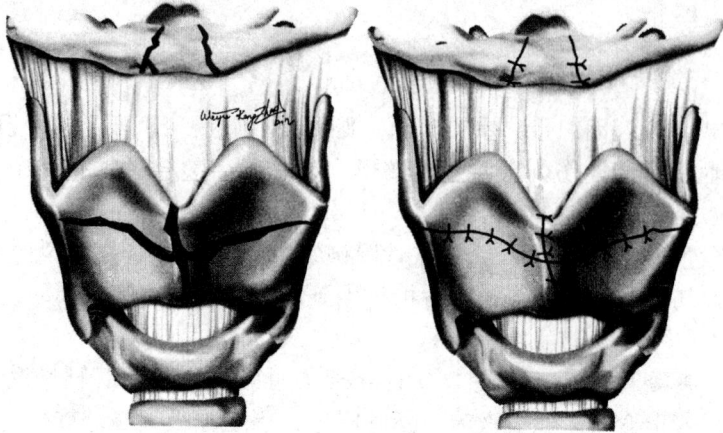

图25-1 喉软骨骨折缝合示意图

4. 喉裂开喉软骨复位术 适用于喉挫伤严重、喉软骨破碎移位、颈部气肿、呼吸困难及直接喉镜下复位固定术失败的患者。患者先行气管切开术。将破裂的软骨尽量保留，复位、修齐，仔细缝合黏膜。局部甲状软骨膜瓣或会厌、颊黏膜游离黏膜瓣、颈前肌的肌膜瓣均可用于修复喉内黏膜缺损。如果一侧杓状软骨完全撕脱并移位，可予以切除。部分杓状软骨撕裂可行复位并用黏膜修复之。将喉软骨骨折进行复位，用钢丝或尼龙线固定（图25-1），喉内放置喉模型，其上端丝线经鼻腔引出，下端经气管切开口引出，并分别加以固定，以扩张喉腔，防止术后喉狭窄的发生。术后4~8周经口取出喉模，继续随访。如有狭窄趋势，可行喉扩张术。

5. 鼻饲饮食 伤后10天内应给予鼻饲饮食，以减少喉部活动，减轻疼痛及呛咳，以利于创面愈合。

（陈 凯）

第三节 开放性喉外伤

开放性喉外伤指喉部皮肤和软组织破裂，伤口与外界相通的喉外伤。可伤及喉软骨、软骨间筋膜，穿通喉内，包括切伤、刺伤、炸伤、子弹伤等。开放性喉外伤易累及颈动脉及颈内静脉，发生大出血，枪弹伤则易形成贯穿伤，且可伤及食管及颈椎，战时较多见。

一、病因

1. 战时火器伤，包括枪炮伤、弹片及刺刀伤、子弹所致喉部贯通伤等。
2. 工矿爆破事故或车间工作时为碎裂物击伤。
3. 交通事故中，破碎风挡玻璃及铁器等物撞伤。
4. 殴斗中为匕首、砍刀等锐器所伤。
5. 精神病患者或自杀者用刀剪等锐器自伤。

二、临床表现

1. 出血　因颈部血运丰富，出血较凶猛，易发生出血性休克。若伤及颈动脉、颈内静脉，因出血难以控制，多来不及救治而立即死亡。

2. 皮下气肿　空气可通过喉内及颈部伤口进入颈部软组织内，产生皮下气肿，若向周围扩展，可达面部及胸腹部，向下可进入纵隔，形成纵隔气肿。

3. 呼吸困难　其成因：①喉软骨骨折、移位，喉黏膜下出血、肿胀所致喉狭窄、梗阻。②气肿、气胸。③喉内创口出血流入气管、支气管，造成呼吸道阻塞。出血、呼吸困难、休克是开放性喉外伤的三个危机现象，应给予高度重视。

4. 声嘶声带　损伤、环杓关节脱位、喉返神经损伤均可导致声嘶乃至失声。

5. 吞咽困难　喉痛、咽损伤所致吞咽疼痛，使吞咽难以进行。若伤口穿通咽部、梨状窝或颈部食管，吞咽及进食时则有唾液和食物自伤口溢出，造成吞咽障碍。

6. 休克　若伤及颈部大血管，将在极短时间内丢失大量血液而引起失血性休克。

三、检查

1. 常规检查　检查患者的意识、呼吸、脉搏、血压等情况。

2. 伤口情况　注意观察伤口部位、大小、形态、深浅及数目。如果伤口未与喉、咽相通，则与一般颈部浅表伤口相同。若伤口与咽喉内部相通则可见唾液从伤口流出。由伤口可见咽壁、喉内组织及裸露的血管及神经。伤口内的血凝块及异物不可轻易取出，以免发生大出血。

四、治疗

1. 急救措施

(1) 控制出血：找到出血血管并将其结扎。如果找不到，可用纱布填塞止血。已贯穿喉腔的伤口不可加压包扎，以防发生喉水肿或加重脑水肿及脑缺氧。出血凶猛者，可用手指压迫止血，并探查颈部血管，如果动脉有裂口可行缝合术或血管吻合术；如果颈内静脉破裂，可于近心端将其结扎。颈总或颈内动脉结扎术仅万不得已时方可施行。因其可以引起严重的中枢神经系统并发症，如偏瘫、昏迷甚至死亡。

(2) 呼吸困难的处理：解除呼吸困难或窒息极为重要，应先将咽喉部血液、唾液吸出，同时给予吸氧，取出异物。紧急情况下，可行环甲膜切开术，待呼吸困难缓解后再改行正规气管切开术。危急情况下可将气管插管或气管套管由伤口处插入，插管或套管气囊应充足气，伤口内填以纱布，以防止血液流入气道。预防性气管切开术可视患者具体情况而定。有气胸时，可行胸腔闭式引流术。

(3) 休克的处理：多为失血性休克，应尽快给予静脉输入葡萄糖液、平衡盐溶液、羧甲基淀粉和全血，并给予强心剂。

(4) 全身应用抗生素、糖皮质激素、止血药物、注射破伤风抗毒素。

2. 手术治疗

(1) 咽喉浅表伤：伤后时间短、无污染者，用苯扎溴铵、过氧化氢和生理盐水反复清洗伤口，清创，将筋膜、肌肉、皮下组织、皮肤逐层缝合。有可能污染者，彻底清创后延期缝合。

（2）咽喉切伤及穿通伤：应尽量保留受损的喉软骨，并用黏膜覆盖裸露的软骨，按解剖关系将黏膜、软骨、肌肉逐层对位缝合。如有咽和（或）食管瘘，将其周边黏膜严密缝合。喉腔内置塑料或硅胶喉模并加以固定，防止形成喉狭窄。如有喉返神经断裂伤，在具备条件的情况下，可一期进行喉返神经吻合术。

（3）异物取出术：浅表异物可于手术中取出。X线片可明确显示异物的位置及与周围各种解剖结构如颈动脉等的关系，充分估计手术危险性和复杂性，做好充分准备后再予以取出。

3. 营养支持治疗　在关闭咽喉部伤口前，在明视下由前鼻孔插入鼻饲管。必要时，可行颈部食管造瘘术或胃造瘘术，以保证营养供给并减少吞咽动作，以利伤口愈合。

（陈　凯）

第四节　喉烫伤及烧灼伤

喉、气管、支气管黏膜受到强的物理因素刺激或接触化学物质后，引起局部组织充血、水肿，以至坏死等病变，称为喉部与呼吸道烧伤。它包括物理因素所致的喉烧灼伤、喉烫伤、放射损伤及化学物质腐蚀伤。呼吸道烧伤约占全身烧伤之 2%~3%。由于声门在热气、有毒烟雾或化学物质刺激下反射性关闭因而上呼吸道烧灼伤较下呼吸道者多见且伤情较重。

一、病因

1. 咽、喉与气管直接吸入或喷入高温液体、蒸气或化学气体。
2. 火灾时吸入火焰、烟尘及氧化不全的刺激物等。
3. 误吞或误吸化学腐蚀剂，如强酸、强碱、酚类等。
4. 遭受战用毒剂如芥子气、氯气等侵袭。
5. 放射线损伤，包括深度X线、钴60、直线加速器等放射治疗时损伤及战时核武器辐射损伤。

二、发病机制

上呼吸道黏膜具有自然冷却能力，可吸收热气中的热能。当上呼吸道受热力损害时，声门可反射性关闭，保护支气管和肺。蒸气在声门反射未出现前即进入下呼吸道，故下呼吸道受损害较重。烧伤后表现为鼻、口、咽、喉及下呼吸道黏膜充血、水肿及坏死，可累及黏膜下层、软骨，引起窒息、肺不张、肺感染。放射性损伤早期有炎症反应，数月后可发生纤维化、放射性软骨炎、软骨坏死。

三、临床表现

1. 轻度　损伤在声门及声门以上。有声音嘶哑、喉痛、唾液增多、咽干、咳嗽多痰、吞咽困难等。检查可见头面部皮肤烧伤，鼻、口、咽、喉黏膜充血、肿胀、水泡、溃疡、出血及假膜形成等。吞食腐蚀剂及热液者可见口周皮肤烫伤，食管、胃黏膜烧灼伤及全身中毒症状。

2. 中度　损伤在隆突以上。除上述症状外，有吸气性呼吸困难或窒息，检查除轻度烧灼伤所见外，还可有喉黏膜水肿和糜烂，听诊肺呼吸音粗糙，闻及干啰音及哮鸣音。常伴有下呼吸道黏膜烧伤，易遗留喉瘢痕狭窄。

3. 重度　损伤在支气管、甚至达肺泡。除有上述喉烧伤的表现外，有下呼吸道黏膜水肿、糜烂及溃疡，甚至坏死。患者呼吸急促、咳嗽剧烈，可并发肺炎或膜性喉气管炎，可咳出脓血痰和坏死脱落的气管黏膜。误吞腐蚀剂者可致喉、气管、食管瘘。若烧伤范围广泛，可导致严重而广泛的阻塞性肺不张、支气管肺炎、肺水肿，进而出现呼吸功能衰竭。

四、治疗

1. 急救措施

（1）早期处理：热液烫伤可口含冰块或冷开水漱口、颈部冷敷。强酸、强碱烧伤者应立即用清水冲洗口腔、咽部并采用中和疗法。强酸烧伤者可给予牛奶、蛋清或 2%~5% 碳酸氢钠溶液；强碱烧伤者可给予食醋、1% 稀盐酸或 5% 氯化铵等涂布伤处或吞服、用中和药物雾化吸入。

（2）全身治疗：充分补液，维持水、电解质平衡，吸氧。重度者需行紧急气管插管，也可给予高压氧治疗。纠正休克、保护心肺功能。全身应用抗生素预防感染，糖皮质激素防止呼吸道黏膜水肿。

2. 保持呼吸道通畅

（1）上呼吸道阻塞、分泌物多而咳出困难者，为防止窒息，可行气管内插管或气管切开术。

（2）应用解痉药物，以解除支气管痉挛。

（3）每日雾化吸入，气管内滴入抗生素生理盐水，以防气道被干痂阻塞。

3. 放置胃管给予鼻饲饮食，改善营养。在强酸、强碱烧伤时，放置胃管可防止下咽和食管因瘢痕挛缩而封闭。

（陈　凯）

第五节　喉插管损伤

喉插管损伤多发生于全身麻醉、危重患者抢救等需要经口、经鼻行喉气管插管术的情况下。因此，近年来此类喉部损伤日渐增加；长期留置鼻饲管亦可造成环后区黏膜损伤。其发病率国内外报道在 10%~60% 之间。

一、病因

1. 插管技术不熟练，操作粗暴，声门暴露不清时盲目地强行插入；清醒插管时，表面麻醉不充分，致使患者频频咳嗽或声门痉挛；插管过程中过多地搬动患者头部；插管过浅，气囊压迫声带黏膜；经鼻腔盲目插管时，更易造成喉腔内损伤。

2. 选用插管型号偏大、过长；套管外气囊充气过多。

3. 插管时间久、喉黏膜受压迫、摩擦时间过长。

4. 插管质量不佳，质地过硬，或管壁含有对黏膜有害的成分，压迫、刺激喉气管黏膜。

5. 鼻饲管留置时间过长，摩擦环后区黏膜，造成局部损伤。

6. 患者呕吐物或鼻咽分泌物吸入喉腔，对喉黏膜产生刺激。

7. 患者自身有过敏体质，对外界刺激反应敏感而强烈。

二、临床表现

1. 溃疡及假膜形成　由于插管损伤乃至撕裂喉黏膜，上皮剥脱并继发感染而形成溃疡，多见于声带后部，位于杓状软骨声带突处，继而发生纤维蛋白及白细胞沉积，形成假膜。表现为喉部不适、声嘶、喉痛、咳嗽及痰中带血。喉镜检查可见喉黏膜水肿、充血、局部溃疡及假膜。

2. 肉芽肿　系在上述喉黏膜溃疡及假膜基础上发生炎症及浆细胞浸润，大量成纤维细胞及血管内皮细胞增生而形成的。喉镜检查可见声带突肉芽肿，表面光滑、色灰白或淡红，如息肉样。患者感喉部不适，有异物感，发声嘶哑，经久不愈。若肉芽肿过大，可阻塞声门，引起呼吸困难。

3. 环杓关节脱位　患者拔管后即出现声嘶、说话无力、咽部疼痛，且长期不愈。多为一侧脱位，双侧同时脱位者罕见。杓状软骨可向前或向后移位，但以向前并向外侧移位者多见。喉镜检查可见一侧杓状软骨和杓会厌襞充血、水肿、且突出于声门上，掩盖声门的后部。声带运动受限，发声时杓状软骨多不活动，使声门不能完全闭合。

4. 声带瘫痪　由于膨胀的气囊位于喉室部而未完全到达气管内，因而压迫喉返神经前支所致。患者术后即出现声嘶。喉镜检查见一侧声带固定于旁正中位。

三、治疗

1. 插管术后发现喉黏膜有溃疡及假膜形成时，应嘱患者少讲话，禁烟酒，不要作用力屏气动作。给予抗生素、糖皮质激素等超声雾化吸入。

2. 肉芽肿形成者，有蒂者可于喉镜下钳除；无蒂者可于全身麻醉下行支撑喉镜下切除；若采用纤维内镜或支撑喉镜下激光切除，效果更佳。

3. 环杓关节脱位者，应尽早于间接喉镜下行环杓关节复位术，前脱位的者在直达喉镜下将环状软骨向后拨动复位，以免形成瘢痕后不易复位。

4. 声带瘫痪者，可行音频物理疗法并给予神经营养药物，以促进其恢复。

（陈　凯）

第六节　喉异物

喉异物是一种非常危险的疾病，多发生于 5 岁以下幼儿。声门裂为呼吸道狭窄处，一旦误吸入异物，极易致喉阻塞。

一、病因

喉部异物种类甚多，花生米、各种豆类等坚果约占一半以上；鱼骨、果核、骨片、饭粒亦较常见。此类异物多因幼儿在进食时突然大笑、哭闹、惊吓等而误吸入喉部。钉、针、硬币等金属物体，笔帽、小玩具、气球碎片等塑料制品亦很常见，儿童口含这些物体时，若突然跌倒，哭喊、嬉笑时，亦易将其误吸入喉部。异物吸入后嵌顿在声门区，造成喉部异物。

二、临床表现

较大异物嵌顿于喉腔后，立即引起失声、剧烈咳嗽、呼吸困难、发绀，甚至窒息，严重者可于数分钟内窒息死亡。较小异物则常有声嘶、喉喘鸣、阵发性剧烈咳嗽。若喉黏膜为尖锐异物刺伤，则有喉痛、发热、吞咽痛或呼吸困难等症状。

三、检查

喉镜检查可发现声门上异物。声门下异物有时为声带遮盖而不易发现。听诊可闻及吸气时喉部哮鸣音。

四、诊断

依据喉异物吸入史；喉镜检查发现异物；喉前后位和侧位 X 线片；喉部 CT 扫描、纤维喉镜检查多可确诊并明确异物形状、存留部位及嵌顿情况，为异物取出提供依据。

五、治疗

由于喉异物发病突然，严重堵塞呼吸道，因而发生于院外的喉异物应尽早处理，以手指抠异物不可取，其可能导致堵塞进一步加重。腹部冲击法（Heimlich 法）是喉异物院前急救的重要方法。喉异物的手术有：

1. 间接喉镜或纤维喉镜下取出术　适用于异物位于喉前庭以上，能合作的患者。喉黏膜表面麻醉后，间接喉镜下取出异物，细小异物亦可在纤维喉镜下取出。

2. 直接喉镜下取出术　成人、少儿均可采用。可给予全身麻醉，术前禁用镇静剂，因其可抑制呼吸，导致通气不足加重呼吸困难。

3. 异物较大、气道阻塞严重、有呼吸困难的病例，估计难以迅速在直接喉镜下取出时，可先行气管切开术，待呼吸困难缓解后，施行全身麻醉，再于直接喉镜下取出。

4. 喉异物取出后，应给予抗生素、糖皮质激素雾化吸入以防止喉水肿、支气管炎、肺炎的发生。

六、预防

教育幼儿进食时不要大声哭笑，平时不要将针、钉、硬币等物含于口中，食物中的鱼骨、碎骨等要挑出，果冻类食物不要吸食，以免误吸入呼吸道。喉部外伤及异物是耳鼻咽喉科医师临床工作中经常遇到的急重症之一，如能正确诊断、及时处置，恰当治疗，则可使患者转危为安并迅速康复。若诊断不清，治疗不及时、方法不当，则将给患者造成极为严重的不良后果，甚至牺牲患者的生命。

（陈　凯）

第二十六章

喉的普通炎性疾病

第一节　小儿急性喉炎

小儿急性喉炎多见于6个月~3岁的婴幼儿。发病率较成人低，但发生呼吸困难者较多。其原因在于：①小儿喉腔较小，黏膜一有肿胀，易致声门裂阻塞。②喉软骨柔软，黏膜与黏膜下层附着不紧密，罹患炎症时肿胀较显著。③喉黏膜下淋巴组织及腺体组织丰富，容易发生黏膜下浸润而使喉腔变窄。④小儿咳嗽功能较差，气管及喉部分泌物不易排出。⑤小儿对感染的抵抗力及免疫力不如成人，故炎症反应较重。⑥小儿神经系统较不稳定，容易发生喉痉挛；痉挛除可引起喉阻塞外，又促使充血加剧，喉腔更加狭小。

一、病因

常继发于急性鼻炎、咽炎。大多数由病毒引起，最易分离的是副流行性感冒病毒，占2/3。另外尚有腺病毒，流行性感冒病毒，麻疹病毒等。病毒由空气传染，入侵之后，为细菌感染提供了条件，使寄生于上呼吸道的细菌继发感染。

小儿急性喉炎亦可为流行性感冒、肺炎、麻疹、水痘、百日咳、猩红热等急性传染病的前驱疾病。

二、病理

病变主要发生于声门下腔，炎症向下发展可延及气管。声门下腔黏膜水肿。重者黏膜下有蜂窝织炎性、脓肿性、坏死性变。黏膜上皮因溃疡而大面积缺损，表面可有假膜形成，但罕见。

三、症状

起病较急，多有发热、声嘶、咳嗽等。早期以喉痉挛为主，声嘶多不严重，表现为阵发性犬吠样咳嗽或呼吸困难，继之有黏稠痰液咳出，屡次发作后可能出现持续性喉阻塞症状，如哮吼性咳嗽，吸气性喘鸣。严重者，吸气时有锁骨上窝，胸骨上窝及上腹部显著凹陷，面色发绀或烦躁不安。呼吸频率变慢，约10~15次/分，晚期则呼吸变快而表浅。如不及时治疗，进一步发展，则面色苍白，呼吸无力，呼吸循环衰竭，昏迷，抽搐，甚至死亡。

四、检查

直接喉镜检查，见喉黏膜充血，肿胀。声门下腔因黏膜红肿，常在声带之下呈梭形条束状。声带则常只有轻度充血，声门常附有黏脓性分泌物。直接喉镜检查时须特别慎重，避免病儿剧烈挣扎，以防诱发喉痉挛，重症者需待症状改善后行之。

五、诊断

根据其特有症状如：声嘶，喉喘鸣，犬吠样咳嗽声，吸气性呼吸困难，诊断即可成立。必要时可行直接喉镜检查。应与呼吸道异物、喉白喉、喉痉挛相鉴别。

1. 呼吸道异物　多有异物吸入史，呈阵发性呛咳，伴吸气性呼吸困难，气管内活动性异物尚可闻及拍击声。对不透 X 线的异物，行 X 线片可明确诊断。

2. 喉白喉　起病较缓，全身中毒症状较重，咽喉部检查可见片状灰白色白膜，不易擦去。强剥易出血。颈部淋巴结有时肿大，呈"牛颈"状。涂片和培养可找到白喉杆菌。

3. 喉痉挛　常见于较小婴儿。吸气期喉喘鸣，声调尖而细，发作时间较短，症状可骤然消失。无声嘶。

六、治疗

1. 治疗的重点是解除喉阻塞，应及早使用有效、足量的抗生素以控制感染。有喉阻塞症状时，加用糖皮质激素，常用者有泼尼松，口服，1~2mg/（kg·d）；地塞米松肌内注射或静脉滴注0.2mg/（kg·d），可促使喉部组织消肿，减轻喉阻塞症状。

2. 重度喉阻塞或经药物治疗后喉阻塞症状未缓解者，应及时作气管切开术。

3. 加强支持疗法，注意患儿的全身营养与电解质平衡，保护心肌功能，避免发生急性心力衰竭。

4. 尽量使患儿安静休息，减少哭闹，以免加重呼吸困难。

（陈　凯）

第二节　急性喉气管支气管炎

急性喉气管支气管炎为喉、气管及支气管黏膜的急性弥漫性炎症。多发生于 3 岁以下小儿。男性多于女性，男性约占 70%，女性占 30%。常见于冬、春季节。与流感流行有较密切的关系，病情发展多急骤，病死率较高。

按其主要病理变化，本病分为急性阻塞性喉气管炎及急性纤维蛋白性喉气管支气管炎两类，两者之间的过渡形式亦颇为常见。

一、急性阻塞性喉气管炎

急性阻塞性喉气管炎，也称假性哮吼，流感性哮吼，传染性急性喉气管支气管炎等。

（一）病因

本病倾向于由多种因素引起。

1. 感染说　本病多发生于流感流行期，故许多学者认为与流感病毒有关。通过血清学和死亡病例的病理组织学研究，认为与甲型、乙型和亚洲甲型流感病毒以及Ⅴ型腺病毒关系较密切。也有学者认为以副流感病毒为主要致病因素。病变的继续发展，与继发性细菌感染有密切关系。常见细菌为溶血性链球菌、金黄色葡萄球菌、肺炎链球菌、流行性感冒杆菌等。

2. 气候说 本病多发生于干冷季节，尤多见于气候发生突变时，故许多学者认为本病与气候变化有关。因呼吸道纤毛的运动和肺泡的气体交换均须在一定的湿度和温度下进行，干冷空气不利于保持上述正常生理功能，故呼吸道易罹患感染。

3. 体质说 患胸部疾病（如肺门或气管旁淋巴结肿大），或属所谓渗出性淋巴性体质的儿童易患本病。

4. 除流感外，本病也可发生于麻疹、猩红热、百日咳及天花流行之时。呼吸道异物和支气管镜检查术后，呼吸道腐蚀伤时也可发生急性喉气管支气管炎。

（二）病理

炎症常开始于声门下腔的疏松组织中，由此向下呼吸道发展。

自声带以下，喉、气管、支气管黏膜呈急性弥漫性充血、肿胀，在重症病例，黏膜上皮糜烂，或形成溃疡而大面积脱落。黏膜下层发生蜂窝织炎性、化脓性或坏死性变。起初，分泌物为浆液性，量多；继转为黏液性、黏脓性以至脓性，有时为血性，由稀而稠，甚至如糊状或黏胶状，极难咳出，甚至难以通过气管切开口处咳出或吸出。

基于小儿喉部及下呼吸道的解剖学特点，当喉、气管及支气管同时罹病时，症状较之成人更为严重。气管的直径在新生儿为 $4\sim5.5mm$（成人为 $15\sim20mm$），幼儿每公斤体重的呼吸区面积仅为成人的 1/3 强，故当气管、支气管黏膜稍有肿胀，管腔为炎性渗出物或肿胀的黏膜所阻塞时，即可发生严重的呼吸困难。

（三）症状

1. 轻型 起病较缓，常在完全健康或先有轻度感冒症状的情况下，患儿于夜间熟睡中突然惊醒，出现吸气性呼吸困难及喘鸣，伴有发绀、烦躁不安等喉痉挛症状，经安慰或作拍背等一般处理后，症状逐渐消失，但每至夜间又发生同样症状。患儿一般情况好，如有发热也不甚高。多为喉气管黏膜的一般炎性水肿性病变。治疗得当，易获痊愈。

急性喉气管支气管炎之所以常在夜间发病，可能与入睡后，黏液聚于声门裂，引起喉痉挛有关。急性喉气管支气管炎时，常伴有急性或亚急性鼻咽炎，夜间潴留于鼻咽部的黏液下流入喉，也可引起喉痉挛。

2. 重型 可由轻型发展而来，也可以重型起病，表现为高热，咳嗽声音不畅，有时如犬吠声，发声稍嘶哑，持续性渐进性吸气性呼吸困难及喘鸣，可出现发绀。病变向下发展，呼吸困难及喘鸣渐过渡为呼气性，即渐呈混合型呼吸困难及喘鸣。呼吸频率始慢而深，继浅表加速。患儿因缺氧烦躁不安。病情发展，出现明显中毒症状，肤色灰白及出现循环系统受损症状。肺部并发症也多见。

3. 暴发型 发展极快，除呼吸困难外，早期出现中毒症状，如面色灰白，咳嗽反射消失，失水，虚脱，以及循环系统或中枢神经系统症状，可于数小时或 1 日内死亡。本型少见。

（四）诊断

根据上述症状，当高热传染病之后，患儿先出现喉阻塞症状，继出现下呼吸道阻塞症状者，表示病变已向深部发展。X 线肺部透视，有时可见因下呼吸道阻塞引起的肺不张或肺气肿，易误诊为支气管肺炎。咽部检查，不一定见有急性炎症。直接喉镜或支气管镜检查，可见自声门裂以下，黏膜弥漫充血、肿胀，以声门下腔最明显，正常的气管软骨环不可见。在气管支气管内可见多量黏稠分泌物。必须注意，内镜检查对患儿并非毫无危险（如使呼吸困难加重；引起反射性突然死亡等），通常多在诊断确有困难或进行抢救时用之。

（五）鉴别诊断

须与下呼吸道异物、先天性喉喘鸣、喉痉挛等相鉴别。本病与白喉、急性会厌炎鉴别较难（表26-1）。

表 26-1　喉白喉、急性阻塞性喉气管炎、急性会厌炎的鉴别诊断

	喉白喉	急性阻塞性喉气管炎	急性会厌炎
起病	较缓，2~4 天	一般较急，1~2 天	突起，6~12 小时
发热	低	高	高
声嘶	+	±	-
吞咽困难	-	-	+
呼吸困难	发展较慢	一般较快	可很快
咳嗽	剧烈	阵发性	
局部所见	咽喉有不易拭去的假膜	声门下腔出血、肿胀	会厌高度充血、声门裂常不可见
分泌物涂片检菌或细菌培养	白喉杆菌	常为金黄色葡萄球菌或链球菌	常为流感杆菌

（六）治疗

对轻型者，治疗措施同儿童急性喉炎，但须密切观察，以防突变。对重症病例，治疗重点须放在维持呼吸道通畅、抗炎、消肿及支持疗法上，并密切注意和处理中毒症状。治疗中禁用吗啡、阿托品类药物。使用镇静剂时也须慎重，以免因呼吸困难的症状表面上暂得好转，误认病情已有缓解，反因严重缺氧，发生循环呼吸衰竭以致引起死亡。

1. 病室内宜保持一定湿度和温度（以湿度在 70% 以上，温度 18~20℃ 左右为宜）。因氧在干燥条件下，不易通过已有严重病变的肺泡进行气体交换。故增加相对湿度较之输氧似尤为重要。

2. 立即静脉滴入大剂量抗生素及肾上腺皮质激素类药物。

激素具有抗休克，抗炎，减少呼吸道黏膜反应的作用。对于缓解症状，减少气管切开率有显著的辅助治疗作用。故大多主张应用激素治疗。但亦有少数认为激素治疗无明显疗效。一般多用地塞米松静脉滴注或肌内注射，（也可用氢化可的松）。开始剂量宜大，呼吸困难改善后逐渐减量，至症状消失后停药。

3. 对喉阻塞或下呼吸道阻塞严重者须行气管切开术，并通过气管切开口滴药及吸引，以清除下呼吸道的黏稠分泌物。对中毒症状比较明显的病例，尤须早期考虑施行气管切开术。气管切开术后，可能仍有或重新出现呼吸困难，此时须想到有两种可能：一是下呼吸道为黏稠分泌物所堵塞，次为本病或气管切开术引起的并发症——气胸或纵隔气肿。如为前者，常表现为体温突然上升，脉搏加快，烦躁不安逐渐加重，口腔黏膜可由发绀转为苍白。检查时见呼吸加快，有呼噜呼噜声，呈呼气性或混合性呼吸困难。胸部听诊，肺呼吸音减弱或消失。此时须立即设法清除阻塞于下呼吸道内的分泌物，始能挽救其生命。如为后者，胸部透视可进一步证实诊断。严重者须设法穿刺胸膜腔或纵隔将气体抽出，始得缓解。

气管切开术后，如何稀释下呼吸道的黏稠分泌物，使其得以咳出或吸出，是治疗急性喉气管炎的一个关键问题。可使用吸引法，服用祛痰剂，滴入 1% 碘化钾液，雾化吸入及保持室内一定的湿度及温度外，对于过于黏稠的黏液块，尚可试用稀释剂。如：小苏打溶液或生理盐水（每半小时滴入气管一次）。糜蛋白酶（0.2~0.3mg，加入蒸馏水 2~3mL，每日 3~4 次）作气溶胶疗法或用 0.05% 浓度者经气管套管滴入气管内等。不论应用哪种药物，在滴入或吸入片刻后，即应以导尿管伸入气管内进行抽吸，抽吸应保持无菌操作，以免加重呼吸道感染。先将导尿管伸入呼吸道较深处，再开动吸引器进行抽吸，以免吸住气管黏膜，加重黏膜损伤。抽吸中，轻轻上下抽动导尿管，既便于引起咳嗽反射，将呼吸道深处黏痰咳出，又便于吸尽分泌物。导尿管伸入长度不宜过深，以能吸出潴留于气管内的粘脓性分泌物为原则。

对分泌物非常黏稠，上述诸法无效，呼吸困难严重者，须拔去气管套管（最好在手术室内施行），以钳撑开气管切口，使分泌物得以咳出或予以吸出。也可经气管切口插入小号支气管镜，在明视下将分泌物吸尽或钳出黏块，有时须反复行之。常采用在给氧同时，将生理盐水徐徐滴入气管套管，使之一部分随吸气气流进入支气管及细末支气管，一部分随呼气气流喷出套管，将吸引管置套管口不断吸尽。如此滴吸约 20~40mL 生理盐水，患儿可将脓栓一块块随呼气气流喷出套管。

4. 除呼吸道阻塞外，失水、酸中毒、电解质紊乱，肺部并发症及循环系统衰竭等均为引起死亡的可能因素，必须予以注意。故本病最好与儿科医师共同商治。

二、急性纤维蛋白性喉气管支气管炎

急性纤维蛋白性喉气管支气管炎，也称纤维蛋白样出血性气管支气管炎，纤维蛋白性化脓性气管支气管炎，流感性（或恶性，超急性）纤维蛋白性喉气管支气管炎，急性膜性喉气管支气管炎，急性假膜性坏死性喉气管支气管炎等。本病也多见于幼儿，与急性阻塞性喉气管炎虽同为喉以下呼吸道的化脓性感染，但病情更为险恶，病死率很高。

（一）病因

1. 可为阻塞性喉气管炎的进一步发展，也可为一独立疾病，与流感病毒的关系更为密切。继发性细菌感染也如阻塞性喉气管炎。

2. 本病也可见于成人或曾长时间进行气管内插管麻醉者。呼吸道烧伤后也可发生类似症状。

3. 有学者认为本病的发生，与在阻塞性喉气管炎时施行气管切开术有关，因干冷空气得以直接进入下呼吸道，分泌物凝成痂皮和膜状物之故。国外曾报告 1 名患急性阻塞性喉气管炎而未行气管切开术的死亡病例进行尸检，虽发现下呼吸道炎症极为严重，并已为脓液所淹没，但未见有任何痂皮或纤维蛋白膜形成，因而赞同此说。但也有人在未行气管切开术病例，通过支气管镜检查，发现下呼吸道中已有痂皮产生。国内曾有在就诊前患儿自行咳出大块膜状物的报告。我科除有类似经验外，也发现本病病情严重者不仅需作气管切开术，还需于术后、有的还需立即进行支气管镜插入，取出气管及支气管内块状或管状痂皮，甚至须反复多次后，方能抢救治愈。基于上述情况，故气管切开术似非痂膜形成的决定性因素。

（二）病理

基本如急性阻塞性喉气管炎，但病变更入深层。主要特点是，喉、气管、支气管内有大块或筒状痂皮、黏液脓栓和假膜。呼吸道黏膜呈严重炎性变，但无水肿，黏膜层及黏膜下层大片脱落或发生深度溃疡，甚至软骨暴露或发生气管软化。因黏膜损伤严重，自组织中溢出的血浆、纤维蛋白与细胞成分凝聚乃成干痂及假膜，大多易于剥离。

（三）症状

也如急性阻塞性喉气管炎，但发病更急，呼吸困难及全身中毒症状更为显著。

1. 突发严重呼吸困难，呈混合性。呼吸时呈干性阻塞性噪响，可伴有严重的双重性喘鸣。咳嗽有痰声，但痰液无法咳出。如假膜脱落，可出现阵发性呼吸困难加重，气管内有异物拍击声，哭闹时更重。

2. 高热，烦躁不安，面色发绀或灰白，可迅速出现循环衰竭或脑症状，如抽搐、惊厥、呕吐。发生酸中毒及失水症状者也多见。

（四）检查及诊断

与急性阻塞性喉气管炎术前鉴别甚难。检查时见有混合性呼吸困难，胸骨上窝、肋间隙、上腹部等处有吸气性凹陷，伴以锁骨上窝处呼气性膨出。胸部听诊：肺呼吸音减弱或有笛音。气管切开术后，可于阵咳中自行咳出大量黏稠的纤维蛋白性脓痰及痂皮，但咳出后呼吸困难多无明显改善。如行支气管镜检查，可见杓状软骨间切迹、气管及支气管内有硬性痂皮及假膜。

（五）治疗

同急性阻塞性喉气管炎。对严重病例，气管切开术常不可避免，但术后通过一般滴药、抽吸方法常不能将阻塞于下呼吸道的痂皮及假膜顺利清除。有时须反复施行支气管镜检查，将痂皮及假膜加以钳取和吸出，呼吸困难始得缓解。

（陈 凯）

第三节　喉软骨膜炎

喉软骨膜炎为喉软骨膜及其下隙的炎性病变。急性及原发性者较少，慢性及继发性者居多，常使软骨坏死形成脓肿。

一、病因

原因很多，可概括为如下三类。

1. 喉部外伤　喉部各种外伤如切伤、刺伤、裂伤、烧伤和挫伤等均极易伤及喉软骨膜和软骨。喉裂开术或其他喉部手术，如过多分离甲状软骨膜时，可发生甲状软骨膜炎；高位气管切开术常损伤环状软骨，麻醉插管及喉部内镜检查，如损伤杓状软骨，或插管时间太久，压迫杓状软骨，均可引起杓状软骨膜炎；喉部吸入较大而硬的异物直接损伤喉软骨亦可引起本病。

2. 放射线损伤　喉部软骨对各种放射线的耐受性极低，在颈部用深度 X 线、镭锭、放射性核素或其他高能量放射治疗和进行治疗时，常出现一些放射性喉软骨反应，引起喉软骨膜炎及软骨坏死等并发症。并发症发生的时间与放射剂量的关系，并非完全一致。有些患者在放疗期间或结束时发生反应，多数患者为延迟反应，常在放疗后 3~6 个月，甚至 1 年至数年之后才发生，故应详细追问病史。

3. 全身疾病　罹患上呼吸道感染、伤寒、白喉、猩红热、麻疹、天花、结核、梅毒以及糖尿病等疾病时，病菌或毒素可累及喉部各软骨，引起喉软骨膜炎；或因病菌感染，损害喉黏膜形成溃疡，溃疡深达喉软骨膜而致病。

4. 喉部恶性肿瘤　喉部恶性肿瘤晚期发生深部溃疡，继发感染，也可引起喉软骨膜炎及软骨坏死。

二、病理

喉软骨膜炎多发生于杓状软骨，环状软骨及甲状软骨次之，会厌软骨膜感染者最少。外伤性喉软骨膜炎，常累及多个喉软骨。软骨膜发生炎症后，渗出液积留于软骨膜下隙，渐成脓液，使软骨膜与软骨分离，软骨缺血而坏死。病变之初，喉内部显现水肿或红肿，有时喉外部亦有肿胀。喉软骨膜炎亦有不化脓者，愈后瘢痕生成较多，明显增厚。喉结核最易侵及杓状软骨，并常波及环状软骨，使其强直。喉部梅毒病变，则多侵及甲状软骨。

三、症状

1. 疼痛　吞咽痛及喉部压痛为此病的主要症状。当颈部运动或压迫喉部时均发生疼痛或钝痛，吞咽时疼痛加剧，有时疼痛放射到耳部或肩部。

2. 声嘶　早期发声易疲劳，进一步发展，声调变低变粗，言语厚涩，渐至声音嘶哑。

3. 吞咽困难　杓状软骨及环状软骨发生软骨膜炎时，杓状软骨高度肿胀，梨状窝亦肿胀，引起吞咽困难。

4. 呼吸困难　如喉内黏膜高度充血水肿，使声门窄小，严重者发生吸入性呼吸困难，并可发生窒息。

5. 全身症状　体温多正常或低热，急性病例及混合感染，其体温可高达 40℃，少数患者有乏力、畏寒等不适。如因全身疾病引起者，则有明显的全身原发病症状。

四、检查

1. 颈部检查　甲状软骨膜炎患者，颈前部多有肿胀发硬，并有明显的压痛，有时颈部出现红肿，淋巴结也常肿大。

2. 喉镜检查　检查所见视病变位置和范围不同而异。如病变限于一侧杓状软骨，则患侧杓状突明显肿胀，表面光滑发亮。甲状软骨喉腔面软骨膜发炎时，喉室带、声带、杓状突均发生肿胀。如病变在环状软骨板时，常于梨状窝处发生肿胀，环杓关节多被侵及发生强直，致患侧声带固定。

五、诊断

根据病史及检查所见，一般诊断较易，但宜查出其原因，以便确定治疗方法。喉软骨膜炎与喉脓肿有时不易辨别。喉软骨膜炎极易演变为喉脓肿，必要时可进行穿刺检查，以便确诊。

六、治疗

治疗原则：防止炎症的扩散及喉软骨坏死化脓。因为喉部软骨为各自的软骨膜所包绕，互相分隔。如果病变蔓延发展，或处理不当（如切开或穿刺），可使炎症迅速扩散。如没有明显的喉脓肿形成，一般不主张施行探查性穿刺或切开。

1. 早期应用足量的抗生素及激素治疗。
2. 局部理疗或热敷，有减轻疼痛，促使感染局限化之功效。
3. 患者尽量少说话，进流质饮食。
4. 针对病因，积极治疗，如有异物，应尽早取出。
5. 严密观察病员的呼吸情况，如有明显的呼吸困难，应行气管切开术。
6. 喉软骨坏死化脓，则按喉脓肿治疗。

（陈 凯）

第四节 喉脓肿

喉部脓肿较咽部脓肿少见，男性较女性多，多发于 20~60 岁之间。

一、病因

1. 继发于喉部疾病
（1）急性会厌炎，急性喉炎，喉部水肿等。病菌可侵及喉黏膜下层，形成局部脓肿。
（2）喉结核、梅毒等，如继发感染形成溃疡，喉软骨也容易坏死化脓而形成喉脓肿。
（3）喉软骨膜炎，可演变为脓肿。
2. 外伤 任何机械性、物理性和化学性刺激都可以伤及喉黏膜及喉软骨，感染后可形成脓肿。手术外伤如喉裂开术、气管切开术、喉内插管及喉内镜检查等，可损伤喉黏膜，继发感染，则可形成脓肿。
3. 邻近器官疾病的蔓延
（1）口腔龋齿、牙槽脓肿、急性化脓性扁桃体炎，咽部脓肿等，炎症均可直接向下扩散和蔓延至喉部，或经淋巴和血行播散至喉部引起喉脓肿。
（2）颈部急性蜂窝织炎，炎症局限形成脓肿，脓液直接腐蚀甲状软骨而继发喉脓肿。
4. 放射线损伤 喉部放射治疗如照射野太广，短期内所用剂量较大，可并发喉软骨膜炎，软骨坏死及化脓。
5. 深部真菌感染 原发者少见。常在喉部慢性特种传染病及喉部恶性肿瘤等长期应用广谱抗生素、肾上腺皮质激素及抗肿瘤药物或放射治疗之后发生。致病真菌多为隐球菌、念珠菌、放线菌等。

喉脓肿常为混合性感染，致病菌为溶血性链球菌、葡萄球菌、肺炎链球菌、绿脓杆菌、大肠杆菌等。由烧伤、放射线所引起的喉脓肿则以绿脓杆菌、金黄色葡萄球菌多见。

二、症状

1. 全身中毒症状　大多数患者起病急骤，常有寒战、发烧、全身不适、食欲不振，脉搏、呼吸快速。

2. 局部症状　视脓肿的位置，范围及性质，有不同程度的喉痛、吞咽痛、声嘶及呼吸困难等症状。脓肿未形成前，局部充血水肿较明显，常有声嘶，呼吸困难，喘鸣。如脓肿已形成，因疼痛较局限而明显，有时可发生反射性耳痛，体温下降正常或为低热。

喉脓肿如发生在喉后部，则有吞咽疼痛及吞咽困难，或至少有喉部梗阻感。喉脓肿如发生在杓状软骨，可早期引起杓状软骨坏死，继而发生环杓关节固定。喉脓肿如发生在环状软骨，常致一侧或双侧环杓关节固定，呼吸困难，吞咽困难较明显。喉脓肿如发生在甲状软骨，常引起声带、室带、喉室、声门下区同时肿胀。喉脓肿向颈部穿破，或喉脓肿由颈部感染引起者，在颈部有时可出现坚硬木板样浸润块。如脓肿较大，可压迫整个喉体向一侧移位，并可压迫颈交感神经节，出现 Horner 综合征。

三、检查

1. 喉外部及颈部检查　颈部常有压痛，活动喉体则疼痛加剧。脓肿可引起甲状软骨坏死，炎症扩散蔓延至颈部，使颈部红肿发硬，以后逐渐软化有波动感，穿刺可抽出脓液。脓肿穿破颈前皮肤，可形成瘘管，瘘口周围有肉芽组织增生。颈部及颌下可触及肿大的淋巴结。

2. 喉镜检查　应注意观察喉腔黏膜有无充血、水肿，环杓关节是否固定，梨状窝有无积液及瘘管形成等。

浅而小的脓肿多局限于会厌舌面、杓会厌襞及杓状突等处；范围较大的脓肿，表示喉深部已受感染。

3. X 线检查　应常规行胸部透视检查，注意有无纵隔影增宽及肺结核。摄颈部侧位片，以检查有无异物存留及喉软骨软化或骨化等；亦可观察会厌，喉室及梨状窝有无变形。CT 扫描、MRI 更有助于诊断。

四、诊断

一般诊断喉脓肿不困难。但在早期，喉黏膜常呈弥漫性充血、水肿，喉部压痛亦不明显，易误诊、漏诊。必须严密观察病情之发展。必要时可行穿刺抽脓，以便确诊。

五、并发症

1. 窒息　喉脓肿破裂或喉内黏膜高度肿胀均可引起窒息，需立即进行气管切开术。

2. 炎症　向下蔓延扩展可致喉气管支气管炎，炎症向下直接侵入纵隔，可引起纵隔炎及纵隔脓肿，脓液如被吸入肺部可发生肺脓肿。

3. 感染　可向上循颈动脉鞘传入颅内发生脑膜炎、脑脓肿或引起颈内静脉栓塞及颅内血栓性静脉炎。

4. 喉狭窄 脓肿如破坏喉软骨及喉内组织，治愈后常有瘢痕收缩及粘连，引起喉狭窄。

六、治疗

1. 切开引流术 喉内脓肿多在直接喉镜下进行切开排脓。脓肿切开前，先用无菌技术穿刺抽取脓液，留作细菌培养及药物敏感试验。在脓肿最突出处切开，脓液排除后，用吸引器头或用闭合之异物钳细心探触脓腔，注意有无异物存留或坏死软骨，如有发现，应立即取除。

喉外部肿胀者，可于颈部施行手术引流脓液。要注意保护颈部重要血管、神经、喉部肌肉及正常的喉软骨膜，以防止后遗瘢痕狭窄。切口置橡皮引流条，每日检查伤口引流情况。喉脓肿消退后，如有喉狭窄可能时，应及时行喉扩张术。

2. 应用足量的抗生素 脓肿切开引流后，仍需应用足量的抗生素治疗。

3. 全身支持疗法 对体温较高者，可应用药物或物理降温；有呼吸困难者，应予输氧，及时纠正酸中毒，并做好气管切开术的准备，必要时进行气管切开术。病情较重者，应进食高热量易消化的饮食，及时输液，必要时可少量输血。

4. 因放射线引起的喉软骨广泛坏死，并形成多发性喉脓肿者，还须考虑施行喉全切除术；但术后并发症较多，医师、患者及其家属都必须有充分的思想准备，相互配合，以期取得最佳的疗效。

（陈　凯）

第五节　环杓关节炎

环杓关节炎，可发生于一侧或两侧环杓关节，分为急性期和慢性期两类。

一、病因

1. 喉炎、喉软骨膜炎或喉咽炎直接侵犯关节，多见于链球菌感染，也可发生于特殊性传染病，如结核。

2. 全身性关节疾病的一部分，特别是类风湿关节炎。

3. 外伤，如内镜检查，麻醉插管，异物嵌顿喉咽部，长期鼻饲，放射治疗，以及发声方法不当等。

4. 喉内肌瘫痪，致杓状软骨长期不动者。

5. 继发于急性传染病（如伤寒、流感）或痛风之后。

二、症状及检查

1. 急性期 初期在吞咽或发声后，喉部出现胀满、干燥或刺痛等异常感觉。检查多无特殊发现。继而出现疼痛，吞咽、发声后加重，可向耳部放射。扪诊：痛点多在甲状软骨后缘中央或舌骨大角处。

喉镜检查：杓状软骨间切迹处黏膜充血、肿胀，颇似脓肿形成，杓会厌襞的后段及室带也有红肿，声带多正常。声嘶及呼吸困难则视肿胀的程度及声带固定的位置而定。声带固定于外展位（一侧或两侧）可出现声嘶或失声。一侧声带固定于内收位者，于剧烈活动后可出现呼吸困难。肿胀较剧或声带两侧固定于内收位者，呼吸困难明显，并有喘鸣，声带在吸气时呈弓形。

2. 慢性期或称僵直期　多见于反复急性发作后，也可在一次急性发作即转为慢性。

喉部的充血、肿胀、吞咽痛、反射性耳痛及喉不适感等消失。其症状决定于关节僵直时声带固定的位置，可出现声嘶或呼吸困难。若为一侧病变，患侧声带较健侧为高，发声时健侧杓状软骨可接近患侧杓状软骨。

三、诊断

须详询病史，进行必要的体检、血液化验及喉镜检查。与声带瘫痪的鉴别，在急性期因有炎症表现多较容易，在慢性期则较困难，详询病史甚为重要。一般根据拨动杓状软骨是否活动作为两者的鉴别依据。也有人认为双侧环杓关节僵直，声带固定于内收位，吸气时呈典型的弓形，可与声带瘫痪相区别。在动态喉镜下，观察声带有无蠕动波，亦可鉴别声带有无瘫痪。

四、治疗

去因治疗，如风湿、结核的全身治疗，异物的取除等。急性期发声休息，局部热湿敷。外伤及普通炎症引起者可给予抗生素及肾上腺皮质激素类药物。呼吸困难明显者需行气管切开术。急性期消退而环杓关节的运动未见恢复者，可试行杓状软骨拨动法。因关节僵直，需长期带管者，可行声带外展术。

（陈　凯）

第二十七章

喉的急性炎症性疾病

喉的急性炎症性疾病是指与喉的特殊感染相对应，主要局限于喉黏膜和黏膜下组织的急性炎症性疾病。

急性会厌炎（acute epiglottitis）是一起病突然，发展迅速，容易造成上呼吸道梗阻的疾病，可分急性感染性会厌炎和急性变态反应性会厌炎两类。

第一节　急性感染性会厌炎

急性感染性会厌炎（acute infective epiglottitis）为一以会厌为主的声门上区喉黏膜急性非特异性炎症。Woo（1994）利用纤维声带镜观察，炎症不仅累及会厌，同时或多或少地波及声门上区各结构，因此称为"急性声门上喉炎"。早春、秋末发病者多见。

一、病因

1. 细菌或病毒感染　以β型嗜血流感杆菌最多。身体抵抗力降低、喉部创伤、年老体弱者均易感染细菌而发病。其他常见的致病菌有金黄色葡萄球菌、链球菌、肺炎双球菌、奈瑟卡他球菌、类白喉杆菌等，也可与病毒混合感染。

2. 创伤、异物、刺激性食物、有害气体、放射线损伤等都可引起声门上黏膜的炎性病变。

3. 邻近病灶蔓延　如急性扁桃体炎、咽炎、鼻炎等蔓延而侵及声门上黏膜。亦可继发于急性传染病后。

二、病理

声门上区如会厌舌面与侧缘、杓会厌皱襞、声门下区等黏膜下结缔组织较疏松，炎症常从此处开始，引起会厌高度的充血肿胀，有时可增厚至正常的6~10倍。因声带黏膜附着声带黏膜下层较紧，故黏膜下水肿常以声带为界，声门上区炎症一般不会向声门下扩展。

病理组织学的改变可分3型。

1. 急性卡他型　黏膜弥漫性充血、水肿，有单核及多形核细胞浸润，会厌舌面之黏膜较松弛，肿胀更明显。

2. 急性水肿型　会厌显著肿大如圆球状，间质水肿，炎性细胞浸润增加，局部可形成脓肿。

3. 急性溃疡型　较少见，病情发展迅速而严重，病菌常侵及黏膜下层及腺体组织，可发生化脓、溃疡。血管壁如被侵蚀，可引起糜烂出血。

三、临床表现

1. 症状　多数患者入睡时正常，半夜突感咽喉疼痛或呼吸困难而惊醒。畏寒、发热：成人在发病前可出现畏寒发热，多数患者体温在 37.5~39.5℃。患者烦躁不安，精神萎靡不振，全身乏力。发热程度与致病菌的种类有关，如为混合感染，体温大多较高。幼儿饮水时呛咳、呕吐。咽喉疼痛：为其主要症状，吞咽时疼痛加剧。吞咽困难：吞咽动作或食团直接刺激会厌，导致咽喉疼痛，口涎外流，拒食。疼痛时可放射至下颌、颈、耳或背部。呼吸困难：因会厌黏膜肿胀向后下移位，同时杓状软骨、杓会厌皱襞等处黏膜也水肿，使喉入口明显缩小，阻塞声门而出现吸气性呼吸困难。如病情继续恶化，可在 4~6 小时内突然因喉部黏痰阻塞而发生窒息。患者虽有呼吸困难，但发音多正常，有的声音低沉、似口中含物，很少发生嘶哑。

2. 体征

（1）咽部检查：由于幼儿咽短、会厌位置较高，张大口时稍一恶心，约 30% 可见红肿的会厌。压舌根检查时宜轻巧，尽量避免引起恶心，以免加重呼吸困难而发生窒息。切勿用力过猛，以免引起迷走神经反射发生心跳停止。卧位检查偶可引起暂时窒息。

（2）间接喉镜检查：可见会厌舌面弥漫性充血肿胀，重者如球形，如有脓肿形成，常于会厌舌面的一侧肿胀，急性充血，表面出现黄色脓点。

3. 辅助检查

（1）纤维喉镜或电子喉镜检查：一般可以看到会厌及杓状软骨，检查时应注意吸痰，吸氧，减少刺激。最好在有立即建立人工气道的条件下进行，以防意外。

（2）影像学检查：必要时可行影像学检查，CT 扫描和 MRI 可显示会厌等声门上结构肿胀，喉咽腔阴影缩小，界线清楚，喉前庭如漏斗状缩小，会厌谷闭塞。CT 扫描和 MRI 检查还有助于识别脓腔。

四、诊断与鉴别诊断

1. 诊断　对急性喉痛、吞咽时疼痛加重，口咽部检查无特殊病变，或口咽部虽有炎症但不足以解释其症状者，应考虑到急性会厌炎，应做间接喉镜检查。咽痛和吞咽困难是成人急性会厌炎最常见的症状，呼吸困难、喘鸣、声嘶和流涎在重症患者中出现。呼吸道梗阻主要见于速发型，在病程早期出现，一般在起病后 8 小时内。由于危及生命，早期诊断十分重要。此病易与其他急性上呼吸道疾病混淆，必须与以下疾病鉴别。

2. 鉴别诊断

（1）急性喉气管支气管炎：多见于 3 岁以内的婴幼儿，常有哮吼性干咳、喘鸣、声嘶及吸气性呼吸困难。检查可见鼻腔、咽部和声带黏膜充血，声门下及气管黏膜亦显著充血肿胀，会厌无充血肿胀。

（2）会厌囊肿：发病缓慢，无急性喉痛，无全身症状。检查会厌无炎症或水肿表现，多见于会厌舌面。会厌囊肿合并感染时，局部有脓囊肿表现，宜切开排脓治疗。

3. 病情评估 门诊检查应首先注意会厌红肿程度、声重者应急诊收入住院治疗，床旁备置气管切开包。有下述情况者，应考虑行气管切开术。

（1）起病急骤，进展迅速，且有Ⅱ度以上吸气性呼吸困难者。

（2）病情严重，咽喉部分泌物多，有吞咽功能障碍者。

（3）会厌或杓状软骨处黏膜高度充血肿胀，经抗炎给氧等治疗，病情未见好转者。

（4）年老体弱、咳嗽功能差者。

出现烦躁不安、发绀、三凹征、肺呼吸音消失，发生昏厥、休克等严重并发症者应立即进行紧急气管切开术。

五、治疗

成人急性会厌炎较危险，可迅速发生致命性上呼吸道梗阻。应取半坐位或侧卧位。必要时行气管切开或气管插管。治疗以抗感染及保持呼吸道通畅为原则。门诊检查应首先注意会厌红肿程度、声重者应急诊收入住院治疗，床旁备置气管切开包。

1. 控制感染

（1）足量使用强有力抗生素和糖皮质激素：因其致病菌常为β型嗜血流感杆菌、葡萄球菌、链球菌等，故首选头孢类抗生素。地塞米松肌注或静脉注射，剂量可达 0.3mg/（kg·d）。

（2）局部用药：目的是保持气道湿润、稀化痰液及消炎。常用的药物有：①庆大霉素 16 万单位，地塞米松 5mg。②普米克令舒 0.5mg。可采用以上两者的一种组合加蒸馏水至 10mL，用氧气、超声雾化吸入，每日 2~3 次。

（3）切开排脓：如会厌舌面脓肿形成，或脓肿虽已破裂仍引流不畅时，可在吸氧，保持气道通畅（如喉插管、气管切开）下，用喉刀将脓肿壁切开，并迅速吸出脓液，避免流入声门下。如估计脓液很多，可先用空针抽吸出大部分再切开。体位多采用仰卧，垂头位，肩下垫一枕垫，或由助手抱头。不能合作者应用全身麻醉。

2. 保持呼吸道通畅 建立人工气道（环甲膜切开、气管切开）是保证患者呼吸道通畅的重要方法，应针对不同患者选择不同方法。

3. 其他 保持水电解质酸碱平衡，注意口腔卫生，防止继发感染，鼓励进流质饮食，补充营养。

4. 注意防治负压性肺水肿 氨茶碱解痉、毛花苷 C 强心、呋塞米利尿等治疗。

（谢彦民）

第二节 急性变态反应性会厌炎

一、病因与发病机制

急性变态反应性会厌炎（acute allergic epiglottitis）属Ⅰ型变态反应，抗原多为药物、血清、生物制品或食物。药物中以青霉素最多见，阿司匹林、碘或其他药物次之；食物中以虾、蟹或其他海鲜多见，个别人对其他食物亦有过敏。多发生于成年人，常反复发作。

二、病理

会厌、杓会厌襞，甚至杓状软骨等处的黏膜及黏膜下组织均高度水肿，有时呈水泡状，黏膜苍白增厚。

三、临床表现

发病急，常在用药 0.5 小时或进食 2~3 小时内发病，进展快。主要症状是喉咽部堵塞感和说话含混不清，但声音无改变。无畏寒发热、呼吸困难，亦无疼痛或压痛，全身检查多正常。间接喉镜和纤维或电子喉镜检查可见会厌明显肿胀。本病虽然症状不很明显，但危险性很大，有时在咳嗽或深吸气后，甚至患者更换体位时，水肿组织嵌入声门，突然发生窒息，抢救不及时可致死亡。

四、检查与诊断

检查可见会厌水肿明显，有的成圆球状，颜色苍白。杓会厌襞以及杓状软骨处亦多呈明显水肿肿胀。声带及声门下组织可无改变。诊断不难。

五、治疗

首先进行抗过敏治疗，成人皮下注射 0.1% 肾上腺素 0.1~0.2mL，同时肌内注射或静脉滴注氢化可的松 100mg 或地塞米松 10mg。会厌及杓会厌襞水肿非常严重者，应立即在水肿明显处切开 1~3 刀，减轻水肿程度。治疗中及治疗后应密切观察。1 小时后，若堵塞症状不减轻或水肿仍很明显，可考虑做预防性气管切开术。因声门被四周水肿组织堵塞而较难找到，可用喉插管使气道通畅，也可选择紧急气管切开术或环甲膜切开术，如窒息应同时进行人工呼吸。

六、预防与预后

采用嗜血流感杆菌结合菌苗接种可有效地预防婴幼儿急性会厌炎及其他嗜血流感杆菌感染疾病（脑膜炎、肺炎等）。预后与患者的抵抗力、感染细菌的种类及治疗方法密切相关。如能及时诊断、治疗，一般预后良好。

（谢彦民）

第三节　急性喉炎

急性喉炎（acute laryngitis），指以声门区为主的喉黏膜的急性弥漫性卡他性炎症，亦称急性卡他性喉炎，是成人呼吸道常见的急性感染性疾病之一，约占耳鼻口因喉头颈外科疾病的 1%~2%。急性喉炎可单独发生，也可继发于急性鼻炎和急性咽炎，是上呼吸道感染的一部分，或继发于急性传染病。男性发病率较高，多发于冬、春季。小儿急性喉炎具有其特殊性，详见本章后文。

一、病因

1. 感染　为其主要病因，多发生于伤风感冒后，在病毒感染的基础上继发细菌感染。常见感染的细菌有金黄色葡萄球菌、溶血性链球菌、肺炎双球菌、卡他莫拉菌、流感杆菌等。

2. 有害气体　吸入有害气体（如氯气、氨、硫酸、硝酸、二氧化硫、一氧化氮等）及过多的生产性粉尘，可引起喉部黏膜的急性炎症。

3. 职业因素　如使用嗓音较多的教师、演员、售货员等，发声不当或用嗓过度时，发病率常较高。

4. 喉创伤　如异物或器械损伤喉部黏膜。

5. 其他　烟酒过多、受凉、疲劳致机体抵抗力降低易诱发急性喉炎。空气湿度突然变化，室内干热也为诱因。

二、病理

初起为喉黏膜急性弥漫性充血，有多形核白细胞及淋巴细胞浸润，组织内渗出液积聚形成水肿。炎症继续发展，渗出液可变成脓性分泌物或成假膜附着。上皮若有损伤和脱落，也可形成溃疡。炎症若未得到及时控制，则有炎性细胞浸润，逐渐形成纤维变性。有时病变范围深入，甚至可达喉内肌层，也可向气管蔓延。

三、临床表现

1. 声嘶　是急性喉炎的主要症状，多突然发病，轻者发声时音质失去圆润和清亮，音调变低、变粗。重者发声嘶哑，甚至仅能耳语或完全失声。

2. 喉痛　患者喉部及气管前有轻微疼痛，发声时喉痛加重，感喉部不适、干燥、异物感。

3. 喉分泌物增多　常有咳嗽，起初干咳无痰，呈痉挛性，咳嗽时喉痛，常在夜间咳嗽加剧。稍晚则有黏脓性分泌物，因较稠厚，常不易咳出，黏附于声带表面而加重声嘶。

4. 全身症状　一般成人全身症状较轻，小儿较重。重者可有畏寒、发热、疲倦、食欲减退等症状。

5. 鼻部、咽部的炎性症状　因急性喉炎多为急性鼻炎或急性咽炎的下行感染，故常有鼻部、咽部的相应症状。

喉镜检查可见喉黏膜的表现随炎症发展于不同时期而异，其特点为双侧对称，呈弥漫性。黏膜红肿常首先出现在会厌及声带，逐渐发展至室带及声门下腔，但以声带及杓会厌襞显著。早期声带表面呈淡红色，有充血的毛细血管，逐渐变成暗红色，边缘圆钝成梭形，声门下黏膜明显红肿时，托衬于声带之下，可呈双重声带样。发声时声门闭合不全，偶见喉黏膜有散在浅表性小溃疡，黏膜下瘀斑。喉黏膜早期干燥，稍晚有黏液或黏液脓性分泌物附着于声带表面时声嘶较重，分泌物咳出后声嘶减轻。

四、诊断与鉴别诊断

根据症状及检查，可初步诊断，但应与以下疾病鉴别。

1. 喉结核 多继发于较严重的活动性肺结核或其他器官结核。病变多发生于覆有复层鳞状上皮处的喉黏膜，如喉的后部（杓间区、杓状软骨处），以及声带、室带、会厌等处。喉结核早期，喉部有刺激、灼热、干燥感等。声嘶是其主要症状，初起时轻，逐渐加重，晚期可完全失声。常有喉痛，吞咽时加重，当喉软骨膜受累时喉痛尤为剧烈。喉分泌物涂片或培养，必要时活检可明确诊断。

2. 麻疹喉炎 由麻疹病毒引起，其病情发展与麻疹病程相符。在出疹高峰伴有明显声嘶、咳嗽或犬吠样咳嗽声，随着皮疹消退迅速好转，较少发生喉梗阻。继发细菌感染引起的喉炎，往往病情较重，可能导致喉梗阻。幼儿麻疹病情较重者，大都有轻度喉炎，几乎是麻疹的症状之一。麻疹喉炎出现喉梗阻者，可按急性喉炎治疗，首先控制继发性感染，同时予糖皮质激素，如病情无改善，仍表现较重的呼吸困难，可进行气管切开术。注意有无膜性喉气管支气管炎，不可忽视下呼吸道的梗阻。

五、治疗

1. 声带休息，不发音或少发音。
2. 超声雾化吸入 早期黏膜干燥时，可加入沐舒坦等。
3. 继发细菌感染时使用广谱抗生素，充血肿胀显著者加用糖皮质激素。
4. 护理和全身支持疗法 随时调节室内温度和湿度，保持室内空气流通，多饮热水，注意大便通畅，禁烟、酒等。

六、预后

急性喉炎的预后一般良好，很少引起喉软骨膜炎、软骨坏死和喉脓肿。发生急性喉梗阻 Ⅱ 度时应严密观察呼吸，作好气管切开术的准备，Ⅲ 度时可考虑行气管切开术。

（谢彦民）

第四节 小儿急性喉炎

小儿急性喉炎（acute laryngitis in children）是小儿以声门区为主的喉黏膜的急性炎症，常累及声门下区黏膜和黏膜下组织，多在冬春季发病，一二月份为高峰期，婴幼儿多见。发病率较成人低，但有其特殊性，尤其是易于发生呼吸困难，因为：①小儿喉腔较小，喉内黏膜松弛，肿胀时易致声门阻塞；②喉软骨柔软，黏膜与黏膜下层附着疏松，罹患炎症时肿胀较重。③喉黏膜下淋巴组织及腺体组织丰富，炎症易发生黏膜下肿胀而使喉腔变窄。④小儿咳嗽反射较差，气管及喉部分泌物不易排出。⑤小儿对感染的抵抗力及免疫力不如成人，故炎症反应较重。⑥小儿神经系统较不稳定，容易受激惹而发生喉痉挛。⑦喉痉挛除可引起喉梗阻外，又促使充血加剧，喉腔更加狭小。

一、病因与发病机制

常继发于急性鼻炎、咽炎。大多数由病毒感染引起，最易分离的是副流感病毒，占2/3。此外还有腺病毒、流感病毒、麻疹病毒等。病毒入侵之后，为继发细菌感染提供了条件。感染的细菌多为金黄色葡萄球菌、乙型链球菌、肺炎双球菌等。小儿营养不良、抵抗力低下、变应性体质、牙齿拥挤重叠，以及上呼吸道慢性病，如慢性扁桃体炎、腺样体肥大、慢性鼻炎、慢性鼻窦炎，极易诱发喉炎。

小儿急性喉炎亦可为流行性感冒、肺炎、麻疹、水痘、百日咳、猩红热等急性传染病的前驱症状。

二、病理

与成人急性喉炎不同的是病变主要发生于声门下腔，炎症向下发展可累及气管。声门下腔黏膜水肿，重者黏膜下可发生蜂窝织炎、化脓性或坏死性变。黏膜因溃疡可大面积缺损，表面有假膜形成者罕见。

三、临床表现

起病较急，多有发热、声嘶、咳嗽等。早期以喉痉挛为主，声嘶多不严重，表现为阵发性犬吠样咳嗽或呼吸困难，继之有黏稠痰液咳出，屡次发作后可能出现持续性喉梗阻症状，如哮吼性咳嗽、吸气性喘鸣。也可突然发病，小儿夜间骤然重度声嘶、频繁咳嗽、咳声较钝、吼叫。严重者，吸气时有锁骨上窝、肋间隙、胸骨上窝及上腹部显著凹陷，面色发绀或烦躁不安。呼吸变慢，10~15 次/min，晚期则呼吸浅快。如不及时治疗，进一步发展，可出现发绀、出汗、面色苍白、呼吸无力，甚至呼吸循环衰竭、昏迷、抽搐、死亡。

四、诊断

根据其病史、发病季节及特有症状和喉镜检查可初步诊断。

五、鉴别诊断

1. 气管支气管异物　起病急，多有异物吸入史。在异物吸入后，立即出现呛噎、剧烈呛咳、吸气性呼吸困难和发绀等初期症状。检查胸肺部有相应征象。

2. 小儿喉痉挛　常见于较小婴儿。吸气期喉喘鸣，声调尖而细，发作时间较短，症状可骤然消失，无声嘶。

3. 先天性喉部疾病　如先天性喉软化症等。各种喉镜检查和实验室血常规、咽喉拭子涂片或分泌物培养等检查均有助于鉴别。此外，还应注意与喉白喉、麻疹、水痘、百日咳、猩红热、腮腺炎的喉部表现相鉴别。

六、治疗

1. 治疗的关键是解除喉梗阻，早期可以临时使用肾上腺素类喷雾剂减轻喉水肿，及早使用有效足量的抗生素控制感染，同时给予较大剂量糖皮质激素，常用泼尼松口服，1~2mg/（kg·d）；地塞米松肌注或静脉滴注 0.2~0.4mg/（kg·d）。

2. 给氧、解痉、化痰、保持呼吸道通畅，可用水氧、超声雾化吸入或经鼻给氧。也可雾化吸入糖皮质激素。若声门下有干痂或假膜及黏稠分泌物，经上述治疗呼吸困难不能缓解，可在直接喉镜下吸出或钳出。

3. 对危重患儿应加强监护及支持疗法，注意全身营养与水电解质平衡，保护心肺功能，避免发生急性心功能不全。

4. 安静休息，减少哭闹，降低耗氧量。

5. 重度喉梗阻或经药物治疗后喉梗阻症状未缓解者，应及时作气管切开术。

七、预防与预后

幼儿哺乳是一种重要的保护措施。防止感冒，如发生，应及时治疗。一般预后较好。

（谢彦民）

第五节　急性喉气管支气管炎

急性喉气管支气管炎（acute laryngotracheobroiichitis）为喉、气管、支气管黏膜的急性弥漫性炎症。多见于5岁以下儿童，2岁左右发病率最高。男性多于女性，男性约占70%。冬、春季发病较多，病情发展急骤，病死率较高。按其主要病理变化，分为急性阻塞性喉气管炎和急性纤维蛋白性喉气管支气管炎，二者之间的过渡形式较为常见。

一、急性阻塞性喉气管炎

急性阻塞性喉气管炎（acute obstructive laryngotracheitis），又名假性哮吼（pseudocroup），流感性哮吼，传染性急性喉气管支气管炎。

（一）病因

病因尚不清楚，有以下几种学说。

1. 感染　病毒感染是最主要的病因。本病多发生于流感流行期，故许多学者认为与流感病毒有关，与甲型、乙型和亚洲甲型流感病毒以及V型腺病毒关系较密切。除流感外，本病也可发生于麻疹、猩红热、百日咳及天花流行之时。病变的继续发展，与继发性细菌感染有密切关系。常见细菌为溶血性链球菌、金黄色葡萄球菌、肺炎双球菌、嗜血流感杆菌等。

2. 气候变化　本病多发生于干冷季节，尤其是气候发生突变时，故有些学者认为与气候变化有关。因呼吸道纤毛的运动和肺泡的气体交换均需在一定的湿度和温度下进行，干冷空气不利于保持喉气管和支气管正常生理功能，易罹患呼吸道感染。

3. 胃食管咽反流　胃食管咽胃酸反流也是常见的病因。检测全时相咽部 pH 常低于6。

4. 局部抵抗力降低　呼吸道异物取出术、支气管镜检查术以及呼吸道腐蚀伤后也易发生急性喉气管支气管炎。

5. 体质状况　体质较差者，如患有胸肺疾病（如肺门或气管旁淋巴结肿大），即所谓渗出性淋巴性体质的儿童易患本病。

6. C1-酯酶抑制剂（C1-1NH）　缺乏或功能缺陷，为染色体显性遗传性疾病。

（二）病理

本病炎症常开始于声门下区的疏松组织，由此向下呼吸道发展。自声带起始，喉、气管、支气管黏膜呈急性弥漫性充血、肿胀，重症病例黏膜上皮糜烂，或大面积脱落而形成溃疡。黏膜下层发生蜂窝织炎性或坏死性变。初起时分泌物为浆液性，量多，以后转为黏液性、黏脓性甚至脓性，有时为血性，由稀变稠，如糊状或黏胶状，极难咳出或吸出。

基于小儿喉部及下呼吸道的解剖学特点，当喉、气管及支气管同时罹病时，症状较成人更为严重。气管的直径在新生儿为 4~5.5mm（成人为 15~20mm），幼儿每公斤体重的呼吸区面积仅为成人的 1/3，当气管、支气管黏膜稍有肿胀，管腔为炎性渗出物或肿胀的黏膜所阻塞时，即可发生严重的呼吸困难。

（三）临床表现

一般将其分为三型。

1. 轻型 多为喉气管黏膜的一般炎性水肿性病变。起病较缓，常在夜间熟睡中突然惊醒，出现吸气性呼吸困难及喘鸣，伴有发绀、烦躁不安等喉痉挛症状，经安慰或拍背等一般处理后，症状逐渐消失，每至夜间又再发。此型若及时治疗，易获痊愈。

2. 重型 可由轻型发展而来，也可以起病为重型，表现为高热，咳嗽不畅，有时如犬吠声，声音稍嘶哑，持续性渐进的吸气性呼吸困难及喘鸣，可出现发绀。病变向下发展，呼吸困难及喘鸣逐渐呈现为吸气与呼气均困难的混合型呼吸困难及喘鸣。呼吸由深慢渐至浅快。病儿因缺氧烦躁不安。病情发展，可出现明显全身中毒症状及循环系统受损症状，肺部并发症也多见。

3. 暴发型 少见，发展极快，除呼吸困难外，早期出现中毒症状，如面色灰白、咳嗽反射消失、失水、虚脱以及呼吸循环衰竭或中枢神经系统症状，可于数小时或一日内死亡。

局部纤维喉镜或纤维支气管镜检查，可见自声门以下，黏膜弥漫性充血、肿胀，以声门下腔最明显，正常的气管软骨环显示不清楚。气管支气管内可见黏稠分泌物。喉内镜检查不仅可使呼吸困难加重，还有反射性引起呼吸心搏骤停的危险，因此，最好在诊断确有困难并做好抢救准备时使用。对反复发作的急性喉气管炎可行 pH 计监测胃食管咽反流。肺部 X 线片或 CT 扫描有时可见因下呼吸道阻塞引起的肺不张或肺气肿，易误诊为支气管肺炎。

（四）诊断和鉴别诊断

根据上述症状，尤其当患儿高热后又出现喉梗阻症状，结合检查可明确诊断。须与气管支气管异物、急性细支气管炎、支气管哮喘、百日咳、流行性腮腺炎、猩红热等相鉴别，与喉白喉、急性感染性会厌炎的鉴别参见表 27-1。

表 27-1 急性喉气管支气管炎与急性会厌炎和喉白喉的鉴别

	急性喉气管支气管炎	急性感染性会厌炎	喉白喉
发病率	较常见	稀少	非常稀少
发病年龄	6个月~3岁	2~6岁	6月~10岁
起病	较急，1~2天	突然，6~12小时	较缓，2~4天
病因	病毒，尤其是副流感病毒Ⅰ型	B型嗜血流感杆菌	白喉杆菌

	急性喉气管支气管炎	急性感染性会厌炎	喉白喉
病理	声门下肿胀为主，黏稠的渗出物阻塞气管树	声门上区严重肿胀可发生菌血症	喉假膜形成可发生毒血症
发热	中度发热	高热	发热不明显
临床主要特点	慢性进行上呼吸道梗阻、喉鸣、哮吼性咳嗽	严重的喉痛、吞咽困难声音低沉、迅速进行性喉梗阻	慢性发作性头痛、喉痛、哮吼性咳嗽、声嘶、喘鸣
预后	如果呼吸能维持数天内可自行消退	如不及时建立人工气道可发生严重的呼吸循环衰竭	可发生窒息、中毒性心肌炎循环衰竭

（五）治疗

对轻型者，治疗同小儿急性喉炎，但须密切观察。对重症病例，治疗重点为保持呼吸道通畅。

1. 给氧、解痉、化痰、解除呼吸道阻塞，对喉梗阻或下呼吸道阻塞严重者须行气管切开术，并通过气管切开口滴药及吸引，清除下呼吸道黏稠的分泌物。中毒症状明显者，须考虑早行气管切开术。

2. 立即静滴足量敏感的抗生素及糖皮质激素 开始剂量宜大，呼吸困难改善后逐渐减量，至症状消失后停药。

3. 抗病毒治疗。

4. 室内保持一定湿度和温度（湿度 70% 以上，温度 18~20℃ 为宜）。

5. 忌用呼吸中枢抑制剂（如吗啡）和阿托品类药物，以免分泌物更干燥，加重呼吸道阻塞。

6. 胃食管咽反流在新生儿和婴幼儿时期是一种生理现象，出生 1 年后随括约肌功能及胃-食管角的发育成熟，食物由稀变稠而逐渐消退。治疗措施有：①睡眠时可抬高床头，减少胃酸反流。②低脂饮食，避免睡前进食。③必要时加用降低壁细胞酸分泌的药物、H_2 受体阻滞剂（西咪替丁）、质子泵抑制剂（奥美拉唑）、胃肠蠕动促进剂（西沙必利）。④重者甚至可手术治疗。

二、急性纤维蛋白性喉气管支气管炎

急性纤维蛋白性喉气管支气管炎（acute fibrinous laryngotracheobronchitis），也称纤维蛋白样-出血性气管支气管炎，纤维蛋白性化脓性气管支气管炎，流感性（或恶性，超急性）纤维蛋白性喉气管支气管炎，急性膜性喉气管支气管炎，急性假膜性坏死性喉气管支气管炎等。多见于幼儿，与急性阻塞性喉气管炎虽同为喉以下呼吸道的化脓性感染，但病情更为险恶，病死率很高。

（一）病因

1. 阻塞性喉气管炎的进一步发展。

2. 流感病毒感染后继发细菌感染。

3. 创伤、异物致局部抵抗力下降，长时间气管内插管，呼吸道烧伤后等。

（二）病理

与急性阻塞性喉气管炎相似，但病变更深。主要特点是喉、气管、支气管内有大块或筒状痂皮、黏液脓栓和假膜。呼吸道黏膜有严重炎性病变，但无水肿，黏膜层及黏膜下层大片脱落或深度溃疡，甚至软骨暴露或发生软化。因黏膜损伤严重，自组织中溢出的血浆、纤维蛋白与细胞成分凝聚成干痂及假膜，大多易于剥离。

（三）症状

类似急性阻塞性喉气管炎，但发病更急，呼吸困难及全身中毒症状更为明显。

1. 突发严重的混合性呼吸困难，呼吸时呈干性阻塞性噪响，可伴有严重的双重性喘鸣。咳嗽有痰声，但痰液无法咳出。如假膜脱落，可出现阵发性呼吸困难加重，气管内有异物拍击声，哭闹时加剧。

2. 高热，烦躁不安，面色发绀或灰白，可迅速出现循环衰竭或中枢神经系统症状，如抽搐、惊厥、呕吐。发生酸中毒及水电解质失衡者也多见。

（四）检查及诊断

检查参见急性阻塞性喉气管炎，常有混合性呼吸困难，胸骨上窝、肋间隙、上腹部等处有吸气性凹陷，伴以锁骨上窝处呼气性膨出。呼吸音减弱或有笛音，甚至可闻及异物拍击声。用力可咳出大量黏稠的纤维蛋白性脓痰及痂皮，咳出后呼吸困难可明显改善。如行支气管镜检查，可见杓状软骨间切迹、气管及支气管内有硬性痂皮及假膜。结合症状可确定诊断。

（五）治疗

同急性阻塞性喉气管炎，应及早进行血氧饱和度监测和心电监护。较严重者，需行气管切开术，术后通过气管套管口滴药消炎稀释，必要时需反复施行支气管镜检查，将痂皮及假膜钳出和吸出，以缓解呼吸困难。

（六）并发症

常见的并发症为败血症或菌血症，其次是心包炎、弥漫性支气管肺炎、脑膜炎、脑炎等。

（七）预后

一般预后良好，如并发麻疹和支气管肺炎者预后较差。

（谢彦民）

第二十八章

喉的慢性非特异性炎症

喉慢性非特异性炎症为喉的常见病，包括慢性喉炎、喉息肉、声带小结和喉关节病等。近年来，新设备、新技术的开发为喉的慢性非特异性炎症疾病的诊断和鉴别诊断提供了良好的手段。如：在接触内镜（变焦显微内镜）下观察经1%亚甲蓝染色的声带黏膜，显示活体原位状态下声带表层细胞的形状、异型核、核浆比等，从而动态全程观察浅层细胞的变化；喉内高频超声不仅能测试声带囊肿的大小，而且能准确评估喉肿瘤的部位、大小及浸润范围，更有利于治疗方式的选择。

第一节 慢性喉炎

慢性喉炎（chronic laryngitis）是指喉部黏膜的非特异性慢性炎症，可累及黏膜下层及喉内肌。近年来，随着人们信息沟通和语言交流的增多，发病率有增加趋势。根据病变程度及临床特点的不同，一般可分为慢性单纯性喉炎（chronic simple laryngitis）、慢性萎缩性喉炎（chronic atrophic laryngitis）和慢性增生性喉炎（chronic hyperplastic laryngitis）。也见有将其分为4型，另列一种为慢性肥厚性喉炎（Chronic hypertrophic laryngitis）。因肥厚与增生组织病理学相似，故本节仍分3型描述。

一、慢性单纯性喉炎

慢性单纯性喉炎（chronic simple laryngitis），是一主要发生在喉黏膜的慢性非特异性炎性病变，可累及黏膜下组织。临床常见，多发于成人。

（一）病因

1. 鼻、鼻窦、扁桃体、咽、气管或肺部等邻近部位炎症直接向喉部蔓延或脓性分泌物的刺激，如鼻窦炎、牙槽溢脓等脓液下流，肺部脓痰经喉部咳出。

2. 鼻腔阻塞，经口呼吸，使咽喉黏膜血管扩张、喉肌紧张疲劳产生炎症。

3. 有害气体（如氯气、氨、硫酸、硝酸、二氧化硫、一氧化氮等）吸入损害及烟、酒、灰尘等的长期刺激。

4. 胃食管咽反流及幽门螺杆菌感染 有作者认为，胃食管咽反流是慢性喉炎的基本病因，尤其是在小儿。Gumpert（1998）对21例声嘶超过3个月的患儿进行24小时pH监测，结果显示13例（62%）有胃食管咽反流，其中7例（33%）反流超过正常上限的3倍。幽门螺旋杆菌的逆行性感染亦可能与喉炎的发生有关，而且经质子泵抑制剂和抗生素治疗有效。

5. 用嗓过度或发音不当。

6. 全身性疾病如糖尿病、肝硬化、心脏病、肾炎、风湿病、内分泌紊乱等使全身抵抗力下降或影响喉部。

（二）病理

喉黏膜血管扩张，上皮及固有层水肿，以单核细胞为主的炎性渗出，黏膜下可发生血液积聚，继而黏膜肥厚，腺体肥大。多数患者喉内肌亦显慢性炎症。黏液腺受刺激后，分泌物增加，有较稠厚的黏痰。LSAB 法免疫组化染色显示增殖细胞核抗原（PCNA）阳性细胞数量少，呈带状分布于上皮基底细胞层，其上的棘细胞层有 1~2 层散在的阳性细胞。

（三）临床表现

常见的症状为：

1. 不同程度的声音嘶哑为其主要症状，初为间歇性，逐渐加重成为持续性。如累及环杓关节，则在晨起或声带休息较久后声嘶反而显著，但失声者甚少。

2. 喉部有微痛、紧缩感、异物感等，常做干咳以缓解喉部不适。

喉部病变的程度因病情轻重、病程长短而异。间接喉镜检查可见喉黏膜弥漫性充血，声带失去原有的珠白色而呈浅红色，声带表面常见舒张的小血管，与声带游离缘平行。黏膜表面可见有稠厚分泌物。杓间区黏膜充血增厚，在发音时声带软弱，振动不协调，或两侧声带闭合欠佳。病变常两侧对称。对间接喉镜检查暴露不全或病史较长者应进一步行纤维或电子喉镜检查明确诊断，避免遗漏早期喉肿瘤。

电声门图和动态喉镜检查可显示相应的改变：电声门图（electroglottography，EGG）在声带病变较轻时可保持基本波形，声带慢性充血时可见闭相延长，开相缩短。动态喉镜（strobolaryngoscope）又称频闪喉镜，在声带水肿时振幅、黏膜波、振动关闭相可增强，对称性和周期性不定。

（四）诊断与鉴别诊断

根据上述症状及体征可作出初步诊断，并应积极查找病因。对声嘶持续时间较长者，应与喉结核、早期喉癌等鉴别，必要时行接触内镜检查或活检。

（五）治疗

1. 病因治疗　积极治疗鼻炎、鼻窦炎、咽炎、胃炎、肺部及全身疾病。对发音不当者进行发音训练。

2. 改变不良的生活习惯，去除刺激因素，包括戒除烟酒、休声。

3. 蒸气或超声雾化吸入，适当局部应用激素。

4. 理疗　直流电药物离子（碘离子）导入或音频电疗、超短波、直流电或特定电磁波（TDP）等治疗。

5. 发声矫治　由专业语言矫治师、言语疾病学家进行语言训练与发声矫治。

6. 抗反流治疗　有胃食管咽反流者，需长期应用质子泵抑制剂。如口服埃索美拉唑或奥美拉唑等。

二、慢性萎缩性喉炎

萎缩性喉炎（atrophic larngitis）亦名干性喉炎或臭喉症（ozena of the larn），因喉黏膜及黏液腺萎缩、分泌减少所致。中老年女性多见，经常暴露于粉尘空气中者更为严重。

（一）病因

分为原发性和继发性两种。原发性者目前病因仍不十分清楚，多数学者认为是全身疾病的局部表现，可能与内分泌紊乱、自主神经功能失调、维生素及微量元素缺乏有关；或各种原因导致黏膜及黏膜下组织营养障碍，分泌减少。继发性者多为萎缩性鼻炎、萎缩性咽炎的延续及咽喉部放疗所致。也可是 Sjogren 综合征的一部分。

（二）病理

喉黏膜及黏膜下层纤维变性，黏膜上皮化生，柱状纤毛上皮渐变为复层鳞状上皮，腺体萎缩，分泌减少，加之喉黏膜已无纤毛活动，故分泌液停滞于喉部，经呼吸空气蒸发结痂，合并感染可变为脓痂。除去痂皮后可见深红色黏膜，失去固有光泽。可有浅表的糜烂或溃疡。病变向深层发展可引起喉内肌萎缩。炎症向下发展可延及气管。

（三）临床表现

主要症状有：

1. 喉部干燥不适，异物感，胀痛。

2. 声嘶，因夜间有脓痂存留，常于晨起时较重。

3. 阵发性咳嗽　分泌物黏稠、结痂是引起阵发性咳嗽的原因，常咳出痂皮或稠痰方停止咳嗽，咳出的痂皮可带血丝，有臭味。咳出脓痂后声嘶稍有改善，但常使喉痛加剧。

间接或纤维、电子喉镜检查可见喉黏膜慢性充血、干燥，喉腔增宽，有黄绿色脓痂覆于声带后端、杓间区及喉室带等处，去除后可见喉黏膜呈深红色，干燥发亮如涂蜡状。如喉内肌萎缩，声带变薄、松弛无力，发音时两侧闭合不全，故发声漏气，声音沙哑，讲话费力。少数患者气管上端亦显相同病变。电声门图多表现为闭相缩短或无闭相，波峰变矮。

（四）诊断与治疗

根据以上特点，常易诊断，但应积极寻找病因，进行病因治疗。一般治疗可予碘化钾 30mg，3 次/天。或氯化铵口服，刺激喉黏液分泌，减轻喉部干燥。蒸气湿化或含有芳香油的药物雾化吸入，口服维生素 A、维生素 E、维生素 B_1 等。有痂皮贴附时可在喉镜下湿化后取出。

三、慢性增生性喉炎

慢性增生性喉炎（chronic hyperplastic laryngitis），为喉黏膜的慢性炎性增生性疾病。

（一）病因与病理

病因与慢性单纯性喉炎相同，多由慢性单纯性喉炎病变发展所致。近年来有学者认为其可能与 EB 病毒、单纯疱疹病毒（HSV）和肺炎支原体的感染有关。组织学改变有：喉黏膜明显增厚，黏膜上皮不同程度增生或鳞状化生、角化，黏膜下淋巴细胞和浆细胞浸润，以及黏膜下纤维组织增生、玻璃样变性等。

（二）临床表现

症状同慢性喉炎，但声嘶较重而咳嗽较轻，急性或亚急性发作时喉痛明显。

（三）检查

除慢性喉炎的表现外，喉黏膜广泛增厚。杓状软骨处黏膜及杓会厌襞常增厚，以杓间区显著，其中央部隆起或呈皱褶，常有稠厚的黏液聚集。声带充血，边缘圆厚，表面粗糙不平，可呈结节状或息肉状。如病变发展至声门下区，两侧声带后端靠拢受阻而出现声门裂隙。室带亦常肥厚，粗糙不平，有时轻压于声带上，掩蔽声带。电声门图多表现为闭相延长，开相缩短。喉动态镜观察可见对称性和周期性差，严重者振幅和黏膜波消失，声带闭合差。

（四）诊断与鉴别诊断

根据以上症状和体征，一般诊断不难，但应与喉癌、梅毒、结核等鉴别。肿瘤常局限于一侧声带，可经活检证实；梅毒较难区别，常有会厌增厚、缺损或结痂，并有其他器官梅毒，血清学梅毒筛选试验和梅毒特异性确诊试验有助明确诊断；喉结核的病变常在杓间区，黏膜常呈贫血现象，多有浅表溃疡和肺结核。经 1% 亚甲蓝声带黏膜染色后接触内镜能清楚地观察到声带表层细胞的形状、异型核、核浆比及细胞排列等情况，动态全程观察浅层细胞变化，有助于鉴别诊断。

（五）治疗

治疗原则同单纯性慢性喉炎。对声带过度增生的组织早期可加用直流电药物离子（碘离子）导入或音频电疗，局部理疗有助于改善血液循环，软化消散增生组织。重者可在手术显微镜下手术或激光烧灼，切除肥厚部分的黏膜组织，但注意勿损伤声带肌。

此外，尚有一类较特殊的反流性喉炎（reflux laryngitis），以往称为酸性喉炎（acid laryngitis）。是因食管下段括约肌短暂松弛，导致含有胃酸的胃液向食管反流到达喉部所致。可能与胃酸的直接刺激和通过迷走神经反射引起慢性咳嗽有关。临床表现有声音嘶哑、干咳、胸骨后烧灼感等，患者常反复清嗓。检查可见喉腔后部黏膜红斑或白斑状改变，重者可见声带溃疡或肉芽肿。治疗可用质子泵抑制剂如奥美拉唑等。如肉芽肿经药物治疗未消散可考虑联合手术切除。

（杜　锐）

第二节　喉息肉

喉息肉（polyp of larynx），为位于喉部的良性病变，以发生于声带者最为常见，称为声带息肉（polyp of vocal cord）。

一、病因与发病机制

1. 机械创伤学说　过度、不当发声的机械作用可引起声带血管扩张、通透性增加导致局部水肿，局部水肿在声带振动时又加重创伤而形成息肉。

2. 循环障碍学说　声带振动时黏膜下血流变慢，甚至停止，长时间过度发声可致声带血流量持续下降，局部循环障碍并缺氧，使毛细血管通透性增加，局部水肿及血浆纤维素渗出，严重时血管破裂形成血肿，炎性渗出物最终聚集、沉积在声带边缘形成息肉；若淋巴、静脉回流障碍则息肉基底逐渐增宽，形成广基息肉。

3. 声带黏膜中超氧化物歧化酶（SOD）活性降低　与声带息肉和小结形成有关。

4. 炎症学说　声带息肉是因局部长期慢性炎症造成黏膜充血、水肿而形成。

5. 代偿学说　声门闭合不全过度代偿可引起声带边缘息肉样变，以加强声带闭合，多呈弥漫性息肉样变。

6. 气流动力学柏努利（Bernoulli）效应学说　声带闭合时可将声带边缘黏膜吸入声门，使声带内组织液移向并积聚在任克层间隙而形成息肉。

7. 自主神经功能紊乱学说　有 A 型性格特征，倾向于副交感神经兴奋性亢进的自主神经功能紊乱性疾病。

8. 变态反应学说　声带息肉的组织学表现有嗜酸及嗜碱性粒细胞增多，认为其发生与变态反应有关。

9. 其他学说　也有人认为声带息肉的发生与局部解剖因素有关，如舌短、舌背拱起及会厌功能差者易发生，可能因这些解剖异常使共鸣及构音功能受影响，需加强喉内肌功能来增强发声力量，导致声带易受损伤。此外还有血管神经障碍学说及先天遗传学说等。

二、病理

病理改变主要显示黏膜固有层（相当于 Reinke 层）的弹力纤维和网状纤维破坏，间质充血水肿、出血、毛细血管增生、血栓形成、纤维蛋白物沉着黏液样变性、玻璃样变性、纤维化等。可有少量炎性细胞浸润，偶见有钙化。黏膜上皮呈继发性改变，大多萎缩、变薄，上皮脚平坦。PAS 染色示上皮内糖原显著减少。根据光镜下的病理变化，声带息肉可分 4 型：出血型、玻璃样变性型、水肿型及纤维型。S-100 蛋白多克隆抗体检测声带息肉上皮中的朗汉斯巨细胞比正常声带黏膜中多 11.5 倍。根据超微结构改变，将声带息肉分为胶质型和毛细血管扩张型：胶质型基质疏松水肿，在无细胞的窦样间隙壁上有内皮细胞，基质有些区域呈泡状或斑状，内有嗜酸性液体；毛细血管扩张型表现为不规则排列的血管间隙中充满均匀的嗜酸性物质。

三、临床表现与诊断

主要症状为声嘶，因声带息肉大小、形态和部位的不同，音质的变化、嘶哑的程度也不同。轻者为间歇性声嘶，发声易疲劳，音色粗糙，发高音困难，重者严重沙哑。息肉大小与发音的基频无关，与音质粗糙有关。巨大的息肉位于两侧声带之间者，可完全失声，甚至可导致呼吸困难和喘鸣。息肉垂于声门下者常因刺激引起咳嗽。

喉镜检查常在声带游离缘前中份见有表面光滑、半透明、带蒂如水滴状肿物。有时在一侧或双侧声带游离缘见呈基底较宽的梭形息肉样变，亦有遍及整个声带呈弥漫性肿胀的息肉样变。息肉多呈灰白或淡红色，偶有紫红色，大小如绿豆、黄豆不等。声带息肉一般单侧多见，亦可两侧同时发生。少数病例一侧为息肉，对侧为小结。悬垂于声门下腔的巨大息肉，常带蒂，状如紫色葡萄，可随呼吸气流上下活动，如紧嵌于声门时可导致窒息。

声带息肉位置靠前，基底较大者语图上 1 000Hz 以上的谐波中混有较多的噪音成分，甚至在 3 000Hz 以上的谐波成分均被噪音代替。如果息肉位置靠后，比较孤立，其语图表现类似声带小节，或仅于第一、二（F_1、F_2）共振峰谐波之间或高频端有少量噪音成分，波纹不规律，有断裂现象。电声门图可在不同的部位出现切迹。喉动态镜下见周期性差，对称性、振幅、黏膜波减弱或消失，振动关闭相减弱。当病变从黏膜向深层组织发展时，黏膜波消失逐渐演变至声带振动减弱或消失。

根据临床表现和喉镜检查一般可明确诊断。

四、治疗

以手术切除为主，辅以糖皮质激素超声雾化等治疗。

声门暴露良好的带蒂息肉，可在间接、纤维或电子喉镜下摘除。局部麻醉不能配合者，可在全身麻醉下经支撑喉镜切除息肉，有条件者可在显微镜下切除，也可行激光切除。年老体弱、颈椎病及全身状况差者，宜在软管喉镜下切除。

对于靠近前连合处的双侧病变，宜分次手术切除，以防两侧相近的创面发生粘连。切除的息肉均应常规送病理检查，以免将早期的声带癌变漏诊。

（杜　锐）

第三节　声带小结

声带小结（vocal nodules）发生于儿童者又称喊叫小结（screamer noclules），是发生于声带游离缘的微小结节样病变，典型者表现为双侧声带前、中 1/3 交界处对称性的结节状隆起。

一、病因

与声带息肉相似，多数学者倾向"机械刺激学说"。

1. 用声不当与用声过度　声带小结多见于声带游离缘前中 1/3 交界处，其可能机制为：①该处是声带发声区膜部的中点，振动时振幅最大而易受损伤，还可产生较强的离心力，发声时此处频繁撞击致使疏松的间质血管扩张，通透性增强，渗出增多，在离心力的作用下渗出液随发声时声带震颤聚集至该处形成突起，继之增生、纤维化。②该处存在振动结节（vibration node），如振动剧烈可发生血管破裂形成血肿，继发炎性细胞浸润形成小结。③该处血管分布与构造特殊，声带肌上下方向交错，发声时可出现捻转运动，使血供发生极其复杂的变化。声带振动时血流变慢，甚至可以停止。也有学者认为发假声过度者易形成声带小结。

2. 上呼吸道的炎症　如感冒、急慢性喉炎、鼻-鼻窦炎等可诱发声带小结。

3. 胃食管咽反流者，声带小结发病率高。

4. 内分泌因素，如：男孩较女孩多见，至青春期有自愈倾向。成年女性发病率又高于男性，50 岁以上者少见，可能与内分泌因素有关。

二、病理

声带小结外观呈灰白色小隆起。其病理改变主要在上皮层，黏膜上皮局限性棘细胞增生，上皮表层角化过度或不完全角化，继发纤维组织增生、透明样变性，基底细胞生长活跃。电镜观察可见黏膜鳞状上皮层次显著增多，表层细胞扁平，棘层内有角质透明蛋白颗粒；各层细胞排列紧密，张力微丝和桥粒均发育良好，基底层细胞核有丝分裂较多见，周围组织有炎症表现。

三、临床表现

早期主要症状是发声易疲倦和间隙性声嘶，声嘶每当发高音时出现。病情发展时声嘶加重，由间歇性变为持续性，在发较低调音时也出现。

喉镜检查可见声带游离缘前、中 1/3 交界处有小结样突起。小结一般对称，也有一侧较大，对侧较小或仅单侧者。声带小结可呈局限性小突起，也可呈广基梭形增厚，有些儿童的声带小结，当声带松弛时呈广基隆起，声带紧张时呈小结状突起。

四、诊断

根据病史及检查，常易作出诊断。但肉眼难于鉴别声带小结和表皮样囊肿，常需手术切除后病理检查方可确诊。

五、治疗

注意声带休息，发声训练，手术和药物治疗。

1. 声带休息　早期声带小结，经过适当发声休息，常可变小或消失。较大的小结即使不能消失，声音亦可改善。若发声休息 2~3 周小结仍未明显变小，应采取其他治疗措施。

2. 发声训练　在语言疾病学家的指导下进行一段时间（约 3 个月）的发声训练，声带小结常可自行消失。发声训练主要是改变错误的发声习惯。此外，应忌吸烟、饮酒和吃辛辣刺激食物等。

3. 手术切除　对较大且声嘶症状明显的声带小结，若保守治疗无效，可考虑在手术显微镜下切除。术后仍应注意正确的发声方法，否则可复发。除此，可适当局部应用糖皮质激素。儿童的声带小结常不需手术切除，一般至青春期可以自行消失。

（杜　锐）

第四节　喉关节病

喉软骨的连结有两对关节：环杓关节和环甲关节。环杓关节由环状软骨上面两侧隆起的关节面和两侧杓状软骨马鞍形的关节凹构成滑膜关节，司声门开闭。关节囊薄而松弛，囊外有环杓后韧带加强以防止杓状软骨前移。环状软骨板与其移行处的外面，在两侧各有一关节面与甲状软骨下角形成环甲关节。关节囊薄而松弛，囊外有环甲关节囊韧带加固。两侧环甲关节形成联合关节。甲状软骨在环甲肌的牵引下通过两关节的横轴做前倾和复位运动，以改变甲状软骨与杓状软骨的距离，调整声带的紧张度，改变音调高低。

喉关节病包括喉关节脱位、喉关节炎和喉关节固定。

一、喉关节脱位

（一）杓状软骨脱位

杓状软骨脱位是指杓状软骨环面在关节囊内失去正常解剖位置，以向后外侧和前外侧脱位较常见。若与环状软骨仍有部分接触称为半脱位（arytenoid subluxation），与环状软骨完全分离称为全脱位（dislocation）。外伤是造成杓状软骨脱位的重要原因。随着年龄老化，环状、杓状软骨进行性骨化，关节周围肌肉进行性萎缩和纤维化，增加了其不稳定性因素。杓状软骨脱位与外力大小无必然联系，有时甚至轻微外力，如手背拍击喉部即可造成。CT 扫描与三维重建，可协助判断杓状软骨与环状软骨的关系，作为诊断杓状软骨半脱位的主要依据。频闪电子动态喉镜可清晰地显示声带运动的变化，可明确诊断并判断复位的效果。根据杓状软骨脱位方向可分为杓状软骨后外侧脱位和前外侧脱位。

1. 杓状软骨后外侧脱位

（1）病因：多由喉部外伤或麻醉插管引起，左侧多于右侧。发生脱位后，杓状软骨的关节面将移位于环状软骨关节面后外侧的斜肩上。

（2）临床表现：常在拔管或外伤后数小时即诉喉痛、吞咽痛及声嘶，症状可逐渐加重，无自行缓解。喉镜检查可见两侧环杓关节活动不对称，呈错位运动，一侧声带内收障碍，呈外展或旁正中位，运动受限。杓状软骨处明显红肿，软骨向后外移位，两侧杓状软骨明显不对称。杓状软骨前中下位 CT 扫描及三维重建可显示关节脱位征象。

（3）诊断与治疗：根据外伤史、临床表现及检查结果诊断不难。一经确诊，应积极复位治疗。以在全身麻醉下进行为好，用合适的喉钳在支撑喉镜下行杓状软骨拨动（复位）术。复位成功后喉痛显著减轻，声带运动恢复正常。如一次复位失败，可以重复进行，时间间隔 3 天左右。

2. 杓状软骨前外侧脱位

（1）病因：主要包括：①气管麻醉插管压榨伤，使环状软骨向后抵靠于颈椎上，致杓状软骨脱位，常伴有其他喉部损伤。②支气管镜检查时，作用于声带的力量太大，使杓状软骨向前脱位，并向外侧移位。

（2）临床表现：声嘶和喉痛为主要症状，并在吞咽时加重，可伴吞咽困难和误吸。水肿较重时可发生喘鸣。喉镜检查于病变之初可见杓状软骨部位软组织充血肿胀，且与杓会厌襞一起突出于声门之上，掩盖声门后部。水肿消除后，可见杓状软骨向前外突起，声带外展受限，如弓形而松弛，发声时声门闭合不全。

（3）诊断：根据病史和临床表现，多能明确诊断。喉 CT 扫描可显示脱位状况。喉肌电图有助于环杓关节功能障碍的诊断及鉴别诊断。

（4）治疗：应立即复位，以受伤后 2 周内复位效果较好。可在全身麻醉支撑喉镜下用喉钳在声带突外侧面加压，使其抬起，并向中后方推移。不能复位者常因声门闭合不全而遗留声嘶和吞咽困难。可采用反向的 King 氏手术，或于患侧声带内注射自体脂肪组织等，使声带内收时，能与对侧靠紧以改善发音。复位后辅以糖皮质激素和抗生素治疗。

（二）环甲关节脱位

1. 病因　环甲关节囊及其周围组织松弛，遭受强外力作用可发生甲状软骨向前脱出于环状软骨的关节面。单侧环甲关节功能障碍可引起左右环甲关节运动失衡，健侧的喉肌力量除使环状软骨向甲状软骨靠拢外，同时在水平方向上牵拉环状软骨前端向健侧偏转，致使背板之上的声门后端向患侧偏斜。

2. 临床表现　患者有轻度声嘶，声音低沉、沙哑，音量变弱，发高音困难，发声易疲劳，自觉患部有脱出及滑入感，喉部不适、吞咽梗阻感等。

颈部检查在一侧或两侧环甲关节处有压痛。喉镜检查单侧受累者声门后端偏向患侧，严重时喉结偏向健侧。双侧受累者双侧声带均松弛，发声时声门闭合不全而呈梭形缝隙，颈侧位片及喉 CT 扫描可协助声门偏斜诊断。

3. 治疗　通常可手法复位：一手将甲状软骨向后推移，另一手持环状软骨向前牵引使其复位，极少需手术治疗。

二、喉关节炎

喉关节炎包括环甲关节炎和环杓关节炎。因环甲关节炎发生较少，且症状不明显，以下主要介绍常见的环杓关节炎（cricoarytenoid arthritis）。

（一）病因

1. 全身性关节疾病的局部表现　如风湿性或类风湿性关节炎、痛风、强直性脊柱炎、系统性红斑狼疮和其他胶原病，甚至可能是青少年风湿性关节炎早期唯一的表现，临床 25%～33% 的类风湿关节炎累及环杓关节。

2. 喉炎、喉软骨炎等喉部急性或慢性炎性疾病直接侵及关节，多见于链球菌感染，也可发生于特殊性传染病，如结核或梅毒等。

3. 喉内及喉外部创伤可引起一侧或双侧关节炎　如内镜、麻醉插管、置管时间过长、管径过粗、长期鼻饲等。受到颈前部钝性撞击、挤压时常易损伤环杓关节。

4. 继发于急性传染病　如伤寒、流感之后。

5. 放射治疗后。

（二）病理

喉关节炎根据其发病因素不同而有所区别，类风湿性环杓关节炎病理改变：初期关节滑液层及软骨炎症，包括关节渗出、滑膜增生及炎性细胞浸润。后期滑膜增厚，血管翳形成，并沿关节面蔓延，释放酶及其他软骨破坏介质，关节软骨发生破坏、吸收，纤维组织增生可代替消融的软骨，最终发生关节固定。

（三）临床表现

1. 急性期　常见声嘶和喉痛，早期在吞咽和发声时喉部异物感，以后喉痛可逐渐加重，并常向耳部放射。声嘶及呼吸困难视炎症红肿程度和声带固定的位置而定。声带固定于外展位可出现声嘶或失声，红肿较剧或声带固定于内收位者，可出现呼吸困难、喘鸣。可同时伴发原发病的症状，如伴有风湿性或类风湿性关节炎症状等。喉镜检查可见杓区黏膜充血、肿胀，可累及杓间区、杓会厌襞的后段及室带。声带可固定于内收或外展位。在喉结两侧或一侧甲状软骨后缘中央或环状软骨后部有压痛。

2. 慢性期　或称僵直期。多见于反复急性发作后，一次急性发作也可转为慢性。其症状决定于关节固定的位置，可出现声嘶或呼吸困难，喉部症状多不明显。若为一侧病变，患侧声带较健侧高，发声时健侧杓状软骨可接近患侧杓状软骨。有时可见环杓关节区黏膜增厚、溃疡，形成肉芽瘢痕等。

（四）诊断与鉴别诊断

急性环杓关节炎较易诊断，喉痛、声嘶、杓状软骨区充血肿胀、发声时声门呈三角形裂缝是急性环杓关节炎诊断的主要依据，尤其是杓状软骨区的充血肿胀。要识别是否为风湿性，应注意其他关节酸痛史，血沉、抗"O"检测，以及抗风湿治疗是否有效。慢性环杓关节炎极似喉返神经麻痹，可根据病史、频闪喉镜、拨动杓状软骨是否活动及喉肌电图等与喉返神经麻痹相鉴别。

（五）治疗

应针对病因积极治疗。外伤或一般炎症引起者，可予局部理疗如透热疗法，药物离子（水杨酸）透入。急性发作期以声带休息为主，全身应用糖皮质激素，有感染征象时应用抗生素。风湿或类风湿性患者，可口服非甾体抗炎药物。待炎症消退后行喉镜检查，可在支撑喉镜下用喉钳推动患侧杓状软骨，试行杓状软骨拨动术，术后适时发声和深呼吸，以防关节僵硬。

三、喉关节固定

喉关节固定可发生于喉部任何关节，但以环杓关节固定（arytenoid fixation）较多见。

（一）病因

多继发于喉关节炎，长期声带麻痹及关节脱位后久不复位者。

（二）临床表现

环甲关节或一侧环杓关节固定可出现声嘶，发声易感疲劳，或无症状。双侧环杓关节固定的症状与声带的位置有关，如声带固定于内收位，发声尚可，但有呼吸困难。如声带呈外展位，声音嘶哑明显，或呈耳语音，而无呼吸困难。

喉镜检查环甲关节固定者可无特殊发现，或见声带松弛。环杓关节固定者，一侧或双侧杓状软骨运动丧失，声带可呈外展、中线旁位或中间位。动态喉镜下见对称性、周期性、振幅、黏膜波、振动关闭相均存在。

（三）诊断

环甲关节固定的症状不明显，易于漏诊，但如重视本病根据症状和体征仍可诊断环杓关节固定可根据固定的杓状软骨能否被动活动以及喉肌电图及诱发肌电图表现而与声带麻痹相鉴别。

（四）治疗

环甲关节或一侧环杓关节固定多不需处理，对于声嘶严重者可在内镜下行切开复位术。双侧环杓关节固定发生呼吸困难者宜先行气管切开术，以后再行杓状软骨切除术或声带外移术，使声门扩大达到维持正常呼吸的需要。

（杜　锐）

第二十九章

头颈外科常见疾病

第一节　气管外伤、狭窄及异物

一、气管外伤

（一）概述

气管外伤可能发生在颈部或胸部，亦可发生在喉和气管内，本节主要讲颈段气管外伤，以下部分及支气管属胸外科治疗范畴，不在此叙述。

（二）临床表现及诊断

1. 临床表现　多有明确病史。颈前部开放性损伤，经扩创后即可发现有无气管损伤。凡颈部致伤后，颈部皮肤无明显改变，而有咳嗽、咯血、呼吸困难、气胸、血胸、皮下气肿、纵隔气肿等症状者，均有气管损伤可能。

2. 诊断　X射线、CT、内窥镜检查可确诊。

（三）治疗

气管外伤后应根据病因和病情，采取积极治疗。严重情况，如遇休克，应立即抢救，给予抗休克治疗、输血输液、补充血容量等对症处理。阻塞性呼吸困难者，应做气管插管或气管切开，吸氧。如遇伤口活动性出血，应积极清创、止血。术中术后抗生素及激素治疗，以防止感染及减轻瘢痕、狭窄。

1. 颈段气管开放伤　如挫裂伤、切割伤、穿通伤、勒伤、火器伤等，原则上均以扩创、清洁、修复为原则。

（1）气管挫伤：经颈部扩创后，仅见气管前筋膜损伤或气管环有断裂无凹陷者，可做创口一般缝合修复，缝合时必须与前筋膜一起缝合，缝线不能穿透软骨，之后颈前肌肉与肌层按解剖层次逐层修复缝合。

（2）气管前壁大部断裂：缝合后可能引起气管狭窄者，应与断裂气管环之下2~3气管环做气管切开，上部断裂气管与前筋膜一并缝合，视情况置入扩张管或"T"形管，扩张物一般需放置3~4个月。对该部分患者，必须彻底弄清伤情，一期彻底处理。如仅仅简单地清创、缝合，易遗留气管狭窄、喉返神经麻痹等难处理的后遗症。

（3）气管前壁软骨破碎：可将离断的小碎骨取出，大块的连着筋膜的可留用，之后用气管前筋膜修复覆盖缺损的气管前壁。如缺损较大，尤其是环状软骨缺损，可用游离或带蒂的舌骨、肋骨、耳郭软骨、鼻中隔软骨等修复缺损。如术后遗留气管狭窄，按气管狭窄论治。

（4）气管完全离断并有食管前壁损伤或穿孔：完全缝合气管和食管前壁，留置胃管，鼻饲饮食至少1周。

（5）防治感染：给予破伤风血清。特别注意感染，尤其是污染伤口必须反复清创。术后常规应用抗生素，同时注意全身情况，及时对症处理。换药严格无菌操作，注意观察创口愈合情况和呼吸状态。

2. 颈部闭合性损伤　如怀疑有气管损伤者均可行颈前切开探查术。一般于颈前正中垂直切开，直分离至气管前筋膜，见到气管的损伤，处理上同开放伤。如颈部气、血肿很轻，仅有少量咯血，无明显呼吸困难，可观察治疗，待其自行愈合。应用抗生素及激素，同时可给予雾化或间接喉镜下气管内滴药。

3. 气管内理化性烧伤　引起呼吸困难，应做气管切开术，保证呼吸道通畅并及时吸净分泌物。此类气管损伤后常有伪膜形成，伪膜脱落时可堵塞气管套管，需及时清理。给予抗生素和激素全身和局部应用（雾化或气管内滴药）。同时积极治疗全身烧伤和中毒情况。后期如有气管狭窄，按气管狭窄治疗。

4. 医源性气管损伤　如插管损伤、内窥镜损伤、高位气管切开损伤等重在预防，规范操作。后期出现气管狭窄、气管食管瘘等并发症，按相应病情治疗。

5. 异物造成的气管损伤　气管异物应及时取出，按气管异物治疗。

二、气管狭窄

（一）概述

气管狭窄是指颈段和胸段气管管腔狭窄，出现呼吸困难、声嘶、喉鸣、呼吸道梗阻、哮吼、咳嗽、发绀、喘息等。

（二）临床表现及诊断

1. 临床表现　详细询问病史为明确诊断的第一步。其基本症状是吸气性呼吸困难，吸气时有喘鸣音，严重者有三凹征。部分患者因长期缺氧引起全身一系列症状。

2. 检查及诊断　间接喉镜检查、直接喉镜检查、支气管镜检查、纤维支气管镜检查、X射线胸部平片、气管断层片检查、CT、MR、气管碘油造影等相关检查均可见确切病变。值得注意的是气管碘油造影检查虽对各种诊断气管狭窄及了解狭窄范围均有价值，但有加重机会气管梗阻的危险解答，需注意。

（三）治疗

按其病因及狭窄程度不同采用不同的治疗方法。

1. 结核、麻风、梅毒、呼吸道硬结病引起者　可用相应的抗生素及化学药物局部及全身治疗。

2. 气管损伤后引起者　早期应用抗生素及激素，可减轻炎性反应、消除水肿、减少结缔组织纤维增生，从而减轻狭窄程度。

3. 仅由肉芽组织阻塞气管腔引起者　可由气管镜或纤维支气管镜清除肉芽组织或切开

气管在直视下刮除肉芽组织，使通气顺畅，术后及时予以抗生素及激素治疗。

4. 扩张　利用扩张器、扩张探条、扩张管通过狭窄部位，给予轻度机械性刺激，稍加扩张，使未成熟的结缔组织转化为成熟结缔组织是减少收缩，使成熟结缔组织引起轻度炎症反应，使部分瘢痕软化吸收，以扩大管腔。分为短时间、间歇性扩张和留置扩张器 2 种。需注意的是通过狭窄部位时稍用力通过即可，如用力过大则增加黏膜及组织创伤，反而会加重瘢痕。扩张管用过金属材质，后用橡胶、硅胶、聚乙烯等塑料制品，近年来亦有用 Silicone、Teflon 等高分子材料。目前"T"形硅胶管仍是应用最广泛的扩张管。它既适用于通气和治疗，又可代替气管切开套管，局部刺激反应轻，有支架作用，防止狭窄，其表面光滑，不易结痂，可随时清洁吸引，不必经常更换，堵塞外口时可正常发音。

5. 激光治疗　气管狭窄可经气管镜利用 CO_2 激光，使狭窄部位气化，然后置入扩张管，同时给予抗生素及激素。

6. 手术治疗　①狭窄区域位置较高，可行低位气管切开，再行狭窄区扩张，一般需留置扩张物 3 个月以上，也有环状软骨裂开、环状软骨裂开并嵌入软骨等修复声门下气管狭窄的报道。②气管前壁已缺损，形成硬性瘢痕者，可采用纵行栅栏状松解术，将瘢痕部分切开，余下的切成扇形，覆盖于气管前壁，然后再做低位气管切开，放置"T"形管，一般需留置扩张管 1 年以上，亦可采用舌骨-胸舌骨肌瓣植入、胸锁乳突肌骨膜肌瓣修补等方式。③缺乏气管前壁的骨支架，可用带蒂舌骨移植、带蒂肋骨移植、甲状软骨气管吻合、胸骨甲状肌-甲状软骨板软骨瓣修补、耳郭软骨移植、鼻中隔黏膜软骨膜软骨修复等方法。④如基本为实性瘢痕狭窄，则需做狭窄处的气管切除、端端吻合术，适用于气管环形狭窄，颈段较大范围损害，气管可允许切除的总长度，成人不得超过 5cm，术后要上石膏固定头位，使头部及下颌不能上抬，以免术后由于头部上抬、张力过大而使手术失败。⑤颈前皮肤瘢痕严重，压迫呼吸者，可将颈部瘢痕与皮肤一起切除，再以颈部或胸区皮肤带蒂转移皮片修复颈前区。⑥喉气管成口术，声门下及气管严重缺损或瘢痕闭锁，无法一期修复者，可利用"T"形管、三角形喉膜等在喉及气管之间造口，形成通道，待完全上皮化后再行二期或三期修补。

7. 人工气管　用金属或其他赝复物代替气管，尚未广泛应用于临床。

三、气管支气管异物

（一）概述

气管支气管异物是指外物通过不同方式进入气管、支气管后造成一系列呼吸道症状，甚至危及生命的一种疾病，多发生于 5 岁以下幼儿。气管异物有外源性和内源性 2 种，后者指因呼吸道病变而产生的伪膜、干痂、干酪样坏死物，而一般所指的气管异物均属于外源性，系经口进入气道的外界物质。

儿童声门保护功能较弱，又喜欢把硬币、纽扣、证章或其他小物品放入口中，若进食哭闹或嬉戏易将口内异物吸入气管。成年人饮食过急或进食时精神不集中、情绪激动，或酒醉呕吐等，易将食物误吸入气管；麻醉未清醒、昏迷或精神病患者，在神志不清时可有误咽。

（二）临床表现及诊断

1. 临床表现　多有明确病史。其临床表现通常可分成以下四期。

（1）异物进入期：患者多于进食中突然发生呛咳、剧烈的阵咳及梗气、可出现气喘、声嘶、发绀和呼吸困难。若为小而光滑的活动性异物，如瓜子、玉米粒等，可在患者咳嗽时，听到异物向上撞击声门的拍击音，手放在喉气管前可有振动感。异物若较大、阻塞气管或靠近气管分支的隆凸处，可使两侧主支气管的通气受到严重障碍，因此发生严重呼吸困难，甚至窒息、死亡。

（2）安静期：若异物较小，刺激性不大，或异物经气管进入支气管内，则可在一段时间内，咳嗽和憋气的症状很轻微，甚至消失，而出现或长或短的无症状期，故使诊断易于疏忽。

（3）刺激或炎症期：植物类气管异物，因含游离脂肪酸，故对气管黏膜有明显的刺激作用；豆类气管异物，吸水后膨胀，因此容易发生气道阻塞，异物在气道内存留越久，反应也就越重。初起为刺激性咳嗽，继而因气管内分泌物增多，气管黏膜肿胀，而出现持续性咳嗽、肺不张或肺气肿的症状。

（4）并发症期：异物可嵌顿在一侧支气管内，久之，被肉芽或纤维组织包裹，造成支气管阻塞、易引起继发感染。长时间的气管异物，有类似化脓性气管炎的临床表现：咳痰带血、肺不张或肺气肿，引起呼吸困难和缺氧。

2. 检查及诊断　需注意的是，小儿多不能完整叙述异物进入气管的全过程，特别是无成年人在旁照看，加之气管、支气管异物产生的症状、体征多种多样，且与气管、支气管感染症状相似，这就给诊断带来困难，甚至长期误诊。

（1）X射线检查：不透光异物，胸透或胸片可有效确定异物的形状、大小及位置，而对于透光性异物，根据其产生的气道堵塞程度，可有阻塞性肺气肿或阻塞性肺不张的表现。

（2）纤维支气管镜检查：既是检查方法，又是治疗方法。病史、症状、X射线检查均证明有气管异物；X射线未明确有异物，但病史和症状均可疑有异物；支气管扩张或肺不张，怀疑有异物存在；体检怀疑结核，实验室检查阴性者应排除异物；呼吸困难无肺部体征者；喉返神经麻痹原因不明者；气管狭窄原因不明者；原因不明的持续咳嗽、咯血者均可行纤支镜检查排除异物可能。

（三）治疗

气管支气管异物发生后极少有机会自己咳出，故对本症的治疗，原则上应遵循异物从什么径路进入就从什么径路取出。

1. 取出异物的时机　医生应根据异物停留的部位、时间长短、患者的年龄、异物的性质、全身情况来决定。一般遵循以下原则：①异物停留时间不论长久，未出现全身严重并发症者（高热、脱水、纵隔及颈部皮下气肿、气胸等），应立即手术取出异物。②异物停留时间不论多久，有阻塞性呼吸困难者，应立即手术取出，若异物嵌顿于声门下引起窒息，应立即治疗，若不能立即取出，应将异物暂时推下气管，恢复呼吸后再行取出。③活动性异物应立即手术取出。④有全身并发症出现但无阻塞性呼吸困难，应采取积极措施改善全身情况，待好转后再做手术取出。⑤有先天性畸形疾病（如先天性心脏病、先天性肺发育不全、先天性脑病等）应与相关科室商讨安全、可靠的手术方案。⑥曾做过手术失败者，此种病例多为较难取出的或较少见的异物，应详细询问以前的手术经过，估计失败原因，参考其有益经验，再制定手术方案。⑦没有手术条件的单位或需转院治疗的病例，一定做好在转诊路上可能出现窒息等严重并发症的抢救准备工作，如麻醉喉镜、气管插管、氧气袋等。

2. 取出异物的方法

（1）纤维支气管镜下取异物：近年来随着纤维支气管镜的广泛使用，使气管、支气管异物的诊断及治疗水平均较前明显提高。纤维支气管镜具有视野清晰、管质软质可弯曲、操作简便、安全等优点，几乎所有气管、支气管异物均可先尝试用纤维支气管镜检查并取出。随着其在器械设计及取出方法上的改进，其在临床中的应用亦愈加广泛。

（2）直接喉镜下取异物：优点是设备简单、方法简单、患者痛苦小、危险性小。缺点是有尖刺的异物、小而易碎以及位置较深的异物不宜用此法。应用此法者必须熟练掌握直接喉镜检查的技术与技巧，并且熟练掌握气管、支气管解剖。

（3）支气管镜取异物：优点是成功率高，可以了解气管、支气管全部情况。缺点是不易学习和掌握，年幼患儿易发生术后并发症。适应证：直接喉镜下不能取出的异物，或取出不完整异物怀疑有残留者；支气管异物；异物停留时间较久，有肺部并发症出现如阻塞性肺不张、阻塞性肺气肿等需要了解和处理气管、支气管病变者。

（4）气管切开取异物：一般是在特殊情况和受设备等限制下所采用的方法，不能作为常规取异物法。适应证：气管异物患者，有严重呼吸困难又没有合适的器械时；异物边缘锐利或带有尖刺，经声门取出可能损伤声带或造成喉水肿者；异物较大、通过声门困难者。

（5）开胸取异物：长期的肺段包裹性异物，或由于异物包裹阻塞引起阻塞性肺不张，或已感染化脓引起脓胸者，只能开胸取异物同时处理相应并发症。

（6）特殊异物：如笔帽等，吸入气管，开口朝上，笔帽圆形，吸入后堵塞严密，其远端形成负压，使嵌顿更紧密，增加钳取难度，可采用：①笔帽钻孔法，用钻将笔帽顶端钻孔，进入空气，消除负压，便于取出。②支气管镜电灼器法，电烙针通电加热后融化部分组织使探针与笔帽紧密融合后再取出。③特制反张钳牢固钳住笔帽再取出。

3. 并发症及预防　并发症主要包含两个方面，一种是由异物本身造成的，如气管支气管炎、肺不张、肺气肿、严重的有肺脓肿、纵隔及皮下气肿、气胸等；一种是由于取异物手术过程中引起的，常见的有喉水肿、牙齿脱落、异物嵌顿在声门引起窒息、气胸、纵隔气肿等。对于前者，宜先用支持疗法或对症处理，待情况改善后再行取出异物，但异物作为刺激源，如不取出，刺激始终存在，故在情况改善后应立即取出异物，而后者，术后可给抗生素抗感染、肾上腺皮质激素消除水肿，观察血压、心跳、呼吸、脉搏，及时对症处理。

（赵晓峰）

第二节　甲状腺结节

甲状腺结节又称结节性甲状腺肿是单纯性甲状腺肿的一个自然病程阶段。由于多种原因甲状腺素分泌不足，通过神经，体液调节机制，垂体前叶分泌过多的促甲状腺素，造成代偿性的甲状腺增生，即为单纯性甲状腺肿。这种肿大一般不伴有甲状腺功能的异常。在病程初期，扩张的滤泡较均匀地分布在腺体各部，表现为弥漫性甲状腺肿；而在后期，若未经及时治疗，病变继续发展，扩张的滤泡集成多个大小不等的结节，则表现为甲状腺结节。

一、病因

大致可分为三个方面。

1. 甲状腺素原料碘的缺乏 是引起单纯性甲状腺的主要因素，我国高原、山区省份（如云贵地区），土壤中碘盐被冲刷流失，造成饮水、食物中含碘不足，这些地区患此病较多，又称"甲状腺地方性肿"。

2. 人体对甲状腺素需求量的增高 处于青春发育期、妊娠期和绝经期的妇女，有时可发生轻度的甲状腺弥漫性肿大，此为一种生理现象，在成年或妊娠后可自行缩小。

3. 甲状腺素合成和分泌障碍 长期摄入某些物质，包括食用植物（如白菜、萝卜）、某些药物和微量元素，可抑制甲状腺素合成，引起甲状腺代偿性肿大。

二、病理

甲状腺腺体内扩张、融合、肿大的滤泡集成多个大小不等的结节，周围有纤维组织增生、包绕，形成多发性结节。

三、临床表现

1. 全身症状 多数无全身症状，基础代谢率正常，亦有少数患者可继发甲状腺功能亢进。

2. 甲状腺肿大和结节 甲状腺可有不同程度的肿大，能随吞咽上下移动。在肿大腺体的一侧或双侧，可扪及多个或单个结节，结节大小不等，质地不均匀，一般增长很慢，但囊肿样变的结节，如并发囊内出血，结节可在短期内较快增大并有局部疼痛。

3. 压迫症状 肿大的甲状腺可压迫邻近器官而引起压迫症状。常见的为气管受压、移位，因狭窄、气管软化而出现呼吸困难。肿大的甲状腺压迫食管可出现吞咽困难；压迫喉返神经可出现声嘶；压迫颈深部大静脉，引起头颈部静脉回流受阻，可出现面部肿胀、青紫和胸部表浅静脉扩张；压迫交感神经节，可出现 Horner 综合征。

4. 少数多发性结节性甲状腺肿患者可能发生恶变。

四、诊断要点

1. 多结节的甲状腺肿。

2. 甲状腺功能多正常。

3. 甲状腺摄碘率可增高，但无高峰前移。

4. 放射性核素扫描显示放射性分布不均匀。

5. 甲状腺 B 超显示结节为实质性或囊性。

6. 结节穿刺活检有助于区分良恶性，其中采用细针抽吸细胞学检查约 80% 可获可靠的诊断。

五、治疗

据报道甲状腺结节肿癌变发生率在 8%~17%，故有学者认为甲状腺结节均需施行手术治疗，以防恶变。手术适应证有：

1. 压迫气管、食管、喉返神经等引起压迫症状者。
2. 甲状腺胸骨后肿。
3. 巨大甲状腺肿影响生活和工作者。
4. 甲状腺结节继发功能亢进者。
5. 甲状腺结节疑有恶变者。

手术可行甲状腺大部切除术，原则是切除全部结节，残留甲状腺组织越多越好。若残留组织过少，术后甲状腺激素合成将进一步减少，根据垂体-甲状腺反馈调节学说，TSH 分泌增多，而极易引起甲状腺肿复发。术后为防止复发和甲状腺功能减退，可服用甲状腺素制剂。

（赵晓峰）

第三节　腮腺疾病

腮腺是人体最大的一对涎腺。腮腺炎分为急性化脓性腮腺炎、慢性化脓性腮腺炎和流行性腮腺炎。流行性腮腺炎是由腮腺炎病毒所引起的急性呼吸道传染病。主要发生在儿童和青少年。腮腺炎病毒除侵犯腮腺外，尚能引起脑膜炎、脑膜脑炎、睾丸炎、卵巢炎和胰腺炎。临床上流行性腮腺炎多在传染科就诊，因此本节仅介绍急、慢性化脓性腮腺炎。

一、急性化脓性腮腺炎

（一）病因

急性化脓性腮腺炎常见的致病菌是葡萄球菌（主要是金黄色葡萄球菌），少数为链球菌，而肺炎球菌及奋森螺旋体感染则相对少见。机体抵抗力降低、高热、大量出汗、腹泻、呕吐等所致失水是其主要诱因。急性传染病及慢性消耗性疾病所致饮食及咀嚼功能减弱，口腔自洁能力降低，腮腺分泌相应减少，正常导管内机械性冲洗作用降低，口腔内致病菌逆行侵入导管也是导致急性化脓性腮腺炎的常见原因。

（二）临床表现

急性炎症初期，全身症状较轻。主要表现为以耳垂为中心的腮腺区肿胀，轻微疼痛及触痛，局部皮肤无红肿；腮腺导管口充血，无唾液溢出；挤压腮腺可见导管口流出黏稠分泌物。患者体温可略有升高，脉搏稍增快，此为浆液期。如浆液期炎症未能控制，进一步发展则进入化脓期。当出现腺体组织坏死或坏疽时，局部疼痛加重，呈持续性跳痛；以耳垂为中心的腮腺区更为肿大，变硬，触痛，肿大的腮腺可将耳垂抬起。病情进一步恶化，炎症扩散到腮腺周围组织，可形成蜂窝织炎。表现为腮腺区皮肤充血、水肿。水肿区域可扩散到同侧眼睑，使眼睑闭合不能睁开。还可能扩散到颊部、颈部、咽部或会厌等处，出现咽喉疼痛、吞咽困难、张口受限等。由于腮腺被致密的筋膜包绕，虽有脓肿形成，但触诊仅呈硬性的浸润块，而无明显的波动感。腮腺脓肿形成后，如不及时切开排脓，脓液可自腮腺包膜薄弱处穿破，进入其他间隙引起蜂窝织炎或脓肿。最常见的穿破部位是外耳道的软骨与骨部交界处，脓液由此进入外耳道。也可穿破浅层筋膜，在下颌后及下颌角处形成脓肿及蜂窝织炎。腮腺脓肿向深部扩散的机会较少，但一旦发生则病情危急。脓肿可能溃入咽旁或咽后间隙，亦可能沿颈深间隙往下扩散至纵隔。另外脓肿穿破皮肤或切开引流时，还可能发生涎瘘。化脓期全身症状较重，体温可高达40℃以上，脉搏、呼吸增快，白细胞总数增加，中性粒细胞比例显著上升，甚至出现核左移。

（三）诊断与鉴别诊断

根据腮腺所在的典型部位及临床表现诊断不难。在化脓期可做穿刺检查，但不宜行腮腺造影，以免炎症扩散。急性化脓性腮腺炎应与下列疾病相鉴别。

1. 腮腺区淋巴结炎 又称假性腮腺炎，是腮腺包膜下或腺实质内淋巴结的炎症。其病变范围局限，导管及导管口正常，挤压腮腺时导管口无脓性分泌物流出。

2. 流行性腮腺炎 是由病毒引起的以非化脓性炎症为特征的急性传染病，一般感染一次可终身免疫。多发生在5~10岁的儿童，有传染接触史。双侧腮腺可同时或先后受累，导管口无明显红肿，挤压腮腺无脓性分泌物流出。血常规检查白细胞总数不高，但淋巴细胞增多。在急性期血液及小便中的淀粉酶轻度或中度升高。

3. 嚼肌或颌后间隙感染 多见于青壮年，多数由牙源性感染引起。其肿胀部位主要是嚼肌区，以耳屏前区为中心。有明显的张口受限，腮腺导管口无红肿，也无脓性分泌物。

（四）治疗

即时做出正确的诊断与早期综合治疗相结合，一般可以避免手术治疗。

1. 全身治疗 针对该病多为金黄色葡萄球菌感染，常规首选青霉素或头孢类抗生素。有条件时应做脓液细菌培养加药敏试验。同时应加强营养，增强机体抵抗力。

2. 局部治疗 局部热敷、理疗可促进急性炎症局限化。饮用酸性饮料或口服1%毛果芸香碱3~5滴，每日2~3次，可增加唾液分泌并促使其排出。应用苏打溶液、过氧化氢液等漱口有助于控制炎症发展。

3. 中药治疗 对于风热蕴结者可采用荆防败毒散加减；胃火上壅者，可采用仙方活命饮和五味消毒饮加减。对于腮腺肿胀初期者，可外敷如意金黄膏或二味拔毒散。

4. 腮腺脓肿切开引流 经药物及其他保守治疗无效，患者有持续性高热，白细胞总数增高，局部有明显的凹陷性水肿；出现跳痛并有局限性压痛点；腮腺导管口有脓液排出，但不畅；腮腺穿刺有脓者；均为切开引流的手术指征。

腮腺脓肿切开引流的方法是：局部浸润麻醉或全身麻醉后，在耳前及下颌骨升支后缘处，从耳屏前开始，向下绕过耳垂，与下颌骨后缘平行并距其1.5cm，往下绕过下颌角达舌骨大角附近做切口。切开皮肤，皮下组织，向前掀起皮瓣，暴露腮腺，然后用血管钳钝性分离插入腮腺实质的脓腔中，同时注意应顺面神经的走行方向分开各个腺小叶的脓肿，引流脓液。如果脓肿已扩散至其他间隙，应同时切开引流。放置橡皮引流条或负压引流管，每日用过氧化氢液及生理盐水冲洗。

二、慢性化脓性腮腺炎

慢性化脓性腮腺炎是最常见的涎腺炎症，又称复发性腮腺炎。儿童和成人都可发病。

（一）病因

慢性化脓性腮腺炎主要是由逆行感染引起。涎石、异物或瘢痕挛缩，使导管狭窄或阻塞造成涎腺排泄不畅，涎液滞留而导致逆行性感染。常见的致病菌为金黄色葡萄球菌、绿色链球菌及肺炎链球菌。此外重金属中毒也可以引起中毒性腮腺炎，但比较少见。急性化脓性腮腺炎治疗不彻底也可转变为慢性化脓性腮腺炎。

慢性化脓性腮腺炎的组织病理表现为腺泡萎缩，甚至消失；腺导管上皮增生；有时导管上皮可呈鳞状上皮化生、黏液细胞化生；腺管扩张；腺管内有炎性细胞，腺管周围及间质中有淋巴细胞、浆细胞浸润；有时形成淋巴滤泡。腺实质逐渐由纤维组织代替，并可发生玻璃样变。

（二）临床表现

慢性化脓性腮腺炎可发生于一侧，也可发生在双侧。双侧者可先后发病，也可同时发病。临床上以单侧最为常见。慢性腮腺炎早期常无明显的症状，多不引起患者的注意，患者常不能明确说出具体的发病时间。通常感觉腮腺区有持续性的轻微疼痛，不适、口干、口臭、唾液分泌减少，早晨起床感觉腮腺区胀痛，自己稍加按摩后即有咸味的黏稠液体自导管口流出，随之胀痛减轻，甚至消失。

腮腺阻塞症状是慢性腮腺炎的最常见症状，也是临床诊断的主要依据。进食时，尤其是进食酸性食物时，由于唾液分泌量明显增加，导管排出受阻，随即腮腺区肿大、疼痛加重。当停止进食后症状又逐渐消失。

慢性腮腺炎一般无全身症状。检查腮腺区可扪及肿大的腮腺轮廓，中等硬度，轻微触痛。腮腺导管口乳头处轻微红肿，在颊黏膜下可触到粗硬、呈条索状、管腔扩大、管壁增厚的导管前端。当挤压腮腺腺体时可见到透明或混浊的黏稠液体或脓性分泌物从导管口流出。

（三）诊断

详细询问病史，如在早晨起床后或进食时出现腮腺区疼痛及肿胀；检查见腮腺导管口红肿，挤压腮腺时从导管口流出脓性或黏稠分泌物等都是诊断本病的重要依据。

腮腺造影检查对慢性腮腺炎的诊断具有重要的参考价值。造影可见腮腺导管管腔粗细不均，扩张变形，形似腊肠样。有的管腔缩窄变细甚至消失，分支导管扩张，腺泡破坏，脓腔形成，造影剂成团聚集，呈大小不等的团块状或葡萄状阴影。

（四）鉴别诊断

慢性腮腺炎应与下列疾病相鉴别。

1. 良性腮腺肥大　即单纯腮腺腺泡增大。常有轻度不适感，腮腺质软，唾液分泌正常。腮腺造影检查仅见腺体增大，导管系统正常。

2. 腮腺区肿瘤与瘤样病变　无慢性腮腺炎病史；检查导管口正常，导管内无黏稠或脓性液体排出；腮腺区可触及肿块；腮腺造影表现为腺体受压，腺管移位或导管和腺体实质破坏等现象。

（五）治疗

慢性化脓性腮腺炎的治疗比较困难，目前还不能达到根治的目的，一般采用综合疗法。治疗原则首先是病因治疗，如有涎石者应先摘除涎石，导管狭窄者先扩大导管。先采用保守疗法，无效者再考虑手术治疗。

1. 腮腺导管扩张术　适用于导管或导管口狭窄，并经 X 线拍片排除涎石者。

2. 导管内灌注药物　造影剂既可用来协助诊断又能达到机械冲洗导管的作用，如加用抗生素还有抑菌作用。但使用抗生素前最好先做分泌物细菌培养，以便选用最敏感的抗生素直接从导管保留灌注。

3. 物理疗法　超短波、红外线、氦氖激光等理疗方法对慢性腮腺炎也有一定疗效。

4. 中医中药　祖国医学对腮腺炎常使用的治疗方法很多，可采用内治与外敷相结合的原则。

5. 手术治疗

（1）导管结扎术：慢性腮腺炎经上述方法治疗效果不佳者，可以结扎其导管，使腮腺组织萎缩。结扎前应注意控制感染，必须在没有脓性分泌物的情况下才能进行手术。

（2）保留面神经腮腺切除术：慢性腮腺炎反复急性发作，经过药物、理疗等保守疗法无效者，可考虑行保留面神经的腮腺切除术。

（赵晓峰）

第三十章

颈部炎性疾病

第一节　颈部急慢性淋巴结炎

颈部淋巴结丰富，接受来自头、面、颈部相应区域的淋巴回流，因而颈部淋巴结炎与头、面、颈部的感染密切相关。

一、感染来源

颈部淋巴结炎的病原菌主要是金黄色葡萄球菌及溶血性链球菌。不同部位的感染沿淋巴管侵入相应的区域引起炎症，感染来源有牙源性及口腔感染，头、面、颈部皮肤的损伤、疖、痈和上呼吸道感染及扁桃体炎等。

二、临床表现

1. 急性化脓性淋巴结炎　初期局部淋巴结肿大变硬，自觉疼痛或压痛；淋巴结可移动，边界清楚，与周围组织无粘连。全身反应小或有低热，体温一般在38℃以下。化脓后局部疼痛加重，包膜溶解破溃后可侵及周围软组织而出现炎性浸润块、浅表皮肤充血、质硬，此时淋巴结与周围组织粘连，不能移动。脓肿形成时，局部皮肤有明显压痛点及凹陷性水肿，浅在的脓肿可以查出明显的波动感。此时全身反应加重，如高热、寒战、头痛、全身无力、食欲减退，白细胞总数升高。小儿可伴有烦躁不安。如不及时治疗，可并发毒血症、败血症，甚至出现中毒性休克。

2. 慢性淋巴结炎　多继发于头、面、颈部的炎症病灶，常发生在患者抵抗力强而细菌毒力较弱时。临床常见于慢性牙源性及咽部感染，或急性淋巴结炎控制不彻底，转变为慢性。病变常表现为慢性增殖性过程。临床特征是淋巴结内结缔组织增生而形成硬结，微痛，淋巴结可活动、有压痛，但无明显全身症状；此症状可持续较长时间并反复急性发作。即使原发感染病灶清除，增生长大的淋巴结也不可能完全消退。

3. 组织细胞坏死性淋巴结炎　又称坏死性淋巴结炎，亚急性坏死性淋巴结炎。好发于青少年女性，病因尚不清楚，多认为与感染，尤其是病毒感染所致变态反应有关。首发症状多为不明原因的突发高热，热型为稽留热或弛张热，继之颈部浅表淋巴结肿大，有压痛，质稍硬，常有触痛，全身其他部位淋巴结也可同时肿大，白细胞减少，血沉加快，OT试验阴性，免疫球蛋白增高，部分病例末梢血及骨髓象出现异型增生的网状细胞，一过性肝脾肿大，单用抗生素或抗结核治疗无效，皮质激素及免疫抑制剂治疗效果明显，一般不复发。

三、诊断与鉴别诊断

根据临床表现诊断不难，超声及实验室检查有助于鉴别诊断，必要时可行淋巴结活检、细针抽吸细胞学检查或切除肿大的淋巴结做病理检查以明确诊断。颈部淋巴结炎需与淋巴结核、恶性淋巴瘤、颈部转移癌等进行鉴别。

四、治疗

急性淋巴结炎初期，患者需要安静休息，全身应用抗生素，局部用物理疗法或用鱼石脂软膏等外敷治疗。已化脓者应及时切开引流，同时行原发病灶的处理。必要时取病灶分泌物做细菌培养和药物敏感试验。

慢性淋巴结炎一般不需治疗，但有反复急性发作者应寻找病灶，予以清除，如淋巴结肿大明显或需要鉴别诊断，也可以手术切除并送病检。

组织细胞坏死性淋巴结炎主要用糖皮质激素治疗，泼尼松口服，每日 1.0mg/kg，每周递减 2.5~5mg，减至药量为零时停用。有明显疼痛或触痛者可以给予吲哚美辛等对症处理。

（李洪波）

第二节 颈部浅层组织急性化脓性炎症

一、疖和疖病

1. 定义 疖是毛囊及其所属皮脂腺的急性化脓性炎症。致病菌为金黄色和白色葡萄球菌。颈部是疖的好发部位，特别是后颈部近发际处，毛囊和皮脂腺丰富，多汗，易受刺激、摩擦，更易发生。全身几个部位同时或先后发生的多个疖肿，称为疖病。颈疖也可彼此融合而发展成痈。

2. 症状 发病初期，局部出现红、肿、痛的小硬结，呈锥形突起，此时若积极治疗，疖可消散，若病变进展，数日后硬结中央坏死变软，呈现黄白色小脓栓，红肿痛范围扩大，继之周边组织也坏死液化而变软，出现波动感，最后脓头溃破脱落，排出脓液，炎症便逐渐消退，局部淋巴结肿大有压痛。颈疖病最常见于后颈部，经治疗疖肿消退后，不久又可在同一部位反复发作，病程迁延，不易痊愈。颈疖一般无明显全身症状。疖病则可有发热不适、厌食等。

3. 治疗

（1）局部治疗：保护局部免受刺激，严禁挤压。早期，可在局部涂抹 2%碘酊；或用局部热敷、理疗（超短波、红外线等）；亦可外敷鱼石脂软膏、红膏药。出现脓头后，还可在其顶部涂以少许苯酚，或挑开，促其引流。如脓头已松动而未脱落，可用无菌钳细心将脓头拔出，使其引流通畅。有明显波动者应及时切开引流。在疖肿未形成脓肿时，切勿挤压或切开，以防感染扩散。

（2）全身治疗：为了防止并发症和复发，可早期应用磺胺类药物、抗生素，或中药五味消毒饮，颈部疖病易于复发，但常可自身局限，经过一段时间后，自行消散吸收而愈。对反复发作经久不愈者，可根据脓液细菌培养的药物敏感试验选用有效抗生素，或自体菌种疫苗注射等治疗（即在无菌条件下取出脓液做培养，将致病菌制成灭活疫苗，每星期肌内注射一次，共3次）。采用丙种球蛋白治疗慢性疖病亦有疗效。

二、痈

1. 定义 痈是多个相邻的毛囊和皮脂腺的急性化脓性炎症。常见致病菌为金黄色葡萄球菌。痈多见于成人，最常发生在后颈部厚韧皮肤处。感染通常从一个毛囊的底部开始，由于局部的皮肤及筋膜组织较厚，感染不易向表面穿透，而沿皮下脂肪柱向深部的疏松皮下组织蔓延，随后沿着深筋膜向四周扩散，侵犯附近的许多脂肪柱；最后向上侵犯毛囊群而成为痈。故痈的病理特点是皮下深部组织的浸润性化脓性炎症，在皮肤表面有多处开口，其开口处都是由毛囊伸出皮肤表面处。

2. 症状 发病初期，病灶中心可出现单个脓头，脓头周围皮肤肿胀发硬，微隆起，界限不清，呈紫红色或鲜红色，有时可呈橘皮样改变，触痛明显而发热。随之红肿逐渐加剧，病灶表面中央出现多个黄白色脓头，破溃后呈蜂窝状，排出较多的血性脓液，脓头和脓头之间的皮肤常坏死发黑。继而痈的整个中央部逐渐坏死、溶解、脱落，形成"火山口"状，含有大量坏死组织和脓液。局部淋巴结肿大有压痛。在病变未局限以前，痈极易向四周和深部扩散，波及范围广，最后可形成一个很大的溃疡面。颈痈范围常较大，由于颈部皮肤厚韧致密，较固定，水肿时组织压力大，故患者常感剧痛，影响睡眠。且局部易发生坏死，毒素吸收，而多伴有明显的全身症状，如寒战、高热、头痛、厌食等。白细胞计数增高。痈易并发败血症、脓毒血症等全身性感染。

3. 治疗

（1）全身治疗：①支持疗法，局部或全身症状严重者，应卧床休息，给予高热量和易消化的饮食。②抗生素治疗，早期选用青霉素、头孢类抗生素、红霉素等。感染严重、全身症状明显者，应考虑静脉滴注抗生素。

（2）局部治疗：早期治疗与颈疖同，并可用4%高渗盐水或50%硫酸镁溶液浸透无菌纱布，加温至37%~40%做局部温湿热敷，每日2~4次，每次半小时，效果较好，能加速炎症的消散和脓液排出。也有用含青霉素普鲁卡因溶液，做病灶底部扇形封闭取得良好效果者。如痈红肿的范围较大，或经过消炎治疗仍继续向周围扩展，或全身症状较严重者，宜及时行手术引流。做"+"字或"++"形切口切开，手术刀应由外向内切，切口深度要达痈的底部，四周应稍许超过痈的边缘。切开后用组织钳提起皮瓣，在皮瓣下用剪刀进行潜行游离，尽量剪去坏死组织，伤口内用于纱布填塞止血，术后48~72小时开始换药，每日1~2次。如创面过大不能自行愈合，待健康肉芽组织成长后，再行植皮。

三、颈浅部蜂窝织炎

1. 定义 颈浅部蜂窝织炎是颈浅筋膜疏松结缔组织（蜂窝组织）的急性弥漫性化脓性炎症。常见致病菌为溶血性链球菌，其次为金黄色葡萄球菌，亦可为厌氧菌。炎症可因颈部皮肤和软组织损伤后感染，或邻近部位和颈深部的化脓性感染灶直接扩散，或经淋巴、血流播散所引起。因此，在处理颈浅部蜂窝织炎时，应注意邻近器官有无急性炎症，特别要注意有无颈深部感染。

2. 症状　病变区有明显红、肿、热、痛，与周围正常组织无明显分界。因疼痛而有不同程度的颈部活动受限制，但无呼吸、吞咽或发声等功能障碍。病变发展时，扩散较快，不易局限，其中心部分组织常因缺血、坏死、液化而形成脓肿。颈浅部淋巴结肿大，有压痛。病变范围较广者可有轻度发热或全身不适等，如有明显高热、畏寒、头痛、不适等全身中毒症状，或有剧烈疼痛及呼吸、吞咽和发声障碍，则应警惕有颈深部炎症或其他并发症存在。

3. 治疗　与疖和痈相同。主要为休息、应用抗生素（应含对厌氧菌有效的红霉素、头孢菌素、甲硝唑等）或中药五味消毒饮等。早期局部可用热敷、硫酸镁湿热敷或理疗。有脓肿形成时，应及早切开引流。有颈深部炎症或其他并发症者，应积极处理。

四、颈部丹毒

1. 定义　丹毒是一种皮内或黏膜内网状淋巴管及浅表疏松结缔组织的急性化脓性炎症，致病菌为甲型溶血性链球菌（丹毒链球菌），偶有为金黄色葡萄球菌所致者。当皮肤、黏膜因轻微损伤或病变破损时，病原菌乘机侵入引起感染。尤以全身抵抗力降低时，如营养不良、糖尿病、慢性肾炎等，或小儿、老人较易发病，春秋两季丹毒链球菌繁殖较快，故发病率较高。丹毒链球菌毒力强，扩散快，但很少引起局部组织化脓或坏死。丹毒常发生于面部和小腿，颈部少见。

2. 症状　起病急骤，常先有头痛、全身不适、寒战、高热等全身中毒症状，随后受累皮肤发红，色泽红艳如玫瑰，压之退色，松压后迅速复红，病变处皮肤稍隆起，形状不规则。与周围正常皮肤分界明显，呈现"地图状红斑"，疼痛较轻，但有灼热感。若炎症迅速向四周扩散，有时可出水疱，一般不化脓。局部淋巴结常有肿大压痛。在炎症蔓延的同时，其中心部位却逐渐退色，转为棕黄色，脱屑而愈，周围部分也随之逐渐恢复。丹毒链球菌毒力强，扩散快，但很少引起局部组织化脓或坏死。

3. 治疗　原则与蜂窝织炎相同，包括对症治疗，卧床休息（采取半卧位）；局部理疗、热敷或湿热敷。丹毒链球菌对青霉素及磺胺类药物敏感，治疗效果好，且很少产生耐药性。红霉素类药物治疗效果亦好。用药一般应至红斑消失，体温正常，否则易于复发。丹毒一般不化脓，故不需手术切开。

五、面颈部炭疽病

1. 定义　炭疽病是由炭疽杆菌引起的急性特异性传染病，其传染力极强。炭疽病本来是牛、马、羊等食草动物的传染病。人的感染是由于直接接触病畜或污染的皮毛及制品，吸入污染的尘埃，或食入病畜肉类所致。潜伏期 2~7 天。炭疽杆菌可通过轻微的皮肤黏膜损伤侵入体内。炭疽病常见于畜牧、屠宰、皮革、毛织等专业人员，有称本病为"羊毛工人病"。炭疽病依其发生部位分为三型，即皮肤型、肺型、肠胃型。皮肤型炭疽病最常见。

2. 症状　皮肤型炭疽病亦称恶性脓疱，最为多见，多发生于体表裸露部位。有一半在头面部，其次为颈部，再次为前臂、手部。初起，感染部位出现一个很痒的红色小丘疹，很快增大，并变成含血的暗色水疱，水疱破溃形成溃疡。溃疡底部有明显炎症，中央覆盖暗棕色或黑色干性坏死性焦痂，似炭样，故名炭疽。焦痂深面有肉芽组织，并有大量炭疽杆菌。除非合并化脓性感染，溃疡面很少有脓液。溃疡周围有多个含淡黄色或淡棕色液体的小水疱，并有广泛的浸润性、非凹陷性的硬性水肿。水肿区其色虽红，但局部温度不高，疼痛不明显，是本病特点，可与一般化脓感染相鉴别。局部淋巴结肿大，压痛轻。合并感染时，肿大淋巴结有明显压痛，并可出现淋巴管炎。病灶位于眼眶、下颌或颈部者，水肿严重时范围广，可上至眼眶，下达乳房，甚至可压迫气管产生呼吸道梗阻、全身症状一般较轻，可有低热、头痛、寒战，常在病程早期出现。如有高热或体温不升，常表示感染有全身性播散，是预后差的表现。本病病程较短。通常在 1~2 周内焦痂脱落，水肿逐渐消退。再过 1~2 周溃疡自行愈合。

3. 诊断　根据患者职业、接触史和局部典型病变，一般不难做出诊断，对有怀疑者，应取分泌物涂片或培养，发现典型而具有荚膜的大肠杆菌，诊断即可基本成立。荧光抗体染色、特异性噬菌体试验、动物接种等可进一步确定诊断。

4. 预防　严格管理病畜及其制品，病畜要进行严格隔离治疗，病畜死亡后不要解剖，应予火化或深埋。对与病畜有接触的动物亦应隔离观察治疗，并进行预防接种。对有污染的动物皮毛及其制品，应进行严格灭菌处理。有关专业人员应加强劳动保护。对有可能接触病畜或在污染环境中工作的人员，可每年接种炭疽杆菌减毒活疫苗一次，或接种"保护性抗原"，是有效的预防措施。

5. 治疗

（1）一般治疗：患者应予隔离，卧床休息，给予一般支持疗法和对症治疗。

（2）抗生素治疗：炭疽杆菌对青霉素、红霉素、磺胺类药物敏感。常用剂量：青霉素 240 万~600 万 U/d，肌内注射，连续 7~10 天，或至体温正常后 1 周。并发败血症者应增加至 1 200 万~2 400 万 U/d 静脉滴注，并合并用庆大霉素 16 万~24 万 U/d，疗程延至 2 周以上。对青霉素过敏者，可用红霉素。

（3）局部治疗：病灶局部可用高锰酸钾液洗涤或用含有青霉素的生理盐水纱布妥善保护。除取标本活检外切忌做任何手术切除或切开引流，亦忌用局部注射药物或涂敷刺激性药物，否则，有形成局部顽固性瘘管、溃疡及增加全身性感染的可能。

（李洪波）

第三节　颈深部的急性化脓性炎症

一、咽后间隙感染

1. 病因

（1）最常见原因是鼻腔、鼻窦、腺样体和鼻咽部的感染经淋巴系扩散，引起咽后间隙急性化脓性淋巴结炎，转化成为脓肿。

（2）异物、外伤等所致咽后壁或食管后壁穿破。

（3）耳部感染：中耳炎蔓延至颞骨岩部，直接破坏骨质，或间接形成硬膜外脓肿后，再经颅底的破裂孔穿入咽后间隙。耳源性颈深部贝佐尔德脓肿也可经咽旁间隙穿入咽后间隙。

（4）颈椎结核或结核性咽后淋巴结炎蔓延发展成寒性脓肿。

2. 症状　本病多发生在冬春两季，最常见于 4 岁以下的婴幼儿，半数以上在 1 岁以内。起病较急，发病早期，患儿多有发热、哭闹、烦躁等上呼吸道感染症状。数日后，出现高热等全身感染症状，且因咽喉部水肿逐渐出现进行性呼吸困难、喘鸣和吞咽困难，入睡后加重。患儿常因吞咽困难而拒食。此时小儿语音及哭声特殊，发声含混不清而带鼻音，哭声似鸭叫。患儿常诉颈痛，颈部有不同程度的强直，开始后仰，以后偏向健侧，借以减轻疼痛和呼吸困难。有流涎，但通常无牙关紧闭。因进食及呼吸困难，患儿常有失水、衰竭等表现。咽部检查可见咽后壁中线一侧小范围的局限性肿胀或咽后壁明显红肿隆起，患侧腭咽弓及软腭可被推向前方。如脓肿延及咽喉，患侧杓状会厌襞可发生水肿。偶有脓肿位置较低，需借直接喉镜检查方能发现者。触诊局部软，有压痛或波动。明显隆起者穿刺抽吸可获脓液，但触诊有引起脓肿破裂的危险，不宜轻易试行。穿刺抽吸时，亦应慎重，以防脓肿突然破裂而致窒息。故检查前应做好急救准备并取仰卧头低位，以防万一。X线检查颈侧位摄片可见椎前有隆起的软组织阴影。本病在成人罕见，常为结核性感染所致的寒性脓肿。症状和体征均直接表现在咽喉部，常见为疼痛、吞咽困难、呼吸困难、喘鸣、厌食、反胃等。

3. 并发症

（1）呼吸道梗阻、窒息为引起死亡的主要原因。常为咽后脓肿自发性穿破或切开不当，脓液涌至呼吸道所致，有时也可为咽部肿胀或气管受压所引起。

（2）感染扩散，向下扩散至纵隔引起纵隔炎，表现为胸痛、严重呼吸困难、高热；脓肿压力过高时，感染也可扩散至咽喉间隙、腮腺间隙或下颌间隙；向上扩散至颅内可引起脑膜炎；可并发败血症、脓毒血症等全身性感染。

（3）腐蚀颈动脉引起致命性大出血，侵犯颈静脉引起颈静脉栓塞。

4. 治疗 治疗原则：给予有效抗生素，对症治疗和及时切开引流。一旦确诊，应及早切开排脓，对婴儿可在无麻醉下进行、手术开始前准备好气管切开及气管插管器械、氧气、吸引器等，取仰卧头低脚高位，注意头部不可过度后仰，以免加重呼吸困难，或导致脓肿突然破裂。切开引流有经口进路、颈前外侧进路和颈外侧进路。

（1）经口进路最常采用，适用于早期未并发呼吸道梗阻或其他并发症而又能用局麻者。取仰卧垂头位以预防脓肿切开后脓液流入气管，应用开口器，在备有良好照明及抽吸的条件下，以压舌板将舌根压于口底，看清脓肿部位，在最隆起处进行穿刺抽吸，尽量抽出脓液后，再用长柄小尖刀（先用胶布或细纱条将刀片缠好，使仅露出1cm长的刀尖），在脓肿低位（接近喉咽一端）做一1~2cm的垂直切口（不可横切，以免伤及颈侧大血管），边抽吸，边切除。再用弯血管钳插入脓腔，扩大切口，排出并吸尽脓液，切口不置引流。注意：经口内手术时，应避免未经穿刺直接快速切开，以防大量脓液骤然涌入气管而致窒息。若切开时脓液大量涌出抽吸不及时，则需将患者立即翻转俯卧，或使头足倒置，便于吐出脓液，使之不致吸入下呼吸道。使用压舌板或麻醉喉镜显露脓肿时，切忌用力过大过猛，以防引起迷走神经反射而致心搏呼吸骤停。因此，术前应给予阿托品类迷走神经抑制剂，特别是对于不用任何麻醉的患者更应注意。

（2）颈前外侧进路适用于较大或过低的咽后间隙脓肿、咽后间隙蜂窝织炎及并有咽旁间隙感染、纵隔炎、败血症等并发症者。在局部麻醉或全麻下，仰卧、头部偏向健侧。在患侧胸锁乳突肌前缘、舌骨和胸骨之间的适当平面做一横形切口，将胸锁乳突肌、颈动脉鞘牵向外侧，甲状腺、甲状腺上血管和喉上神经牵向内侧。通常在喉咽部平面显露脓肿。为了暴露良好，可切断甲状腺中静脉、甲状腺下动脉和肩胛舌骨肌，保留舌下神经、舌动脉和面动脉。穿刺抽脓后，在颈动脉鞘和下咽缩肌之间开放脓肿。如脓肿已扩展至颈部，此时可沿颈动脉鞘向下扩大分离至胸骨，并暴露气管和食管，用手指沿食管伸入纵隔，并在适当位置另行切口做低位引流。如感染已扩散至锁骨下进入胸腔，则可能要行胸膜外切开引流术。

（3）颈外侧进路适应证与颈前外侧进路同。在局麻或全麻下，患者仰卧，头偏向健侧，使神经血管束白脊柱牵开。沿胸锁乳突肌后缘做皮肤切口，以避免损伤颈部大血管和神经。分离胸锁乳突肌后方脓肿表面的筋膜，避免附着于椎前筋膜的交感神经丛。在肩胛舌骨肌的上方，相当于喉咽平面暴露脓肿，以免损伤臂丛神经。患者如有呼吸困难，在切开排脓前应先行气管切开术。

术后应保持口咽部清洁，继续应用抗生素控制感染。每日观察伤口，如仍有积脓，再用血管钳撑开切口排脓，直到未见有积脓为止。

结核性脓肿：除全身抗结核治疗外，局部可间断穿刺抽脓，并在脓腔内注入链霉素等抗结核药。如经上述治疗无效，则需行切开引流，宜采取颈侧进路，如属颈椎结核，应同时清除死骨及肉芽组织，一般由骨科医师施行。

二、咽旁间隙感染

1. 病因

（1）邻近组织急性炎症的直接侵袭如下颌智齿冠周炎、急性扁桃体炎、急性咽炎、急性鼻炎及鼻窦炎。其他如颈椎、乳突、颜骨乳突或岩部的急性感染也可引起。

（2）邻近组织脓肿的直接蔓延或穿破如位于后、下方的扁桃体周脓肿、咽后脓肿、腮腺脓肿、磨牙区脓肿、贝佐尔德脓肿等。

（3）咽或口腔手术时操作不当如扁桃体切除术或拔牙时，注射麻醉剂时将致病菌直接带入咽旁间隙；施行扁桃体周脓肿切开排脓时，误将咽上缩肌穿破，致使脓液进入。

（4）器械损伤或异物损伤咽侧壁。

2. 症状　除有喉痛、吞咽困难、颈部强直固定及高热、头痛、食欲缺乏等全身症状和白细胞计数升高外，因感染所在部位不同，其症状和体征也不相同。

（1）茎突前部分感染由于翼内肌受炎症刺激，故有明显的牙关紧闭。下颌下区肿胀、坚硬、压痛。严重者肿胀可上达腮腺，下沿胸锁乳突肌伸延，前达颈前中线，后至颈深部将咽侧壁和扁桃体推向咽腔中央，类似扁桃体周脓肿，但扁桃体不肿大，仅有轻度炎症。所谓典型的咽旁间隙感染（扁桃体突出、牙关紧闭、腮腺区肿胀），实际上只有茎突前部分感染时才会出现。因牙关紧闭、张口困难，咽部病变不易看清，检查时须加注意，以免误诊。

（2）茎突后部分感染由于翼内肌未受刺激，无或仅有轻度牙关紧闭，亦无扁桃体突出。因感染常累及腮腺间隙，故可有腮腺区、咽侧壁和腭咽弓肿胀。如茎突前、后两部分同时感染，则上述症状可同时出现。

3. 并发症　颈动脉鞘感染是茎突后部分感染的最严重并发症，可产生以下严重后果。

（1）感染直接沿大血管鞘向上进入颅内而致颅内感染；向下进入纵隔而纵隔炎。

（2）颈内静脉栓塞表现为败血症、高热，颈部偏向健侧，患侧颈部出现凹陷性水肿，胸锁乳突肌深面压痛、发硬。眼底检查可见视神经盘水肿，静脉扩张及视网膜静脉栓塞。如脓性栓子经血行扩散，可发生全身败血症。因颈内静脉已有栓塞，故破裂出血者极为少见。

（3）颈动脉出血是颈动脉壁被炎症腐蚀破裂所致，最常发生于颈内动脉。动脉受腐蚀后，先有血管外血液聚集，形成假性动脉瘤。颈动脉一旦向咽部破裂出血，预后严重。在发生大出血前，常有反复少量的耳道或咽内出血，这是常见的早期危险信号，应予高度重视。因此，凡咽旁间隙感染并发外耳道流血或咯血者，均应怀疑有颈血管腐蚀，应立即进行颈血管探查手术。

4. 治疗　咽旁脓肿初期可仅为蜂窝织炎，尚无脓液形成，宜采用足量广谱抗生素治疗，颈部施用热敷，或可使其消退。如脓肿已形成，则应施行切开排脓术。手术途径可采用。

（1）Mosher 进路：在患侧下颌下区做"T"形切口，横切口距下颌骨下方 1~2cm 并与之平行，直切口恰在胸锁乳突肌前缘。如感染不严重，也可采用单纯横切口，按层切开颈部组织，找到舌骨大角尖部，这很重要，因颈动脉鞘即在其外侧，如遇有面静脉和舌静脉可予结扎。切开颌下腺包膜，将其与颈外动脉一并提起。然后用手指伸入颌下腺深面沿着茎突舌骨肌后腹向茎突方向分离，直达乳突尖部，并沿茎突分离至颅底。排尽脓液后，于切口两端置放引流，部分缝合伤口。如感染已向下扩散，可沿颈动脉鞘向下分离，在最低位做辅助切口引流。

（2）直接进路：做下颌角下缘切口，达翼内肌深面后，向上做钝性分离直至茎突，即可引流咽旁间隙。如并发颈内静脉栓塞，应给予静脉输液、静脉注射抗生素和抗凝剂。如治疗 48~72 小时症状仍无改善，则需手术探查。若发现颈静脉内有血栓形成或有严重脓毒血症，应行颈内静脉结扎。疑有颈动脉腐蚀出血者，应立即手术探查，若有破裂，则需行颈动脉结扎术。

三、颌下间隙感染

1. 病因　颌下间隙的感染 80% 起源于牙齿或牙周的感染，也可由口底部、舌根部、舌扁桃体、唾液腺等处的感染所引起。常见致病菌为溶血性链球菌和金黄色葡萄球菌，樊尚螺旋体、口腔的普通螺旋体和厌氧菌也可成为原发或继发性感染的病原体。

2. 症状

（1）舌下间隙感染：通常发生在拔牙 3~4 天后，原发灶附近的口腔组织局部疼痛和触痛明显，并渐出现口底部肿胀，肿胀可扩展至舌，将舌推向上方。有渐进性张口困难，甚至牙关紧闭。在颏下三角向上向后扪诊时触痛明显，但颈部无肿胀。这种局限性的脓肿，如能及时从口底或牙槽突引流，可很快恢复。如未及时引流，感染加重，一旦穿透下颌舌骨肌，累及颌下间隙和颈部，即成为口底蜂窝织炎。

（2）口底蜂窝织炎：感染由舌下间隙穿透蔓延；或为第二迟牙的感染直接扩散所引起，其特点是感染发展非常迅速，主要表现为颌下间隙的蜂窝织炎，而无脓肿形成。蜂窝织炎的边界清楚，常为双侧性。蜂窝织炎产生坏死伴浆液血性脓性浸润，脓液很少或不明显。蜂窝织炎侵犯结缔组织、筋膜和肌肉，但不侵犯腺体组织。炎症是直接蔓延扩散的，而不是通过淋巴途径扩散。临床表现是在舌下间隙感染的基础上，病情急速发展。舌后部更推移向上向后，涉及腭部，致舌运动不灵，舌部可见到牙齿的压痕，口底部亦肿胀充血，但咽部无明显变化。下颌弓外的软组织肿胀和坚硬，下颌几乎不能活动；舌根部和舌骨的任何活动都可引起剧烈疼痛。患者口腔呈微张开状态，且不能吞咽，唾液和黏液积于咽部并外溢。严重者可发生喉部水肿，出现声嘶和呼吸困难，甚至呼吸道阻塞。当感染扩散至颈部时，颈前部及两侧呈弥漫性肿胀，向下可达锁骨处，肿胀严重且蔓延较广，皮肤呈暗红色，触之甚硬，按压有凹迹，无波动感。穿刺多无脓液，患者有寒战、高热、头痛、全身不适等全身中毒症状。

3. 并发症

（1）纵隔感染：此区感染可沿茎突舌骨肌向背侧扩散进入颌咽间隙，继之侵犯咽后间隙的疏松结缔组织而达上纵隔。

（2）喉阻塞、窒息：舌根后移、咽喉部的炎症水肿均可引起，常需行气管切开术。

（3）吸入性肺炎：积于咽部的唾液和黏液吸入呼吸道所致。

（4）其他：包括败血症、咽旁脓肿、颈内静脉栓塞、下颌骨骨髓炎等。

4. 治疗　除早期应用足量有效的抗生素和对症治疗外，其基本要点是早期减除张力和充分引流，特别是对咽峡炎、舌下间隙感染早期亦可试行局部热敷及理疗，无效时则应及时手术。如出现呼吸困难，应及早做气管切开术，保证呼吸道通畅后，再进行局部切开引流。手术进路：

（1）舌下间隙感染：当感染局限在下颌舌舌骨肌以上的口底部时，可经口内在牙槽突内侧或口腔底部切开引流在局麻下，先用小刀切开脓肿上方的口底黏膜，然后用钝头弯血管钳插入脓腔，以扩大切口引流。但应注意避免损伤舌血管和舌神经。如经口腔引流后，症状持续存在或患者牙关紧闭，或感染严重，则应行经舌骨上区的外引流手术。

（2）口底蜂窝织炎的手术引流：在局麻和全麻下进行。如有喉阻塞，应及时进行气管切开手术，全麻通常经过气管切开处插管进行。在下颌骨下方做一中线直切口或做两下颌角间连线的横切口。沿切口垂直切开颈阔肌及下颌舌骨肌筋膜，暴露颈外动脉须下分支并结扎之。在二腹肌前后腹相交成角处从内侧游离颌下腺深面筋膜，并将腺体向外上方牵开，暴露颌下腺三角区和舌动脉，然后沿肌纤维方向垂直分开下颌舌骨肌，扩大并置入引流。口底黏膜可以切开或不切开，皮肤切口敞开不缝，以改进厌氧环境和充分引流。并用过氧化氢溶液或高锰酸钾液冲洗创口。

手术引流时必须注意：①应避免切断二腹肌、颏舌肌或颌下腺。②必须切开舌骨上筋膜和下颌舌骨肌，以达到最好的减压效果。③下颌舌骨肌可做多处切开，以保证引流通畅。④引流应于手术后第3日取出，以防压迫血管引起出血。⑤切开组织时，切面可呈冰冻状，有浆液血性渗出物，有恶臭，但很少有脓液或无脓液。

四、气管前间隙感染

1. 病因

（1）外伤包括异物、鱼刺和内腔镜检查时器械损伤等所致喉咽部或颈段食管前壁穿破。

（2）甲状腺炎症的直接蔓延较少见，急性甲状腺炎患者可发生甲状腺脓肿和气管前脓肿。但在抗生素广泛应用以后，由甲状腺炎症所引起者已属罕见。

2. 症状　喉咽部及喉部炎症水肿所引起的症状，当视其部位及程度不同而异。最初，患者因轻度喉头水肿而出现声嘶、发声不清或呈喉鸣，随着炎症水肿的范围扩大和程度加重，则可出现不同程度的吞咽困难和呼吸困难，严重者可发生窒息。喉镜检查，可发现一侧喉咽、喉部水肿、发红，开始在喉咽部和梨状窝，随后累及会厌部、杓状软骨区，最后累及室带、喉室和声带。颈部检查可发现患侧颈上部前方舌骨区及其附近有不同程度的肿胀、压痛或出现炎性肿块。如为器械损伤所引起，常可发现颈前有积气征象。如出现凹陷性水肿，应警惕有脓肿形成，但很少出现波动感、患者可有发热、食欲减退、乏力等全身症状。

3. 并发症　并发症主要有呼吸道阻塞、窒息、肺部和纵隔感染等。气管前间隙感染易向咽后间隙扩散。

4. 治疗　注射足量有效抗生素、局部理疗及对症治疗，如有明显呼吸困难，或颈部一侧出现炎性肿块或凹陷性水肿，应及时进行引流手术。脓肿局限肿胀明显者，可在局麻下直接行脓肿切开引流术。如感染广泛或未局限，则需行 Dena 手术：自患侧胸锁乳突肌前缘开始。向内侧在水肿、压痛最明显处做一横形切口（或沿胸锁乳突肌前缘做一斜形切口），依次切开颈部各层组织，分出颈总动脉鞘，连同胸锁乳突肌一并牵向侧方。寻找喉、气管、食管并牵向内侧经穿刺证实脓肿后，用血管钳开放脓腔，排脓后，沿脏器轴向放置引流。对因器械损伤，破口较大而有明显漏气者，应予禁食及行胃造瘘手术供给营养。

（李洪波）

第三十一章

颈部其他疾病

第一节 良性肿瘤

一、神经鞘瘤

（一）概述

颈部神经源性肿瘤包括发生于神经鞘细胞的神经鞘瘤和神经纤维组织的神经纤维瘤。本节就临床最多见的神经鞘瘤进行讨论。神经鞘瘤是颈部好发的良性肿瘤，约占全身的神经鞘瘤的10%，任何神经均可发生，以迷走和交感神经最多见，其次是臂丛、颈丛、舌下或膈神经等。

（二）临床表现及诊断

1. 临床表现　神经鞘瘤好发于30~40岁的男性，一般病程较长，生长缓慢，主要表现为颈部肿块，伴或不伴神经功能症状及颈动脉移位。

（1）发生部位：根据不同神经来源而出现的肿块的部位不同，迷走或交感神经鞘瘤，沿颈部神经均可发生，多数在颈部中上方的颈前三角区，发生于迷走神经结状神经节或颈上交感神经节上方时，肿块位于咽旁间隙，一般称为咽旁神经鞘瘤；发生于舌下神经者，肿块多出现在下颌角深处；发生于颈丛者多在中颈部胸锁乳突肌后缘附近；发生于臂丛者多在锁骨上。肿块一般边界清楚、光滑、中等硬度，一般可沿神经干横向活动，而纵向活动较少。

（2）神经功能症状：根据不同来源的神经可出现不同程度相应的神经功能症状。来源于迷走神经者，可出现间歇或持续性声音嘶哑，压迫肿物时可产生反射性咳嗽；来源于交感神经者，可出现"霍纳综合征"；来源于臂丛神经者，压迫肿块可出现患侧手臂麻木感；舌下神经受压时会出现患侧舌肌萎缩，伸舌时偏向患侧；膈神经受压时患侧膈肌升高。

（3）颈动脉移位：此种症状主要见于交感或迷走神经鞘瘤，因其位于动脉鞘或颈总及颈内动脉后方，发生肿瘤时可推挤肿瘤向前内侧移位从而在肿块表面可扪及动脉搏动，为上述2种神经鞘瘤的三主征（颈前三角肿块、神经功能症状、颈动脉移位）之一。

2. 诊断　诊断时应注意以下各点：①详细询问病史，包括年龄、性别、病程长短、症状轻重、治疗效果等。②临床检查，首先注意观察两侧颈部是否对称，有无局部肿胀等。然后进行颈部扪诊，检查时注意肿块之部位、大小、质地、活动度、有无压痛或搏动，并应两侧对照比较。必要时可做鼻内窥镜或纤维鼻咽喉镜检查。③影像学检查，颈部 CT 扫描除可了解肿瘤部位、范围外，并有助于明确肿块与颈动脉、颈内静脉等重要结构的关系，为手术治疗提供重要参考依据，但较小的肿块，常不能显影。为查找原发病灶，可酌情做 X 射线拍片检查。④病理学检查，包括穿刺活检法和切开活检法，进行细胞病理学检查以明确诊断。

（三）治疗

手术切除是神经源性肿瘤的有效方法。一般在气管插管全麻下，通过颈侧进路均能顺利切除肿瘤。经颈侧途径摘除肿瘤，以便明确颈动脉、颈内静脉、迷走神经、舌下神经的位置，避免剥离肿瘤时误伤。

二、脂肪瘤

（一）概述

为颈部较常见的肿瘤。根据天津医科大学肿瘤医院统计，发生于头颈部的脂肪瘤占全身脂肪瘤的 20.79%。此种肿瘤有极薄的薄膜所包裹，质地较软呈圆形，分叶状或者袋状等不规则形状。如肿瘤较大，可发生液化、实性变或局部出血，镜下可见大量成熟的脂肪细胞，且可见到纤维组织和黏液，因此常称为纤维脂肪瘤或黏液脂肪瘤。

（二）临床表现及诊断

本病可发生在任何年龄和身体的任何部位，男女发病率无明显差异。病程长短不一，肿块大小不等，质地柔软，多为单发，少数为多发，极个别全身可达数百个。长于体表者肿块呈圆形或盘状，位于深部组织者可沿组织间隙生长，所以肿瘤呈椭圆形分叶状、哑铃状等。如肿瘤位于体表，可无任何不适，如果肿瘤的位置较深，可以产生压迫症状，例如发生在颅内、硬脑膜、软脑膜等处，可产生头痛、头晕以及脑神经功能障碍；如果肿瘤位于咽后、咽旁间隙，则可引起吞咽、呼吸受阻症状；如果肿瘤生长在肌肉间，可造成局部肿胀；瘤体位于颈部尤其是下颈部时看，可向纵隔或腋下发展；相反，当纵隔或腋下有肿瘤时，也可向颈部生长，表现为颈部肿块。

（三）治疗

该病首选手术治疗。如果肿瘤位于体表，肿瘤体积小而无压迫症状时可不手术；肿瘤体积大，位于颈深部组织，因肿瘤压迫而引起吞咽、呼吸受阻症状者，或因肿瘤压迫而引起神经功能障碍者，均需要手术治疗。根据肿瘤的位置、大小来选择手术方式。手术时可沿肿瘤被膜用手指钝性分离，注意保护瘤体周围的正常组织，将肿瘤完整切除。如果肿瘤呈分叶状或分叶状伸入组织间隙时，更需小心分离，尽量将肿瘤完整切除。

三、纤维瘤

（一）概述

颈部纤维瘤是一种起源于结缔组织的肿瘤，由胶原纤维局限性增生及成纤维细胞组成，临床上较少见。肿瘤的直径一般在 1~2cm 之间，质地较硬。镜下可见粗大的胶原纤维束和散在的纤维细胞，并有短突伸入皮下组织，有时伴有胶原纤维骨化。

（二）临床表现及诊断

此病发病率较低，20~60岁之间好发，而且好发于颈部椎旁的皮下，无压痛、质地较硬且活动度差。主要靠术后的病理诊断。

（三）治疗

肿块直径小于1cm者，不需要手术治疗，临床观察即可；如果大于1cm者，可以通过手术将其切除。

（王 冰）

第二节 颈部恶性肿瘤

一、颈部转移癌

（一）概述

颈部恶性肿瘤中，转移癌最多见。颈部转移癌的发生与原发灶部位密切相关，并且有一定的规律可循。临床上可以从转移淋巴结部位循淋巴引流途径去寻找原发灶，也可以由原发灶去寻找可能发生的淋巴结转移癌。

1. 头颈部的颈淋巴结转移规律 鼻咽癌颈淋巴结转移率较高，可达90%左右，多先转移到同侧乳突尖下方和二腹肌后腹之间的淋巴结，然后再向颈内静脉淋巴结链扩展。鼻腔、鼻窦、口咽、口腔癌则多发生同侧颌下区淋巴结转移，然后再向颈内静脉上区淋巴结蔓延，渐可波及颈内静脉中下组乃至锁骨上淋巴结。喉癌声门上型者发生颈转移的机会较多，一般为30%~70%先发生颈内静脉上区淋巴结转移，然后再向中区、下区蔓延，也有同时发生双侧颈转移者。涎腺癌因发生部位、病理类型不同，转移率的差别较大。颌下腺癌则颈内静脉中区、下区和气管食管旁淋巴结，也可蔓延全上区，少有颌下区转移。

2. 锁骨下器官癌的颈部淋巴结转移 锁骨下器官的淋巴汇流在两侧锁骨上区，右胸及右上肢的大部分淋巴液引流至右锁骨上，其他部位诸如左肺、食管、胃、肠、前列腺等部位恶性肿瘤均可转移至左锁骨上窝淋巴结，但也可发生双侧锁骨上区转移，乳腺癌在多转移至同侧锁骨上淋巴结。

3. 原发部位不明的颈淋巴结转移癌 发生率在3.3%~17.2%，一般不超过20%，以低分化鳞癌和腺癌居多。一般上中颈部转移性鳞癌多来自鼻腔、扁桃体、舌根、下咽等部位，而腺癌则多来自涎腺，颈中下者多来自甲状腺。颈下部及锁骨上窝的鳞癌转移多来自肺、食管，而腺癌则多来自胃、胰腺、肾等处。

（二）临床表现及诊断

1. 临床表现 颈部转移癌主要表现为颈淋巴结肿大，最先出现于原发灶引流区内。初起淋巴结较小、无痛、质较硬、可活动，继而淋巴结数目增多、变大、相互粘连融合成团，与周围组织粘连固定。局部可有胀痛、压迫感，并相继出现周围气管、组织、神经系统受压迫症状。肿块可液化、坏死，若皮肤受累可发生破溃、流脓并继发感染。

2. 诊断 40岁以上的患者颈部出现肿大淋巴结，应经过详细检查排除肿瘤后，再次进行消炎治疗。①详细询问病史：以便提供相应原发灶线索。②仔细认真地进行体格检查：详细检查淋巴结状态及其可能来源的原发灶部位如鼻咽、扁桃体、舌根、喉、下咽、甲状腺等。③其他辅助检查：如肿物超声波、CT、MRI 等均可提供重要信息。④可行细针穿刺细胞学检查：准确率可达 70%~90%，细胞学检查不能确诊者，再做切取活检，可明确淋巴结性质，并提供原发灶的可能部位。

颈部转移癌与颈淋巴结核的鉴别诊断尤其重要，但比较困难。颈淋巴结核多发生在青年或中老年女性，肿块多发生在锁骨上区或颈外侧区，表现为多个淋巴结肿大，相互粘连及融合，较大时则发生干酪化、液化，触之有波动感。如果继发感染则皮肤潮红，触之疼痛。肺部可有或无结核灶，可有全身中毒症状。应行穿刺或切取活检明确诊断。

（三）治疗

头颈部器官癌发生颈淋巴结转移时，应按有关疾病治疗原则进行。锁骨下脏器发生锁骨上转移者皆为晚期，一般不适于行较大的根治性手术，可进行姑息性放疗或化疗。

1. 一般治疗原则

（1）颈内静脉上区鳞状细胞癌尤其低分化癌转移：应考虑为原发鼻咽部的隐匿癌，按鼻咽癌进行根治性放疗。

（2）颈内静脉中及下区较低分化的鳞状细胞癌转移：可考虑为舌根或梨状窝隐匿癌，行包括该区的根治性放疗；孤立的高分化鳞状细胞癌转移，宜行颈淋巴结清除术。必要时，合并前述治疗。孤立的转移性腺癌或恶性黑色素瘤，均可考虑颈淋巴结清除术合并化疗。

（3）锁骨上淋巴结转移癌：根据病理类型，考虑采用适当化疗或放疗。原发灶不明的颈内静脉区转移癌，特别是颈中及上区转移癌经上述治疗后，有 20%~50% 的患者可获 3 年生存率，少数 5 年以上生存。转移性鳞状细胞癌治疗效果较好，腺癌甚差，尤其锁骨上转移性腺癌，极少长期控制。

2. 颈淋巴结清扫术

（1）适应证：口腔颌面部某些恶性肿瘤，临床出现淋巴结转移而原发病灶已被控制或可以彻底切除者；口腔颌面部某些恶性程度较高或易于发生转移的恶性肿瘤，虽临床尚未发现可疑的淋巴结转移，仍应考虑此手术；已证实颈部为转移癌，但未发现原发灶，颈部转移灶迅速扩大者。

（2）禁忌证：原发灶不能切净，也不能用其他治疗方法控制者；已发生远处转移或转移灶已侵及颅底者；转移灶与颈部主要器官已有粘连，或全身衰弱年老患者，或颈浅淋巴结、锁骨上淋巴结已有转移者，此手术应慎重考虑。

3. 放射治疗　对原发不明的颈部转移癌，中国医学科学院肿瘤医院采取的治疗原则是：颈部转移性低分化癌和未分化癌首选放疗，N_1 期分化好的鳞癌，首选手术或放疗（残存灶应行挽救性颈清扫）均可，无手术指征的晚期病例和拒绝手术治疗的部分病例单纯放疗也可达到姑息性治疗的目的。对于同侧固定的巨大淋巴结或双侧转移固定的淋巴结，应首先考虑术前放疗，如有残存灶可行挽救性手术。N_2 及 N_3 期鳞癌，首选手术治疗，腺癌以手术治疗为主；锁骨上转移性淋巴结首选单纯放疗，如有残存可行挽救性手术。

二、颈段食管癌

（一）概述

根据 UICC 划分，从环状软骨下缘至胸骨切迹这一段食管为颈段食管，颈段食管癌发病率占整个食管癌的 5.9%~10%，颈段食管癌中绝大多数（95%以上）为鳞状细胞癌，此外尚有腺癌和未分化癌等。颈段食管癌的壁内扩散特点与胸段食管癌相同，癌细胞在向四周蔓延的同时常向深部浸润，手术标本中绝大多数病例癌组织已侵犯肌层或浸透肌层达纤维膜。癌细胞常沿固有膜或黏膜下层淋巴管扩散，主体癌灶旁常存在互不连接的底层细胞癌变点（原位癌），有时早期癌变点可距主体癌灶较远。颈段食管癌常向上侵犯扩展至下咽进而侵犯喉。癌灶向前侵犯则扩展至气管后壁，向后侵犯则扩展至椎前筋骨或肌肉，向外侵犯则扩展至喉返神经和甲状腺，较晚期病例尚可侵犯颈总动脉近端。颈段食管癌沿淋巴管首先转移至气管食管旁淋巴结（包括食管后），进而转移至颈内静脉链、上纵隔。作者统计，手术标本的病理检查发现 30%左右伴有区域淋巴结转移。

（二）临床表现及诊断

1. 临床特点　①发病年龄：50~60 岁为发病高峰年龄段（约占 40%），60~90 岁次之（约占 25%）。②进食滞留感或轻度哽噎感：当病变局限在黏膜层或浅肌层时，仅有食物通过缓慢或滞留感或轻度哽噎感，这些早期症状常被患者忽视。③进行性吞咽困难：随着病变发展，破坏肌层，侵犯全周，发噎症状日趋严重，由开始不能进普食，进而进半流或流质都难以咽下，因唾液不能经过食管进入胃而致呕吐黏液，有时误入气道而发生呛咳。④声音嘶哑：当肿瘤向外侵犯喉返神经，出现声音嘶哑。⑤体重下降：严重的进食困难常导致体重明显下降，甚至出现脱水或营养不良。

2. 检查及诊断　患者有以上症状时应行下列检查。①间接喉镜检查：了解有无声带固定，下咽是否受侵。②颈部检查：当肿瘤外侵明显时，气管旁（尤其是左侧）可触及肿块，触诊甲状腺有无受侵，检查颈部有无肿大淋巴结。③X 射线钡餐造影：早期 X 射线征象为黏膜皱褶增粗、迂曲、小充盈缺损、小溃疡龛影，中晚期病变 X 射线征象为管腔狭窄、充盈缺损、管壁蠕动消失、黏膜紊乱或溃疡龛影。④颈部侧位 X 射线片：颈段食管癌可观察该部位椎前软组织明显增厚影，将气管推向前或气管后壁向前隆起，气管前后径变短。⑤颈部及上纵隔 CT 及 MRI 检查：可以了解肿瘤外侵范围，气管食道旁及上纵隔有无淋巴结转移。⑥纤维光导食管镜检查：了解肿瘤上界的位置，下咽是否受侵及侵犯范围，同时可咬取瘤组织送病理诊断。⑦光导纤维喉镜或气管镜检查：了解气管膜样部是否受侵及受侵的部位和范围。⑧食管脱落细胞学检查：简便易行，假阳性率小于 1%，假阴性率 10%左右。

（三）治疗

自 Czerny 于 1877 年首次外科治疗颈段食管癌至今已有 100 多年历史，但外科手术治疗颈段食管癌仍不普及，由于多数患者就诊时病变较广，手术需处理下咽、喉、气管和上纵隔，以致增加手术复杂性，手术并发症多，手术死亡率较高，所以绝大多数医院多采用单纯放疗，但单纯放疗后 5 年生存率仅为 10%~18%根据殷蔚伯等分析，局部复发占 36.6%，致相当多的患者进食困难未得到解决。外科手术虽能解决进食困难及延长生存时间，但 5 年生存率仍较低（10%~25%），近 20 多年来，手术加计划性术前或术后放疗的综合治疗逐渐受到重视，治疗结果有了较大的改善，Kakegawa 报道综合治疗 64 例颈段食管癌，5 年生存率为 30%，中国医学科学院肿瘤医院手术加术前或术后放疗 27 例，其 5 年生存率为 52.9%，所以除了I期（肿瘤只侵及黏膜固有层或黏膜下，无区域淋巴结转移）或伴有严重心肺功能不全或年迈体弱不能耐受手术者可行单纯放疗外，其余病例均应首选手术加放射的综合治疗。

1. 综合治疗（手术加放射原则） 适用于无手术禁忌证的 Ⅱ、Ⅲ 期病例，放射野除原发灶外，还应包括下咽以及双颈上纵隔淋巴引流区，术前放射剂量应达 50Gy 左右（5 周完成），放疗结束后，休息 3~4 周行手术治疗，若为术后治疗，手术结束后 4 周左右开始放射，放射剂量应达 60Gy 左右（6 周完成）。

2. 外科手术治疗

（1）术前准备：严重吞咽困难的患者常导致脱水、水及电解质紊乱、贫血、营养不良，应根据化验结果纠正水及电解质紊乱，对营养不良低蛋白血症术前必须予以改善，力争插入鼻饲管，经鼻饲管喂以富含营养的混合奶，对不能插入鼻饲管的患者，应争取行锁骨下静脉穿刺，给静脉高营养治疗；对患有慢性支气管炎或患有肺部疾病史的患者应行肺功能测定，临床最有价值的是第一秒末努力呼气量（FEV_1），理想值是超过估计的 75%，此种患者适于手术，低于 75%，高于 50% 时需慎重考虑，如低于 50% 则一般为手术禁忌；对拟行胃代食管的病例术前应了解有无严重胃溃疡病史，对拟行结肠代食管的病例术前应了解有无结肠病史，必要时应行钡灌肠结肠造影。

（2）全喉全下咽颈段食管切除术：适用于病变位于食管入口处，向上侵犯下咽，病变位置较高，距肿瘤下界 3~5cm 切除食管后仍可经颈部行皮瓣或游离空肠同食管断端吻合的病例。该手术将喉（一端气管）、下咽全周、近段食管或一侧甲状腺整块切除，术中注意清除气管食管旁淋巴结直至主动脉弓上方。

（3）全喉全下咽全食管切除术：多数颈段食管癌患者就诊时病变较晚，该手术是治疗颈段食管癌最常用手术之一。此术的适应证——颈段食管癌灶下界距胸骨切迹水平较近或在该水平以下，同时上界已侵及下咽或肿瘤已侵犯气管膜样部。

（4）部分下咽全食管切除术（留喉）：该手术主要适用于颈段食管癌的上界在食管入口的附近，气管及喉返神经未受侵的病例。该手术是将食管和下咽整块切除，将上提之结肠（因为胃常因胃内容反流造成严重的吸入性肺炎，所以环后吻合病例应选用结肠）在环后同下咽吻合。此手术步骤为经口腔气管插管全麻，患者仰卧位，颈部和腹部 2 组医师同时进行手术。颈部手术–头转向右侧，沿左侧胸锁乳突肌前缘切口，切开皮肤及颈阔肌，在颈阔肌深面向中线分离皮瓣，切断左侧带状肌，游离左侧甲状腺下极及外侧，将甲状腺向内上牵引，断扎甲状腺下动脉，解剖出喉返神经直至入喉处，注意保护，清扫左侧气管食道旁淋巴脂肪组织（包括上纵隔），将颈段食管与气管膜部及椎前分离，用布带拉住食管继续向上分离，纵行切断环咽肌，将环后黏膜同环状软骨背板及环杓后肌钝性分离，在环后横行切开黏膜（最高位可在环状软骨上缘切开），继而环周切断下咽黏膜及咽缩肌，将胸段食管内翻剥脱至颈部下标本。将已游离的结肠经后纵隔食管床上提至颈部，在环后同下咽断端行端端吻合。行结肠环后吻合的病例，为避免吸入性肺炎，可行气管切开，置入带气囊的气管套管。

（5）全食管切除手术进路：全食管切除有 2 种手术进路，其一为开胸进路，此进路应用较少；其二为非开胸进路，此进路应用较多。开胸进路全食管切除手术步骤：该进路主要适用于纵隔有明显的淋巴结转移，经颈部不能切除或有第 2 个原发癌灶或胸段食管有憩室的病例，开胸进路最常用右后外开胸。经口腔气管插管全麻后，患者左侧卧位行右后外开胸，解剖游离食管，清扫纵隔淋巴结，关胸。患者改仰卧位，颈部和腹部两组医生同时进行手术，颈部手术医生游离喉、下咽、颈段食管，将喉、下咽、全食管整块从颈部取下。腹部手术医生开腹，游离胃或结肠，将胃或结肠经食管床上提至颈部同咽缝合。非开胸手术进路——经口腔气管全麻，患者仰卧位，颈部手术和腹部手术有两组医生同时进行，颈部手术医生游离喉、下咽、颈段食管，腹部手术医生开腹，游离胃或结肠。胸段食管切除有2种方法，一是分别经颈部和腹部食管裂孔将手指伸入纵隔沿食管四周将食管钝性分离。该方法纵隔出血较多，胸腔积液、气胸等并发症较多。另一种方法为食管内翻剥脱法，腹部手术医生断贲门后，颈部医生切开颈段食管，经腹腔通过贲门的断端，将一根布带经胸段食管用胃管上拉至颈部，将食管的贲门断端同布带下端缝合固定，然后由颈部手术医生拉紧布带，均匀用力上拉布带，食管将随之内翻，进入食管壁的血管将紧贴食管壁随着食管内翻而被绞断，胸段食管随着内翻均匀缓慢向上进行而被剥脱切除，经颈部同喉下咽颈段食管一并取下。该方法纵隔损伤较小，出血较少，很少发生胸腔并发症。

（6）区域淋巴结的处理：颈段食管癌首先转移至气管食管旁淋巴结，进而转移至颈内静脉链，上纵隔淋巴结。根据作者资料，颈段食管癌外科治疗失败中，术后区域淋巴结转移或复发占首要原因。加强对区域淋巴结的治疗是提高治愈率的重要措施之一。目前中国医学科学院的肿瘤医院采取的方针是：对临床上 N_0 患者一律行区域淋巴结选择性放疗，对临床上 N^+ 患者一律行术前放疗节颈廓清手术。

（7）手术并发症及处理

①气管膜部破损：多由于有病变的食管或食管旁淋巴结与气管膜部粘连较紧密，在游离病变段食管时，应用剪刀明视下轻柔地将食管同气管分离，一旦气管膜部破损多表现为破损周围有气泡出现或者麻醉插管暴露，在全喉下咽全食管切除时，气管膜部破损都发生在上纵隔，处理比较困难，将食管标本取下后行破损处修补，应力争从颈部进行修补，将气管残端上提，将破损处行左右拉拢缝合，再将蒂下方的带状肌转入上纵隔覆盖破损处缝合固定。

②吸入性肺炎：多发生在留喉环后吻合的病例。由于贲门及环咽肌两道括约肌均被切除，当咳嗽时腹腔压力增高，胃内容物可通过移植的结肠腔反流至咽部，如果声门关闭不及时，将发生误吸，尤其是老年患者误吸更为严重。所以65岁以上的老年或肺功能差的患者，最好是将喉一并切除，对留喉患者当发生咳嗽时应及时通过气管切开口将反流入气管内的内容物吸出，以防止吸入性肺炎的发生。

3. 预后　一般而言，颈段食管癌在头颈部癌中属于预后较差的肿瘤，单纯放疗的5年生存率在10%～18%，单纯手术的5年生存率在10%～25%，手术加放疗的综合治疗的5年生存率在30%～45%。病期的早晚是影响预后的最重要的因素，有无区域淋巴结转移也是影响预后的重要因素之一。治疗失败的因素中，区域淋巴结复发占首位，其次是远处转移。改善预后的关键是早期发现，早期诊断，早期治疗。

三、颈段气管肿瘤

（一）概述

颈段气管是指从环状软骨下缘到胸骨切迹这段气管，其长度随颈部的长短、环状软骨位置的高低、颈部后伸的程度而不同。气管肿瘤比较罕见，Rostom 报告年发病率为 2.7/10 万。原发性气管肿瘤绝大多数为恶性肿瘤，据 Grillo 统计，恶性肿瘤占90%，其中最常见的为鳞状上皮癌和腺样囊性上皮癌，较少见的有软骨肉瘤、类癌、腺鳞癌、腺癌等。气管良性肿瘤主要有软骨瘤、成软骨瘤、乳头状瘤、血管瘤、纤维瘤等。继发性气管肿瘤中较常见的为甲状腺癌入侵气管，其次为食管癌入侵气管，声门下喉癌可向下蔓延侵犯气管。原发性气管鳞状细胞癌常呈环形生长并且累及较长一段气管，常侵犯气管外膜及周围器官，常伴有气管旁及隆突下淋巴结转移。原发性气管腺样囊性癌常沿黏膜生长，肉眼很难确定其边界，肿瘤侵犯气管壁呈肿块形生长压迫推移周围器官，较少发生气管旁淋巴结转移。

（二）临床表现及诊断

1. 临床表现　气管肿瘤在早期几乎没有任何症状，当肿瘤发展到造成管腔一定程度的狭窄时才出现相应的临床表现。

（1）呼吸困难：呈进行性加重，常在活动时出现，并伴有喘鸣，因此常被误诊为哮喘。

（2）刺激性咳嗽：当肿瘤表面出血时，可出现痰中带血。

（3）吞咽困难：少数患者由于肿瘤外侵压迫或侵犯食管后可发生吞咽困难。

（4）声音嘶哑：当肿瘤侵犯一侧喉返神经后，可出现声音嘶哑。

2. 检查及诊断　当临床遇到进行性加重的呼吸困难，而且伴有喘鸣或咯血，间接喉镜检查已除外喉肿瘤，胸部 X 射线片不能解释以上症状时，应怀疑气管肿瘤，应做以下检查以核实。

（1）气管体层 X 射线片：可发现气管内肿瘤及肿瘤大致长度。

（2）颈侧位 X 射线片：拍片时头后伸，同时让患者做吞咽动作以使喉气管上提，可发现上段气管肿瘤。

（3）颈上纵隔 CT 或 MRI：可清楚显示气管壁环周受侵范围及气管周围器官受累范围，尤其是无名动脉或上腔静脉等。

（4）纤维气管镜检查：对怀疑有气管肿瘤而以上检查又不能明确显示气管病变的患者，应行纤维气管镜检查。此项检查有助于发现气管内小的肿瘤。对气管腔明显狭窄的病例，不可强行通过狭窄区以免引起严重的呼吸困难甚至窒息。

（5）痰细胞学检查：如果痰中发现癌细胞，且除外鼻咽、口腔、喉、下咽及肺部肿瘤时应重点检查气管。

（三）治疗

和其他上呼吸道恶性肿瘤相比，气管恶性肿瘤的治疗仍然是非常棘手的问题。相当一部分患者就诊时病变已累及气管过长而无法行根治性的手术治疗，这些患者往往伴有呼吸困难，如果呼吸困难不能得到有效的缓解，则治疗很难实施；对某些病变较长的病例，由于气管切除长度的限制，很难获得足够的手术安全界，因而这些病例很难达到治愈。另外由于气管肿瘤比较少见，即使是实力强的医院也很难积累足够的数量的病例进行临床研究以提高疗效。

气管恶性肿瘤的治疗目的有 3 个：其一是根治肿瘤；其二是肿瘤的姑息性治疗，延长患者的生命；其三是暂时解决气管阻塞，缓解呼吸困难。

到目前为止，对尚能进行根治性切除的气管肿瘤外科手术仍然是争取治愈的首选治疗方式，对能达到肉眼干净的气管恶性肿瘤也应争取先行手术治疗，术后再给予放疗；对气管受累过长无法行外科手术的病例，在缓解呼吸困难之后立即给予放疗。

本节只涉及颈段或上半气管肿瘤的外科治疗。

1. 气管壁窗式切除

（1）手术适应证：气管壁受累不超过环周长的 2/5 的气管良性肿瘤；高分化甲状腺癌侵入气管，而且气管壁受累不超过环周长的 1/3。

（2）麻醉：经口腔气管插管全麻，麻醉管的远端应超过肿瘤的下界。

（3）手术步骤

①下颈领式切口：颈阔肌深面分离皮瓣，上至环状软骨，下至胸骨切迹。

②切开颈白线：将带状肌向两侧拉开，甲状腺癌病例视情况切除患侧与甲状腺粘连的带状肌。

③切断甲状腺峡部：将气管肿瘤侧的甲状腺同气管锐性分离，注意保护该侧喉返神经。甲状腺癌病例，应先游离患侧甲状腺，分离结扎甲状腺上下动脉。解剖喉返神经，如果受累则随甲状腺一并切除，如果没有受累则保护。甲状腺上下极和外后侧游离后，切断峡部，将未受累的气管壁及喉同患侧甲状腺分离。

④沿肿瘤边缘切开气管壁探查肿瘤：如果术前无病理诊断，应切取肿瘤一块送冰冻。如果病例报告为良性肿瘤，则沿肿瘤边缘切除气管壁。如果病理回报为气管原发性恶性肿瘤，应改行气管袖状切除端端吻合术。甲状腺癌的病例，在气管壁受累处旁切开气管壁，直视下沿肿瘤周围切除气管壁。

（4）气管壁缺损的修复：气管壁窗式切除后缺损的修复方法主要有颈部皮瓣、带蒂的肌肉筋膜瓣、以胸锁乳突肌为蒂的锁骨瓣，以及带蒂的肌骨膜瓣。带蒂胸锁乳突肌骨膜瓣修复气管壁缺损：有实验表明，有血供的骨膜移植后有良好的分化能力，6 周后可见到新骨形成。带蒂肌骨膜瓣修复气管壁缺损 1 个月后骨膜瓣已经上皮化，9 个月后 X 射线片已出现骨化，这一特点正是气管壁修复的特殊性所需要。手术操作：颈阔肌深面分离颈部皮瓣，显露胸锁乳突肌下半及锁骨，注意保护胸锁乳突肌表面筋膜的完整性及保留锁骨骨膜外的软组织。根据气管壁的缺损大小设计切取锁骨骨膜瓣，将骨膜瓣同锁骨剥离。

2. 气管袖状切除端端吻合术

（1）气管切除长度的限度：可切除气管的长度是决定能否行气管袖状切除端端吻合术的关键。而气管可切除的长度常因人而异，最长可切除 4~5cm，个别患者可切除 5~6cm，最短的仅可切除 2cm，所以在选择气管袖状切除端端吻合术之前应对患者进行细致的分析。环状软骨位置的高低、颈部后伸时环状软骨可上升的高度、颈部的长短、年龄及是否有驼背畸形等因素决定气管可切除的长度。一般而言，颈部越长，环状软骨距胸骨切迹越远，颈后伸时环状软骨可上升越高，气管可切除的长度就越长；反之，则越短。气管袖状切除后两断端的拉拢主要靠头和颈部的前屈及喉松懈后下移。

（2）手术适应证：在切除长度允许范围内，下面几种情况可行该手术。原发性气管恶性肿瘤，高分化甲状腺癌侵犯气管壁周长超过 2/5，颈段食管癌侵犯气管较局限且同时可保留喉的病例，气管良性狭窄。

（3）麻醉：术前麻醉师应了解气管狭窄的程度和肿瘤下界的位置，应选择可通过狭窄部位细的麻醉管。绝大多数病例可经口腔气管插管，极少数病例由于肿瘤致管腔高度狭窄，严重呼吸困难无法经口腔气管插管，最好在肿瘤下界横行切开气管。如果不能显示肿瘤下界，紧急情况下可经受累段气管切开插入麻醉管。

（4）手术步骤：下颈领式切口，颈阔肌深面分离皮瓣，正中切开颈白线将带状肌向两侧拉开，必要时切开患侧带状肌。如果肿瘤下界较低，颈部不能显露，则行胸骨劈开，在第2肋间横断胸骨，在纵行劈开胸骨柄。游离患侧甲状腺外侧及上下极，扎断上下级血管，保护喉返神经，如果喉返神经受累则一并切除。如果对侧甲状腺也受累，同法游离之。如果对侧甲状腺未受累，将其同气管锐性分离。上提气管在肿瘤下界以下 1.0cm 处横行切断气管，此时将经口腔的气管插管上提至声门下，经气管下断端插入螺旋麻醉管，重新接通麻醉机。将气管上断端提起，将气管同食管分离。如果食管前壁受累，应切除受累的食管壁，将食管壁切缘拉拢缝合关闭。如果食管缺损较多，应行食管重建。在距离肿瘤上界 1.0cm 处横断气管，取下标本。取下标本后，试验性的将头抬起，是颈部前屈15°~30°，将气管两断端对拉。如果两断端不能靠拢，或张力过大，则需将喉松懈下拉。喉松懈有2种方法：第1种为切断甲状舌骨肌，紧贴甲状舌骨上缘切开甲状舌骨膜，注意不要拉伤喉上神经，剪断甲状软骨上角。第2种方法为紧贴舌骨上缘切断舌骨上肌群的附着，第2种术后进食呛咳较轻。气管端端吻合，将两气管断端修剪整齐，吻合从气管后壁正中开始，从后向前吻合。每针间距3~4cm，暂不打结。后壁缝合结束后，拔除经气管下断端的麻醉插管，将经口腔麻醉插管深入远端气管。继续缝合气管断端的侧壁和前壁，等全周缝合完毕后，将患者头垫高，使颈前屈 15°~30°，将喉下拉，顺序将吻合线打结。

3. 喉气管切除术

（1）手术适应证：气管恶性肿瘤向上侵犯喉；颈段食管癌侵犯气管同时侵犯下咽的病例；上段气管恶性肿瘤侵犯气管较长，无发行气管端端吻合，同时气管切除后隆突上尚有 4 cm 的正常气管病例。

（2）麻醉：同气管袖状切除。

（3）手术步骤：基本同全喉切除术，但因气管切除较长，常不能行颈根部气管造口，需切除胸骨柄、胸锁关节甚至部分锁骨。解剖上纵隔，在上纵隔横断气管。器官切除后，如果残留气管过短，即使在上胸部行气管造口也十分困难。气管喉切除后，切取岛状胸大肌肌皮瓣，将其转移至上纵隔。在皮岛中央，沿肌纤维方向切开皮肤皮下组织钝性分离胸大肌，如果在皮岛中央形成一洞，将残留气管断端经此洞拉出缝合形成气管造口。转移胸大肌皮瓣的目的有两个：一是覆盖保护上纵隔大血管同时消灭无效腔避免术后感染，二是减轻气管造口的张力避免术后造口的脱开。

4. 气管内肿瘤小块咬除及电灼术或激光烧灼术　主要适用于气管受累过长无法进行袖状切除端端吻合及喉气管切除术，同时又伴有呼吸困难的病例。该手术主要是为了缓解呼吸困难，为放疗做准备。手术操作经硬性气管镜进行，逐块咬除阻塞气管腔的肿瘤，咬除创面及时电灼止血，或经硬气管镜用激光烧灼阻塞气管腔的肿瘤。

5. 气管外科治疗并发症及其处理

（1）气管吻合口裂开：气管袖状切除端端吻合术后，可因吻合口张力过大或气管血运不良而发生吻合口的裂开，其预防措施一是避免术后吻合口张力过大，手术结束时可将颈下和前胸用缝线缝合牵引，以使患者保持颈部前屈头后伸。根据作者经验，气管吻合结束后转移一带蒂的血供良好的肌肉瓣包裹加固吻合口全周可促进吻合口的愈合。一旦气管吻合口裂开，应在吻合口下方行气管切开，置入"T"形硅胶管同时气管周围及时引流和及时换药，全身应用抗生素。

（2）吻合口肉芽形成：主要表现为喘鸣和痰中带血。其预防措施为吻合时应将气管断端修剪整齐，以使气管断端对合良好。另外宜使用尼龙缝线使线结扎在吻合口外。吻合口肉芽的处理，可在气管镜下咬除肉芽，如果发现缝线时及时拆除。

（3）术后呼吸困难：其原因有部分环状软骨切除、喉返神经损伤或切除、喉水肿、排痰困难，如果术中切除部分环状软骨失去其连续性，术中应行预防性气管切开，应解剖喉返神经并保护避免损伤或过度牵拉。有时因肿瘤侵犯不得不切除喉返神经。

（4）吸入性肺炎：主要由于术中血液流入远端气管。其预防措施主要是使麻醉管的套囊充满足够的气体，防止血液流入。助手及时吸出流入气管的血液。

6. 预后　气管肿瘤因病例数较少，加之病理类型复杂，所以对预后估计较困难。一般外科手术治疗结果优于放疗，腺样囊性上皮癌比鳞状细胞癌预后好。另外，低度恶性肿瘤手术治疗好。

（王　冰）

参考文献

［1］ 黄健．眼耳鼻喉口腔科学．北京：人民卫生出版社，2022.

［2］ 邢英姿．耳鼻喉头颈外科疾病防治．北京：科学技术文献出版社，2021.

［3］ 石大志．耳鼻咽喉头颈外科学分册．北京：人民卫生出版社，2021.

［4］ 孙虹，张罗．耳鼻咽喉头颈外科学．9 版．北京：人民卫生出版社，2018.

［5］ 吴媛媛．内镜在耳鼻喉临床带教中的应用体会．中国社区医师，2020，36（10）：185-186.

［6］ 王斌全，祝威．耳鼻咽喉头颈外科学．北京：高等教育出版社，2017.

［7］ 刘广安，张洁，马俊岗．耳鼻喉科疾病临床诊疗技术·医学临床诊疗技术丛书．北京：中国医药科技出版社，2017.

［8］ 李明，王洪田．耳鸣诊治新进展．2 版．北京：人民卫生出版社，2017.

［9］ 徐倩倩．耳鼻喉科职业暴露因素分析及管理对策．中医药管理杂志，2020，28（6）：37-38.

［10］ 孙红霞．鼻炎防治．北京：科学出版社，2017.

［11］ 石伟．耳鼻喉急性感染及术后疼痛的临床治疗分析．世界最新医学信息文摘，2020（49）：44.

［12］ 夏寅，林昶．耳鼻咽喉头颈外科学．北京：中国医药科技出版社，2016.

［13］ 马建民，王宁宇，江泳．眼耳鼻喉口腔科学．2 版．北京：北京大学医学出版社，2016.

［14］ 王亮，娄卫华，叶放蕾．实用耳鼻咽喉头颈外科诊断与治疗学．郑州：郑州大学出版社，2015.

［15］ 韩东一．耳鼻咽喉头颈外科学高级教程．北京：中华医学电子音像出版社，2016.

［16］ 王建国．耳鸣耳聋．北京：中国医药科技出版社，2016.

［17］ 孔维佳，周梁．耳鼻咽喉头颈外科学．3 版，北京：人民卫生出版社，2015.

［18］ 张建国，阮标．耳鼻咽喉头颈外科学（案例版）．2 版．北京：科学出版社，2016.

［19］ 王建国，付涛．中耳炎．北京：中国医药科技出版社，2016.

［20］ 张勤修，刘世喜．耳鼻咽喉头颈外科学．北京：清华大学出版社，2017.